全国中医药行业高等教育"十四五"创新教材

中西医结合急救诊疗技能实训教程

（供中医学类、中西医临床医学等专业用）

主 编 周 红 韩丽琳 李 俊

全国百佳图书出版单位

中国中医药出版社

·北 京·

图书在版编目（CIP）数据

中西医结合急救诊疗技能实训教程 / 周红，韩丽琳，李俊主编 .—北京：中国中医药出版社，2022.9

全国中医药行业高等教育"十四五"创新教材

ISBN 978 - 7 - 5132 - 7487 - 6

Ⅰ . ①中…　Ⅱ . ①周…②韩…③李…　Ⅲ . ①急救－中西医结合疗法－中医学院－教材 ②中西医结合－急诊－中医学院－教材　Ⅳ . ① R459.7

中国版本图书馆 CIP 数据核字（2022）第 039219 号

融合出版说明

本书为融合出版物，微信扫描右侧二维码，关注"悦医家中医书院"微信公众号，即可访问相关数字化资源和服务。

中国中医药出版社出版

北京经济技术开发区科创十三街 31 号院二区 8 号楼

邮政编码　100176

传真　010-64405721

三河市同力彩印有限公司印刷

各地新华书店经销

开本 787 × 1092　1/16　印张 26.75　字数 596 千字

2022 年 9 月第 1 版　2022 年 9 月第 1 次印刷

书号　ISBN 978-7-5132-7487-6

定价　122.00 元

网址　www.cptcm.com

服 务 热 线　010-64405510　　微信服务号　zgzyycbs

购书热线　010-89535836　　微商城网址　https://kdt.im/LIdUGr

维 权 打 假　010-64405753　　天猫旗舰店网址　https://zgzyycbs.tmall.com

如有印装质量问题请与本社出版部联系（010-64405510）

全国中医药行业高等教育"十四五"创新教材

《中西医结合急救诊疗技能实训教程》编委会

编写说明

现在很多学校加强了医学生的技能培训，但各种技能在学校有限的时间内往往只是一带而过。医学院校和基地医院要充分认识到加强医学生急救意识及急救技能培训的必要性。刚进入实习阶段及毕业进入规培的医学生，因理论和实践能力还有一定的差距，还不能很好地将所学到的理论知识运用于实践，故而不能单独胜任各项临床工作。如果医学院校能加强对在校医学生的急救意识与急救技能培训，临床实习基地能帮助他们熟练掌握急救基本技术，在培养学生有良好的医疗技术水平的同时，增强急救意识，规范急救技能操作流程，必将提高医学生的现场应急处置能力，缩短抢救时间，减少因救治不力而发生的不必要伤亡。

全国中医药行业高等教育"十四五"创新教材《中西医结合急救诊疗技能实训教程》将急救实用操作技术、中医急救常用技术、急症监护及床旁监测技术、常见急症的诊疗流程及释义、实战模拟动态急救案例等急救核心课程的实训内容有机整合，使之更加规范和系统；并遵循中医药院校学生的认知规律，由浅入深设置实训教学项目。在编写内容的选择上，教材紧紧围绕中医药院校临床型专业人才的培养目标和要求，坚持"以能力和素质为本"与"中医临床专业人才准入标准"接轨的原则，注重急危重症实践技能训练和职业能力的培养，注重与实习、就业岗位实现零距离接轨，同时兼顾临床技能大赛和执业医师上岗的技能培训。

本教材具有良好的启发性、实用性、可读性和应试性，适用于中医学类、中西医临床医学等专业本科生、专科生、研究生及规培生学习使用，并可作为急诊专业研究生、刚刚进入临床的医师的参考用书，还可作为执业医师考试应试参考书，同时对从事急诊临床教学、医疗、科研的工作人员也有所帮助。

本教材的第一篇急救实用操作技术由韩丽琳、黄晶一、范腾、孙淑梅、梁兆雄、段云彪、唐楚岳、陈玉如、黎永琳、孔勇杰、林成创、张伟、魏力、李尊江、黄建慧负责编写，第二篇中医急救由周红、丁邦晗、黄桃、李奕诗、刘荃乐、李国炜、刘福康、李俊、戴洁琛、黄满花、刘壮竹、谭展鹏、曾慧珍、杨荣源、朱德才、段云彪负责编写，第三篇急症监护及床旁监测技术由李芳、陶兰亭、邓丽燕、胡志亮、甘考、黄涛亮负责编写，第四篇常见急症的诊疗流程及解读由唐光华、李志尚、郑丹文、黄满花、高峰、朱德才、梁国荣负责编写，第五篇急救实战动态模拟案例由周红、曾瑞峰负责编写，第六篇综合性中医院应对公共突发事件应急预案由周红、黄桃负责编写。附图由陈华德、彭菲完成。张伟、魏力、李尊江、黄建慧承担了大量的统稿及校对工作。

此外，衷心感谢广州中医药大学梁沛华教授、司亚飞教授、王宏教授、万幸教授在本教材编写过程中给予的指导和帮助。

本教材在编写过程中，尽管强调突出急诊临床特色，但由于在编写的内容和形式上有较大的创新性，是急诊教材编写方面的一个新尝试，更由于编者水平所限，书中难免存在不足之处，诚望读者及同行提出宝贵意见，以便再版时修订提高。

《中西医结合急救诊疗技能实训教程》编委会
2022 年 5 月

目 录

第一篇　急救实用操作技术

第一章　院前急救技术 ▷▷▷

第一节　心肺复苏

心肺复苏是针对呼吸心跳骤停的急症危重患者所采取的一种抢救措施，包括心脏按压、通气及后期的药物治疗。心肺复苏的目的是保证脑、心、肾等重要脏器的供血、供氧，维持基本生命活动，延长机体耐受临床死亡时间，尽快恢复机体的自主呼吸和循环功能，挽救生命。

【适应证】

因各种原因所造成的循环骤停（包括心搏骤停、心室纤颤及心搏极弱）。

【禁忌证】

1.胸壁开放性损伤。

2.肋骨骨折。

3.严重胸廓畸形或心脏压塞。

4.凡已明确心、肺、脑等重要器官功能衰竭无法逆转者，可不必进行复苏术，如晚期癌症等。

【操作方法】

1.患者准备　术者发现患者心跳呼吸骤停，评估现场环境安全，环境危险时及时将患者转移至安全处，使患者水平仰卧于硬质平面，松解衣物。

2.用物准备　复苏设备，包括氧气瓶、吸引器、急救箱、血压和心电监护设备、除颤仪。

3. 操作步骤

（1）单人心肺复苏

1）判断：①判断意识：双手拍打或摇动患者，并大声呼唤患者，看患者是否有反应（图1-1）。②判断呼吸：看患者是否有呼吸动作，无正常呼吸等同于呼吸停止。判断时间不超过10秒钟（图1-2）。③判断脉搏：术者用一手的食指及中指指尖触患者的甲状软骨，并向近术者一侧滑动2cm左右，在肌肉沟处触及颈动脉（在甲状软骨水平、胸锁乳突肌内侧），感受其搏动（图1-3）。若无动脉搏动及意识丧失，告知"无反应，立即开始心肺复苏"（判断时间控制在10秒钟之内）。

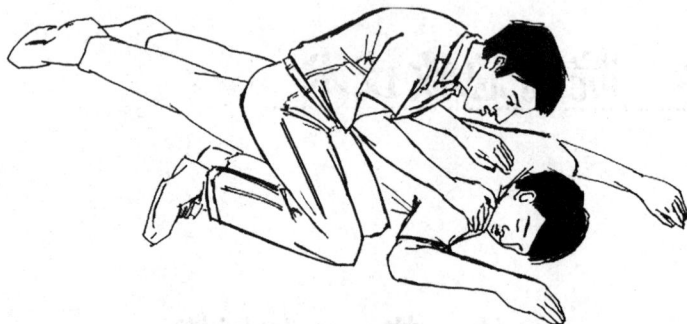

图1-1 判断意识

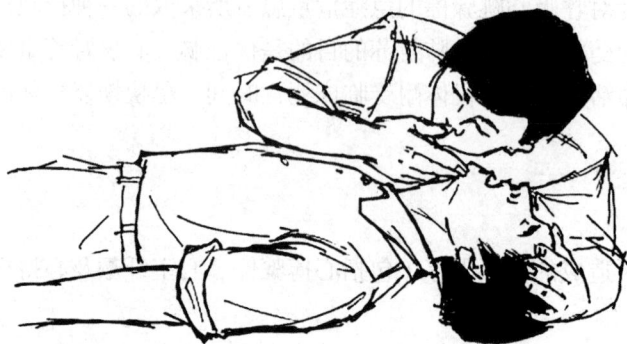

图1-2 判断呼吸

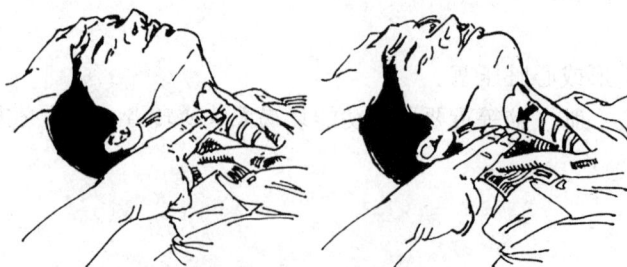

图1-3 判断脉搏（触摸颈动脉搏动）

2）呼救：叫人帮忙。不延迟实施心肺复苏的同时，应设法通知紧急呼救系统（EMS），准备除颤设备（图1-4）。

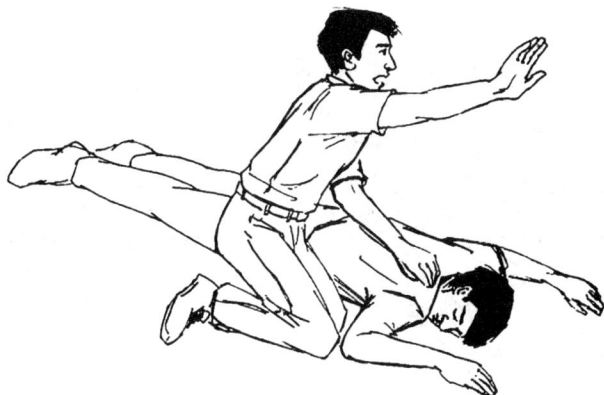

图 1-4　紧急呼救

3）体位：摆放好患者体位。将患者仰卧在固定的平面上，撤出头及身下的一切物品。术者在患者身旁实施心肺复苏（图 1-5）。

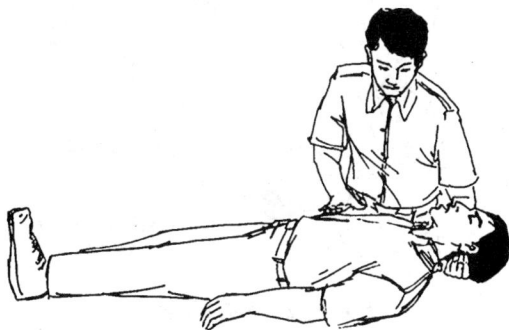

图 1-5　摆放体位

4）胸外按压：①按压部位：两乳头连线中点（图 1-6）。②按压手形型与姿势：按压时一手掌根部放在胸骨上，另一手平行重叠压在手背上，手掌根部横轴与胸骨长轴方向一致，两手交叉互扣，指尖抬起避免接触胸壁（图 1-7）。按压时肘关节伸直，身体前倾，使肩肘腕关节连线与地面垂直，双肩在胸骨正上方，用上半身重量及肩臂肌力量向下用力均匀按压（图 1-8）。③按压深度：5 ～ 6cm。按压与放松时间大致相等，使胸廓充分回弹。放松时双手不要离开胸壁，按压频率为 100 ～ 120 次 / 分。胸外按压中如有中断，尽量不超过 10 秒（图 1-9）。

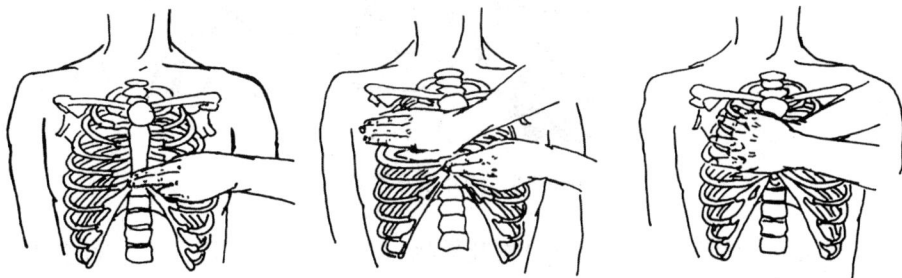

图 1-6　胸外按压部位

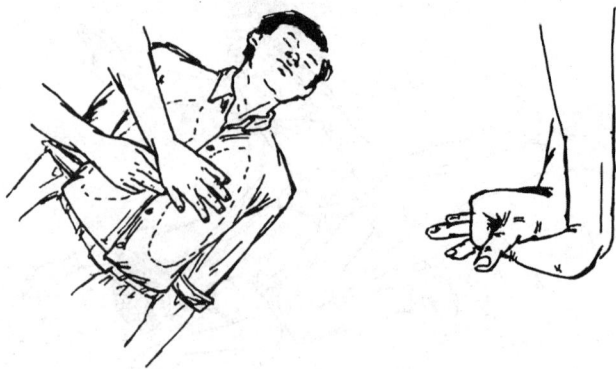

图 1-7　胸外按压手型

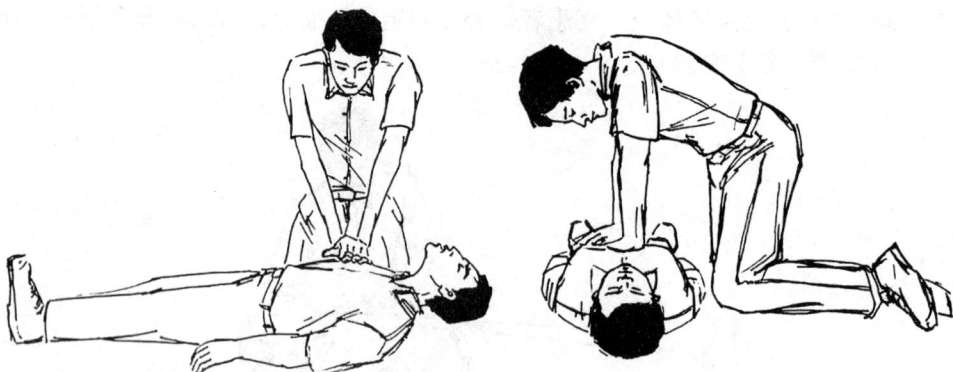

图 1-8　胸外按压姿势

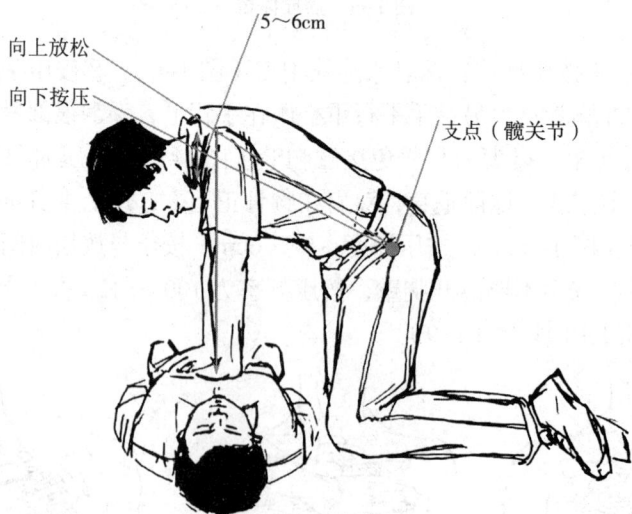

图 1-9　胸外按压深度

　　5）开放气道：清除患者口鼻分泌物及异物（图 1-10）。使用仰头抬颏法开放气道（图 1-11）。

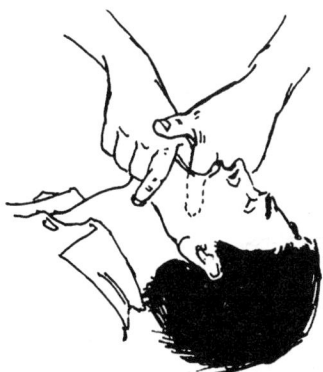

图 1-10　清除口腔异物　　　　　　　　　　　图 1-11　仰头抬颏法

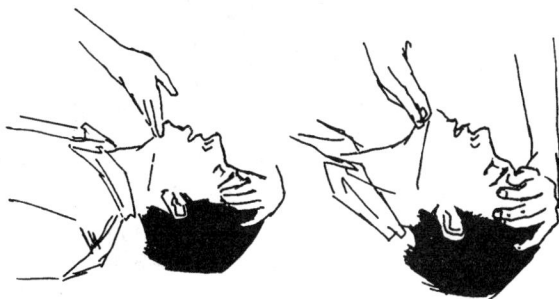

6）人工呼吸：开放气道后，患者无呼吸，立即给予 2 次人工呼吸（口对口），观察胸廓起伏。

①口对口人工呼吸（图 1-12）：在开放气道的情况下，术者用按前额手的拇指与食指捏紧患者鼻孔。术者自然吸气后，将患者的口完全包被在口中，将气吹入患者肺内，使其胸廓抬举。吹气完毕后，离开患者口部，并松开捏紧鼻孔的手指，可见患者胸部向下回弹，继续第二次通气。②球囊面罩人工呼吸（图 1-13）：连接球囊相应部件，并将氧气源连接好，将氧气流量调至 12 ～ 15L/min。单人操作时用一只手持球体，另一只手持面罩。将面罩贴紧扣在患者的口鼻处，尖端朝向患者头部，宽端向患者的脚侧。挤压球体，使气体送入患者肺内。挤压时间不少于 1 秒，挤压强度以看到患者胸廓有起伏动作为宜。

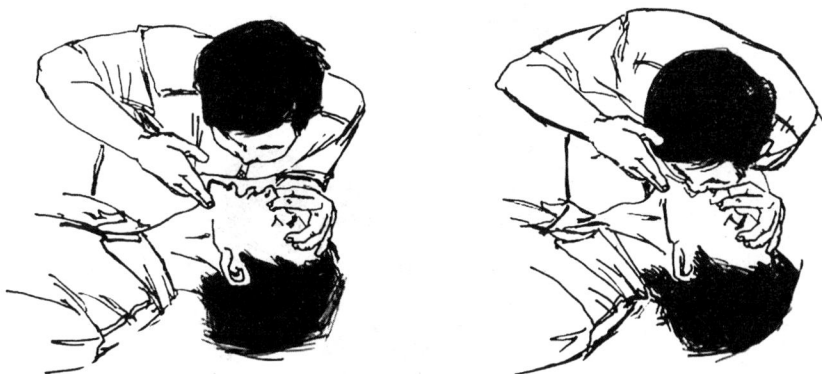

图 1-12　口对口人工呼吸

7）按压：呼吸为 30：2，共 5 个周期。

8）复检：如果观察到患者瞳孔由大变小、面色（口唇）由紫绀转红润、颈动脉搏动恢复、神志恢复、眼球有活动、对光反射正常、恢复自主呼吸，即为复苏成功。若不成功则继续进行心肺复苏并告知家属。

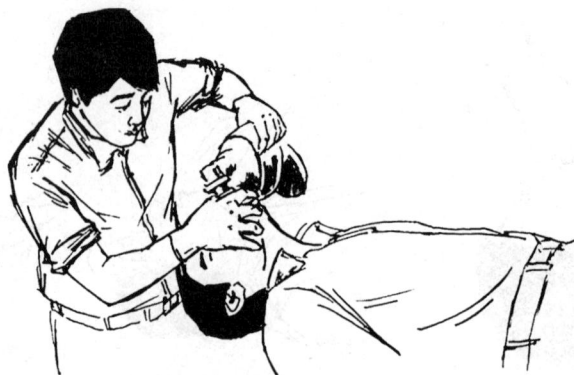

图 1-13　球囊面罩人工呼吸

（2）双人心肺复苏

1）判断：同单人心肺复苏。

2）呼救：同单人心肺复苏。

3）体位：同单人心肺复苏。

4）胸外按压：由术者 B 操作，具体操作方法同单人心肺复苏。

5）开放气道：由术者 A 操作，具体操作方法同单人心肺复苏。

6）人工呼吸：开放气道后，患者无呼吸，立即给予 2 次人工呼吸（应用简易呼吸器），观察胸廓起伏。

7）按压：呼吸为 30∶2。术者 B 按压 30 次后，术者 A 立即给予 2 次人工呼吸，共 5 个周期（图 1-14）。

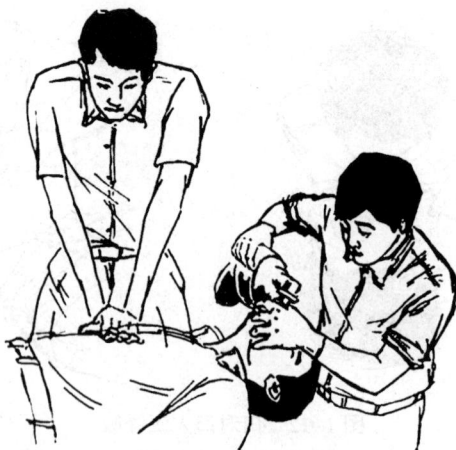

图 1-14　双人心肺复苏

8）复检：术者 B 观察患者瞳孔由大变小、面色（口唇）由紫绀转红润、颈动脉搏动恢复、神志恢复、眼球有活动、对光反射正常、恢复自主呼吸，即为复苏成功。患者大动脉搏动情况、呼吸是否恢复、有无循环征象等情况，由术者 A 告知家属。

4. 注意事项

（1）告知家属取得配合，有活动义齿应取出，必要时清除呼吸道分泌物。

（2）检查颈动脉搏动和呼吸时，时间不能超过 10 秒。

（3）按压应尽量减少中断，操作中换人应在心脏按压、吹气间隙进行，中断时间不超过 7 秒，如需安插人工气道或除颤时，中断不应超过 15 秒。

（4）人工通气时，避免过度充气。操作不当可致胃膨胀、窒息。如患者没有人工气道，吹气时稍停按压；如有人工气道，吹气时可一直按压。

（5）操作过程中应密切观察患者心肺复苏的有效指征。

（6）如患者有气胸、肋骨骨折、活动性内出血、咯血，禁止胸外按压。

【操作后处理】

1. 整理患者衣着，注重术者自身仪表。

2. 尽早进行高级生命支持。

【并发症的预防与处理】

1. 肋骨、胸骨骨折及胸骨分离　胸外按压时如果按压用力过猛、按压部位不正确，或老年患者骨质脆弱，常易引起肋骨骨折和胸骨骨折。其中，肋骨骨折是最常见的并发症。行胸外按压时按压部位要正确、用力适宜，应平稳、有规律地不间断按压。复苏成功后可根据病情给予止痛、手术固定等处理。

2. 肺挫伤、气胸、血胸　由于按压不当导致肋骨、胸骨骨折后，骨折端刺破胸膜、肺组织、血管所致。因此，心肺复苏时应明确按压的部位、力度、频率及方法是否正确（具体同前述），并及时清理呼吸道以保证气道通畅。闭合性气胸气体量少时无须特殊处理；气体量较多时可行胸腔穿刺排气。张力性气胸可行胸腔闭式引流术排气。发生血气胸后应给予吸氧、抗感染、穿刺抽气排液、输血等处理，并严密观察患者生命体征及血氧饱和度；若出血持续不止，可行开胸手术结扎出血的血管。

3. 心脏压塞　因按压钝力引起的心肌挫伤、心脏破裂、冠脉损伤等均可导致心包腔内积血，当压力升高到一定程度，引起心脏压塞。患有急性心梗或有陈旧性心梗患者梗死区的纤维化和瘢痕修复不完善，最易发生心脏破裂。预防心脏压塞的发生，首先应确保按压的部位、力度、频率及方法正确。其次，心梗患者早期尽量避免使用洋地黄类正性肌力药和糖皮质激素。处理上，可行心包穿刺减压缓解、给予输血补液等，必要时可行手术治疗。

4. 肝脾破裂　大多是不正确的胸外按压和用力过猛所致，也可以是胸廓下部肋骨骨折的并发症，有时按压的位置过低，可以引起胸骨下端剑突折断并向后伤及肝脏引起腹腔内大出血。预防肝脾破裂，同样要确保按压的部位、力度、频率及方法正确。处理上，对已有内脏破裂者应禁食，留置胃管胃肠减压，监测中心静脉压，输血及补液，记录出入量；对破裂的肝、脾，视病情可行缝合修补术，不能缝合时则切除。

5. 脂肪栓塞　由胸外按压导致肋骨、胸骨骨折，或原有骨折部位骨髓内脂肪滴进入体循环栓塞血管所致。预防方法同骨折，并对原有骨折进行稳妥的固定，以减少脂肪栓子的来源。发生栓塞后，最重要的是吸氧，吸氧浓度可达到 50% 以上，必要时气管插管，呼吸机辅助通气，同时对症治疗、预防感染。必要时进行抗凝治疗、积极抗休克治疗、补充有效血容量。

（陈玉如　黎永琳）

第二节　心脏非同步电除颤

心脏电除颤是利用高能量的电脉冲直接或间接经胸壁作用于心脏，使心肌细胞在瞬间除极，而后心脏自律性最高的起搏点窦房结重新主导心脏节律，达到心脏复苏或纠正心律失常的目的。电除颤按电极位置可分为体内和体外两种，按所用电流可分为交流电和直流电两种，按所用的除颤波不同可分为单相波与双相波两种。心脏非同步电除颤是在极短的时间内采用非同步模式，以极强的电流使全部心肌纤维在瞬间同时除极，消除心室各部分肌纤维快而不协调的颤动，同时自律性最高的窦房结首先发放冲动并控制整个心脏活动，从而恢复窦性心律的过程。

【适应证】

1. 心室颤动。
2. 心室扑动。
3. 快速室性心动过速伴血流动力学紊乱（无脉搏室速）。

【禁忌证】

1. 绝对禁忌证

（1）洋地黄中毒引起的快速性心律失常。

（2）室上性心律失常伴高度或完全性房室传导阻滞。

（3）持续房颤未用影响房室传导药物的情况下心室率已缓慢者。

（4）伴有病态窦房结综合征。

（5）近期有动脉栓塞或经超声心动图检查发现左房内存在血栓而未接受抗凝治疗者。

2. 相对禁忌证　房颤患者有下列情况时为相对禁忌证。

（1）拟近期接受心脏外科手术者。

（2）电解质紊乱尤其是低血钾，应在纠正后进行。

（3）严重心功能不全未纠正者，因转复后有发生急性肺水肿可能。

（4）心脏明显扩大者，即使成功转复后，维持窦性心律的可能性也不大。

（5）甲状腺功能亢进症伴房颤而未对前者进行正规治疗者。

（6）伴风湿活动或感染性心内膜炎而未控制的心脏病患者。

（7）转复后在胺碘酮的维持下又复发或不能耐受抗心律失常药物维持治疗者。

（8）房颤为阵发性，既往发作次数少、持续时间短，预期可自动转复者。因为电转复并不能预防其发作。

【操作方法】

1. 患者准备　对心室颤动、心室扑动的患者，因须紧急心肺复苏，不须做特殊术前准备，也无暇向家属做详细说明，应争分夺秒，立即电除颤。

2. 用物准备　除准备除颤仪外，还应配备各种复苏设施，如氧气瓶、吸引器、急救箱、血压心电监护设备。

3. 操作步骤

（1）患者平卧于木板床上，充分暴露胸壁。

（2）在准备除颤仪的同时，给予持续的胸外按压。

（3）打开除颤仪的开关，将按钮设置为"非同步"位置。

（4）涂导电糊或垫以浸有生理盐水的方纱布。

（5）按要求放置电极板。一般选择前侧位作为默认的电极板位置，即一块电极板放在胸骨右缘 2～3 肋间（心底部），另一块电极板放在左腋前线内第 5 肋间（心尖部）。两块电极板之间的距离不应＜ 10cm（图 1-15）。

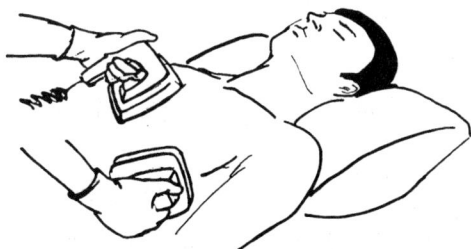

图 1-15　电极板放置位置

（6）按下"充电"按钮，充电能量为单相波型时除颤仪充电到 360J，为双相波型时除颤仪充电到 150～200J。

（7）充电完毕，所有人员不得接触患者、病床及与患者相连接的仪器设备，以免触电（图 1-16）。

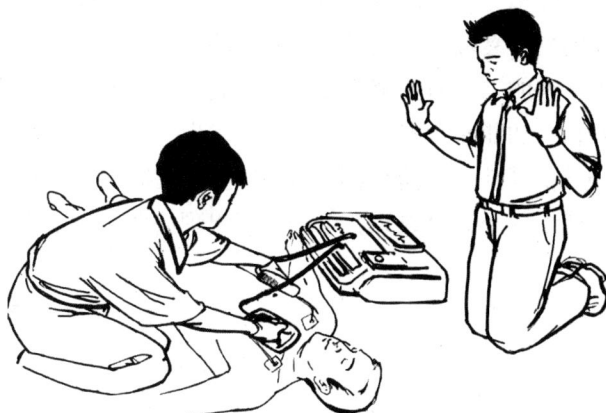

图 1-16　与患者保持距离

（8）按"放电"按钮，当观察到除颤仪放电后再放开按钮。

（9）除颤后立即开始心脏按压，5个循环后根据心电提示判断是否进行下一次除颤。

（10）除颤过程中与除颤成功后均应监测并记录心律、心率、呼吸、血压及神志等变化。

4. 注意事项

（1）在心搏骤停的早期，胸外按压是重要的抢救措施，应尽量减少中断胸外按压的操作。因此，在除颤仪到位并已充好电准备除颤之间，应坚持进行胸外按压和人工呼吸。

（2）若心电显示为细颤，应坚持心脏按压或用药，先用1%肾上腺素1mL静脉推注，3～5分钟可重复1次，使细颤波转为粗波后，再施行电击除颤。

（3）电击时电极要与皮肤充分接触，勿留缝隙，以免发生皮肤灼伤。

【操作后处理】

1. 整理患者衣着，注重术者自身仪表，整理用物，及时记录。
2. 尽早进行高级生命支持。

【并发症的预防与处理】

1. 局部皮肤灼伤　若发生严重灼伤，多与电极板接触不良相关。除颤后应注意观察局部皮肤有无异常。

2. 心律失常　电击后心律失常以期前收缩（早搏）最常见，大多在数分钟后消失，不须特殊处理。若为严重的室性期前收缩并持续不消退者，应使用抗心律失常药物治疗。若产生室速、室颤，可再进行电击复律。电击后也可能发生显著的窦性心动过缓、窦性停搏、窦房传导阻滞或房室传导阻滞。轻症能自行恢复者可不做特殊处理，必要时可使用阿托品、异丙肾上腺素，个别患者可能需要安装临时心脏起搏器。

3. 栓塞　可为体循环栓塞，如脑栓塞等，也可为肺栓塞。相应抗凝和溶栓治疗的疗效评价仍在研究中。

4. 低血压　血压下降多见于高能量电击后，若仅为低血压倾向，大多可在数小时内自行恢复；若导致周围循环衰竭，应及时使用升压药。

5. 肺水肿　见于严重的二尖瓣狭窄合并肺动脉高压或左心功能不全者。急性肺水肿发生率不高，老年人和心功能差者容易发生。一旦发生，应按急性肺水肿进行抢救。

6. 心肌损伤　电击，尤其是高能量电击可引起心肌损伤，心电图出现ST-T段改变，血心肌酶升高，持续数小时至数天，个别患者出现心肌梗死心电图表现，持续时间也较长。

（陈玉如　黎永琳）

第三节　气管插管

气管插管根据插管途径分为经口、经鼻和经气管造口等，或为明视，或为探插。其目的是解除气道梗阻，有效清除呼吸道分泌物，维持气道通畅，保持有效通气量。

【适应证】

1. 严重呼吸衰竭或其他原因需机械通气者。
2. 所有呼吸、心跳停止的患者。
3. 丧失对气道分泌物清除的能力，气道分泌物过多或出血需反复吸引者。
4. 存在呼吸道损伤、狭窄、阻塞、气管食管瘘等影响正常通气者。
5. 较长时间的全麻或使用肌松剂的大手术者。

【禁忌证】

1. 胸外伤合并严重喉、气管损伤者。
2. 主动脉瘤压迫或侵犯气管的患者。
3. 急性喉炎、喉头水肿，插管时可能导致心跳骤停。
4. 严重凝血功能障碍者。

【操作方法】

1. 患者准备　了解患者生命体征及病情变化情况；评估痰液分泌情况；清除口鼻腔分泌物，观察牙齿有无松动及鼻腔有无感染、阻塞、出血；检查呼吸机参数设定情况。必要时，可先给予高浓度吸氧，再进行插管。

2. 用物准备　电动吸引器或中心吸引器、无菌盘内放置无菌吸痰管、治疗巾、无菌盐水、一次性无菌手套、湿化液；喉镜、气管导管、牙垫、插管内芯、开口器、简易呼吸器、注射器、吸氧装置、药物等（图 1-17）。

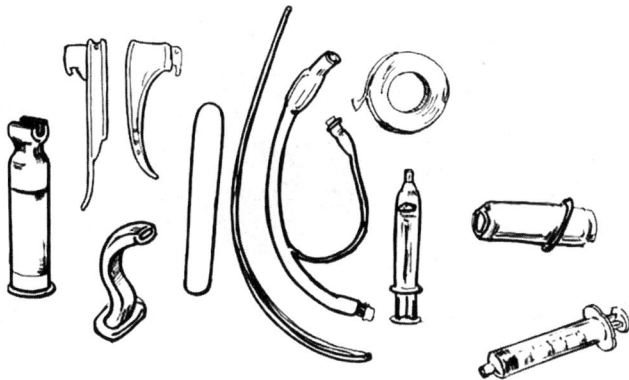

图 1-17　气管插管用物准备

3. 操作步骤

（1）将患者头后仰，术者双手将其下颌向前、向上托起以使口张开，或以右手拇指对着下齿列、食指对着上齿列，借旋转力量使口腔张开。

（2）术者左手持喉镜柄将喉镜片由患者右口角放入口腔，将舌体推向左侧后缓慢推进，可见到悬雍垂，将镜片垂直提起前进，直到会厌显露。挑起会厌以显露声门（图1-18）。

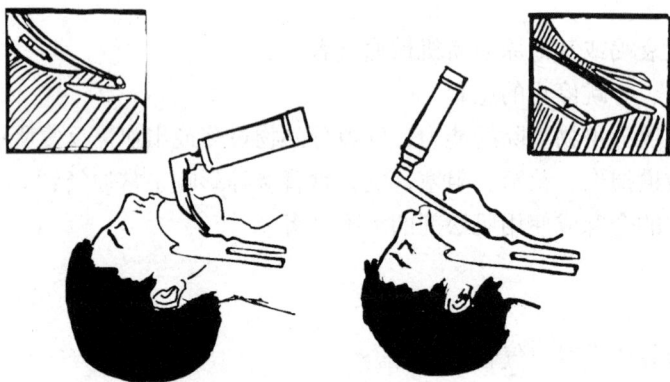

图1-18　挑起会厌操作

（3）术者如采用弯镜片插管，则将镜片置于患者会厌与舌根交界处（会厌谷），用力向前上方提起，使舌骨会厌韧带紧张，会厌翘起紧贴喉镜片，即显露声门。如用直镜片插管，应直接挑起会厌，声门即可显露。

（4）术者以右手拇指、食指及中指如持笔式持住导管的中上段，由患者的右口角进入口腔，直到导管接近患者喉头时再将管端移至喉镜片处，同时双目经过镜片与管壁间的狭窄间隙监视导管前进方向，准确轻巧地将导管尖端插入声门。借助管芯插管时，当导管尖端进入声门后，应拔出管芯后再将导管插入气管内。导管插入气管内的深度，成人为4～5cm，导管尖端至门齿的距离为18～22cm（图1-19）。

（5）插管完成后，要确认导管已进入气管内再固定。确认导管已进入气管内的方法：压胸部时，导管口有气流出；人工呼吸时，可见双侧胸廓对称起伏，并可听到清晰的肺泡呼吸音；如用透明导管时，吸气时管壁清亮，呼气时可见明显的"白雾"样变化；患者如有自主呼吸，接麻醉机后可见呼吸囊随呼吸而张缩；如能监测呼气末二氧化碳（$ETCO_2$）则更容易判断。

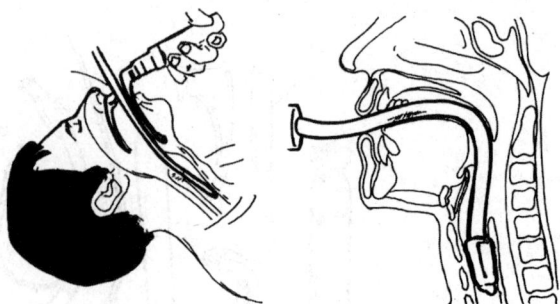

图1-19　插入导管

4. 注意事项

（1）一次插管时间不超过 30 秒。插管过程中持续监测血氧饱和度（SPO_2）。准备各种型号的导管，成人气管导管内径为 7 ～ 8cm。

（2）对于插管不合作的患者，可给予镇静剂或静脉麻醉剂或肌松剂后行快速气管插管，但必须确保在出现插管困难的情况下，能进行紧急加压面罩给氧。

（3）气管插管完成后应立即检查气管导管的位置，可通过手控人工通气，听两侧呼吸音，以确保导管在主支气管内。

【 并发症的预防与处理 】

1. 误入食管　插管后，通过按压胸壁、挤压简易呼吸气囊、听肺部呼吸音等方法确定导管是否误入食管。气管导管插入食管的征象包括听诊时呼吸音消失；呼吸时胃区呈连续不断的隆起；通气时，胃区可听到气泡咕噜声。确定导管误入食管后，需立即拔管，吸净口内分泌物后重新插管。误入食管的情况重在预防和及时处理，严禁暴力，防止反复多次插管，并充分给氧保持呼吸道通畅，选择合适导管等。

2. 误入支气管　插管前评估患者支气管开口位置，选择大小、粗细合适的导管，插入后立刻固定，记录插管距门齿的距离，并固定牢固，防止固定不牢导致下移入支气管造成肺部感染。

3. 心律失常　插管时一旦出现持续性心律失常，立即给予抗心律失常药物。出现心搏骤停时，立即行心肺复苏，必要时继续完成气管插管。

（陈玉如　黎永琳）

第四节　环甲膜穿刺术

环甲膜穿刺术是在患者气道梗阻、严重呼吸困难且来不及建立气道时，经由气管环状软骨与甲状软骨间隙处穿刺进入气管，从而快速开放气道的急救措施，可为气管切开术争取时间，是现场急救的重要组成部分。其目的是通过穿刺尽快建立新的呼吸通道，缓解患者呼吸困难和（或）窒息。

【 适应证 】

需紧急抢救的喉阻塞患者，来不及或不具备气管插管、气管切开术的患者。

【 禁忌证 】

无绝对禁忌证，有出血倾向者慎用。

【 操作方法 】

1. 患者准备　核对患者信息，了解其生命体征及病情变化情况。

2. 用物准备　无菌手套、治疗盘（碘酒、乙醇、棉签）、10mL 无菌注射器、2% 利多卡因注射液、环甲膜穿刺针（图 1-20）。

3. 操作步骤

（1）如果病情允许，患者应尽量取仰卧位，垫肩，头后仰。不能耐受上述体位者，可取半卧位。

（2）颈中线甲状软骨下缘与环状软骨弓上缘之间即为环甲膜穿刺点（图 1-21）。

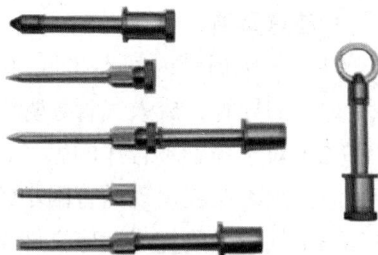

图 1-20　环甲膜穿刺针

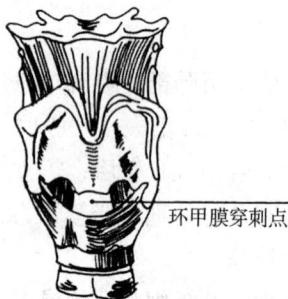

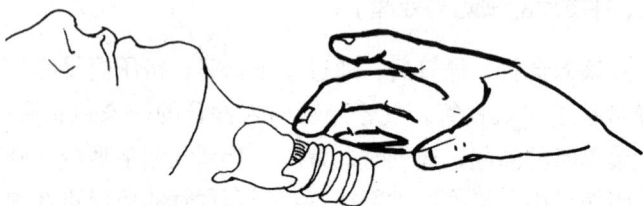

图 1-21　环甲膜穿刺点

（3）用碘酒、乙醇进行常规皮肤消毒。

（4）戴无菌手套，检查穿刺针是否通畅。

（5）穿刺部位局部用 2% 利多卡因注射液麻醉。

（6）术者以左手固定穿刺皮肤，右手持环甲膜穿刺针垂直刺入，注意勿用力过猛，出现落空感即表示针尖已进入喉腔。连接 10mL 无菌注射器，回抽时应有空气；或用棉花纤维在穿刺针尾测试，应见纤维随呼吸摆动，确定无疑后，适当固定穿刺针（图 1-22）。

（7）根据需要通过"T"形管接氧气装置或进行人工呼吸，或者根据需要注入药物。

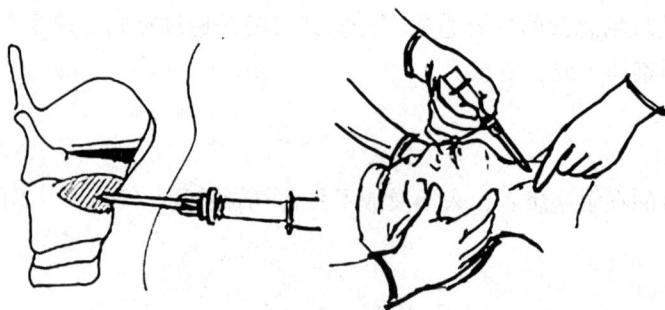

图 1-22　环甲膜穿刺示意图

4. 注意事项

（1）该法是一种急救措施，应在尽可能短的时间内实施完成。

（2）作为一种应急措施，穿刺针留置的时间不宜过长，一般不超过 24 小时。

（3）如遇血凝块或分泌物堵塞穿刺针头，可用注射器注入空气，或用少许生理盐水冲洗，以保证其通畅。

（4）应准确掌握进针深度，如过浅则针尖孔未刺入声门下区，过深则刺入气管声门下区后壁黏膜内。

【操作后处理】

1. 整理患者衣着，注重术者自身仪表。
2. 可经穿刺针接氧气管给患者输氧。
3. 患者情况稳定后，尽早行普通气管切开。

【并发症的预防与处理】

1. 穿刺过程中，出现患者心搏骤停时应立即行心肺复苏。
2. 若穿刺部位皮肤出血较多，应注意止血，以免血液反流进入气管内。
3. 避免出血、假道形成、皮下或纵隔气肿、食管穿孔等情况发生。

（陈玉如　孔勇杰）

第五节　外伤止血包扎

一、外伤止血

外伤指机体受到外界致伤因素作用后组织或器官解剖结构上遭到损伤并有功能的改变。出血一般分为内出血与外出血两大类。前者是指血液自血管内流出至体内的组织间隙或体腔；后者指血液流向体外。伴有大量出血的外伤需要及时止血。临床上的止血有多种方式，其最重要的在于尽快达到止血的目的，以保障生命体征稳定。

【适应证】

1. 周围血管创伤性出血。
2. 特殊部位创伤及病理性血管破裂出血，如肝破裂。
3. 减少手术区域出血。

【禁忌证】

1. 需断肢再植者。
2. 因特殊感染需截肢者，如气性坏疽。
3. 动脉硬化、糖尿病、慢性肾功能不全者。

【操作方法】

1. 患者准备　操作前评估现场环境安全，环境危险时及时转移患者至安全处，平复患者情绪，取得配合。

2. 用物准备 清洁毛巾、布料、手帕、橡皮绳、铅笔、纱布、绷带、止血带等。

3. 操作步骤

（1）直接压迫止血法：适用于任何伤口，方法是将洁净柔软的敷料或手巾等直接覆压在伤口上止血（图 1-23）。

（2）加压包扎止血法：适用于损伤面积较大、肌肉断端的出血伤口，方法是将敷料或棉垫覆盖伤口，再用绷带缠绕加压包扎（图 1-24）。对于较深伤口，无法判断伤口深度的情况，可先将无菌敷料填塞入伤口，再用绷带加压包扎。

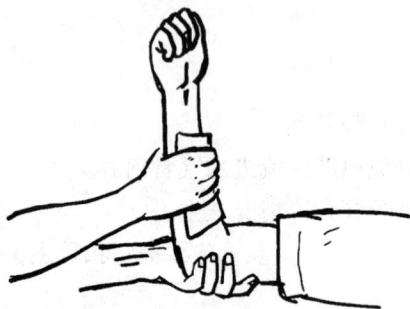

图 1-23 直接压迫止血法   图 1-24 加压包扎止血法

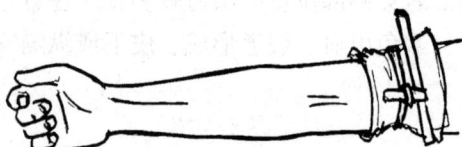

（3）指压止血法：是现场最快速的止血方法，是沿人体主要动脉的体表走向，用一根或多根手指在伤口两侧同时向骨骼方向按压。此法快速、有效，但不能持久，常用指压止血部位如下。

1）头顶出血压迫法：是在伤侧耳前、颧弓根部，对准下颌关节上方，用拇指压迫颞动脉（图 1-25）。

2）头颈部出血压迫法：在颈根部同侧气管与胸锁乳突肌之间用拇指将伤侧的颈总动脉向后压迫，但不能同时压迫两侧的颈总动脉，否则会造成脑缺血。

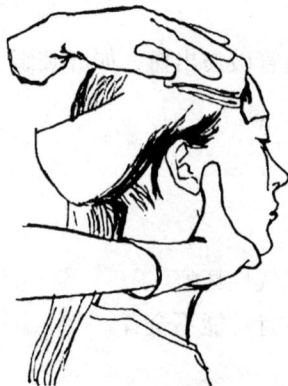

图 1-25 头顶出血压迫法

3）面部出血压迫法：在同侧咬肌前缘绕下颌角下缘，用拇指压迫下颌角处的面动脉（图1-26）。

4）头皮出血压迫法：头皮前部出血时，压迫耳前下颌关节上方的颞动脉；头皮后部出血时，则压迫耳后乳突肌下方稍外侧的耳后动脉（图1-27）。

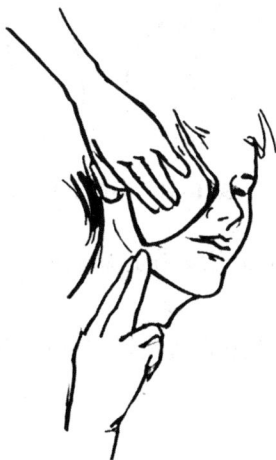

图1-26　面部出血压迫法　　　图1-27　头皮后部出血压迫法

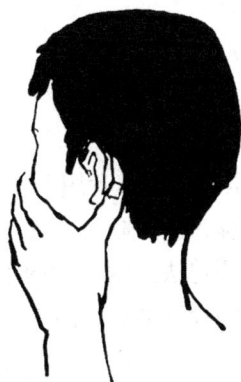

5）腋窝和肩部出血压迫法：在锁骨上窝中点处对准第1肋骨用拇指向下压迫锁骨下动脉（图1-28）。

6）上臂出血压迫法：术者用一只手将患肢抬高，用另一只手的拇指压迫患者上臂内侧的肱动脉（图1-29）。

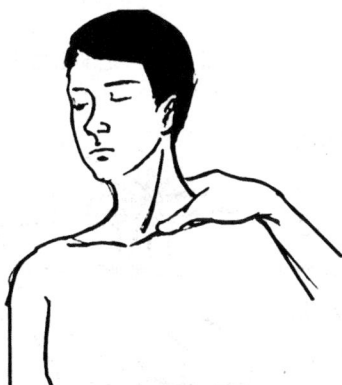

图1-28　腋窝和肩部出血压迫法　　　图1-29　上臂出血压迫法

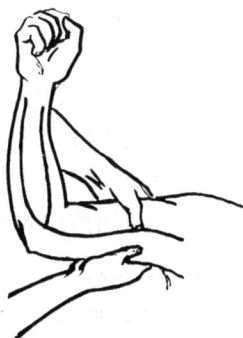

7）前臂出血压迫法：用拇指压迫伤侧上臂中点肱二头肌沟、肱二头肌腱内侧的肱动脉末端（图1-30）。

8）手掌、手背出血压迫法：在患者手腕处，术者用两手指分别压迫其尺动脉、桡动脉（图1-31）。

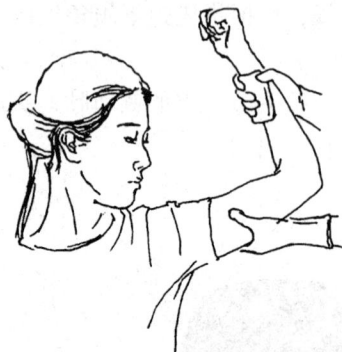

图 1-30　前臂出血压迫法

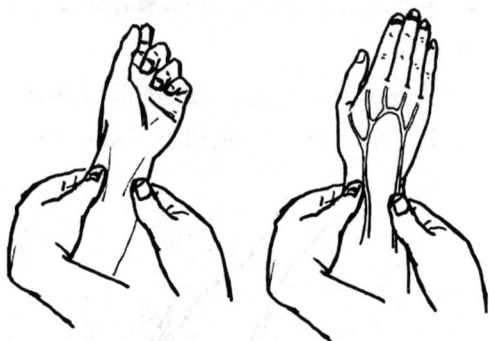

图 1-31　手掌出血压迫法

9）下肢出血压迫法：术者用两手拇指重叠向后用力压迫患者腹股沟中点、腹股沟韧带稍下方的股动脉，压向耻骨下支（图 1-32）。

10）足部出血压迫法：术者用两手拇指分别压迫患者足背跚长肌腱外侧的足背动脉和内踝与跟腱之间的胫后动脉（图 1-33）。

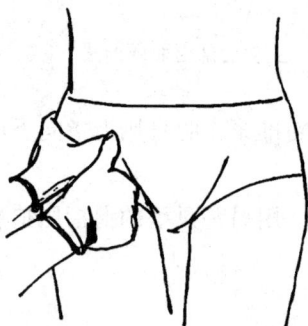

图 1-32　下肢出血压迫法

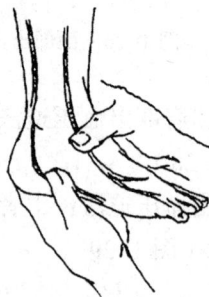

图 1-33　足部出血压迫法

（4）止血带止血法：只适用于四肢动脉出血，仅仅在采用加压包扎法后不能有效控制出血时使用。方法是将止血带固定在伤口近心端靠近伤口处。在固定止血带的部位应先垫上一层敷料或布类。止血带的压力要适当，以恰好达到远心动脉搏动消失、控制出血为度。止血带应每40～50分钟松解1次，松解5分钟后再重新固定止血带。固定好止血带后，必须在其周围注明上带具体时间等信息（图 1-34）。

4. 注意事项

（1）止血带靠近伤口，上臂避免结扎在上1/3处，以防损伤桡神经，不宜结扎在前臂；大腿宜扎在上2/3处，不要结扎在小腿胫、腓骨外

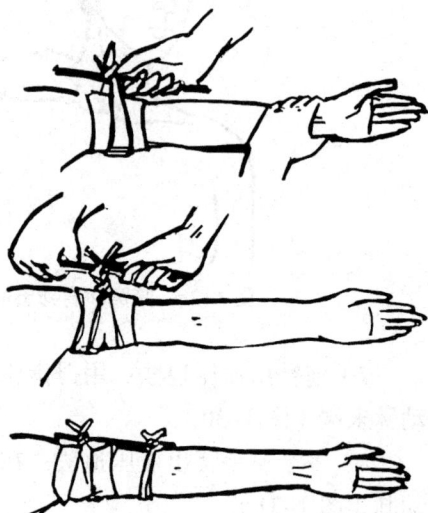

图 1-34　止血带止血法

被软组织较少的部位。

（2）缚扎时间越短越好，一般不超过 1 小时，如持续结扎，每隔 1 小时要放松 1 次，见鲜血流出再结扎。如一个部位已缚扎 1～2 小时，应换稍高于 2～3cm 处再结扎。

（3）松紧适度，以出血停止为度。

（4）迅速转运，转运中防止止血带脱落，观察肢体血运情况。

【操作后处理】

必要时，尽早协助伤员前往医院行进一步处理。

二、外伤包扎

外伤包扎指用纱布或其他织物条带在伤口表面及周围裹缠固定敷料。外伤包扎的目的在于保护伤口，减少感染，固定敷料夹板，夹托受伤的肢体，减轻伤者的痛苦，防止发生刺伤血管、神经等严重并发症。加压包扎还有压迫止血的作用。

【适应证】

1. 创口面积大的外伤。
2. 出血速度快的外伤。
3. 难以自行止血的外伤。

【禁忌证】

无绝对禁忌证（除外缺少相对洁净包扎物品时）。

【操作方法】

1. 患者准备　操作前评估现场环境安全，环境危险时及时转移伤者至安全处，平复伤者情绪，取得配合。

2. 用物准备　清洁毛巾、布料、手帕、纱布、三角巾、绷带、止血带等。

3. 操作步骤

（1）绷带包扎法

1）环形包扎法：绷带环绕数周，层层加压，最后撕开绷带打结或胶布固定，主要用于腕部和颈部（图 1-35）。

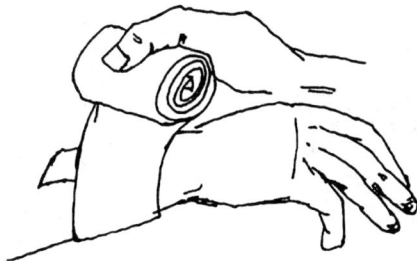

图 1-35　环形包扎法

2）8字包扎法：主要用于关节附近的包扎（图1-36）。

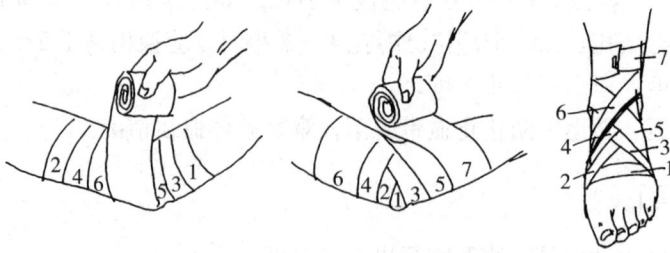

图1-36　8字包扎法

3）螺旋形包扎法：绷带呈螺旋形上升，每层重叠1/2，主要用于上肢和大腿的包扎（图1-37）。

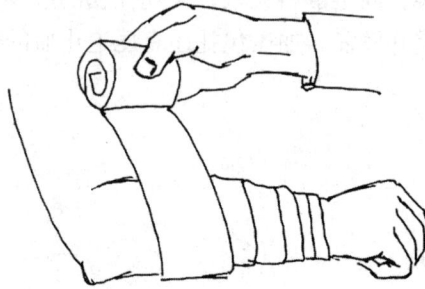

图1-37　螺旋形包扎法

（2）三角巾包扎法

1）头顶部伤口：常采用帽式包扎法。将三角巾底边折叠约3cm宽，底边正中放在眉间上部，顶尖拉向枕部，底边经耳上向后在枕部交叉并压住顶角，再经耳上绕到额部拉紧打结，顶角向上反折至底边内或用别针固定（图1-38）。

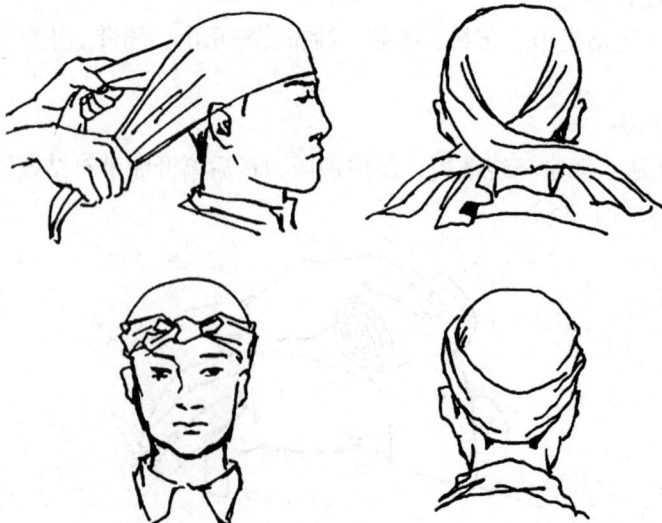

图1-38　头顶部伤口三角巾包扎法

2）胸（背）部伤口：①单胸包扎法：将三角巾盖住伤侧胸部，两底角平季肋部绕到背后打结，顶角向上经伤侧肩部与底边打结（图1-39）。②胸背部燕尾式包扎法：将三角巾折成燕尾状，两角长短相等，夹70°对准胸骨，燕尾底边围绕胸部在背后中央作结，再通过布带在肩上与两燕尾角作结（图1-40）。③胸背部双燕尾式包扎法：先将两燕尾的四个角相对在肩部打结，再将燕尾的基底部绕胸背部在腋下打结。

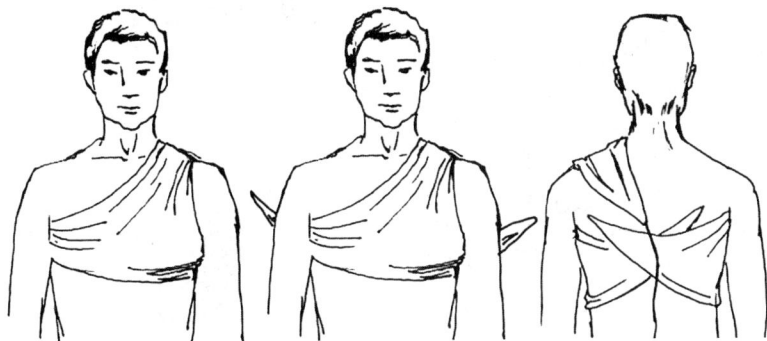

图 1-39　单胸包扎法

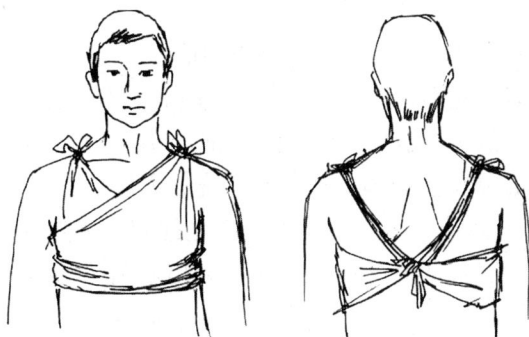

图 1-40　胸背部双燕尾式包扎法

3）腹部伤口：①腹部兜式包扎法：将三角巾底边置于胸腹交界处，顶角放在会阴部，两底角在腰后打结，顶角穿过会阴部与底边打结（图1-41）。②腹部燕尾式包扎法：将三角巾折成燕尾状，向前的角大于向后的角。底边横放在上腹部，夹角对准大腿外侧中线，两底边角于背后一侧作结；将前角围绕大腿拉于臀部下方与向后的角作结。

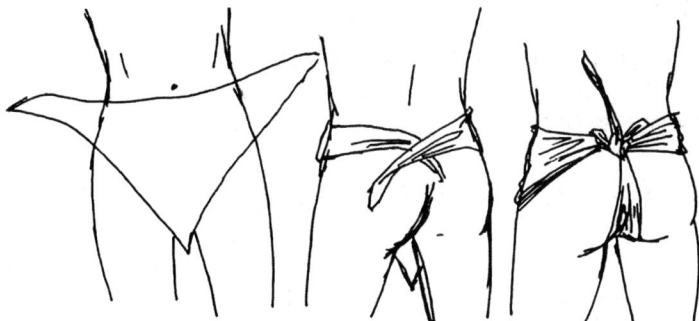

图 1-41　腹部兜式包扎法

　　4）四肢肢体包扎法：将三角巾折叠成适当宽度的带状，在伤口部环绕肢体包扎（图1-42）。

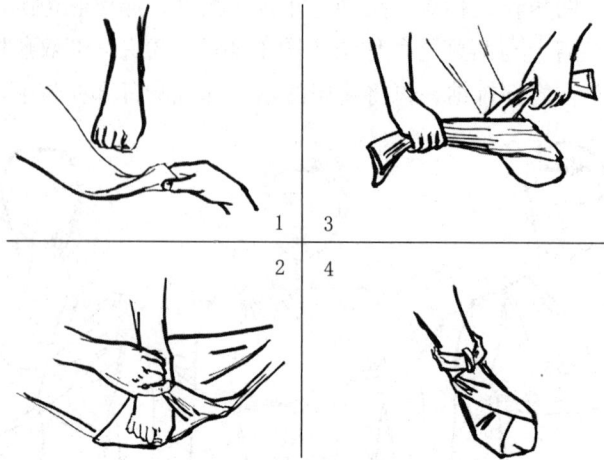

图1-42　四肢肢体包扎法

4. 注意事项

（1）脱去或剪开患者衣服，暴露伤口，检查伤情。

（2）不用水冲洗伤口（化学伤除外），不要在伤口上用消毒剂或消炎粉。

（3）不可污染伤口及敷料接触伤口的一侧；充分包裹伤口，防止污染伤口。

（4）包扎完成后，必须检查肢体血液循环状况，方法如下：按压手指（脚趾）甲，放开手后两秒钟，手指（脚趾）甲如不能迅速恢复红润，仍然苍白，说明血液循环不佳；还可观察伤肢远端的皮肤是否苍白，询问患者伤侧手指（脚趾）尖是否麻木，如果苍白或麻木，说明血液循环不佳，则应松开绷带，重新包扎。

（5）包扎过紧，导致组织缺血，甚至坏死；包扎过松，起不到压迫止血、保护创口的作用。

（6）救护人员包扎伤口时避免咳嗽。

（7）有条件时，救护者要先戴上防护性手套再为伤者包扎伤口，以防经血液感染疾病。

【操作后处理】

必要时，尽早协助伤者前往医院做进一步处理。

【并发症的预防与处理】

操作不当可导致伤口污染，影响愈合，甚至危及生命。

（陈玉如　林成创）

第六节　脊柱固定

脊柱固定是将脊柱不稳定的患者仰卧固定在一块硬质平板上，保持脊柱伸直位，将头部、颈部、躯干、骨盆逐一固定。其目的是避免脊柱再次弯曲或扭转，防止损伤进一步加重。可通过头部固定器、脊柱固定担架完成对脊柱的固定。

【适应证】

脊柱创伤者出现下列情况时，需进行脊柱固定。

1.脊柱疼痛或触痛。

2.出现神经性缺损主诉或体征。

3.脊柱结构变形。

【禁忌证】

无绝对禁忌证。

【操作方法】

1. 患者准备　现场评估，观察周围环境安全后，急救人员正面走向伤者表明身份；告知伤者不要做任何动作，简要说明急救目的；先稳定自己再固定伤者，避免加重脊柱损伤。

2. 用物准备　脊柱固定担架、解救套（短脊柱固定板）、固定带、颈托、头部固定器，必要时可就地取材木板、门板等（图1-43）。

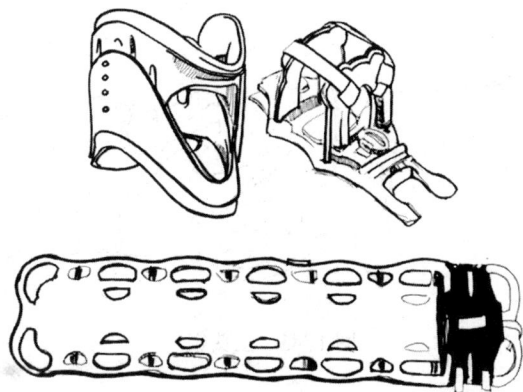

图1-43　颈托、头部固定器、脊柱固定担架

3. 操作步骤

（1）脊柱损伤固定操作：①评估伤情。②摆好体位，伤者取仰卧位，头部、颈部、躯干、骨盆应中心直线位，脊柱不能屈曲或扭转。③转移至担架：三人至伤者同侧跪下插手，同时抬高、换单腿、起立、搬运、换单腿、下跪、换双腿施以平托法将伤者放于

硬质担架上，禁用搂抱或一人抬头、一人抬足的搬运方法。④固定伤员：在伤处垫一薄枕，使此处脊柱稍向上突，然后用4条带子把伤者固定在木板或硬质担架上（一般用带子固定胸与肱骨水平、前臂与腰水平、大腿水平、小腿水平，将伤者绑在硬质担架上），使伤者不能左右转动。如果伴有颈椎损伤，伤者的搬运应注意先用颈托固定颈部，如无颈托，用"头锁或肩锁"手法固定头颈部，其余人员协调一致用力将伤者平直地抬到担架或木板上，然后头部的左右两侧用软枕或衣服等物固定（图1-44）。

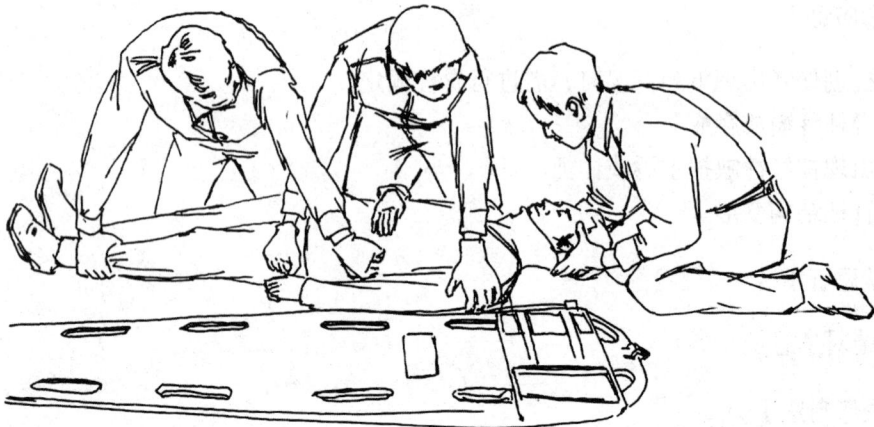

图1-44　脊柱损伤三人固定操作

（2）伤者仰卧位时，颈椎损伤固定与搬运操作

1）现场判断伤情。

2）调整颈部位置：术者按脊椎损伤进行处理，助手准备颈托及脊椎板（告知伤者配合）。上头锁（图1-45）；调整头颈部，需要术者与助手配合，助手食指置伤者胸骨正中指示。

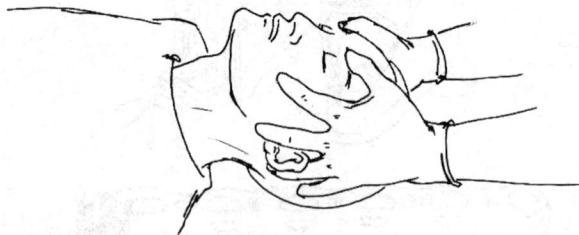

图1-45　上头锁

3）检查头颈部：助手头胸锁固定伤者头颈部，术者检查伤者的头枕部（颈椎形状、压痛），上头锁。

4）放置颈托：助手检查测量伤者颈部的长度，调整所需尺寸，正确上颈托（图1-46）。

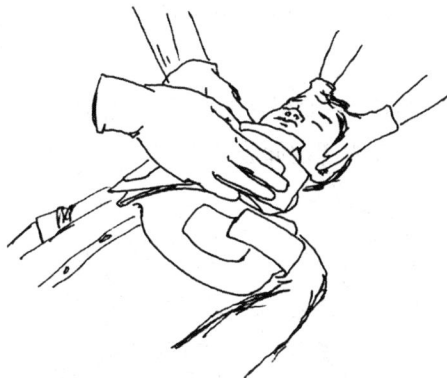

图 1-46 放置颈托

5）全身检查，判断其他伤情：（术者或助手）检查顺序为头—颈—胸—腹—背部—外生殖器—下肢—上肢（未发现其他伤情）（图 1-47）。

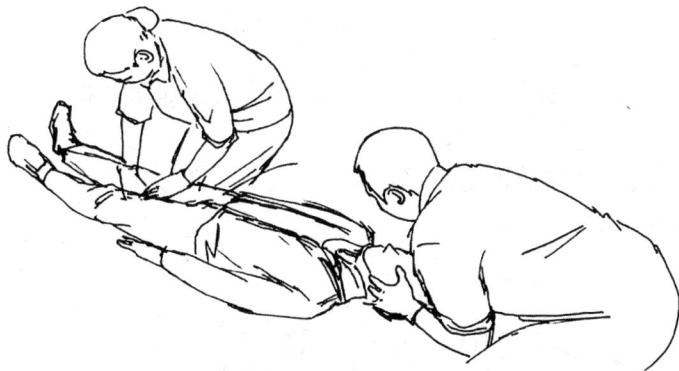

图 1-47 全身检查

6）上脊椎板：一助手上头胸锁，另一助手准备脊椎板及约束带完毕，术者上头肩锁（肩锁在侧翻的同侧）。

7）整体侧翻：术者指挥，两位助手左右手交叉抱伤者的肩、髂和膝部，将伤者轴位整体侧翻于侧卧位，保持脊柱在同一轴线。助手检查背部及脊柱（图 1-48）。

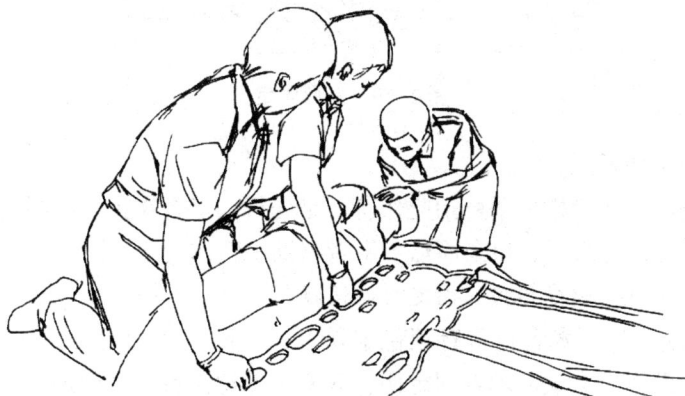

图 1-48 整体侧翻

8）放置脊椎板：助手拉脊椎板，注意摆放在伤者背部合适的位置。将伤者轴位放置回仰卧位。

9）脊椎板平移（推）伤者：一助手用胸锁手法固定伤者的头颈部，术者用双肩锁手法，另一助手左右手交叉，将伤者在仰卧位平移，推至脊椎板合适位置（图1-49）。

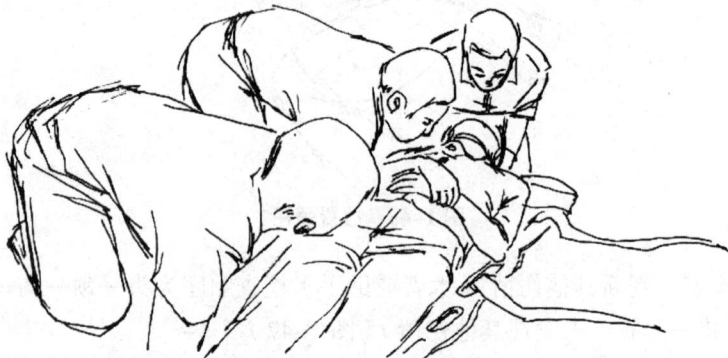

图1-49 脊椎板平移伤员

10）头部固定：一个助手行胸锁，另一个助手准备头部固定器，术者给伤者上头部固定器。

11）脊椎板约束带固定：助手按照胸部、髋关节、膝关节、踝关节的顺序给伤者以约束带固定（图1-50）。

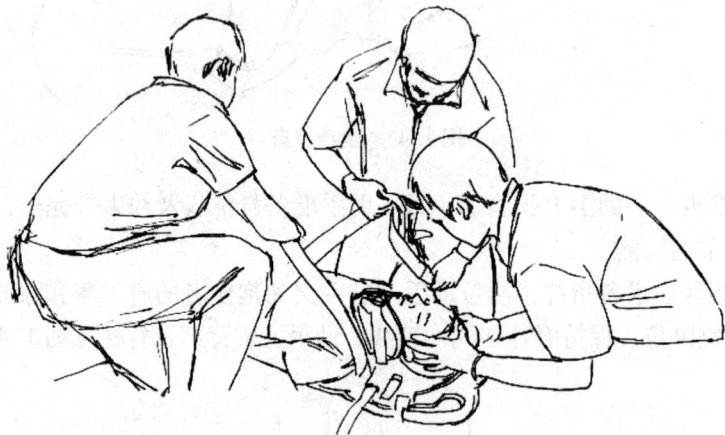

图1-50 头部固定

12）再次检查伤者。

13）搬运伤者：术者指挥平稳抬起伤者，足先行，术者在头侧，同时观察头颈部情况。要求术者指挥及报告时，口令简洁；术者与助手整体配合。

（3）伤者坐位时，颈椎损伤的固定与搬运操作

1）初步判断伤情：术者行胸背锁稳定伤者，一助至伤者后方，进行头、外耳道、颈后部查体；二助行后头锁，术者固定伤者双肩，保持伤者上身稳定，一助将患者头部

复位至正常体位。

2）术者进行颈部查体，判断伤者有无呼吸道损伤，然后放置颈托。

3）放置颈托：测量伤者颈部长度，拇指与掌面垂直，其余四指并拢并与伤者额面垂直，测量下颌角至斜方肌前缘的距离；调整颈托，塑形；放置颈托时，颈托中间弧度卡于伤者右肩处并略向前下倾斜，先放置颈后，再放置颈前，保证位置居中，扣上搭扣，松紧度适中。

4）颈托放置后，术者进行全身体格检查，顺序由上到下，由躯干到四肢。

5）使用解救套（短脊板）：①术者行胸背锁固定患者（图1-51）。②一助与二助放置解救套在患者背部，平滑面的一面紧贴伤者身体。③将解救套的中央放在伤者的脊椎位置后，一助换头锁；术者和二助将胸前的活动护胸甲围绕伤者的身躯，并向上轻微拉动贴在腋下。④将肩带和胸腹部固定带扣好，确保活动护胸甲顶端置于伤者腋下；腿部固定带（黑色）自内而外、自下而上绕经伤者的膝间，紧贴腹股沟位置，由大腿内侧穿出，拉向外扣好并收紧。⑤术者将颈部衬垫放好并将右手于短脊板后方行胸背锁，在颈部与解救套之间放置衬垫紧贴，确保无空隙，一助将头部护甲整理并置于正确位置后，行后头锁。⑥术者将下颌固定带放于下颌位置并向上拉，贴紧头部活动护甲，额部固定带放置额前后也将之向下拉贴紧头部活动护甲。注意保持气道通畅。⑦从下至上拉紧各固定带，并用三角巾宽带将膝踝部固定。⑧检查所有固定带松紧度并整理。

6）搬运：①移动伤者：术者与二助在两边各自抓住腰两侧握把处，另一手放在伤者腿下，两人双手互扣抓牢，将伤者分两次45°移动转体至90°。②使用长脊板：长脊板放置上车担架与伤者背侧成一直线，稳定上车担架，一助用双肩锁固定伤者头部，术者与二助抬高伤者下肢，先将伤者躯干平放于长脊板上，逐渐移动到位，适度放松肩、胸、腹、腹股沟固定带，解除膝踝三角巾，并平放在长脊板上。③固定伤者：将伤者躯体和四肢固定在长脊板上，按从头到脚顺序固定，头部固定器固定头部，胸部固定带交叉固定，腿部固定带斜行固定，并固定伤者与上车担架。术者自下而上检查各固定带，并判断伤者呼吸情况。④平稳升高上车担架，搬运伤者，足侧先行，术者在头侧，同时观察伤者头颈部情况。

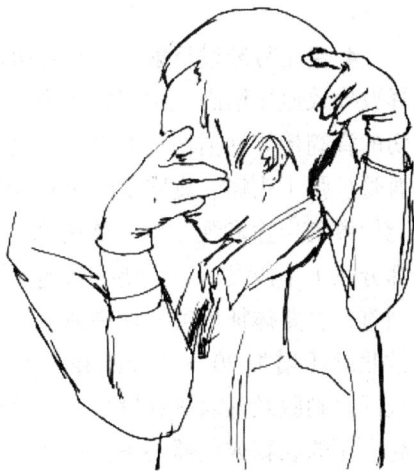

图1-51　胸背锁固定

4. 注意事项

（1）脊柱损伤搬运时始终保持脊柱伸直位，严禁弯曲或扭转。

（2）各项抢救措施的重要性排序：环境安全＞生命体征平稳（CPR）＞开放性创伤及严重骨折（创口止血、骨折固定）＞搬运。

（3）监测与转运时，检查固定带、观察伤者生命体征、选择合适转运工具，保证伤者安全；转运过程中需注意观察伤者的生命体征和病情变化。

【操作后处理】

完善检查，评估病情，根据情况选择下一步治疗方案。

【并发症的预防与处理】

1. 肺部感染 脊髓损伤以后，膈肌及肋间肌功能下降，呼吸道防御及免疫功能减低，呼吸道痰液难以清除，易引发感染。发现感染后，给予抗感染治疗，及时清除气道内分泌物，加强翻身、拍背。鼓励伤者咳嗽咳痰，必要时吸痰。

2. 肺栓塞 骨折后，脂肪进入血循环，可引起肺栓塞。脊髓损伤后，伤者肢体缺少活动，可致深静脉血栓形成，引起肢体肿胀疼痛。深静脉血栓脱落后可栓塞重要脏器血管，包括肺脏。治疗方法包括药物治疗、介入治疗及手术治疗。预防的方法分两类：一类是物理疗法，包括运动疗法、弹力袜及循环压力泵。另一类是药物疗法，包括阿司匹林等。

3. 排尿障碍 脊髓损伤后，可引起排尿障碍，导致膀胱高压、泌尿系感染及肾积水等并发症，甚至引起肾功能衰竭，危及生命。因此，选择适当的排尿方式，保持低压膀胱及合适的膀胱容量，避免泌尿系感染就显得尤为重要。必要时给予抗感染治疗。

4. 自主神经过反射 其产生机制为损伤平面下内脏充盈刺激交感神经引起神经递质释放导致血压增高；副交感神经（迷走神经）反射性兴奋，但其引起的冲动难以通过损伤的脊髓传导到损伤平面以下，无法对抗血压升高，反而引起心率过缓、损伤平面以上血管扩张（头痛、皮肤发红）和大量出汗。这是一种脊髓损伤特有、需紧急处理的、可能导致脑出血和死亡的、威胁伤者生命的严重并发症，通常发生在 T6 以上损伤者，大部分在 1 年内发现。主要症状包括头痛，呈剧烈的跳痛，视物不清，恶心，胸痛和呼吸困难；主要体征为突发性高血压，脉搏缓慢或变快，面部潮红、多汗，有时有皮疹。通常收缩压增加 20 ～ 30mmHg，可视为自主神经过反射发作，严重时可出现颅内出血、视网膜剥脱及癫痫等并发症，甚至死亡。处理流程：嘱伤者迅速坐起，松解一切可能引起卡压的衣物或仪器设备，每 2 ～ 3 分钟检测血压、脉搏 1 次；从泌尿系统开始，检查一切可能引起自主神经过反射的原因；无尿管者应迅速插入并留置尿管，有尿管者，应检查尿管是否通畅；若血压仍高，应考虑直肠问题，必要时应用甘油灌肠剂灌肠排便；可给伤者口服起效迅速且作用时间短的抗高血压药，常口服硝苯地平。如果伤者症状经上述治疗后仍无明显缓解，应送入监护室应用药物控制血压，并继续查找可能的其他原因。

（韩丽琳　陈玉如）

第七节　院前紧急分娩

院前紧急分娩是指在毫无准备的环境条件下如田间、旅途、工作间、场地等，产妇突然要分娩所进行的现场急救处理。其目的是使产妇能得到有效的抢救和治疗，避免重复转诊导致死亡，从而降低孕产妇及围产儿死亡率。

【适应证】

以外出血为主，宫口已开，一般情况较好，预计短时间内能结束分娩者。

【禁忌证】

1.产力异常，如子宫收缩乏力。
2.产道异常，如瘢痕子宫、骨盆狭窄。
3.胎儿异常，如巨大儿、早产儿等。
4.其他不适合自然分娩的情况，如头盆不称、中央性前置胎盘等。

【操作方法】

1.患者准备　尽可能在消毒条件下接生。若胎儿即将娩出，来不及做任何准备时，可将产妇迅速转移到避风较清洁处。

2.用物准备　出诊时可携带接生包、脐带包，器械包括止血钳2把、刀及针持各1把、弯圆针及弯三角针、0号及1号肠线、细丝线，其他用品包括消毒注射器、消毒针头、导尿管、吸痰器、弯盘、听诊器、血压计等。

3.操作步骤　充分评估产妇及胎儿情况并简单扼要地向家属交代病情。

（1）评估是否临产

1）先兆临产的诊断特点：假子宫收缩、胎儿下降感、见红。

2）临产的诊断特点：规律且逐渐加强的子宫收缩；随着规律宫缩，宫颈管进行性消失、宫颈口逐渐扩张；随着规律宫缩，胎先露部逐渐下降。

（2）评估产程及明确异常情况

1）产程及其时限

总产程：从规律宫缩开始至胎儿及其附属物全部娩出的时间（＜24小时）。

第一产程（宫颈扩张期）：从规律宫缩开始至宫颈口开全的时间，初产妇11～12小时，经产妇6～8小时（图1-52）。

第二产程（胎儿娩出期）：从宫颈口开全至胎儿娩出的时间，初产妇1～2小时，经产妇0.5～1小时（图1-53）。

第三产程（胎盘娩出期）：胎儿娩出至胎盘娩出的时间，初产妇与经产妇均5～15分钟，不超过0.5小时（图1-54）。

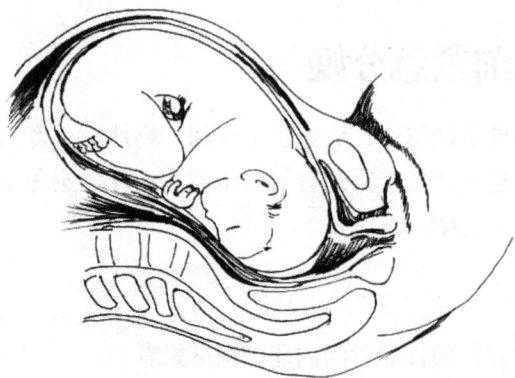

图 1-52　宫颈扩张期

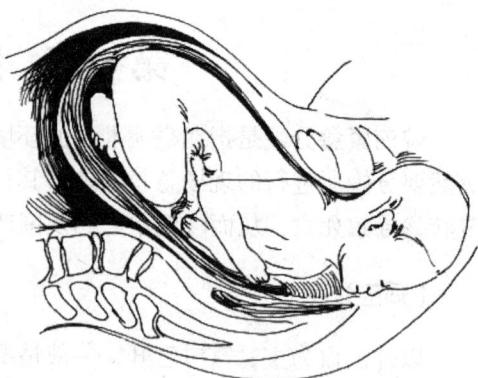

图 1-53　胎儿娩出期

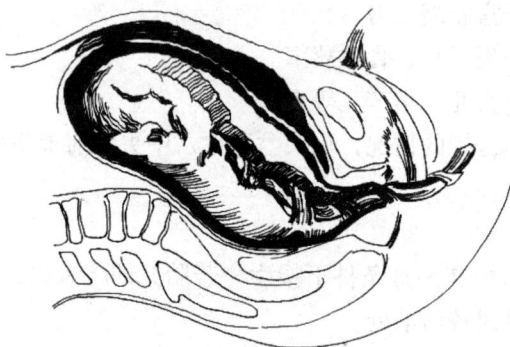

图 1-54　胎盘娩出期

　　2）判断产程的进展方法：通过检查子宫收缩、宫颈口扩张及胎先露下降情况等方法进行判断。

　　（3）评估产妇是否有危及生命的情况存在：从产程经历的时间、生命体征、破膜的时间、羊水的颜色及气味、病理性缩复环及排尿情况等方面进行判断。

　　（4）评估胎儿宫内安危情况

　　1）胎心：正常胎心率为 110 ～ 160 次 / 分；胎心率＜ 110 次 / 分、胎心率＞ 160 次 / 分或子宫收缩过后胎心减慢，均提示胎儿存在缺氧。

　　2）羊水：正常足月妊娠的羊水是略混浊而不透明的，羊水有胎粪污染和异味均提示胎儿存在危险。

　　（5）尽可能协助产妇回院分娩。

　　（6）遇到必须马上处理的情况

　　1）予以生命支持，尽可能稳定内环境。

　　2）子宫收缩过强和出现病理性缩复环时必须抑制宫缩：①停用加强子宫收缩的药物。②予以 25% 的硫酸镁 16mL，缓慢推注（＞ 5 分钟）。③予以强镇静剂，如杜冷丁 75 ～ 100mg 肌内注射。

　　3）胎儿已拨露则准备接生：取身边较干净的布或纸，覆盖会阴部，用手抵住，不使胎儿娩出过速。胎儿娩出后，不必急于断脐。尽量避免污染阴道，尽早将产妇及新生儿送往附近医务室或家中，进行消毒断脐处理及外阴清洗。

4. 注意事项

（1）保持会阴清洁。

（2）密切观察宫缩及胎先露下降的情况。

（3）监测胎心音。

（4）不允许在转运途中使用缩宫素。

（5）院外分娩，产后应注意防治感染，必要时肌内注射破伤风抗毒素 1500 ～ 3000U，注射前需做过敏试验。

【操作后处理】

1. 整理产妇衣着，注重术者自身仪表，整理用物。
2. 应尽早协助产妇前往医院。

【并发症的预防与处理】

1. 脐带脱垂 胎膜破裂后，脐带脱出于阴道或外阴部，称脐带脱垂。引起先露衔接不良，留有空隙的因素均可导致脐带脱垂，如异常胎先露、头盆不称、羊水过多、双胎、早产、脐带过长等。未破膜时，行阴道或肛查，可触及搏动的条索状物；若已破膜，阴道检查可触及或看到部分脐带。一旦发生脐带脱垂，可导致胎儿宫内窘迫、胎死宫内，并增加剖宫产手术的概率。

处理措施：①脐带有搏动，说明胎儿存活，应立即行手术结束分娩。②胎儿已死亡，可等待自然分娩。

2. 胎膜早破 胎膜在临产前破裂者，称胎膜早破，可由胎位不正或头盆不称、双胎、羊水过多、妊娠后期腹部创伤、性交或胎膜感染引起。临床表现为孕妇自觉突然有液体自阴道流出，时多时少，断断续续，外阴可见液体沾湿。阴道检查触不到羊膜囊，上推先露部见有液体流出，流液中混有胎脂。阴道液 pH ≥ 7 时，说明胎膜破裂。阴道后穹隆液体镜检，可见羊齿状结晶，或染色后见胎儿上皮细胞集毳毛。

处理措施：根据孕周和胎儿情况而定。妊娠未足月，胎儿未成熟，可先用期待疗法至孕 35 周，包括卧床、抬高臀部或侧卧防止脐带受压或脱垂；给予地塞米松促进胎儿肺成熟，应用抗生素和子宫松弛剂抑制子宫收缩。在严格的无菌条件和严密监护下继续妊娠。妊娠 36 周以上者，以尽快终止妊娠为宜。无头盆不称、胎位异常和脐带脱垂等，可等待自然临产，如观察 24 小时无宫缩，应给予引产。如有宫内感染或胎儿宫内窘迫，无论胎龄大小，均立即剖宫产结束妊娠。

3. 软产道损伤 由于胎儿过大、助产手术不当，使会阴、阴道、宫颈甚至子宫下段裂伤引起软产道损伤。

处理措施：检查并暴露裂伤部位，及时缝合止血，防止产生血肿。

4. 凝血功能障碍 产妇患有出血倾向疾病或妊娠并发症，可影响凝血或导致 DIC

（弥散性血管内凝血），引起产后出血不凝而不易止血。

处理措施：去除病因，及时使用药物改善凝血功能，必要时输新鲜血浆。

5. 胎盘滞留　在胎儿娩出后的 30 分钟内，胎盘尚未娩出即称胎盘滞留。临床表现为以下几个方面：①胎盘剥离不全：胎盘仅有部分自子宫壁剥离。②胎盘剥离后滞留：胎盘已完全剥离，多因子宫收缩乏力或膀胱充盈，使胎盘滞留于子宫下段，影响子宫收缩而出血。③胎盘或胎膜残留。④胎盘粘连：胎盘全部或部分粘连于子宫壁上，不能自行剥离。⑤胎盘植入：由于蜕膜发育不良甚至缺如，胎盘绒毛直接植入子宫肌层，形成植入性胎盘。⑥胎盘嵌顿：胎盘已剥离，子宫不协调性收缩形成痉挛性狭窄环，胎盘被嵌顿于宫腔内。

处理措施：在无菌操作下，立即行人工剥离胎盘术，取出胎盘。若有部分残留者，可用大号刮匙刮除残留组织。植入性胎盘不易剥离者，应做好子宫次全切除术准备。

分娩的并发症多为危重症，需及时至医院治疗。

（陈玉如　韩丽琳）

第二章　院内急救技术　▷▷▷▷

第一节　穿刺与插管

一、深静脉穿刺置管术

深静脉穿刺置管术是指经体表将导管或监测探头置入上、下腔静脉内的一种有创的操作技术，是重症监护中常用的操作技术之一，是危重、大手术及慢性消耗性疾病患者进行中心静脉压监测、输液、输血、血液透析和实施完全胃肠外营养最有效的途径之一。

深静脉穿刺的目的：①了解有效血容量。②对重危患者、大手术及紧急情况下作为大量输血、补液途径。③对不明原因的急性循环衰竭进行鉴别。④需大量输血、补液时，借以观察血容量的动态变化。

深静脉穿刺置管术包括锁骨下静脉穿刺置管术、颈内静脉穿刺置管术、股静脉穿刺置管术。

【适应证】

1. 外周静脉通路不易建立或不能满足需要者。

2. 长期给药者。

3. 需要大量、快速输液或静脉营养者。

4. 血流动力学监测者。

5. 严重创伤、休克及急性循环功能衰竭等危重患者。

6. 经中心静脉导管安置心脏临时起搏器的患者。

7. 心功能良好的患者进行重大手术，估计可发生大量液体丧失或失血时。

8. 空气栓塞风险较大的外科手术，如坐位下实施颅脑手术的患者，置入中心静脉导管可用于吸出心腔内的气体。

【禁忌证】

1. 上腔静脉综合征，不能通过上腔静脉或颈内静脉穿刺置管，进行压力测定。

2. 凝血功能障碍是相对禁忌证。

3. 近期安装过起搏器的患者最好 4 ～ 6 周再进行中心静脉置管。

4.穿刺部位感染。

【操作方法】

1.患者准备 穿刺部位局部备皮,应向患者或家属解释操作过程,签署知情同意书。

2.用物准备 中心静脉穿刺包(探针、导丝、中心静脉导管、扩皮器)、孔巾、纱布块、1% 碘酒、75% 酒精、0.9% 生理盐水、肝素、利多卡因、消毒钳、皮针、输液套装、无菌手套、薄膜敷贴。

3.操作步骤

(1)锁骨下静脉穿刺置管术

1)锁骨下静脉的解剖:自第 1 肋外缘续于腋静脉,成人长 3～4cm,静脉的前面为锁骨的内侧缘,下面是第 1 肋骨宽阔的上表面,后面为前斜角肌。静脉越过第 1 肋上表面轻度向上呈弓形,然后向内、向下和轻度向前跨越前斜角肌,与颈内静脉汇合成无名静脉。

2)体位:仰卧位,选择右侧,肩部稍垫高,头偏向对侧,上肢垂于体侧并略外展。

3)锁骨下路径:①穿刺点:锁骨中、内 1/3 交界处下方约 1cm。②进针方向:穿刺针与胸壁呈 30°～40° 角,指向锁骨中点关节。③进针深度:2～5cm。④操作方法:针尖向内轻度向头端方向,指向锁骨胸骨段的后上方,尽量使穿刺针与胸壁呈水平位,若未刺中静脉,可将针退至皮下,使针尖指向甲状软骨方向进针。

4)锁骨上路径:①穿刺点:胸锁乳突肌锁骨头的外侧缘,锁骨上 1cm。②进针方向:穿刺针与锁骨或中线呈 45° 角,保持水平位,指向胸锁关节。③进针深度:1.5～2cm。④操作方法:穿刺时由穿刺针侧孔进导芯 12～15cm,退出穿刺针,扩条扩大穿刺孔,导入导管 12～15cm,回抽固定导管。

(2)颈内静脉穿刺置管术:颈内静脉上部位于胸锁乳突肌前缘内侧;中部位于胸锁乳突肌锁骨头前缘的下部,颈总动脉的前外方;下部在胸锁乳突肌锁骨头的后侧,在胸锁关节处与锁骨下静脉汇合成无名静脉。成人颈内静脉扩张时直径约 2cm。右颈内静脉与无名静脉、上腔静脉几乎呈一直线,同时胸导管在左侧,右侧胸膜顶较低,故多选择右侧穿刺。根据颈内静脉与胸锁乳突肌之间的相互关系,可分别在胸锁乳突肌的前、中、后三个方向进针,故分为前路、中路和后路(图 2-1)。

1)前路:患者平卧,头偏向对侧。胸锁乳突肌前缘中点进针,与冠状面呈 30°～45° 角,针尖指向同侧乳头或锁骨中、内 1/3 交界处。另外也可在颈动脉三角处触及颈总动脉搏动,在搏动外侧旁开 0.5～1cm,相当于喉结或甲状软骨上缘水平作为进针点,针尖指向胸锁乳突肌下端形成的三角,穿刺针与皮肤呈 30°～40° 角。进针一般 2～3cm。

2)中路:在锁骨与胸锁乳突肌的锁骨头和胸骨头形成的三角区的顶点,颈内静脉正好处于此三角的中心位置,该点距锁骨上缘 3～5cm,进针时针干与皮肤呈 30° 角,与中线平行直接指向足端。

3）后路：在胸锁乳突肌的后缘中下 1/3 的交点，或在锁骨上缘 3 ～ 5cm 处作为进针点，在此处颈内静脉位于胸锁乳突肌的下面略偏向外侧，穿刺时面部尽量转向对侧，针干一般保持水平，在胸锁乳突肌的深部指向胸骨上窝方向前进。

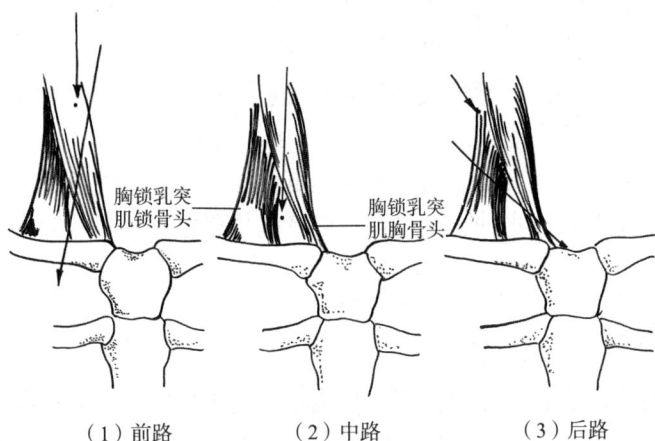

（1）前路　　　　　（2）中路　　　　　（3）后路

图 2-1　颈内静脉穿刺置管术

（3）股静脉穿刺置管术

1）股静脉的解剖：股静脉位于股鞘内，紧靠股动脉内侧。股静脉的体表投影位置为腹股沟韧带中、内 1/3 交点下方约 2.5cm 处。

2）穿刺点：患者仰卧，大腿稍外展，在腹股沟韧带中、内 1/3 交点下方约 2.5cm 处触及股动脉搏动的内侧消毒铺巾，局部麻醉。

3）进针方向：向内上方呈 45° 角。

4）进针深度：进入 2.5 ～ 4cm。

4. 注意事项

（1）注意无菌操作。

（2）在穿刺过程中要注意患者体位。

（3）避免空气进入，重视每一个操作环节，用手指堵住针尾。

（4）如无需要，尽早拔管。

【操作后处理】

1. 整理用物及患者衣物。

2. 严格进行深静脉穿刺置管术后护理，预防并发症。

【并发症的预防与处理】

1. 感染　术后患者管道与外界相通，操作过程中如果皮肤未经严格消毒、无严格无菌操作及术口护理不当，容易增加术口及血液感染的风险。操作前应严格消毒穿刺口及周围皮肤，操作过程中进行严格无菌操作，术后定期对术口及管道开口进行消毒护理。

2. 心律失常　导管插入过深，其顶端会进入右心房或右心室，对心肌造成机械性刺激而诱发心律失常。严格按照规定将深静脉管置入适当深度，标记深度，术后每天观察深静脉管置入深度可有效预防因导管插入过深引起的心律失常。

3. 血管损伤 导管的硬度、导管顶端在血管腔内的位置及穿刺部位是影响血管损伤的重要因素。穿刺过程中，当导丝或导管进入血管腔时，如遇到阻力，避免继续插入，调整穿刺针方向，使其进入真腔后再进行导丝及导管置入。

4. 空气栓塞 导管连接不紧密或导管撤除是造成空气栓塞的主要原因。可让患者左侧卧位，用导管将气泡从右室抽出。

5. 血栓形成 导管留置时间过长，容易引起血栓。约 3% 的血栓发生率与导管留置的时间有关。术中用肝素盐水冲管，以及当患者病情稳定后尽早拔除导管可有效预防血栓形成。

二、心包穿刺术

心包穿刺术是指经皮肤将穿刺针穿入心包腔，用于抽取心包腔内积液、积血，或心包腔内给药，从而诊断和治疗心包疾病的临床操作技术。其目的如下：①引流心包腔内积液，降低心包腔内压，是急性心脏压塞的急救措施。②通过穿刺抽取心包积液，做生化测定，涂片寻找细菌和病理细胞，做结核杆菌或其他细菌培养，以鉴别诊断各种性质的心包疾病。③通过心包穿刺、注射抗生素等药物进行治疗。

【适应证】

1. 大量心包积液出现心脏压塞症状者，穿刺抽液以解除压迫症状。
2. 抽取心包积液协助诊断，确定病因。
3. 心包腔内给药治疗。

【禁忌证】

1. 心包积液量少或局限（单纯心包积液无压塞者不是穿刺指征）。
2. 身体一般情况差或不能配合穿刺操作的患者。
3. 出血性疾病者。
4. 病因明确，无明显心脏压塞症状。

【操作方法】

1. 患者准备 穿刺部位局部备皮，应向患者或家属解释操作过程，签署知情同意书。

2. 用物准备 ①"三包"：消毒包、胸穿包、深静脉穿刺包。②"两药"：利多卡因、肝素。③"四件套"：三通管、引流袋、口罩帽子、无菌手套。④心电图机、除颤仪。

3. 操作步骤

（1）深静脉留置针预剪侧孔，检查导丝，摘去导丝盖帽。

（2）患者一般取坐位或半卧位，暴露前胸、上腹部。仔细叩出心浊音界，选好穿刺点。选择积液量多的位置，但应尽可能地使穿刺部位离心包最近，同时尽量远离、避免损伤周围脏器，必要时可由超声心动图确定穿刺方向。常用的部位有胸骨左缘、胸骨右缘、心尖部及剑突下，以剑突下和心尖部最常用。

（3）消毒、铺巾（消毒彻底，避免用半干不干的棉球简单擦拭，必须保证绝对无菌操作）。

（4）将连于穿刺针的橡胶管夹闭，穿刺针在选定且局麻后部位进针，具体方法如下：①剑突下穿刺：在剑突与左肋弓夹角处进针，穿刺针与腹壁呈 30°～40° 角，向上、向后并稍向左侧进入心包腔后下部。②心尖部穿刺：在左侧第 5 肋间或第 6 肋间浊音界内 2cm 左右的部位进针，沿肋骨上缘向背部并稍向正中线进入心包腔。③超声定位穿刺：沿超声确定的部位、方向及深度进针。

（5）缓慢进针，待针锋抵抗感突然消失时，提示穿刺针已进入心包腔，感到心脏搏动撞击针尖时，应稍退针少许，以免划伤心脏，同时固定针体；若达到测量的深度，仍无液体流出可退针至皮下，略改变穿刺方向后再试。

（6）进入心包腔后，将注射器接于橡胶管上，放开钳夹处，缓慢抽液，当针管吸满后，取下针管前应先用止血钳夹闭橡胶管，以防空气进入。记录抽液量，留标本送检。如果使用的是套管针，在确认有心包积液流出后，一边退出针芯，一边送进套管。固定套管，接注射器，缓慢抽取积液。记录抽液量，留标本送检。

（7）抽液完毕，封针固定，接引流袋，缓慢引流，覆盖消毒纱布，压迫数分钟，并以胶布固定。

4. 注意事项

（1）严格掌握适应证，因心包穿刺术有一定危险性，应由有经验的医师操作或指导，并应在心电监护下进行穿刺，较为安全。

（2）术前须进行心脏超声检查，确定液平段大小与穿刺部位，选液平段最大、距体表最近点作为穿刺部位，或在超声显像指导下进行穿刺抽液更为准确、安全。

（3）术前向患者做好解释工作，消除其顾虑；嘱患者在穿刺过程中不要深呼吸或咳嗽。

（4）局部麻醉要充分，以免因穿刺疼痛引起神经源性休克。

（5）操作应轻柔，进针切忌强力快速，进入心包后应随时细察针尖感觉。如有搏动感，提示针尖已触及心脏或已刺入心肌，应立即退针。抽液或冲洗时动作需轻缓。

（6）穿刺过程中若出现期前收缩，提示可能碰到心肌，要及时外撤穿刺针，观察生命体征。

（7）抽液速度宜缓慢，首次抽液量以不超过 100～200mL 为宜，以后每次抽液 300～500mL，如果抽液速度过快、过多，短期内使大量血液回流入心脏，有可能导致肺水肿。

（8）如果穿刺时抽出血性液体，要注意是否凝固，血性心包积液是不凝固的，如果抽出的液体很快凝固，则提示损伤了心肌或动脉，应立即停止抽液，严密观察有无心脏压塞症状出现，并采取相应的抢救措施。

（9）取下引流管前必须夹闭引流管，以防空气进入。

（10）穿刺过程中及穿刺术后均需密切观察患者的脉搏、面色、心律、心率变化。

（11）为了防止合并感染，持续引流时间不宜过长。如果需要长期引流，应考虑行心包开窗术等外科处理，并酌情使用抗生素。

【操作后处理】

1. 整理穿刺用物及患者衣物。

2. 术后静卧，每半小时测1次脉搏、血压，共4次，以后每1小时1次，共24小时。

3. 拔管后观察患者有无胸闷、心悸、伤口渗液及出血，有异常及时处理。

4. 手术记录：详细记录穿刺过程、抽取液体性状与数量、标本送检内容，术中、术后患者一般情况及反应。

【并发症的预防与处理】

1. 感染　操作过程中应严格遵守无菌操作，穿刺部位充分消毒，避免感染。持续心包引流的患者可酌情使用抗生素。

2. 心肌损伤及冠状动脉损伤引起出血　操作过程中，因心包腔与心肌、冠状动脉解剖部位很接近，容易损伤心肌及冠状动脉引起出血。术前应用超声心动图定位，选择积液量多的部位，同时测量从穿刺部位至心包的距离，以决定进针的深度，尽可能地使穿刺部位离心包最近，缓慢进针。

3. 心律失常　穿刺针损伤心肌时，可以出现心律失常。术中应缓慢进针，注意进针的深度，一旦出现心律失常，立即后退穿刺针少许，观察心律变化。

4. 肺损伤、肝损伤　穿刺点接近肺脏下界、肝脏上界，穿刺过程中容易误伤肝脏和肺脏。穿刺前用超声心动图定位，选择合适的进针部位及方向，避免损伤周围脏器。

三、胸腔穿刺闭式引流术

胸腔穿刺闭式引流术是指手术或创伤后，充分引流胸腔内积气、积液，促进肺复张，恢复胸腔内负压的一种有创操作。其目的如下：①诊断性穿刺：胸腔积液的性质判断及疾病分期等。②治疗性穿刺：解除大量气体或液体对呼吸的压迫，胸腔药物治疗。

【适应证】

1. 中、大量气胸，开放性气胸，张力性气胸。

2. 气胸经胸膜腔穿刺术抽气肺不能复张者。

3. 血胸（中等量以上）、乳糜胸。

4. 急性脓胸或慢性脓胸胸腔内仍有脓液、支气管胸膜瘘、开胸术后。

【禁忌证】

1. 凝血功能障碍或有出血倾向者。

2. 肝性胸腔积液，持续引流可导致大量蛋白质和电解质丢失者。

【操作方法】

1. 患者准备

（1）认真了解病史，根据 X 线胸片、CT 等影像学资料及超声检查协助定位，尤其是局限性或包裹性积液的引流。

（2）测量生命体征，向患者解释胸腔闭式引流的目的、操作过程、可能的风险，签署知情同意书。

（3）张力性气胸应先穿刺抽气减压。

2. 用物准备　胸腔穿刺包、延长管、三通、水封瓶、无菌橡胶手套、利多卡因或普鲁卡因、生理盐水、注射器、引流管、引流瓶、闭式引流袋。

3. 操作步骤

（1）体位：坐位或半卧位。

（2）部位选择：气胸引流穿刺点选在第 2 肋间锁骨中线；胸腔积液引流穿刺点选在第 7 ～ 8 肋间腋中线附近；局限性积液须依据 B 超和影像学资料定位。

（3）麻醉：用 1% ～ 2% 利多卡因或普鲁卡因局部浸润麻醉，包括皮肤、皮下、肌层及肋骨骨膜，麻醉至壁层胸膜后，再稍进针并行试验性穿刺，待抽出液体或气体后即可确诊。

（4）沿肋间做 2 ～ 3cm 的切口，用两把弯血管钳交替钝性分离胸壁肌层，于肋骨上缘穿破壁胸膜进入胸腔。此时有明显的突破感，同时切口中有液体溢出或气体喷出。

（5）用血管钳撑开、扩大创口，用另一把血管钳沿长轴夹住引流管前端，顺着撑开的血管钳将引流管送入胸腔，其侧孔应进入胸内 3 ～ 5cm。引流管远端接水封瓶或闭式引流袋，观察水柱波动是否良好，必要时调整引流管的位置。

（6）缝合皮肤，固定引流管，同时检查各接口是否牢固，避免漏气。

（7）也可选择套管针穿刺置管。套管针有两种，一种为针芯直接插在特制的引流管内，用针芯将引流管插入胸腔后，拔出针芯，引流管就留在了胸腔内；另一种为三通金属套管，穿入胸腔后边拔针芯边从套管内送入引流管。

（8）如须经肋床置管引流，切口应定在脓腔底部。沿肋骨做切口（长 5 ～ 7cm），切开胸壁肌肉显露肋骨，切开骨膜，剪除一段长 2 ～ 3cm 的肋骨。经肋床切开脓腔，吸出脓液，分开粘连，安放一根较粗的闭式引流管。2 ～ 3 周如脓腔仍未闭合，可将引流管剪断改为开放引流。

4. 注意事项

（1）术后患者若血压平稳，应取半卧位，以利引流。

（2）水封瓶应位于胸部以下，不可倒转，维持引流系统密闭，接头牢固固定。

（3）注意观察引流液的量、颜色、性状，并做好记录。

（4）严格无菌操作。

（5）更换引流瓶时，应用血管钳夹闭引流管防止空气进入。注意保证引流管与引流瓶连接的牢固紧密，切勿漏气。

（6）搬动患者时应注意保持引流管低于胸膜腔，拔出引流管后24小时内要密切观察患者有无胸闷、憋气、呼吸困难、皮下气肿及局部有无渗血、渗液等。如出现头晕、面色苍白、出汗、心悸、胸闷、剧痛、晕厥等，提示发生胸膜过敏反应；或出现连续咳嗽、咯痰等情况时，应立即停止抽取积液，并根据情况皮下注射0.1%肾上腺素0.3～0.5mL，同时给予其他对症处理。

【操作后处理】

1. 整理用物及患者衣物。

2. 嘱患者静卧休息。

3. 严密观察生命体征、肺部体征、穿刺部位。

4. 手术记录：详细记录穿刺过程、抽取液体性状与数量、标本送检内容，以及术中、术后患者一般情况及反应。

【并发症的预防与处理】

1. 胸腔内感染 一种严重的并发症，主要见于反复多次胸腔穿刺者。大多是由于操作者无菌观念不强，操作过程中引起胸膜腔感染所致。一旦发生应全身使用抗菌药物，并进行胸腔局部处理，形成脓胸者应行胸腔闭式引流术，必要时行外科处理。

2. 出血、血胸 穿刺针刺伤可引起肺内、胸腔内或胸壁出血。少量出血多见于胸壁皮下出血，一般无须处理。如损伤肋间动脉可引起较大量出血，形成胸膜腔积血，需立即止血，抽出胸腔内积血。肺损伤可引起咯血，小量咯血可自止，较严重者按咯血常规处理。

3. 膈肌、肝脏等腹腔脏器损伤 穿刺部位过低可引起膈肌损伤、肝脏等腹腔脏器损伤。穿刺前对穿刺部位提前定位，可避免脏器损伤。

4. 胸膜反应 部分患者穿刺过程中出现头昏、面色苍白、出汗、心悸、胸部压迫感或剧痛、昏厥等症状，称胸膜反应，多见于精神紧张患者，为血管迷走神经反射增强所致。此时应停止穿刺，嘱患者平卧、吸氧，必要时皮下注射肾上腺素。

5. 气胸 胸腔穿刺抽液时气胸的发生率为3%～20%。产生原因一种为气体从外界进入，如接头漏气、更换穿刺针或三通活栓使用不当。这种情况一般无须处理，预后良好。另一种为穿刺过程中误伤脏层胸膜和肺脏所致。无症状者应严密观察，X线摄片随访。如有症状，则需行胸腔闭式引流术。

四、腹腔穿刺术

腹腔穿刺术是指借助穿刺针直接从腹前壁刺入腹膜腔的一项诊疗技术。穿刺目的是通过穿刺针或导管直接从腹前壁刺入腹膜腔抽取腹腔积液，用以协助诊断和治疗疾病。根据穿刺的目的分为诊断性腹腔穿刺和治疗性腹腔穿刺。

【适应证】

1. 腹水原因不明，或疑有内出血者。
2. 大量腹水引起难以忍受的呼吸困难及腹胀者。
3. 需腹腔内注药或腹水浓缩再输入者。

【禁忌证】

1. 广泛腹膜粘连者。
2. 有肝性脑病先兆、包虫病及巨大卵巢囊肿者。
3. 大量腹水伴有严重电解质紊乱者禁忌大量放腹水。
4. 精神异常或不能配合者。
5. 妊娠。

【操作方法】

1. 患者准备

（1）穿刺前排空小便，以免穿刺时损伤膀胱。

（2）穿刺时根据患者情况采取适当体位，如坐位、半卧位、平卧位、侧卧位，根据体位选择适宜穿刺点。

（3）测量生命体征、体重，量腹围，以便观察病情变化，并向患者解释穿刺的目的、操作过程、可能的风险，签署知情同意书。

2. 用物准备　腹腔穿刺包、无菌手套、口罩、帽子、2% 利多卡因、5mL 注射器、20mL 注射器、50mL 注射器、消毒用品、胶布、盛器、量杯、弯盘、500mL 生理盐水、腹腔内注射所需药品、无菌试管数只（留取常规、生化、细菌、病理标本）、多头腹带、靠背椅等。

3. 操作步骤

（1）体位：根据病情和需要可取坐位、半卧位、平卧位，并尽量使患者舒服，以便能够耐受较长的操作时间。对疑为腹腔内出血或腹水量少者行实验性穿刺，以取侧卧位为宜。

（2）部位选择：①脐与耻骨联合上缘间连线的中点上方 1cm、偏左或右 1 ～ 2cm，此处无重要器官，穿刺较安全且容易愈合。②左下腹部穿刺点：脐与左髂前上棘连线的中 1/3 与外 1/3 交界处，此处可避免损伤腹壁下动脉，肠管较游离不易损伤。放腹水时通常选用左侧穿刺点正中旁穿刺，此处不易损伤腹壁动脉。③侧卧位穿刺点：脐平面与腋前线或腋中线交点处。此处穿刺多适于腹膜腔内少量积液的诊断性穿刺。

（3）消毒，铺巾。

（4）局部麻醉：以 2% 利多卡因自皮肤至腹膜壁层做局部麻醉，麻醉皮肤局部应有皮丘，注药前应回抽，观察无血液、腹水后，方可推注麻醉药。

（5）穿刺：术者用左手固定穿刺部位皮肤，右手持针经麻醉处垂直刺入腹壁，待针锋抵抗感突然消失时，提示针尖已穿过腹膜壁层；助手用消毒血管钳协助固定针头，术者抽取腹水，并留样送检。诊断性穿刺可直接用20mL或50mL注射器及适当针头进行。大量放液时，可用8号或9号针头，并于针座接一橡皮管，以输液夹子调整速度，将腹水引入容器中计量并送化验检查。对腹水量较多者，为防止漏出，用迷路穿刺法，在穿刺时即应注意勿使自皮肤到腹膜壁层的针眼位于一条直线上，方法是当针尖通过皮肤到达皮下后，固定皮肤的左手稍向周围移动一下穿刺针头，然后再向腹腔刺入。

4. 注意事项

（1）术中密切观察患者，如有头晕、心悸、恶心、气短、脉搏加快及面色苍白等，应立即停止操作，并进行适当处理。

（2）放液不宜过快、过多，肝硬化患者一次放液一般不超过3000mL，过多放液可诱发肝性脑病和电解质紊乱，放液过程中要注意腹水的颜色变化。

（3）注意无菌操作，以防止腹腔感染。

（4）放液前后均应测量腹围、脉搏、血压，检查腹部体征，以观察病情变化。

（5）腹水为血性者于取得标本后，应停止抽吸或放液。

【操作后处理】

（1）抽液完毕，拔出穿刺针，穿刺点用碘伏消毒后，覆盖无菌纱布，稍用力压迫穿刺部位数分钟，用胶布固定，测量腹围、脉搏、血压，检查腹部体征，并书写穿刺记录。

（2）术后嘱患者平卧，并使穿刺孔位于上方，以免腹水继续漏出。如遇穿刺孔继续有腹水渗漏时，可用蝶形胶布或火棉胶粘贴。

（3）大量放液后，需束以多头腹带，以防腹压骤降，内脏血管扩张引起血压下降或休克。

（4）密切观察术后反应。

【并发症的预防与处理】

1. 肝性脑病和电解质紊乱　当放液量过快、过多时，容易引起肝性脑病及电解质紊乱。放液速度不宜过快，放液量要控制，一次不要超过3000mL。当出现症状时，立即停止抽液，按照肝性脑病处理，并维持酸碱、电解质平衡。

2. 损伤周围脏器、出血　误穿至周围脏器易引起脏器损伤及出血，凝血功能差的患者出血风险更高。因此，术前要了解患者的出凝血功能，操作的动作要规范、轻柔，熟悉穿刺点，避开腹部血管。

3. 感染　是腹腔穿刺常出现的并发症，穿刺过程中应严格按照腹腔穿刺无菌操作进行，避免腹腔及术口感染。

4. 腹膜反应、休克　当患者出现头晕、恶心、心悸、气促、脉快、面色苍白时，则是由于腹膜反应或腹压骤然降低，内脏血管扩张而发生血压下降甚至休克等所致。此时应注意控制放液的速度，不能缓解时立即停止操作，并做适当处理（如补液、吸氧、使用肾上腺素等）。

五、经阴道后穹隆穿刺术

经阴道后穹隆穿刺术是经阴道后穹隆向腹腔最低部位做穿刺，主要用于了解子宫直肠窝有无积液及其性质，或用于了解贴近子宫直肠窝肿块内容的性状，借以探究病因，明确诊断，也可用于某些疾病的治疗。阴道后穹隆穿刺术是妇科临床常用的一种操作简便而重要的诊断手术之一。

【适应证】

1. 明确直肠子宫陷凹积液、积血性质，或贴近后穹隆的肿块性质。
2. 穿刺引流及局部注射药物。
3. 超声介导下可经后穹隆穿刺取卵。

【禁忌证】

1. 盆腔严重粘连，或疑有肠管与子宫壁粘连。
2. 高度怀疑恶性肿瘤。
3. 异位妊娠准备采用非手术治疗时，以免引起感染。

【操作方法】

1. 患者准备 向患者讲明手术的必要性，充分了解患者的既往病史，签署知情同意书；测量脉搏、血压，必要时开放静脉；术前进行化验检查，包括血常规、凝血试验等；患者排空小便后取膀胱截石位，必要时导尿。

2. 用物准备 垫单、肥皂水、稀释碘伏液、纱布、镊子、棉球、石蜡油棉球、无菌手套、口罩、帽子、无菌手术包（治疗巾、无菌腿套、洞巾、弯盘、阴道窥器、卵圆钳3 把、宫颈钳、子宫探针、棉球、纱布、棉签）、注射器、穿刺针、血管钳、吸头等。

3. 操作步骤

（1）患者排尿后取膀胱截石位，术者洗手后对患者外阴、阴道常规消毒，铺无菌垫单和腿巾；然后再次擦手，打开手术包，戴手套，铺洞巾。

（2）盆腔检查了解子宫、附件情况，注意后穹隆是否膨隆。

（3）放阴道窥器暴露宫颈及阴道后穹隆。

（4）再次消毒：用钳夹棉球消毒阴道及宫颈 2 次，以宫颈钳钳夹宫颈后唇，向前提拉，充分暴露后穹隆后再用棉球消毒后穹隆 3 次。

（5）用 18 号腰椎穿刺针接 10mL 注射器，检查通畅性，于宫颈后唇与阴道后壁交界处稍下方，取与宫颈平行稍向后的方向刺入 2 ～ 3cm，有落空感后抽吸，做到边抽吸边拔出针头。若为肿物，则选择最突出或囊性感最明显部位穿刺。

（6）抽吸完毕，拔针。若穿刺点渗血，用无菌纱布填塞压迫止血，待血止后连同阴道窥器取出。

4. 注意事项

（1）穿刺不宜过深，不应过分向前或向后。

（2）有条件或病情允许时，先行 B 超检查，协助诊断直肠子宫陷窝有无液体及液体量。

（3）不宜快速晃动装有穿刺液的针筒，以免影响结果判断。

（4）若穿刺抽出粪液，应仔细观察患者肠道症状，予以预防性抗生素治疗。

【操作后处理】

1. 整理用物及患者衣物。

2. 如有液体抽出，需涂片，行常规及细胞学检查。

3. 观察患者生命体征。

【并发症的预防与处理】

1. 子宫或直肠损伤 因阴道后穹隆的解剖位置与子宫、直肠接近，容易伤及子宫与直肠。在条件或病情允许时，先行 B 超检查，协助诊断直肠子宫陷凹有无液体及液体量，决定穿刺深度，同时穿刺深度不宜过深，穿刺动作缓慢、柔和。

2. 感染 阴道后穹隆引起感染并不常见，但无菌操作不严格，会增加其感染风险。穿刺过程中应严格按照穿刺的无菌操作，避免术口感染。

（段云彪　张伟）

第二节　机械通气

机械通气指在临床上利用机械辅助通气的方式，达到维持、改善和纠正患者由于诸多原因所致的急 / 慢性重症呼吸衰竭的一种治疗措施。

【适应证】

1. 临床表现 呼吸衰竭的表现，如呼吸困难、咳嗽无力、发绀或意识障碍、循环功能障碍等。

2. 生理标准 R（呼吸）> 35 次 / 分；VC（肺活量）< 10 ~ 15mL/kg；P（A-a）O_2（肺泡 - 动脉血氧分压差）> 50mmHg；PNP（最大吸气压力）< 25cmH_2O；$PaCO_2$（二氧化碳分压）> 50mmHg（COPD 患者除外）；生理无效腔 / 潮气量大于 60%。

3. 不同基础疾病 ①呼吸心跳骤停、上呼吸道狭窄或阻塞，各种疾病的终末期。②COPD（慢性阻塞性肺疾病）患者氧疗后仍有呼吸衰竭表现，包括 PaO_2（血氧分压）< 45mmHg，$PaCO_2$ > 75mmHg，VT（潮气量）< 200mL，R > 35 次 / 分，或有早期肺脑病变。③支气管哮喘持续状态出现呼吸抑制、神志不清、呼吸肌疲劳现象，PaO_2 逐渐下降低于 50mmHg，$PaCO_2$ 逐渐升高大于 50mmHg，一般状态逐渐恶化时。④ ARDS（急性呼吸窘迫综合征）经数小时高浓度（＞ 60%）氧疗后 PaO_2 仍低于 60mmHg 或 PaO_2 在 60mmHg 以上合并呼吸性酸中毒。⑤头部创伤、神经肌肉疾患引起的呼吸功能障碍。⑥各种原因导致的呼吸肌功能失常。⑦因镇静过度等导致呼吸中枢抑制而引起的呼吸衰竭。⑧心肌梗死或充血性心力衰竭合并呼吸衰竭，FiO_2（吸入氧浓度）已达 60% 以上，PaO_2 仍低于 60mmHg 者可谨慎进行机械通气。⑨预防目的的机械通气治疗，如败血症、休克或严重外伤等。

【禁忌证】

1. 未经引流的张力性气胸或纵隔气肿。
2. 巨大肺大疱。
3. 大咯血气管内窒息时。
4. 活动性肺结核。
5. 急性心肌梗死并心源性休克。
6. 大量胸腔积液。

【操作方法】

1. 患者准备 向患者及家属解释使用的基本情况，签署知情同意书，建立人工气道，选择舒适体位，无禁忌证者建议床头抬高 30° ～ 45°。

2. 用物准备 呼吸机、人工鼻过滤器 2 个、呼吸机管道 1 套、湿化器、灭菌水 1 瓶、湿化器底座、测试肺、快速手消毒液、听诊器。

3. 操作步骤

（1）安装好呼吸机各管路，接通电源及氧气。

（2）打开呼吸机开关，减压表范围在 0.35 ～ 0.4MPa。

（3）选择合适的通气方式，无自主呼吸应用控制模式，有自主呼吸应用辅助模式，如 SIMV\SINV+PS 等。

（4）根据病情设定呼吸机通气参数，呼吸机使用频率 12 ～ 20 次 / 分；潮气量 5 ～ 15mL/kg；呼吸比 1∶（1.5 ～ 2.5），限制性通气障碍患者宜选 1∶1，ARDS 患者宜选 1.5∶1 或 2∶1；氧浓度一般为 30% ～ 50%，根据情况及时调节，但 60% 以上的氧浓度仅能短期使用。过高氧气浓度应用一般不超过 24 小时，以防止造成氧中毒。湿化器内水温控制在 32 ～ 36℃为宜，用控制模式时触发灵敏度应设定在 –6 ～ –10cmH$_2$O，非控制模式时设定在 –1 ～ –3cmH$_2$O，必要时加用 PEEP（呼气终末正压）。由于呼吸机型号的不同，设置范围要详细阅读说明书，并根据病情、血气分析随时调节。

（5）设置报警范围，气道压上限定在 40cmH$_2$O，呼吸频率 35 次 / 分，每分通气量设定范围 ±25%。

（6）连接模拟肺，并检查呼吸回路管道，储水瓶是否处于最低位置。

（7）测试呼吸机工作正常，撤掉模拟肺连接患者，观察呼吸机运转及其报警系统情况，听诊双肺呼吸音是否对称，观察通气效果。应用呼吸机 30 分钟后查动脉血气分析。

4. 注意事项

（1）密切观察生命体征。

（2）监测意识，吞咽、咳嗽反射，瞳孔变化。

（3）定期监测血气，通气初期 1 次 / 小时，当 PaO_2 稳定在 60mmHg 时，可按需监测，根据血气结果调整呼吸机监测参数。

（4）对于镇静治疗的机械通气患者，需要每天停用镇静药以判断患者的意识。

（5）加强气道和口鼻咽腔的管理，常规监测人工气道的气囊压力。

【操作后处理】

1. 呼吸机的常规保养与消毒。

2. 呼吸机撤离的护理。

【并发症的预防与处理】

1. 气压伤和容积伤　主要有以下原因：吸气峰压过高或潮气量过大，PEEP 过大，使平均气道压升高；吸气时间过长；吸气流速过快，气体分布不均，导致部分肺泡过度膨胀，甚至破裂；各种原因引起的剧烈咳嗽和咳痰；未发现的肺大疱；导管留置时间过长，引起气道黏膜压迫和坏死，甚至气管环穿孔；气管切开的患者，气道密闭不佳和皮肤缝合过紧；使用呼吸机的患者，心肺复苏时做心内注射和胸外按压等。

处理措施：可以限制通气压力，对有诱发气胸原发病存在的患者慎用 PEEP 和 PSV（压力支持通气），必要时镇咳，发生气胸应立即行胸腔闭式引流。

2. 呼吸机相关肺炎　主要因为人工气道的建立，使上呼吸道自然防护能力下降；医源性交叉感染和分泌物引流不畅；大剂量广谱抗生素和激素的应用，引起菌群失调，造成多种细菌的混合感染和细菌与真菌的二重感染。

处理措施：可以加强呼吸道的管理，严格无菌操作；保持气道的良好湿化，及时排吸气管内分泌物；分泌物定期做细菌培养，有针对性地应用抗生素。

3. 通气异常　主要因为分泌物排出不畅或气道阻塞导致二氧化碳排出受阻；管道漏气、脱机；TV 过低或 I/E 设置不妥；明显的呼吸机对抗，影响通气效果。

处理措施：分析患者产生通气不足的原因，并尽可能去除这些影响因素。若引起通气不足的因素已经去除，动脉血气分析仍提示有通气不足所致的二氧化碳潴留，可适当调整呼吸机的参数。

4. 氧中毒　是因为长期高浓度吸氧，一般指氧浓度＞60%，时间＞48 小时。

处理措施：尽量避免吸入氧浓度＞60%，即使由于病情需要，也要控制高浓度吸氧的时间。

5. 低血压　因为患者心血管功能减退、血容量不足、机械通气压力水平过高，导致血压下降。

处理措施：确保有效通气的最低气道压；降低平均胸内压；补充血容量；必要时可适当使用血管活性药物。

6. 胃肠道并发症　经面罩进行人工呼吸时，可能有一部分气体进入胃内；气管食管瘘；气管导管套囊充气不足，加压气体从气囊逸出至口咽部，引起吞咽反射亢进，将气体咽入胃内。

处理措施：对因处理，可进行胃肠减压。

7. 肾功能损害和水钠潴留　机械通气患者可有心输出量下降、肾灌注压下降和缺氧，导致肾供血不足和 ADH（血浆抗利尿激素）、肾素 - 血管紧张素 - 醛固酮系统及心钠素释放，原有肾功能不全患者的表现更突出。

处理措施：调整参数，保证肾脏有效灌注，纠正严重缺氧，避免使用肾毒性药物，必要时建立人工肾。

（梁兆雄　魏力）

第三节　气管切开术

气管切开术指切开颈段气管，放入金属气管套管，以解除喉源性呼吸困难、呼吸机能失常或下呼吸道分泌物潴留所致呼吸困难的一种常见手术。

【适应证】

1. 需要长时间接受机械通气的重症患者。

2. 上呼吸道梗阻，如口鼻咽喉及颈严重软组织感染、损伤导致肿胀，小儿咽后壁脓肿、下咽或口咽部巨大肿瘤，以及气管塌陷等。

3. 气道保护性机制受损，任何原因引起的咳嗽反射抑制、排痰困难导致下呼吸道分泌物淤积、阻塞者，如严重肺心病与肺性脑病、脑血管疾患与颅脑损伤、中毒等原因导致深昏迷、多发性神经根炎和高位颈髓损伤、严重的胸部外伤或胸、腹部手术后等。

4. 极度呼吸困难、无条件行气管插管和无时间、不允许行正规气管切开术时，可行紧急气管切开术。

【禁忌证】

无绝对禁忌证，明显出血倾向时慎用，COPD 反复合并呼吸衰竭者应权衡具体病情及必要性，避免过早气管切开。

【操作步骤】

1. 患者准备　患者术前备皮、剃须，取仰卧位，肩下垫枕，头保持仰伸正直位。紧急气管切开的患者也可在半坐位下手术，但头一定不能偏斜，使颈段气管保持在颈中线上（图 2-2）。

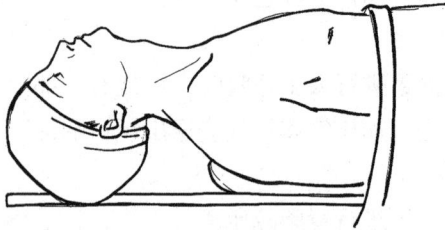

图 2-2　气管切开术患者准备（仰卧位）

2. 物品准备　针，线，剪刀，手术刀（圆、尖刀片各 1 个），血管钳（直、弯），艾利斯钳，蚊式钳，吸引管，甲状腺拉钩，气管套管（常为有套囊硅胶套管，根据不同年龄选用不同直径及长度的型号），1% 利多卡因或普鲁卡因，镇静止痛药物（如咪唑安定、丙泊酚、吗啡、芬太尼）。

3. 操作步骤

（1）切口选择（图 2-3）

1）横切口：在颈前环状软骨下方 2cm 处沿皮纹水平，皮肤切口长 4～5cm。

2）纵切口：颈前正中切口可取自环状软骨下缘至胸骨上切迹的纵行皮肤切口；纵切口所需手术的时间稍短，但遗留瘢痕明显。现今常规气管切开术中，纵切口已逐渐被横切口取代。

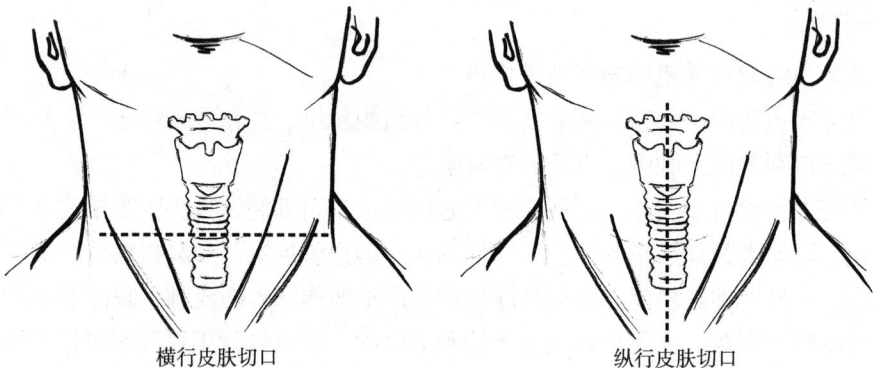

横行皮肤切口　　　　　纵行皮肤切口

图 2-3　横切口与纵切口

3）切口应注意保持正中位置，以免伤及颈部大血管；对病情严重、颈部粗短或肿胀的患者，宜采用纵切口并使切口加长，以便操作及缩短手术时间。

（2）切开皮肤、皮下组织及颈浅筋膜（图 2-4）：以拉钩将皮肤及皮下组织向两侧稍行分离，于正中可见两侧带状肌相接的白线，用刀将其划开，钝性沿白线上下分离，两侧带状肌向外拉起，暴露甲状腺峡部（图 2-5）。

（3）处理甲状腺峡部（图 2-6）：通常可用拉钩将峡部向上拉起，暴露气管前壁。切忌对甲状腺峡粗暴钳夹，遇甲状腺峡出血可缝合止血。若甲状腺峡肥大，影响气管的暴露，可自峡部上缘向下分离，使其与气管前筋膜分开，然后以血管钳两侧垂直平行夹住峡部，钳夹后切断并将断端"8"字形缝合止血。

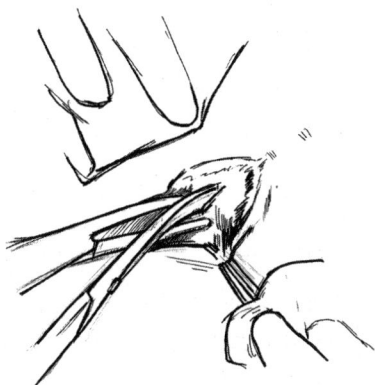

图 2-4　切开皮肤、皮下组织及颈浅筋膜

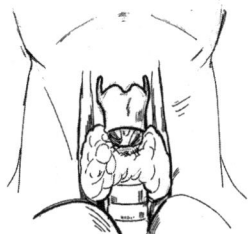

图 2-5　甲状腺峡部

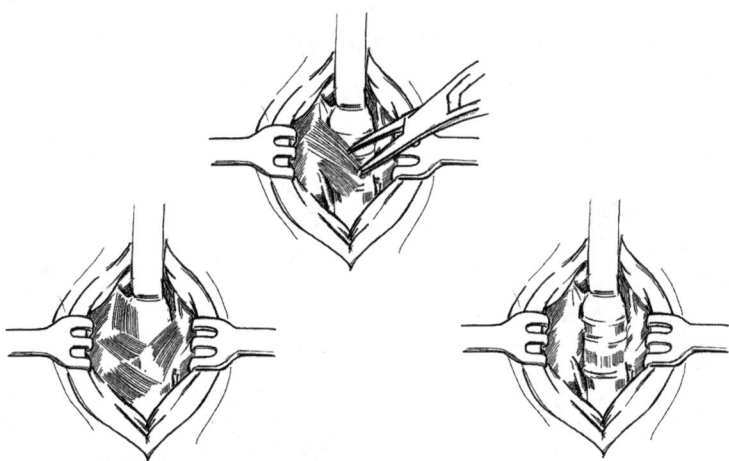

图 2-6　处理甲状腺峡部

（4）暴露并确认气管：甲状腺峡部处理后，即见气管前筋膜，其下方隐约可见的气管软骨环，暴露不清时，术者可以食指触诊，以感觉气管的位置。以血管钳将气管前筋膜略做分离，暴露气管环。

（5）切开气管（图 2-7）：气管前壁暴露后，用注射器长针头于两气管环间刺入气管，成年患者回抽空气确认气管后，迅速注入 1% 丁卡因做气管内表面麻醉，使切开气管时咳嗽反射消失。小儿则不宜使用丁卡因。试穿有助于确定并与颈总动脉鉴别。

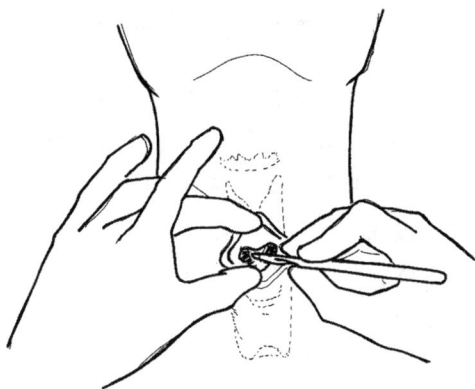

图 2-7　切开气管

气管切开部位应在 2～4 环间，以 3～4 环为宜，第 1 气管环必须保持完整，过高易损伤环状软骨导致喉狭窄，过低有损伤血管并导致大出血和损伤胸膜顶而出现气胸的危险。以尖刀从软骨环间切开，常选纵行或舌形瓣切开气管。切开后做气管前壁造瘘：切除软骨及环间组织，使前壁成一圆形瘘口。小儿只在气管前壁正中纵行切开，不切除软骨环，因小儿气管软骨软弱，支架作用差，切除软骨易致前壁塌陷，气管狭窄。切开气管前须妥善止血、备好吸引器，以免血液被吸入气管。气管一旦切开后，立即有分泌物咳出，应及时吸引干净。

（6）插入气管套管（图 2-8）与切口缝合。气管套管必须在直视下插入气管，并须证实有气流冲出，警惕误插入组织间隙，确定位置无误后将管芯取出。切口间断缝合，缝线不宜太过紧密，以防发生皮下气肿。若组织分离时气管旁腔隙过大，可用凡士林纱条填塞于切口四周，以防皮下气肿和出血，24 小时后将纱条取出。缝合后无菌纱布覆盖伤口。

（7）气管套管插入后予以妥善固定，以防止脱出，尤其术后早期脱出因窦道未形成，难以再次置入，而造成危险。将套管托上的线带系于患者颈部，以固定套管，防止脱出。线带打死结固定，线带的松紧以可容纳两指为宜。太紧会使颈部受压，太松套管则易滑出。使用带气囊的气管套管时，气囊充气的压力应适宜（图 2-9）。

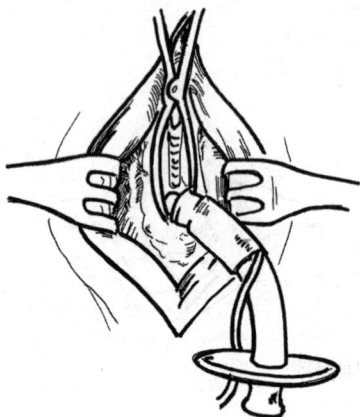

图 2-8　插入气管套管

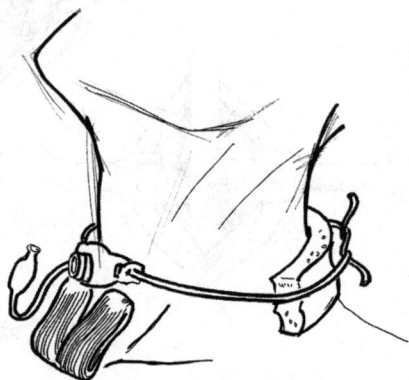

图 2-9　固定气管套管

（8）术后体位：为去枕仰卧位或低枕。

（9）拔除气管套管。当患者可经喉呼吸、经口自主排痰时，可考虑拔除套管。拔管前先抽空套管气囊，堵管 24～48 小时，如呼吸平稳、发声好、咳嗽排痰有力，即可将套管拔除。伤口处覆以无菌纱布，也可先以蝶形胶布将伤口左右两缘拉紧靠拢，伤口均能自然愈合。长期带管者，拔管前要做纤维喉镜或气管镜检查，发现瘘口周围有肉芽时应先摘除，再堵管、拔管。

4. 注意事项

（1）误切颈总动脉已有多例报道，尤其小儿的颈总动脉不易与气管鉴别。颈总动脉一般均较气管细，但有弹性，触之较软，并有搏动感，试穿刺有助于鉴别。

（2）气管前筋膜不应过度分离，前筋膜的切口亦不宜小于气管的切口。为避免气体沿气管前间隙扩散而形成纵隔气肿，可将气管前筋膜与气管一同切开。

（3）患者咳嗽时胸膜可凸出于锁骨上方，若手术分离较深，则可能损伤胸膜而造成气胸，多发生于小儿患者，以右侧多见。此外，小儿气管前方可能遇到胸腺，将拉钩向下推移即可暴露气管，并可用钝拉钩将胸膜拉向下方以保护之。

（4）气管壁切口不应过大，以避免瘢痕性狭窄。气管应尽量在无咳嗽时切开，切开时刀尖不宜用力过猛，以免刺伤气管后壁及食管前壁，尤其是咳嗽及用力吸气时，气管后壁前凸，更易造成损伤。

（5）手术结束时，若观察到套管有与脉搏一致的搏动，提示套管贴近或压迫大血管，应尽快更换合适套管，直至无搏动为止。

（6）注意套管系带的松紧，随时调整，避免太松时脱管。

（7）脱管的紧急处理。患者重新出现呼吸困难，或小儿突然发出哭声，棉丝放在套管口不见有气息出入，吸痰管插入受阻及无气管分泌物吸出，应考虑导管脱出。一旦确定脱管时，可先试行两手执套管底托，将套管顺其窦道自然插入。若有阻力时，应将套管取下，将血管钳沿伤口送入气管内，撑开血管钳缓解呼吸困难，并准备好气管切开手术包，将新的气管套管置入，重新建立人工气道。若窦道末形成套管放不进去时，须打开切口，找到气管切口再放气管套管。

【操作后处理】

1. 保持套管内通畅。
2. 保持适宜的室内温度和湿度。
3. 维持下呼吸道通畅，定期吸痰，最好配合内套管使用。
4. 保持颈部切口清洁。
5. 防止套管阻塞或脱出，每 24 小时应调整固定带 1 次，以固定带与患者颈部刚能插入两指为佳。

【并发症的预防与处理】

1. 脱管 套管自造瘘口脱出简称脱管，其发生的主要原因与患者体位不当或套管型号选择不当有关，经常会使患者出现呼吸困难甚至窒息。必须要对气管套管进行固定，患者取侧卧位，头、颈、躯干保持同一轴线，床头升高 15°。

2. 肺部感染 术后患者免疫系统功能较差，而且气道直接与空气相通，痰液污染严重，从而增加了肺部感染的发生风险。要保证气道通畅，定期吸痰，及时清除口咽部残留的分泌物。同时，及时清洁切口，每天更换两次纱布，每天进行两次口腔护理。对于出现感染早期症状的患者给予相应的抗感染治疗。

3. 皮下气肿 主要是由于呼出的废气侵入皮下组织所致，要将套管气囊充气，以阻断皮下气流；必要时可以将套管附近的皮肤缝线拆掉一根，并将皮下气体排出。

4. 气道出血 主要与术中止血不彻底有关，另外有报道称吸痰操作不当也会导致气道出血。在护理中要规范操作，吸痰时选择柔软的吸痰管，避免吸痰时间过长、管压过大。

5. 气道湿化　是因气管切开术后呼吸道的黏膜与表皮功能遭到破坏，气道湿化不足所致。及时进行湿化，湿化剂选浓度为 0.45% 的生理盐水，必要时可遵医嘱加入药物。

6. 气管、食管瘘　套管或气囊是气管切开术后气管、食管瘘的多发部位，选择合适体位，控制气囊压力；对于反复出现胃液反流的患者，应置入鼻胃管，减少气囊压力。

7. 癫痫　主要是由于脑组织缺氧或皮质运动区激惹所致，是气管切开术后最严重的并发症。癫痫发作时应注射地西泮，避免舌咬伤。

（梁兆雄　魏力）

第四节　主动脉内球囊反搏

主动脉内球囊反搏（简称 IABP）是目前临床应用较广泛而有效的机械性辅助循环装置，由动脉系统植入一根带气囊的导管至降主动脉内左锁骨下动脉开口远端，进行与心动周期相应的充盈扩张和排空，使血液在主动脉内发生时相性变化，从而起到机械辅助循环作用的一种心导管治疗方法。

【适应证】

1. 高危患者预防应用，心脏术前心功能差，血流动力学不稳定，估计手术危险性大的复杂病例，如瓣膜手术患者术前心功能 NYHA Ⅳ级、冠状动脉搭桥术前射血分数30%。

2. 急性心肌梗死并发心源性休克或合并室间隔穿孔、乳头肌或腱索断裂者，进行术前术后的循环支持。

3. 心脏直视手术后不能脱离体外循环者。

4. 心脏手术后用药物难以纠正的低心输出量综合征。

5. 终末期心脏病患者行心脏移植或置入人工心脏前后的循环支持。

6. 高危心脏病患者施行重大非心脏手术。

7. 血流动力学指征：①心脏指数 < 2L/（min · m²）。②平均动脉压（MAP）< 8kPa（60mmHg）。③左房压（LAP）或肺毛楔压（PCWP）> 2.66 kPa（20mmHg）。④成人尿量 < 20mL/h，四肢凉，发绀，末梢循环差。

【禁忌证】

1. 心脏畸形矫治不满意。

2. 中度以上主动脉瓣关闭不全。

3. 主动脉夹层动脉瘤、主动脉窦瘤破裂或主动脉、髂动脉梗阻性疾病。

4. 心脏停搏、心室纤颤。

5. 终末期心脏病，又不宜施行心脏移植。

6. 严重的出血倾向或出血性疾病（特别是脑出血者）。

7. 不可逆的脑损害。

8. 恶性肿瘤发生远处转移。

【操作方法】

1. 患者准备

（1）向患者和（或）家属解释操作过程并签署知情同意书。

（2）取得最近的实验室检查结果，如血常规、出凝血时间等。

（3）建立并保持静脉输液通路。

（4）贴好心电图监测电极并与反搏机相连接。

2. 物品准备　消毒用碘伏、1% 利多卡因、肝素盐水及各种抢救药品；X 线透视机、除颤仪、监护仪等各种急救设备及消毒巾、纱布等；反搏导管包，内含所有必需的穿刺针、引导钢丝、连接管、注射器及三通等。

3. 操作步骤

（1）穿刺股动脉：插入鞘管，注入肝素 5000U，然后沿导引钢丝送入气囊导管（送入前需先抽空气囊内的气体），在 X 线透视下将气囊导管尖端送至胸降主动脉锁骨下动脉开口的远端（胸锁关节下方），若无 X 线透视条件，导管插入长度可通过测量胸骨柄至脐再斜向股动脉穿刺点的距离估计，导管到位并固定后，与反搏泵连接，开始反搏。

（2）反搏机的操作及调节（不同的反搏机使用方法不同，请详细阅读有关说明书）。

（3）开始反搏后应观察压力波形是否满意。现代的反搏机通常可由心电图或压力波形信号自动触发气囊的充气和排空，必要时可人工调节气囊充放气时间，首先调节充气时间使之恰好发生在主动脉瓣关闭时（即主动脉内压力波形重搏波切迹处），然后调整放气时间，最终使气囊辅助的反搏增强压超过非辅助动脉收缩压，而辅助主动脉舒张末期压低于非辅助舒张末期压 5 ～ 15mmHg，以达到理想的反搏效果。窦性心律，心率 80 ～ 110 次 / 分时球囊反搏最为有效，当心动过速、心率＞ 110 次 / 分时球囊泵频率可降压 1∶2（即两次心跳反搏 1 次）。

（4）药物辅助治疗及护理应注意补充血容量，继续应用血管活性药物。肝素静脉滴注 700 ～ 1000U/h［需监测 APTT（活化部分凝血活酶时间），调整肝素剂量，使 APTT 维持在对照值 1.5 ～ 2 倍］；或用低分子肝素，每 12 小时皮下注射 1 次。严密观察各项生命特征和血流动力学参数、神志状态、尿量、血气、下肢循环及足背脉搏动。

（5）主动脉球囊反搏导管的撤除：当患者血管活性药物已减量而血流动力学稳定，一般情况明显好转时，反搏泵频率减为 1∶2，维持一段时间后若仍稳定，反搏频率减为 1∶3，维持 4 ～ 6 小时病情仍无反复，则可拔除 IABP 导管。应先停用肝素 4 小时，然后停止反搏，将球囊导管尾部卸下，接上带 50mL 注射器的单向活瓣，抽吸注射器，关闭单向活瓣，使导管球囊内形成真空，将球囊导管回撤直至气囊近端恰好进入鞘管，然后一面紧紧在穿刺点下方加压（预防血栓栓塞远端动脉），一面将导管和鞘管拔出，让伤口喷血 2 ～ 3 秒压迫股动脉穿刺点近端，放松远端。压迫止血至少 30 分钟，充分止血后加压包紧，并置沙袋压迫 6 小时，穿刺侧肢体制动 12 小时，卧床 24 小时。

【操作后处理】

1. 患者绝对卧床，穿刺肢体伸直状态，床头抬高 15°～25°。
2. 严密监测病情变化，监测生命体征、反搏压、中心静脉压。
3. 定期观察穿刺肢体血供情况。
4. 注意观察反搏情况，包括反搏泵、触发模式、反搏比例、球囊充盈度、导管固定、压力套组、反搏压等。

【并发症的预防与处理】

1. 主动脉及股动脉夹层 穿刺可能会出现主动脉及股动脉夹层，严重者导致腹膜后出血，故在穿刺时应当小心谨慎。

2. 动脉穿孔 操作准确轻柔，遇阻力时可旋转导管方向，不可暴力强行插入，如发生要立即手术。

3. 穿刺导致血管损伤 经皮穿刺股动脉置管的过程中，由于血管原发性病理改变或插管操作不当，导管可以损伤动脉形成夹层动脉瘤。在经皮穿刺置管时，注意穿刺针回抽血液通畅，放置导引钢丝顺畅无阻，通入导管时要轻柔，遇到阻力时不可用力插入。

4. 气囊破裂 如在插入气囊导管时，尖锐物擦划气囊、动脉粥样硬化斑块刺伤气囊。应用前常规检查气囊有无破裂，气囊不要接触尖锐、粗糙物品，一旦发生要立即更换气囊导管，否则进入气囊的血液凝固，气囊将无法拔出，只能通过动脉切开取出。

5. 斑块脱落栓塞 气囊导管撤除过程中，动脉粥样硬化斑块或气囊附壁血栓脱落可引起动脉末梢栓塞。注意在拔除气囊导管后，观察下肢血运及动脉搏动情况。

6. 血栓形成 长期卧床，抗凝不当易致血栓形成。血栓脱落可致栓塞。IABP 应用中应保持球囊在体内持续浮动，保持 APTT 60～80 秒。

7. 血小板减少 术后常规进行抗血小板治疗，可出现血小板计数下降，同时 IABP 作为机械辅助装置，还会出现血细胞破坏。当血小板计数持续下降时，有可能出现肝素诱导的血小板减少症，应停用肝素，更换非肝素抗凝剂，应每日定时检查血小板计数，必要时补充外源血小板。

8. 感染 IABP 后需抗凝治疗者，置球囊管处切口渗血多引起继发感染，或者无菌操作不严格也可以导致感染。置球囊管处局部应每日消毒并更换敷料，同时检查穿刺局部有无渗血、红肿、分泌物。如污染时，及时更换敷料。观察每日体温、血象的动态变化。

9. 下肢缺血 IABP 导管置入阻塞动脉腔影响下肢供血、下肢用弹力绷带包裹过紧、抗凝不当或使用的 IABP 导管留置时间过长，均可以引起下肢缺血。严密观察置 IABP 导管侧的足背动脉搏动情况，注意下肢皮肤的颜色、温度及感觉等变化并与对侧比较，检查置管一侧下肢弹力绷带是否过紧，术后 6 小时松解弹力绷带，患者半卧体位应小于40°，避免屈膝、屈髋引起的球囊管打折，同时常规抗凝治疗。

（梁兆雄　魏力）

第五节　体外膜肺氧合

体外膜肺氧合（extracorporeal membrane oxygenation，ECMO）是通过体外循环代替或部分代替心肺功能，来治疗严重心、肺功能衰竭的危重患者，以挽救生命或为挽救生命赢得宝贵的时间。

【适应证】

1. 主要用于病情严重（预期病死率 80% 以上），但有逆转可能的患者。年龄＞ 32 周，体重＞ 1.5kg 的新生儿，并且没有颅内出血（一级以上）、没有凝血功能障碍性疾病，机械通气的时间超过 14 天，吸入 100% 浓度氧气＞ 4 小时，PaO_2 仍＜ 40mmHg。常应用于胎粪吸入综合征、顽固性肺动脉高压（超过 2/3 的收缩压）、先天性膈疝、重症肺炎、新生儿呼吸窘迫综合征。

2. 成人或儿童因为气体交换不良而导致的顽固性低氧血症，动脉氧分压 / 吸入氧浓度＜ 100；静态肺顺应性＜ 0.5mL/（$cmH_2O \cdot kg$）；肺内分流分数＞ 30%；吸入氧浓度 100% 持续 2 小时，脉搏氧饱和度＜ 90%；对 PEEP 增加时肺顺应性和动脉氧分压均没有改善；机械通气时间＜ 7 天。常应用于重症肺炎，手术后、创伤或全身重症感染引起的急性呼吸窘迫综合征（ARDS），哮喘持续状态，吸入性肺损伤，肺栓塞，全身重症感染。

3. 成人与儿童因心肺功能障碍引起的顽固性低心排，尽管最佳化的药物治疗，仍然无法改善，血乳酸持续增高、持续性低血压或术后脱离体外循环机失败。

4. 成人进行心肺移植的过渡手段。

【禁忌证】

1. 绝对禁忌证

（1）急、慢性不可逆性疾病。

（2）恶性肿瘤。

（3）中、重度中枢神经系统损伤。

（4）活动性出血或严重凝血功能障碍。

（5）无法解决的外科问题。

2. 相对禁忌证

（1）高龄患者（年龄＞ 70 岁）。

（2）长期接受机械通气的患者。

（3）进展性肺间质纤维化。

【操作方法】

1. 患者准备　患者在进行体外膜肺氧合前均需完善胸部 X 线、动脉血气分析、凝血功能［凝血酶原时间、部分凝血酶原时间、INR（国际标准化比值）、D-二聚体、纤维蛋白原］、全血细胞计数、血清电解质、血尿素氮（BUN）、血肌酐（Cr）、肝功能、心脏超声、血乳酸等检查。

2. 用物准备 离心泵、氧合器、管道支架系统、体外循环管道、动静脉穿刺导管；乳酸林格液、肝素、白蛋白、肾上腺素；单采红细胞，新鲜冷冻血浆，血小板（新鲜冷冻血浆和血小板在血库保存，需要时解冻）。

3. 操作步骤

（1）选择体外氧合的模式和穿刺部位，建立循环通路。

1）静-静脉通路：是治疗呼吸衰竭最常用的途径，应用经皮 Seldinger 法穿刺颈内静脉或股静脉，将导管置入上、下腔静脉内作为静脉引流管，另一根导管通过静脉置入右心房内作为回血管。目前多采用双腔导管，减少穿刺部位。静-静脉通路的优点是可以通过经皮穿刺技术来完成，而且脑血管意外的发生率低，对血流动力学影响小，不存在下肢缺血的危险；缺点是氧合不完全，容易引流不畅，对心脏无辅助作用。

2）静-动脉通路：是治疗心肺功能衰竭的常用途径，应用经皮 Seldinger 法穿刺颈内静脉或股静脉，将导管置入右心房或下腔静脉内作为静脉引流管，另一根导管通过颈动脉（新生儿、儿童）或股动脉置入主动脉的根部作为回血管。静-动脉通路的优点是对心肺同时进行辅助，保证主要器官的灌注和氧供；缺点是脑血管意外的发生率高，选择股动脉时容易导致肢端缺血。

（2）连接并安装体外循环管道，并用 2000U/L 肝素生理盐水预冲管道，将空氧混合气体连接到氧合器上，固定各连接处，检查渗漏。

（3）患者全身肝素化，调整并维持活化凝血时间（ACT）在 160～220 秒。连接患者，缓慢调整血流速度，渐进性增加流速到 50～60mL/（min·kg）。静-动脉模式时维持循环量要求超过心排出量的 50%，并且维持合适的氧合、血压和酸碱状态；静-静脉模式时，因为是并行循环，维持循环量不一定超过 50%，只要维持合适的氧合和酸碱平衡。

（4）患者的氧合和循环改善后，将呼吸机的条件降到对肺损伤最低的状态，即吸气压力 10～30cmH$_2$O，频率 5～10/min，吸入氧浓度为 40%。

（5）治疗期间密切观察患者的生命体征变化，另外根据需要进行如下检查：①每天 1 次肝功能检查。②每天 1 次 BUN、Cr、血镁、血钙、血磷检查。③每天 2 次全血细胞计数检查。④每天 3 次凝血功能检查（ACT、APTT、INR、纤维蛋白原、D-二聚体）。⑤根据临床需要进行血气分析检查。⑥根据病情变化检测患者的血糖和血乳酸。⑦每小时检查 1 次穿刺侧肢端血运情况。⑧每天 1 次胸部 X 线检查。

（6）治疗的目标：①维持患者的血红蛋白 ≥ 80g/L，血细胞比容 ≥ 24%。②血小板计数 ≥ 50×10^9/L。③正常的肝脏功能检验结果。④注意保温，鼻温 36～37.5℃。⑤ACT 在 160～220 秒或 APTT 维持在 50～80 秒。⑥可以接受的血气分析结果。⑦平均动脉压 ≥ 65mmHg。⑧中心静脉压维持在 8～12mmHg。⑨尿量 ≥ 1mL/kg。

（7）整个治疗期间可以适当镇静，但不要求麻醉，以便对神经系统进行评价。

（8）撤离体外膜肺氧合的标准

1）肺功能（患者停止氧合 6 小时以上）：①呼吸机吸入氧浓度 ≤ 60%。② PEEP 5cmH$_2$O。③动脉血氧饱和度 > 90%，PaCO$_2$ < 50mmHg。④静态肺顺应性 ≥ 0.5mL/（cmH$_2$O·kg）。

2）心脏功能：①最低剂量的正性肌力药物，肾上腺素 ≤ 2μg/min。②心室辅助流量 ≤ 1L/min。③心排指数 > 2L/（min·m^2）。④肺毛细血管嵌楔压和（或）中心静脉压 < 16mmHg。

（9）将体外循环的血液回输患者体内，并予以鱼精蛋白中和肝素，使 ACT 恢复到治疗前水平，停止血泵，拔出静脉内引流管和静脉（或动脉）内的回血管，穿刺部位加压包扎，防止出血或血肿形成。

（10）密切观察患者的生命体征变化和穿刺侧肢端血运情况。

4. 注意事项

（1）体外膜肺氧合最常见的并发症是出血，新生儿最常见的是颅内出血，成人最常见的是胃肠道出血和手术切口出血。因此，在治疗期间要密切监测患者的凝血功能，如果出现出血并发症，调整肝素剂量，维持 ACT 160 ～ 180 秒，并将血小板计数校正到 100×10^9/L。

（2）治疗期间要密切监测患者的血红蛋白、胆红素和尿的颜色变化情况，如果出现严重的贫血、高胆红素血症和血红蛋白尿，要注意保护肝、肾功能，必要时进行血液净化治疗。

（3）注意无菌操作，全身应用抗生素，防治全身重症感染，如果出现全身炎症反应综合征，立即采集血液、痰和尿的标本，并进行培养。

（4）禁止在体外循环的管道上输注脂肪乳，避免影响氧合器的氧合效果。

【操作后处理】

1. 积极处理原发病，器官保护，维持水、电解质酸碱平衡。

2. 加强翻身、拍背，定时用吸痰器排痰以利肺部扩张，并加强湿化雾化以利痰液湿化并咳出。

3. 注意导管固定，避免牵扯滑脱。

4. 维持身体舒适，减轻患者的疼痛或焦虑，必要时给予适当镇静剂。

5. 给予鼻饲或静脉营养，避免注射脂肪乳剂，采取集中护理以促进休息。

【并发症的预防与处理】

1. 出血　ECMO 一般采用全身肝素化，出血不可避免，严重出血将危及患者的生命。如果 ACT 小于 300 秒，血小板高于 10×10^9/L，不易发生出血。出血严重时，如果能在呼吸支持下维持生命体征，可考虑终止 ECMO。一般来说，ECMO 停止 1 ～ 2 小时，ACT 可恢复正常。终止 ECMO 一段时间后仍出血不止，可危及生命，应进行手术止血。

2.感染　由于使用有创的 ECMO 治疗，插管较粗且多，停留时间长，均增加感染机会，加上患者处于多脏器衰竭、机体抵抗力低下的状态，继发感染的危险性很高。定时开窗通风，进行空气消毒机及紫外线消毒，专人护理，严格执行无菌操作等，根据药敏试验应用抗生素，及时更换穿刺口渗血敷料，以减少感染机会。

3.溶血　主要原因有泵头内血栓形成，管路扭折、血栓形成，静脉引流负压过大，长时间流量过大等。一旦出现溶血，应积极处理，减少对肾脏等的损害。针对原因进行处理，如更换管路和离心泵头、减小负压等，同时也要碱化尿液、利尿，必要时可行血浆置换。

4.血栓　长时间 ECMO 支持导致大量血液成分破坏，全身炎症反应，抗凝不充分，以及下肢制动，易形成血栓。静脉端出现小的栓子可通过调整抗凝处置，如果血凝块阻断了血流，需更换整套管路；如果动脉端发现血凝块（如氧合器顶部或动脉管路），应当更换整套管路。

5.末端肢体缺血　肢体缺血坏死与 ECMO 插管有较为明确的关系，以插管部位远端肢体缺血较为常见。对于股动脉插管，为了避免发生远端肢体缺血，可以采用 16 号套管针或更粗的侧路供血；在有肢体远端血供的情况下，应密切观察肢体远端供血情况，防止缺血并发症的发生。一旦发生肢体缺血，则提示预后不良。

（梁兆雄　魏力）

第六节　洗胃术

洗胃术即洗胃法，是将胃管插入患者胃内，反复注入和吸出一定量的溶液，以冲洗并排除胃内容物，减轻或避免吸收中毒的胃灌洗方法。

【适应证】

1.催吐洗胃法无效或意识障碍不合作者。
2.需留取胃液标本送毒物分析者应首选。
3.凡口服毒物中毒无禁忌证者。

【禁忌证】

1.强酸、强碱及其他对消化道有明显腐蚀作用的毒物中毒。
2.伴有上消化道出血、食管静脉曲张、主动脉瘤、严重心脏疾病等患者。
3.中毒诱发惊厥未控制者。
4.乙醇中毒：因呕吐反射亢进，插管时易发生误吸，故慎用胃管洗胃术。

【操作方法】

1.患者准备　向患者解释操作目的和方法。
2.用物准备　消毒洗胃连接管、一次性洗胃管（包装完整、无破损、无过期）、

50mL 注射器（包装完整、无破损、无过期）、液体石蜡、牙垫、胶布、手套（包装完整、无破损、无过期）、治疗碗 2 个（一个盛纱布镊子、另一个盛温水吸管）、弯盘、护理垫、洗胃机、水桶 2 个，根据病情备洗胃溶液。

3. 操作步骤

（1）取用物至床旁，接通电源，接 3 条管路检查洗胃机性能良好。患者取左侧卧位（昏迷者则去枕平卧、头偏一侧），有活动义齿先取出，护理垫铺于头部肩下，弯盘置于患者的口角旁（图 2-10）。

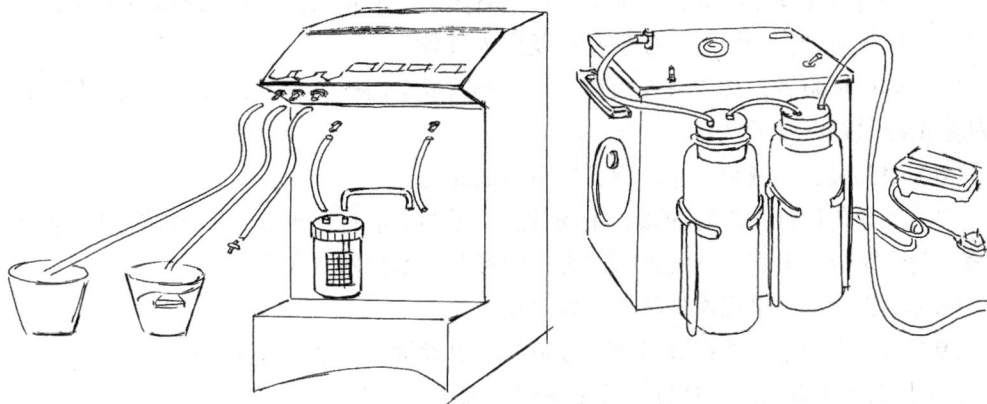

图 2-10 管路连接

（2）术者戴手套，放牙垫，测量胃管长度（方法为前额发际至剑突，读取刻度约 50cm）。用油球润滑胃管前端 20cm 左右，由口腔插入，不合作者由鼻腔插入，动作轻稳，以减少刺激，证实胃管在胃内，用注射器抽取胃内容物留标本送检，固定（图 2-11）。

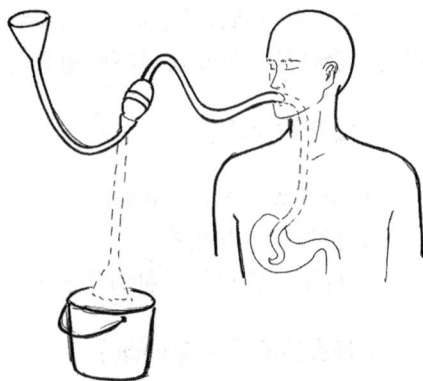

图 2-11 置入胃管

（3）胃管与洗胃机连接，按动计数复位键使计数显示为 0，打开洗胃机开关自动洗胃。

（4）持续监测洗胃过程：观察患者的意识，洗出液的颜色、性状、气味、出入量及出入量是否平衡。洗胃过程中如发现进出胃的液量不平衡，或患者腹部膨隆但水流缓慢、不流或发生故障等，则显示有食物堵塞管道的可能，要停机，可用灌洗针筒（注射器）连接胃管进行手工冲或吸，重复数次直至管道通畅后再洗胃（也可直接反折胃管，利用压力将食物残渣冲出，使管道通畅）。在洗胃结束前点动 2～3 次液量平衡键，可将胃内残留液体清除，直至洗出液清亮无味为止，观察面色、呼吸、心率变化，有无并发症的发生。

（5）清洗完毕，将胃管与洗胃机断开，将胃内液体引流干净。

（6）将胃管末端反折，拔出胃管，置于弯盘，协助患者漱口，擦净患者面部，撤护理垫，必要时更衣。

（7）整理床单位，妥善安置患者休息。

（8）用物及时清洗、消毒。

4.注意事项

（1）禁止机器潮湿时使用。

（2）洗胃时尽量保证患者与洗胃机处于同一高度，且距离地面上的进水桶 70～80cm，以减小液位压力差对压力检测系统的干扰。

（3）洗胃机在使用期间，定期检查进出胃压力、液量及控制状态等是否正常。

（4）插管时动作轻快，勿损伤食管及误入气管。

（5）幽门梗阻者，洗胃宜在饭后4～6小时或空腹进行，并记录胃内潴留量，以了解梗阻情况供补液参考。

（6）服强酸、强碱者禁止洗胃，以免造成穿孔。

（7）肝硬化伴食管静脉曲张、主动脉瘤、近期上消化道出血、消化道穿孔、消化道溃疡、食管狭窄或阻塞，不宜进行洗胃；中毒儿童不宜用清水洗胃。

（8）洗胃过程中出现血性液体立即停止。

（9）及时准确记录洗胃液名称、液量及洗出液量、颜色、气味等。

（10）保证洗胃机性能良好，处于备用状态。

（11）洗胃要及早、迅速、彻底，服毒后6小时内效果最好，若时间＞6小时，可酌情采用血液透析治疗。

（12）凡呼吸停止、心跳停搏者，先行CPR（心肺复苏术）再行洗胃术，洗胃前检查患者生命体征，如缺氧或呼吸道分泌物过多，应先吸痰，保持呼吸道通畅，再行洗胃术。

【操作后处理】

1.协助患者漱口、洗脸。

2.整理床单和用物。

3.拆下洗胃机的各种管道，放入消毒液中浸泡。

【并发症的预防与处理】

1.急性胃扩张 主要因为管孔被食物残渣堵塞，形成活瓣作用，使洗胃液体只进不出，多灌少排，进液量明显大于出液量；或在洗胃过程中没有及时添加洗胃液，造成药液吸空后使空气吸入胃内。此时应协助患者取半卧位，头偏向一侧，查找原因，对症处理。管孔堵塞者，更换胃管重新插入；因吸入空气造成者，行负压吸引将空气吸出。

2.胃穿孔 多见于误食强酸、强碱等腐蚀性毒物而洗胃者，患有活动性消化道溃疡、近期有上消化道出血、肝硬化并发食管静脉曲张等洗胃禁忌证者，或因洗胃管堵塞，出入量不平衡，短时间内急性胃扩张，继续灌入液体，导致胃壁过度膨胀而破裂者。洗胃过程中，保持灌入与抽出量平衡，严格记录出入洗胃液量；洗胃前详细询问病史，有洗胃禁忌证者，一般不予洗胃。电动洗胃机洗胃时压力不宜过大，应保持在

100mmHg 左右。

3. 急性水中毒　洗胃时，多灌少排，导致胃内水贮存，压力增高，洗胃液进入肠内吸收，超过肾脏排泄能力，血液稀释，渗透压下降，从而引起水中毒；也可因洗胃导致失钠，或者洗胃时间过长，水分过多进入体内，使机体水盐比例失调，发生水中毒。因此，洗胃时每次灌注液控制在 300 ～ 500mL，并保持灌洗出入量平衡。对洗胃时间相对较长者，应在洗胃过程中常规查血电解质，并随时观察有无球结膜水肿及病情变化等，以便及时处理。出现水中毒，轻者经禁水可自行恢复，重者立即给予3% ～ 5% 的高渗氯化钠溶液静脉滴注，以及时纠正机体的低渗状态。出现抽搐、昏迷者，立即用开口器、舌钳（纱布包缠）保护舌头，同时加用镇静药，加大吸氧流量，并应用床栏保护患者，防止坠床。肺水肿严重、出现呼吸衰竭者，及时行气管插管，给予人工通气。

4. 窒息　清醒的患者可由于胃管或洗胃液刺激引起呕吐反射所致，昏迷患者可因误吸所致。此外，还可由于口服毒物对咽喉刺激造成喉头水肿，或因胃管判断错误，洗胃液误入气管所致。在插管前石蜡油充分润滑胃管，及时清除口鼻分泌物，术者应熟练掌握胃管置入术，严格按照证实胃管在胃内的 3 种方法进行检查，确定胃管在胃内后方可开始洗胃。

5. 上消化道出血　由于插管动作粗暴或患者有慢性胃病，经毒物刺激使胃黏膜充血、水肿，以及电动洗胃机抽吸压力过大所致。因此，在插管时动作应轻柔、快捷，插管深度适宜（45 ～ 55cm），使用电动洗胃机时，压力控制在 100mmHg。对于昏迷患者、小儿和年老体弱者应选择小胃管、小液量、低压力抽吸。

6. 吸入性肺炎　轻中度昏迷患者因意识不清，洗胃不合作，洗胃液大量注入而未被吸出，引起反射性呕吐，洗胃液被误吸入呼吸道；或拔除胃管时未捏紧胃管末端，而使管内液体流入气管导致吸入性肺炎。洗胃时采取左侧卧位，头稍偏向一侧，一旦误吸，立即停止洗胃，取头低右侧卧位，吸出气道内误吸物。洗胃完毕，在病情允许的情况下，协助患者翻身、拍背，以利于痰液排出。必要时使用抗生素。

7. 虚脱、寒冷反应　洗胃过程中患者因恐惧、躁动不安、恶心、呕吐，机械性刺激迷走神经，引起张力亢进、心动过缓，加之保温不好、洗胃液过凉等因素导致出现虚脱、寒冷反应。清醒患者洗胃前做好心理疏导，尽可能消除患者紧张恐惧的情绪，以取得合作，必要时加用适当镇静剂。注意给患者保暖，及时更换浸湿衣物。洗胃液温度应控制在 25 ～ 38℃之间。

8. 中毒加剧　由于洗胃液选用不当，如敌百虫中毒者应用碱性洗胃液，使敌百虫转化为毒性更强的敌敌畏；或者洗胃液灌入过多，造成急性胃扩张，增加胃内压力，促进毒物吸收；或洗胃液过热，易烫伤食管、胃黏膜或使血管扩张，促进毒物吸收。毒物的理化性质不明者，选用温清水洗胃。洗胃时先抽吸胃内浓缩的毒物后再灌注洗胃液，避免毒物被稀释后进入肠道内吸收。

9. 呼吸、心跳骤停　心脏病患者，可由于插管带来的痛苦、不适、呕吐甚至挣扎引起情绪紧张，心脏负荷加重，诱发心衰；插管时刺激迷走神经，反射性引起心跳、呼吸骤停；或由于患者处于昏迷、抽搐、呼吸衰竭状态，强行洗胃可致缺氧加重，引起心跳、呼吸骤停。对于昏迷和心脏病患者应慎重洗胃，一旦出现呼吸、心跳骤停，立即拔除胃管，给予吸氧，并进行心肺复苏术。

（孙淑梅）

第七节　血液净化

一、血液透析

血液透析是指将血液抽出体外，经过血液透析机的渗透膜，清除血液中的新陈代谢废物和杂质后，再将已净化的血液回输入体内的过程，俗称"洗肾"。

【适应证】

1. 慢性肾功能衰竭　进行血液透析的目的是维持生命、恢复工作及做肾移植术前的准备。目前人们主张早期透析，透析指征如下。

（1）内生肌酐清除率＜ 10mL/min。

（2）血尿素氮＞ 28.6mmol/L（80mg/dL），或血肌酐＞ 707.2μmol/L（8mg/dL）。

（3）血尿酸增高伴有痛风者。

（4）口中有尿毒症气味，伴食欲丧失和恶心、呕吐等。

（5）慢性充血性心力衰竭、肾性高血压或尿毒症性心包炎，用一般治疗无效者。

（6）出现尿毒症神经症状，如个性改变、不安腿综合征等。

2. 急性肾功能衰竭

（1）凡高分解代谢者（血尿素氮每日增长 17.85mmol/L）立即进行透析。

（2）非高分解代谢者，但符合下述项并有其他任何一项者，即可进行透析：无尿或少尿 48 小时以上，血尿素氮 ≥ 35.7mmol/L（100mg/dL）。

其他：① 血肌酐 ≥ 884μmol/L（10mg/dL）。② 血钾 ≥ 6.5mmol/L（6.5mEq/L）。③ 血浆 HCO_3^- ＜ 15mmol/L，CO_2 结合力＜ 13.4mmol/L（35VOL%）。④ 有明显浮肿、肺水肿、恶心、呕吐、嗜睡、躁动、意识障碍。⑤ 输血或其他原因所致溶血、游离血红蛋白＞ 12.4mmol/L。

3. 急性药物或毒物中毒　凡能够通过透析膜而被析出的药物及毒物，即分子量小、不与组织蛋白结合，在体内分布比较均匀而不固定于某一部位者，均可采取透析治疗，如巴比妥类、甲丙氨酯（眠尔通）、甲喹酮（安眠酮）、副醛、水合氯醛、利眠宁、海洛因、乙醇、甲醇、乙酰水杨酸、非那西丁、对乙酰氨基酚（扑热息痛）、奎宁、环磷酰胺、异烟肼、砷、汞、铜、氟化物、氨、内毒素、硼酸、四氯化碳、三氯乙烯，以及链霉素、卡那霉素、新霉素、万古霉素、多黏菌素等。透析应争取在 8 ～ 12 小时内进行。

【禁忌证】

1. 休克或收缩压低于 80mmHg（10.7kPa）者。

2. 有严重出血或出血倾向者。

3. 严重心肺功能不全包括心律失常、心肌功能不全或严重冠心病者。

4. 严重感染，如败血症或有血源性传染病者。

5. 不合作者。

【操作方法】

1. 患者准备 向患者讲解透析的原理及过程，透析的必要性，打消患者的顾虑；和患者交流，了解其想法，尽量满足患者的要求；为患者测体重、血压、脉搏、呼吸，协助患者采取舒适的卧位；特殊患者给予氧气吸入、心电监护等。

2. 用物准备 血液透析器、血液透析管路、安全导管（补液装置）、穿刺针、无菌治疗巾、生理盐水、一次性冲洗管、消毒物品、止血带、一次性手套、透析液等。

3. 操作步骤

（1）开机自检：①检查透析机电源线连接是否正常。②打开机器电源总开关。③按照要求进行机器自检。

（2）血液透析器和管路的安装：①检查血液透析器及管路有无破损，外包装是否完好。②查看有效日期、型号。③按照无菌原则进行操作。④安装管路顺序按照体外循环的血流方向依次安装。⑤置换液连接管安装按照置换液流向顺序安装。

（3）密闭式预冲：①启动透析机血泵 80～100mL/min，用生理盐水先排净管路，当水流流入动脉壶时倒置动脉壶，排空空气后再正立过来，继续排净血液透析器血室（膜内）气体。生理盐水流向为动脉端→透析器→静脉端，不得逆向预冲。②将泵速调至 200～300mL/min，连接透析液接头与血液透析器旁路，排净透析器透析液室（膜外）气体。③生理盐水预冲量应进行闭式循环或肝素生理盐水预冲，应在生理盐水预冲量达到后再进行。④推荐预冲生理盐水直接流入废液收集袋中，并且废液收集袋放于机器液体架上，不得低于操作者腰部以下。⑤冲洗完毕后根据医嘱设置治疗参数。

（4）建立体外循环（上机）

血管通路准备：①动静脉内瘘穿刺（图 2-12）：A. 检查血管通路：有无红肿、渗血、硬结；并摸清血管走向和搏动。B. 选择穿刺点后，用碘伏消毒穿刺部位。C. 根据血管的粗细和血流量要求等选择穿刺针。D. 采用阶梯式、纽扣式等方法，以合适的角度穿刺血管。先穿刺静脉，再穿刺动脉，以动脉端穿刺点距动静脉内瘘口 3cm 以上、动静脉穿刺点的距离 10cm 以上为宜，固定穿刺针。E. 医疗污物放于医疗垃圾桶中。②中心静脉留置导管连接（图 2-13）：A. 准备碘伏消毒棉签和医用垃圾袋。B. 打开静脉导管外层敷料。C. 患者头偏向对侧，将无菌治疗巾垫于静脉导管下。D. 取下静脉导管内层敷料，将导管放于无菌治疗巾上。E. 分别消毒导管和导管夹子，放于无菌治疗巾内。F. 先检查导管夹子处于夹闭状态，再取下导管肝素帽。G. 分别消毒导管接头。H. 用注射器回抽导管内封管肝素，推注在纱布上检查是否有凝血块，回抽量为动、静脉管各 2mL 左右。如果导管回抽血流不畅时，认真查找原因，严禁使用注射器用力推注导管腔。I. 医疗污物放于医疗垃圾桶中。

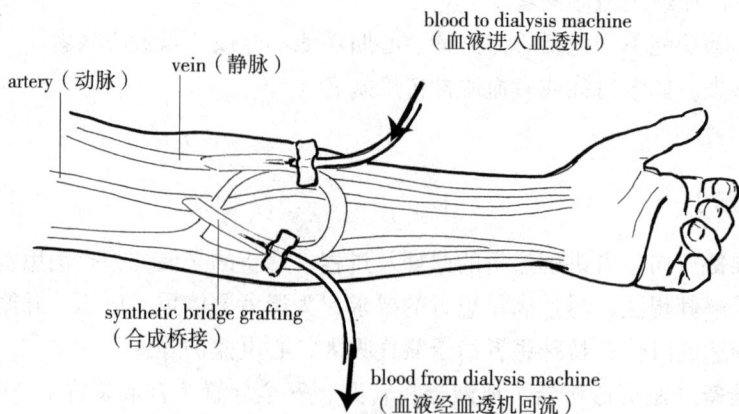

图 2-12 动静脉内瘘穿刺

遵医嘱设置好参数后，连接好动脉端，调整血泵转速为 80 ～ 100mL/min，开泵引血，建立体外循环（图 2-14）。在肝素口推注首剂肝素。调整肝素追加量和结束时间。

当引血到静脉壶上端时，关泵连接静脉端，再开泵，观察患者静脉穿刺处是否通畅、有无渗血。根据患者具体情况，调整血泵转速为 250mL/min 左右。

将静脉壶下端管路夹至安全夹上，进入治疗状态，固定好透析管路。

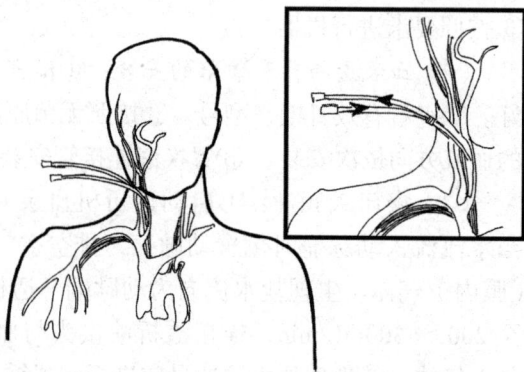

图 2-13 中心静脉留置导管连接

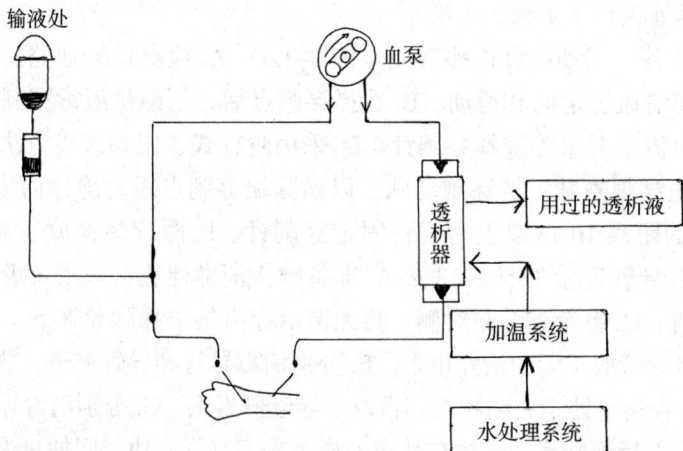

图 2-14 建立体外循环

血液透析中的监测：①体外循环建立后，立即测量血压、脉搏，询问患者的自我感觉，详细记录在血液透析记录单上。②自我查对：A. 按照体外循环管路走向的顺序，依次查对体外循环管路系统各连接处和管路开口处，未使用的管路开口应处于加帽密封和夹闭管夹的双保险状态。B. 根据医嘱查对机器治疗参数。③双人查对：自我查对后，与另一名医务人员同时再次查对上述内容，并在治疗记录单上签字。④血液透析治疗过程中，每一小时仔细询问患者自我感觉，测量血压、脉搏，观察穿刺部位有无渗血、穿刺针有无脱出移位，并准确记录。⑤如果患者血压、脉搏等生命体征出现明显变化，应随时监测，必要时给予心电监护。

（5）回血（下机）

1）消毒用于回血的生理盐水瓶塞和瓶口。

2）分离动脉穿刺针与动脉引血端，夹闭动脉穿刺针和动脉端夹子，用生理盐水回冲干净动脉穿刺针的余血，同时用肝素帽封闭动脉穿刺末端。动脉端连接到生理盐水。

3）调整血液流量至 50 ～ 100mL/min。

4）拧下穿刺针，将动脉管路与生理盐水上的无菌大针头连接。

5）打开血泵，用生理盐水全程回血。回血过程中，可使用双手揉搓血液滤过器，但不得用手挤压静脉端管路；当生理盐水回输至静脉壶、安全夹自动关闭后，停止继续回血；不宜将管路从安全夹中强制取出，将管路液体完全回输至患者体内（否则易发生凝血块入血或空气栓塞）。

6）关闭血泵，分离静脉端和静脉穿刺针，分别拔出动静脉穿刺针，按压穿刺部位。

7）整理用物，测量生命体征，记录治疗单，签名。

8）治疗结束嘱患者平卧 10 ～ 20 分钟，患者生命体征平稳，穿刺部位无出血，听诊内瘘杂音良好。

9）向患者交代注意事项，送患者离开血液净化中心。

4. 注意事项

（1）注意观察透析前后体重的变化。

（2）注意观察有无出血迹象。

（3）透析期间注意观察病情变化及用药情况，防止低血压的发生。

（4）交代患者穿刺侧肢体避免活动，防止牵拉压迫管路或导致针头滑脱，造成失血、休克等不良后果。

（5）交代患者透析后压迫止血 15 ～ 20 分钟，再用弹力绷带包扎 2 小时。

（6）定期监测血红蛋白，透析前后肾功能、电解质变化等，以作为用药参考，并评估患者的营养状况及透析的充分性，以调整透析方案，达到个体化透析的目的。

（7）定期复查乙肝两对半、丙肝病毒抗体、艾滋病病毒抗体及梅毒螺旋体抗体等，以防交叉感染。

【操作后处理】

1. 整理用物，清洁消毒机器。每位患者治疗结束后，插回 AB 液接头，按 Hot

Disinfection 键进行消毒，次日透析前冲洗 16 分钟。并用反渗水冲洗快速接头，仔细检查压力传感器是否清洁，用含 500mg/L 有效氯柔软专用毛巾进行机表和带有底轮机座擦拭，禁用化学清洗剂擦拭显示屏。如机器有血液，立即用 1500mg/L 有效氯毛巾擦拭消毒。

2. 治疗结束后，观察患者有无不适反应并嘱患者平卧 10 ～ 20 分钟，确认患者生命体征平稳，穿刺部位无出血，听诊内瘘杂音良好。指导患者弹力绷带在 30 ～ 120 分钟内根据个人的具体情况逐渐放松，以及穿刺点出血的处理方法。

【并发症的预防与处理】

1. 失衡综合征 由于血液透析快速清除溶质，导致患者血液溶质浓度快速下降，血浆渗透压下降，血液和脑组织液渗透压差增大，水向脑组织转移，从而引起颅内压增高、颅内 pH 值改变。轻者仅需减慢血流速度，以减少溶质清除，减轻血浆渗透压和 pH 值过度变化。对伴肌肉痉挛者可同时输注高张盐水或高渗葡萄糖，并予相应对症处理。如经上述处理仍无缓解，则提前终止透析。重者（出现抽搐、意识障碍和昏迷）建议立即终止透析，并做出鉴别诊断，排除脑血管意外，同时输注甘露醇，之后根据治疗反应给予其他相应处理。

2. 透析性低血压 指透析中收缩压下降＞ 20mmHg 或平均动脉压降低 10mmHg 以上，并有低血压症状。对于容量相关因素导致的透析低血压患者，应限制透析间期钠盐和水的摄入量，控制透析间期体重增长不超过 5%。与血管功能障碍有关的透析低血压患者，应调整降压药物的剂量和给药时间，如改为透析后用药；避免透析中进食；采用低温透析或梯度钠浓度透析液进行透析；避免应用醋酸盐透析，采用碳酸氢盐透析液进行透析。心脏因素导致的应积极治疗原发病及可能的诱因。有条件时可应用容量监测装置对患者进行透析中血容量监测，避免超滤速度过快。如透析中低血压反复出现，而上述方法无效，可考虑改变透析方式，如采用单纯超滤、序贯透析和血液滤过，或改为腹膜透析。

3. 心律失常 常见的诱发因素有血电解质紊乱如高钾血症或低钾血症、低钙血症、酸碱失衡如酸中毒、心脏器质性疾病等。处理措施：合理应用抗心律失常药物及电复律，对于有症状或一些特殊类型心律失常如频发室性心律失常，需要应用抗心律失常药物，但应用时需考虑肾衰竭导致的药物蓄积，建议在有经验的心脏科医生指导下应用。严重者需安装起搏器，如对于重度心动过缓及潜在致命性心律失常者可安装起搏器。

4. 肌肉痉挛 透析中低血压、低血容量、超滤速度过快及应用低钠透析液治疗等导致肌肉血流灌注降低，是引起透析中肌肉痉挛最常见的原因；血电解质紊乱和酸碱失衡也可引起肌肉痉挛，如低镁血症、低钙血症、低钾血症等。处理措施：防止透析低血压发生及透析间期体重增长过多，每次透析间期体重增长不超过体重的 5%。适当提高透析液钠浓度，采用高钠透析或序贯钠浓度透析。但应注意患者血压及透析间期体重增长。积极纠正低镁血症、低钙血症和低钾血症等电解质紊乱。

5. 恶心和呕吐 常见原因有透析低血压、透析失衡综合征、透析器反应、糖尿病导致的胃轻瘫、透析液受污染或电解质成分异常（如高钠、高钙）等。对低血压导致者采取紧急处理措施。在针对病因处理基础上采取对症处理，如应用止吐剂。加强对患者的观察及护理，避免发生误吸事件，尤其是神志欠清者。

6. 头痛　常见原因有透析失衡综合征、严重高血压和脑血管意外等。对于长期饮用咖啡者，由于透析中咖啡血浓度降低，也可出现头痛表现。处理措施：明确病因，针对病因进行干预，如无脑血管意外等颅内器质性病变，可应用对乙酰氨基酚等止痛对症治疗。针对诱因采取适当措施是预防的关键，包括应用低钠透析、避免透析中高血压发生、规律透析等。

7. 胸痛和背痛　常见原因是心绞痛（心肌缺血），其他原因还有透析中溶血、低血压、空气栓塞、透析失衡综合征、心包炎、胸膜炎等。处理措施：在明确病因的基础上采取相应治疗；应针对胸背疼痛的原因采取相应预防措施。

8. 皮肤瘙痒　尿毒症患者皮肤瘙痒发病机制尚不完全清楚，与尿毒症本身、透析治疗及钙磷代谢紊乱等有关。其中透析过程中发生的皮肤瘙痒需要考虑与透析器反应等变态反应有关。一些药物或肝病也可诱发皮肤瘙痒，治疗可采取适当的对症处理措施，包括应用抗组胺药物、外用含镇痛剂的皮肤润滑油等。

9. 透析器反应　既往又名"首次使用综合征"，但也见于透析器复用患者。临床分为两类：A 型反应（过敏反应型）和 B 型反应。其防治程序分别如下。

（1）A 型反应：主要发病机制为快速的变态反应，常于透析开始后 5 分钟内发生，少数迟至透析开始后 30 分钟。发病率不到 5 次 /10000 透析例次。依据反应轻重可表现为皮肤瘙痒、荨麻疹、咳嗽、喷嚏、流清涕、腹痛、腹泻，甚至呼吸困难、休克、死亡等。一旦考虑 A 型反应，应立即采取处理措施，并寻找原因，避免以后再次发生。

1）紧急处理：①立即停止透析，夹闭血路管，丢弃管路和透析器中血液。②予抗组胺药、激素或肾上腺素药物治疗。③如出现呼吸循环障碍，立即予心脏呼吸支持治疗。

2）明确病因：主要是由患者对与血液接触的体外循环管路、透析膜等物质发生变态反应所致，可能的致病因素包括透析膜材料、管路和透析器的消毒剂（如环氧乙烷）、透析器复用的消毒液、透析液受污染、肝素过敏等。另外，有过敏病史及高嗜酸细胞血症、血管紧张素转换酶抑制剂（ACEI）应用者，也易出现 A 型反应。

3）依据可能的诱因，采取相应措施：①透析前充分冲洗透析器和管路。②选用蒸汽或 γ 射线消毒透析器和管路。③进行透析器复用。④对于高危人群可于透析前应用抗组胺药物，并停用 ACEI。

（2）B 型反应：常于透析开始后 20 ～ 60 分钟出现，发病率为 3 ～ 5 次 /100 透析例次。其发作程度常较轻，多表现为胸痛和背痛。其诊疗过程如下：①明确病因：透析中出现胸痛和背痛，首先应排除心脏等器质性疾病，如心绞痛、心包炎等。如排除后考虑 B 型反应，则应寻找可能的诱因。B 型反应多认为是补体激活所致，与应用新的透析器及生物相容性差的透析器有关。②处理措施：B 型反应多较轻，予鼻导管吸氧及对症处理即可，常不需终止透析。预防采用透析器复用及选择生物相容性好的透析器，可预防部分 B 型反应。

10. 溶血　血路管相关因素如狭窄或梗阻等引起对红细胞的机械性损伤；透析液相关因素如透析液钠过低，透析液温度过高，透析液受消毒剂、氯胺、漂白粉、铜、锌、甲醛、氟化物、过氧化氢、硝酸盐等污染；透析中错误输血，均可导致溶血。一旦发现溶血，应立即予以处理。重者应终止透析，夹闭血路管，丢弃管路中血液。及时纠正贫血，必要时可输新鲜全血，将血红蛋白提高至许可范围。严密监测血钾，避免发生高钾血症。透析中严密监测血路管压力，一旦压力出现异常，应仔细寻找原因，并及时处理。避免采用过低钠浓度透析及高温透析。严格监测透析用水和透析液，严格消毒操作，避免透析液污染。

11. 空气栓塞　与任何可能导致空气进入管腔部位的连接松开、脱落有关，如动脉穿刺针脱落、管路接口松开或脱落等，另有部分与管路或透析器破损开裂等有关。上机前严格检查管路和透析器有无破损。做好内瘘针或深静脉插管的固定，透析管路之间、管路与透析器之间的连接。透析过程中密切观察内瘘针或插管、透析管路连接等有无松动或脱落。透析结束时不用空气回血。注意透析机空气报警装置的维护。

12. 发热　多由致热源进入血液引起，如透析管路和透析器等复用不规范、透析液受污染等，透析时无菌操作不严，可引起病原体进入血液或原有感染因透析而扩散，可引起发热。其他少见原因如急性溶血、高温透析等。对于出现高热患者，首先予以对症处理，包括物理降温、口服退热药等，并适当调低透析液温度。考虑细菌感染时做血培养，并予以抗生素治疗。在透析操作、透析管路和透析器复用中应严格规范操作，避免因操作引起致热源污染。有条件者可使用一次性透析器和透析管路。透析前应充分冲洗透析管路和透析器，加强透析用水及透析液监测，避免使用受污染的透析液进行透析。

13. 透析器破膜　可能因为透析器质量问题；透析器储存不当，如冬天储存在温度过低的环境中，透析中因凝血或大量超滤等而导致跨膜压过高。对于复用透析器，如复用处理和储存不当、复用次数过多也易发生破膜。透析前应仔细检查透析器，透析中严密监测跨膜压，避免出现过高跨膜压。透析机漏血报警等装置应定期检测，避免发生故障。透析器复用时应严格进行破膜试验，一旦发现应立即夹闭透析管路的动脉端和静脉端，丢弃体外循环中血液，更换新的透析器和透析管路进行透析。严密监测患者生命体征、症状和体征情况，一旦出现发热、溶血等表现，应采取相应处理措施。

14. 体外循环凝血　凝血发生常与不用抗凝剂或抗凝剂用量不足等有关。另外如下因素易促发凝血，包括血流速度过慢，外周血红蛋白含量过高，超滤率过高，透析中输血、血制品或脂肪乳剂，透析通路再循环过大，使用了管路中补液壶（引起血液暴露于空气、壶内产生血液泡沫或血液发生湍流）。轻度凝血常可通过追加抗凝剂用量，调高血流速度来解决。在治疗中仍应严密监测患者体外循环凝血变化情况，一旦凝血程度加重，应立即回血，更换透析器和管路。重度凝血常需立即回血。如凝血重而不能回血，则建议直接丢弃体外循环管路和透析器，不主张强行回血，以免凝血块进入体内发生栓塞事件。避免透析中输注血液、血制品和脂肪乳剂等，特别是输注凝血因子。定期监测血管通路血流量，避免透析中再循环过大。避免透析时血流速度过低，如需调低血流速度，且时间较长，应加大抗凝剂用量。

二、血液灌流

血液灌流是将患者血液从体内引到体外循环系统内，通过灌流器中的吸附剂非特异性吸附毒物、药物、代谢产物，达到清除这些物质的一种血液净化治疗方法。

【适应证】

1. 急性药物或毒物中毒。
2. 尿毒症，尤其是顽固性瘙痒、难治性高血压。
3. 重症肝炎，特别是暴发性肝衰竭导致的肝性脑病、高胆红素血症。
4. 脓毒症或系统性炎症综合征。
5. 银屑病或其他自身免疫性疾病。
6. 其他疾病，如精神分裂症、甲状腺危象，以及肿瘤化疗等。

【禁忌证】

对灌流器及相关材料过敏者。

【操作方法】

1. 患者准备　操作前应先让患者签署深静脉置管同意书，并进行深静脉置管术。

2. 用物准备　根据不同病种选用不同规格的血液灌流器、血路管、连接管路、输液器、20mL 注射器 1 支、普通肝素 2 支（或低分子肝素）、手套 1 副、废液桶 1 个、消毒物品等。预冲液配置：预冲液体包括肝素浓度为 20mg /500mL 的生理盐水 2500mL，肝素浓度 100mg/500mL 的生理盐水 500mL。

3. 操作步骤

（1）预冲管道：①检查灌流器，连接管路的包装完好性，有效日期等。②用 5% 葡萄糖注射液将动脉血路管排气后，将泵前血路管大夹子夹闭，再将灌流器动脉端朝上，用专用扳手逆时针拧开端帽后，动脉血路管连接。③将静脉血路管与灌流器连接好后，将另一端连同保护接头一起固定在废液桶边上。检查连接是否紧密。进行各处连接时注意无菌操作。④按先糖后盐、先低浓度后高浓度肝素盐水的原则将动脉管道与预冲液连通，开动血泵，约 100mL/min 预冲灌流器和管路。⑤当冲洗至最后 300mL 时，将动、静脉管路连接成闭路循环，以 200mL/min 的流量将高浓度的肝素盐水循环 20 分钟。⑥在整个预冲过程中，均应用手轻拍及转动灌流器，排出管路及灌流器中的空气，并使灌流器动脉端在下、静脉端在上垂直固定于支架上备用，位置高低相当于患者右心房水平。

（2）上机：①建立血管通路后，即从静脉端推注首剂肝素。②把动脉管道连接到双腔静脉导管的动脉管，血流量调到 50 ～ 100mL/min，开动血泵，排尽预冲液。③待血流接近静脉管道末端时，把静脉管道与双腔静脉导管的静脉管相连。④灌流开始后，开动肝素泵，使用维持量肝素。若患者生命体征平稳，可慢慢调大血流量至 200～250mL/min，持续 120～150 分钟结束。⑤将冲洗器插到生理盐水瓶中。

（3）下机：①灌流结束后将血泵流量减慢至 50～100mL/min。断开旁路，使透析液不再进入透析器。②停泵：夹闭血路管动脉端夹子，将生理盐水瓶放正，打开冲洗器与血路管之间的夹子，以使空气通过冲洗器过滤后在血泵的带动下将灌流器内血液驱回患者体内。③开泵：将灌流器倒置，动脉端在上、静脉端向下，利用空气将患者血液驱回体内，待少许空气进入透析器后停泵，用血管钳将透析器下方静脉血路管夹闭，取下灌流器及连接管弃去。

【操作后处理】

1. 术后定时复查凝血功能、血离子。

2. 注意观察患者的生命体征，若血压过低，可予补充循环血量。

【并发症的预防与处理】

1. 生物不相容性　主要临床表现为灌流治疗开始后 0.5～1 小时患者出现寒战、发热、胸闷、呼吸困难、白细胞或血小板一过性下降（可低至灌流前的 30%～40%）。一般无须终止灌流治疗，适量静脉推注地塞米松、吸氧等可减轻症状。如果患者症状无缓解甚至出现加重情况，立即终止血液灌流治疗。

2. 吸附颗粒栓塞　在治疗过程中，患者出现进行性呼吸困难、胸闷、血压下降等情况需要注意排除吸附颗粒栓塞，一旦出现立即终止灌流治疗，同时注意给予吸氧等对症治疗。

3. 凝血功能紊乱　活性炭进行灌流吸附治疗时吸附较多凝血因子，尤其对血小板影响较大，出现血小板聚集并活化，诱发血压下降，应注意观察和对症处理。

4. 贫血　灌流治疗可以使少量血液丢失，久而久之加重原有贫血状态。

5. 体温下降　与灌流过程中体外循环没有加温设备，或灌流过程中注入过多的冷盐水有关。

6. 空气栓塞　体外循环体系气体未完全排除干净或血路连接不牢固或出现破损而致气体进入，出现突发呼吸困难、胸闷、气短、咳嗽，严重者可见发绀、血压下降甚至昏迷。立即停止灌流治疗，头低位、左侧卧位吸入高浓度氧气，必要时静脉滴注地塞米松，严重者进行高压氧治疗。

三、血液滤过

血液滤过是模仿肾单位的滤过重吸收原理设计，将患者的动脉血液引入具有良好的通透性并与肾小球滤过膜面积相当的半透膜滤过器中，当血液通过滤过器时，血浆内的水分就被滤出，类似肾小球滤过，以达到清除潴留于血中过多的水分和溶质的目的。

【适应证】

1. 急、慢性肾衰竭。
2. 肝肾综合征。
3. 顽固性高血压。
4. 低血压和严重水、钠潴留。
5. 尿毒症性心包炎。
6. 肝昏迷。

【禁忌证】

无绝对禁忌证，相对禁忌证如下：①严重感染可引起播散。②出血。③严重心功能不全伴有休克、低蛋白血症、严重的低氧血症。④严重低血压或休克。

【操作方法】

1. 患者准备　操作前应先让患者签署深静脉置管同意书，并进行深静脉置管术。充分告知患者及家属。

2. 用物准备　血液滤过器、血液滤过管路、安全导管（补液装置）、穿刺针、无菌治疗巾、生理盐水、一次性冲洗管、消毒物品、止血带、一次性手套、透析液等。

3. 操作步骤

（1）开机自检：①检查透析机电路连接是否正常。②打开机器电源总开关。③按照要求进行机器自检。

（2）血液滤过器和管路的安装：①检查血液滤过器及管路有无破损，外包装是否完好；查看有效日期、型号。②按照无菌原则进行操作。③安装管路顺序按照体外循环的血流方向依次安装。④置换液连接管安装按照置换液流向顺序安装。

（3）密闭式预冲：①静脉端向上安装血液滤过器，滤出液口放置在滤器上方。②启动透析机血泵 80 ～ 100mL/min，用生理盐水先排净管路和血液滤过器血室气体。生理盐水流向为动脉端→透析器→静脉端，不得逆向预冲。③机器在线预冲：通过置换液连接管使用机器在线产生的置换液按照体外循环血流方向密闭冲洗。④生理盐水预冲量应严格按照血液滤过器说明书中的要求；若需要进行闭式循环或肝素生理盐水预冲，应在生理盐水预冲量达标后再进行。⑤推荐预冲生理盐水直接流入废液收集袋中，并且废液收集袋放于机器液体架上，不得低于操作者腰部以下；不建议预冲生理盐水直接流入开放式废液桶中。⑥冲洗完毕后根据医嘱设置治疗参数。

（4）建立体外循环（上机）

1）血管通路准备

①动静脉内瘘穿刺：A. 检查血管通路有无红肿、渗血、硬结，并摸清血管走向和搏动。B. 选择穿刺点后，用碘伏消毒穿刺部位。C. 根据血管的粗细和血流量要求等选择穿刺针。D. 采用阶梯式、纽扣式等方法，以合适的角度穿刺血管。先穿刺静脉，再

穿刺动脉，动脉端穿刺点距动静脉内瘘口 3cm，以动静脉穿刺点的距离 10cm 以上为宜，固定穿刺针。E. 根据医嘱推注首剂量肝素（使用低分子肝素作为抗凝剂，应根据医嘱上机前静脉一次性注射）。

②中心静脉留置导管连接：A. 准备碘伏消毒棉签和医用垃圾袋。B. 打开静脉导管外层敷料。C. 患者头偏向对侧，将无菌治疗巾垫于静脉导管下。D. 取下静脉导管内层敷料，将导管放于无菌治疗巾上。E. 分别消毒导管和导管夹子，放于无菌治疗巾内。F. 先检查导管夹子处于夹闭状态，再取下导管肝素帽。G. 分别消毒导管接头。H. 用注射器回抽导管内封管肝素，推注在纱布上检查是否有凝血块，回抽量为动、静脉管各 2mL 左右。如果导管血流不畅时，认真查找原因，严禁使用注射器用力推注导管腔。I. 根据医嘱从导管静脉端推注首剂量肝素（使用低分子肝素作为抗凝剂，应根据医嘱上机前静脉一次性注射），连接体外循环。J. 医疗污物放于医疗垃圾桶中。

2）血液滤过中的监测

①体外循环建立后，立即测量血压、脉搏，询问患者的自我感觉，详细记录在血液滤过记录单上。

②自我查对：A. 按照体外循环管路走向的顺序，依次查对体外循环管路系统各连接处和管路开口处，未使用的管路开口应处于加帽密封和夹闭管夹的双保险状态。B. 根据医嘱查对机器治疗参数。

③双人查对：自我查对后，与另一名医务人员同时再次查对上述内容，并在治疗记录单上签字。

④血液滤过治疗过程中，每小时 1 次仔细询问患者自我感觉，测量血压、脉搏，观察穿刺部位有无渗血、穿刺针有无脱出移位，并准确记录。

⑤如果患者血压、脉搏等生命体征出现明显变化，应随时监测，必要时给予心电监护。

（5）回血下机

1）基本方法：①消毒用于回血的生理盐水瓶塞和瓶口。②插入无菌大针头，放置在机器顶部。③调整血液流量至 50 ～ 100mL/min。④关闭血泵：夹闭动脉穿刺针夹子，拔出动脉针，按压穿刺部位。⑤拧下穿刺针，将动脉管路与生理盐水上的无菌大针头连接。⑥打开血泵，用生理盐水全程回血。回血过程中，可使用双手揉搓血液滤过器，但不得用手挤压静脉端管路；当生理盐水回输至静脉壶、安全夹自动关闭后，停止继续回血；不宜将管路从安全夹中强制取出，将管路液体完全回输至患者体内（否则易发生凝血块入血或空气栓塞）。⑦夹闭静脉管路夹子和静脉穿刺针处夹子，拔出静脉针，压迫穿刺部位 2 ～ 3 分钟。用弹力绷带或胶布加压包扎动、静脉穿刺部位 10 ～ 20 分钟，检查动、静脉穿刺针部位无出血或渗血后松开包扎带。⑧整理用物，测量生命体征，记录治疗单，签名。⑨治疗结束嘱患者平卧 10 ～ 20 分钟，确认患者生命体征平稳，穿刺部位无出血，听诊内瘘杂音良好。⑩向患者交代注意事项，送患者离开血液净化中心。

2）推荐密闭式回血下机：①调整血液流量至 50 ～ 100mL/min。②打开动脉端预冲侧管，用生理盐水将残留在动脉侧管内的血液回输到动脉壶。③关闭血泵，靠重力将动脉侧管近心侧的血液回输入患者体内。④夹闭动脉管路夹子和动脉穿刺针处夹子。⑤打开血泵，用生理盐水全程回血。回血过程中，可使用双手揉搓滤器，但不得用手挤压静脉端管路。当生理盐水回输至静脉壶、安全夹自动关闭后，停止继续回血。不宜将管路从安全夹中强制取出，将管路液体完全回输至患者体内（否则易发生凝血块入血或空气栓塞）。⑥夹闭静脉管路夹子和静脉穿刺针处夹子。⑦先拔出动脉内瘘针，再拔出静脉内瘘针，压迫穿刺部位 2 ～ 3 分钟。用弹力绷带或胶布加压包扎动、静脉穿刺部位 10 ～ 20 分钟，检查动、静脉穿刺针部位无出血或渗血后松开包扎带。⑧整理用物，测量生命体征，记录治疗单，签名。

【操作后处理】

治疗结束嘱患者平卧 10 ～ 20 分钟，确认患者生命体征平稳，穿刺点无出血，听诊内瘘杂音良好。向患者交代注意事项，送患者离开血液净化中心。

【并发症】

1. 置换液污染。
2. 氨基酸与蛋白质丢失。
3. 激素丢失。
4. 血压下降。

（范腾　李尊江）

第八节　导尿术

导尿的目的是为尿潴留患者引流出尿液，以减轻痛苦；协助临床诊断，如留取未受污染的尿标本做细菌培养，测量膀胱容量、压力及检查残余尿，进行尿道或膀胱造影等；为膀胱肿瘤患者进行膀胱腔内化疗。

【适应证】

1. 尿潴留减压。
2. 昏迷、尿失禁、会阴部有损伤的患者保持会阴部清洁、干燥。
3. 留取无菌尿标本。
4. 手术中或危重患者监测尿量。
5. 膀胱内灌注药物进行治疗。
6. 尿流动力学检查、测定膀胱容量、压力及残余尿量。
7. 膀胱尿道造影、冲洗。
8. 盆腔、腹腔手术前准备。

【禁忌证】

1. 急性尿路感染、急性尿道炎、急性前列腺炎、前列腺肥大插管困难。
2. 尿道术后、骨盆骨折、尿道损伤应咨询专科医生。
3. 女性月经期。

【操作方法】

1. 患者准备 核对患者情况，了解生命体征及病情变化情况。

2. 用物准备 尿管1条，成年男性12～16Fr，成年女性14～18Fr；导尿包1个（内有治疗巾、导尿管、导尿夹、镊子、无菌手套、引流袋、液体推注器、纱布片、试管、消毒海绵、液状石蜡、棉球和弯盘等）。

3. 操作步骤

（1）患者取仰卧位，用0.1%苯扎溴铵冲洗消毒尿道外口、阴茎（女性消毒阴唇、阴道前庭）。

（2）戴无菌手套，铺无菌洞巾，将尿道外口露出。

（3）操作者左手执阴茎（女性则分开阴唇），显露尿道外口，右手持无菌镊子夹住涂以无菌液状石蜡的导尿管端4～6cm处缓缓插入尿道，至有尿液流出后再插入5～7cm。男性患者导尿时应将阴茎向上提起，使耻骨前弯变直消失，便于插入尿管。需做细菌培养者取中段尿于无菌试管中送检。

【操作后处理】

膀胱内潴留尿量超过1000mL时，应分次放尿，不宜一次全部排空，以免膀胱骤然减压引起虚脱或出血。

【并发症的预防与处理】

1. 感染 保持尿管引流通畅，同时给予抗感染治疗。

2. 尿道损伤 留置导尿2周，防止发生尿道狭窄，必要时请泌尿科会诊。

3. 漏尿 保持尿管通畅，更换更大型号的尿管，气囊内增加注水至10～15mL。

（范腾　孙淑梅）

第九节　急诊内镜技术

一、纤维胃、肠镜

纤维胃镜是用导光玻璃纤维束制成的胃镜，从口腔插入通过食管进入胃部。它具有柔软可曲，冷光光源，窥视清晰、直接，操作安全等优点。纤维肠镜为结肠镜的一种，由光学玻璃纤维和内镜体及附件构成，可对全结肠进行直视观察，适用于检查结肠内疑有息肉、肿瘤、溃疡、炎症、不明原因出血灶等病变。

【适应证】

1. 纤维胃镜检查的适应证

（1）凡疑有食管、胃及十二指肠疾病。

（2）胸骨后疼痛、烧灼感及吞咽困难，疑有食管疾病者。

（3）上腹不适，疑为上消化道病变，临床又不能确诊者。

（4）急性及原因不明的慢性上消化道出血。

（5）X线检查发现胃部病变不能明确性质者。

（6）需要随诊的病变，如溃疡、萎缩性胃炎、癌前病变、术后胃等。

（7）疑有食管癌和胃癌患者，胃镜可提高诊断准确率，发现早期病历，并可进行治疗。

（8）胃镜可诊断上消化道息肉及隆起性病变，并进行治疗。

（9）需要通过内镜进行治疗者。

2. 纤维肠镜检查的适应证

（1）便血原因待查。

（2）排便异常，如慢性腹泻或长期进行性便秘。

（3）X线钡剂灌肠检查结果阴性，但有明显的肠道症状，尤其疑有恶变者，或X线钡剂检查异常，但不能定性者。

（4）乙状结肠镜检查未发现病变或病变性质未明者。

（5）腹部包块，尤其下腹部包块需明确诊断者。

（6）不明原因的消瘦、贫血。

（7）结肠切除术后，需要检查吻合口情况者。

（8）需行结肠腔内手术、激光治疗者，如结肠息肉切除术。

【禁忌证】

1. 纤维胃镜检查的禁忌证

（1）严重心脏病，如严重心律失常、心肌梗死活动期、重度心力衰竭。

（2）严重肺部疾病，如哮喘、呼吸衰竭不能平卧者。

（3）精神失常不能合作者。

（4）食管、胃、十二指肠穿孔的急性期。

（5）急性重症咽喉疾患内镜不能插入者。

（6）腐蚀性食管损伤的急性期。

2. 纤维肠镜检查的禁忌证

（1）肛门、直肠有严重的化脓性炎症，或疼痛性病灶，如肛周脓肿、肛裂等。

（2）各种急性肠炎、严重的缺血性疾病及放射性结肠炎，如细菌性痢疾活动期、溃疡性结肠炎急性期，尤其是暴发型者。

（3）妇女妊娠期、曾做过盆腔手术及患盆腔炎者，应严格掌握适应证，慎重进行。妇女月经期一般不宜做检查。

（4）腹膜炎、肠穿孔、腹腔内广泛粘连及各种原因导致的肠腔狭窄者。

（5）肝硬化腹水、肠系膜炎症、腹部大动脉瘤、肠管高度异常屈曲及癌肿晚期伴有腹腔内广泛转移者。

（6）体弱、高龄病例及有严重的心脑血管疾病，对检查不能耐受者，监察时必须慎重。小儿及精神病患者不宜施行检查，必要时可在全麻下施行。

【操作方法】

1. 纤维胃镜检查

（1）患者准备：①了解患者病史及各种检查结果，向患者解释操作目的，并取得其合作。②检查前禁食8小时，已做钡餐检查者，最好3天后再做纤维胃镜检查。③幽门梗阻者须洗胃，出血多者也需用冷盐水或100mL盐水加去甲肾上腺素8mg洗胃后再进行检查。④术前20分钟肌注阿托品0.5mg，但青光眼患者禁用，必要时肌注安定10mg，目前倾向于术前不用药。⑤咽部局麻，用4%利多卡因喷雾麻醉，每隔3~5分钟1次，共喷3次，每次喷完嘱患者下咽。

（2）用物准备：器械检查首先取出胃镜，检查软管是否光滑无折，然后将冷光源接上电源，接好地线，插上纤维胃镜的导光缆，安装送水瓶、吸引器及脚踏开关，然后开启电源，指示灯应立即发亮，试调镜头上下左右弯曲的角度，送水、送气吸引是否通畅，观察视野是否完整清晰，检查活检等附件性能是否正常。

（3）操作步骤

1）体位：患者取左侧卧位，颈部垫枕，头稍后仰。松开腰带及衣领，口边下放置弯盘，有活动性假牙应取下，嘱患者咬住牙垫。

2）操作者左手持操纵部调整角钮方向，右手持胃镜可曲部，将镜端自牙垫中插入至咽后壁，并嘱患者进行吞咽动作，顺势轻柔插入患者喉部到达食管上端（图2-15）。

3）在直视下由食管通过贲门进入胃腔，再经幽门、十二指肠，在退镜时详细观察各部情况，观察顺序依次为十二指肠、幽门、胃窦、胃角、胃体、胃底、贲门、食管。

4）当腔内充气不足而黏膜贴近镜面时，可少量间断注气，当物镜被沾污时，可少量充水清洗镜面，必要时也可抽气或吸引液体。

5）观察完毕，可进行病变部位的摄影、活体组织检查及细胞学的取材。

2. 纤维肠镜检查

（1）患者准备

1）检查前一日不要吃富含纤维的蔬果，检查

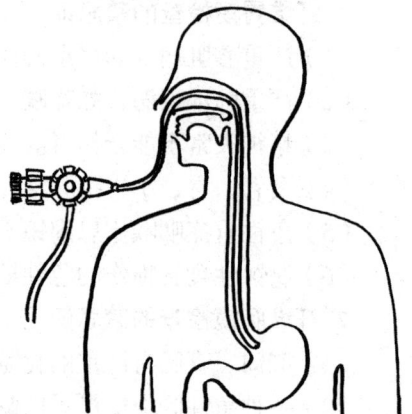

图2-15　胃镜检查

当日禁食。

2）肠道清洁：按医嘱进行肠道准备，口服药物清洁肠道者，服药后要多饮水，最后排出大便呈清水或淡黄色、无粪渣为最佳的肠道清洁效果。

（2）用物准备：检查软管是否光滑无折，然后将冷光源接上电源，接好地线，插上纤维肠镜的导光缆，安装送水瓶、吸引器及脚踏开关，然后开启电源，指示灯应立即发亮，试调镜头上下左右弯曲的角度，送水、送气吸引是否通畅，观察视野是否完整清晰，检查活检等附件性能是否正常。

（3）操作步骤：操作者左手握持结肠镜操纵部，左拇指及中指操纵上下左右旋钮，食指按压气、水和吸引按钮，右手握持结肠镜身，以进退内镜及配合旋转镜身。各结肠段插入手法如下。

1）过直乙移行部：患者取左侧卧位，肠镜插入直肠循腔进镜 15cm 左右，相继越过 3 处交错的直肠瓣，便抵达直乙移行部。这时大多数肠管呈顺钟向走行，肠腔弯向左腹侧，少数呈逆钟向走行，肠腔弯向右腹侧。调节镜端进入乙状结肠，钩住直乙交界处皱襞，拉直镜身，再循腔进镜，到达乙降移行部。

2）过乙降移行部：抵达乙降移行部时，看清肠腔并调节镜端弯向降结肠，边钩拉边顺钟向旋镜，可顺利通过乙降移行部，进入降结肠，直达脾曲。如镜端抵达乙降移行部时，由于乙状结肠、降结肠弯曲角度小，不能继续前进，可嘱患者转右侧卧位，同时配合逆钟向旋镜，使乙降移行部角度增大为钝角，前方肠腔清晰可见，采用循腔边进镜结合边拉镜的手法，顺利到达降结肠、脾曲。如进镜中虽可见降结肠腔，甚至继续插镜亦能前进，但由于乙状结肠襻曲增大，系膜过度牵拉，患者疼痛难忍，常提示肠襻形成 P 型走向，应顺钟向旋镜、拉镜，使肠管缩短拉直，解除襻曲，再采用缓慢进镜退镜法，即匍匐前进法，可使进镜的力能传向镜端，到达降结肠、脾曲。乙状结肠除直乙移行部和乙降移行部较固定外，其余部位呈游离状态，生理长度仅十几厘米，伸展时可达 100cm 左右，操作时可根据肠腔走向及具体情况采用以上相应手法以便顺利通过（图 2-16）。

3）过脾曲：横结肠开口大多位于脾曲盲端稍下方内侧壁，较少在前壁或外侧壁。将镜头对准开口插入 10～15cm 后再钩拉，结合顺钟向旋镜，拉直了镜身，横结肠与降结肠角度增大，再进镜时脾曲成为力的支点而顺利插入横结肠纵深部。进入横结肠后，只要时刻注意拉直镜身，使肠管套叠于镜身，顺钟向旋镜可解除镜身在乙状结肠形成的襻曲。如此反复推进直达肝曲。

4）过肝曲：肝曲至升结肠走向为先向上，再向后，最后向右后、向下弯曲。取左侧卧位，调节角度钮使镜端向上（向右上腹方向），结合顺钟向旋镜，稍进镜后即见到升结肠开口，镜端弯向升结

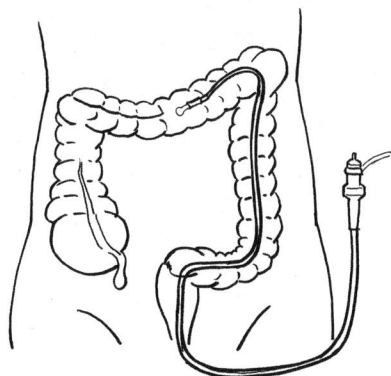

图 2-16　肠镜操作步骤

肠后，钩住皱襞拉直镜身，易于插入升结肠。

5）过升结肠：进入升结肠后，稍进镜或采用吸引法即达回盲部，但有时进镜时不见肠腔前进或反而后退，说明镜身已形成大的襻曲，这时可先拉直镜身并取右侧卧位，再插镜，使镜身在肠腔内呈"∩"形，这样在插镜时，肝曲、脾曲就成为力的两个支点，插镜的力就能传向镜端，到达回盲部。

6）过回盲瓣：通常将镜头对准回盲瓣开口即可插入回肠；如瓣口朝向盲端，则需将镜头插至盲肠末端，再调节角度钮使镜端弯向回盲瓣口侧，缓慢退镜，当镜头退至瓣口时，镜头便滑入回肠内。

【操作后处理】

胃镜检查后，患者坐起，并吐出唾液，由于检查时注入一些空气，虽然在退镜时已吸出，但有的人仍有腹胀感、嗳气很多。因为麻醉作用未消失，过早吃东西容易使食物进入气管，故宜检查后 2 小时待咽部麻醉药作用消失后再试吃流质食物。在 1～4 天内，患者可能感到咽部不适或疼痛，但无碍于饮食，大多数人可照常工作，病情较重者可予休息；驾驶员当日不能单独驾驶。做胃镜检查最好有家属陪同，检查结束后护送回家。肠镜检查结束后，一般患者即可进食，或遵医嘱进食。

【并发症的预防与处理】

1. 纤维胃镜检查

（1）咽喉部疼痛或腭弓血肿：主要是局麻不充分，插管时局部机械刺激，造成黏膜损伤。

（2）腹胀、腹痛：检查时间太长，反复注气过多，使气体一部分进入小肠。

（3）心脏方面：心律失常，少数发生心肌梗死，甚至心跳骤停。

（4）食管或胃穿孔：多由操作粗暴引起，一般很少见。

（5）出血：由胃镜对胃黏膜的擦伤或黏膜活检引起，一般很少见。当患者发生剧烈恶心时也可因贲门黏膜撕裂症而发生大出血。

2. 纤维肠镜检查

（1）肠穿孔：一般极少见，可发生于诊断性检查及高频电凝息肉切除术后，应注意预防。操作时要轻柔，避免盲目插镜。电凝切除息肉者肠道准备要严格，凝切电位指数要适当。

（2）出血：亦较少见，主要发生于高频电凝切除术后。

二、纤维支气管镜

支气管镜检查是将细长的支气管镜经口或鼻置入患者的下呼吸道，即经过声门进入气管和支气管及更远端，直接观察气管和支气管的病变，并根据病变进行相应的检查和治疗。纤维支气管镜为软性支气管镜的一种，另一种为电子支气管镜。

【适应证】

1. 不明原因的咯血、血痰、长期顽固性咳嗽、声带麻痹和气道阻塞需明确诊断和出血部位者。

2. 胸部 X 线检查发现阴影，阻塞性肺炎及肺不张，或痰瘤细胞阳性而 X 线胸片无异常者。

3. 诊断不明的支气管、肺脏疾患，需做支气管活检或肺活检者。

4. 肺叶切除前后检查，以确定手术切除范围和判断手术效果。

5. 需做叶、段支气管选择性碘油造影。

6. 用于协助，如吸痰排除呼吸道分泌物，取出气管内较小异物，向病变的肺叶或肺段支气管内注药。

【禁忌证】

1. 上呼吸道及肺部急性炎症，如晚期肺结核或喉结核等。

2. 心肺功能不全、严重高血压、体力极度衰竭、主动脉瘤及严重出血倾向或凝血障碍。

3. 新近有支气管哮喘或正在大咯血者，宜再缓解 2 周进行检查。

4. 喉及气管有狭窄，且呼吸困难者。

【操作方法】

1. 患者准备

（1）了解患者病史及各种检查结果，向患者解释操作目的，并取得其合作。

（2）检查前禁食 4 小时。

（3）取下活动假牙。

2. 用物准备

（1）术前半小时肌注阿托品 0.5mg 或同时肌注安定 5 ～ 10mg。

（2）准备氧及必需的急救品。

（3）纤维支气管镜。

3. 操作步骤

（1）用 1% 地卡因喷雾鼻腔、咽部、声门，间歇 5 ～ 10 秒，连续 3 次，1% 利多卡因 5mL 做环甲膜穿刺注入。检查过程中，还可用 0.5% 地卡因在喉头、气管、左右支气管及活检部位滴入。

（2）患者一般取仰卧位，术者在窥视下由患者的鼻孔插入，看清声门，待声门开大时将支气管镜送入气管，缓慢前进，先查健侧再查病侧，及时吸出呼吸道分泌物，看清病变的部位范围及形态特征后，可以照相及采取活体组织，或用细胞刷刷取分泌物及脱落细胞，制成薄片，立即送检。

（3）如有大出血，局部滴 1：2000 肾上腺素 2mL 左右，止血后方可取镜。

（4）密切观察患者全身状况，必要时给氧。

（5）观察完毕，可进行病变部位的摄影、活体组织检查及细胞学的取材。

【操作后处理】

1. 术后禁食 2 小时。

2. 术后有声嘶及咽部疼痛者，可予蒸汽吸入。

3. 一般不用抗生素，若肺活检或术后发热，可适当应用抗生素。

【并发症】

1. 麻醉药品过敏。

2. 喉头痉挛或支气管痉挛。

3. 加重缺氧。

4. 出血。

（范腾　黄建慧）

第十节　清创、缝合技术

清创、缝合技术是对新鲜开放性污染伤口进行清洗去污、清除血块和异物、切除失去生机的组织、缝合伤口，使之尽量减少污染，甚至变成清洁伤口，达到一期愈合，有利受伤部位的功能和形态的恢复。

【适应证】

1. 开放性损伤，伤后 6～8 小时者。

2. 伤口污染较轻，不超过伤后 12 小时者。

3. 头面部伤后 24 小时内可行清创术。

【禁忌证】

化脓感染伤口不宜缝合。

【操作方法】

1. 患者准备　告知患者进行清创、缝合术，签署知情同意书，选择舒适体位。

2. 用物准备　消毒钳、持针器、镊子（有齿及无齿镊）、缝合线、剪刀、引流条或橡皮膜、外用生理盐水、纱布、棉垫、绷带、胶布、75% 乙醇、无菌手套等。

3. 操作步骤

（1）清洗去污：分清洗皮肤和清洗伤口两步。

1）清洗皮肤：用无菌纱布覆盖伤口，再用汽油或乙醚擦去伤口周围皮肤的油污。术者按常规方法洗手、戴手套，更换覆盖伤口的纱布，用软毛刷蘸消毒皂水刷洗皮肤，并用冷开水冲净。然后换另一只毛刷再刷洗一遍，用消毒纱布擦干皮肤。两遍刷洗共约10分钟。

2）清洗伤口：去掉覆盖伤口的纱布，以生理盐水冲洗伤口，用消毒镊子或小纱布球轻轻除去伤口内的污物、血凝块和异物（图 2-17）。

（2）清理伤口

1）施行麻醉，擦干皮肤，用碘酊、酒精消毒皮肤，铺盖消毒手术巾准备手术。术者重新用酒精或新洁尔灭液泡手，穿手术衣，戴手套后即可清理伤口。

2）对浅层伤口，可将伤口周围不整皮肤缘切除 0.2～0.5cm（图 2-18），切面止血，消除血凝块和异物，切除失活组织和明显挫伤的创缘组织（包括皮肤和皮下组织等），并随时用无菌盐水冲洗。

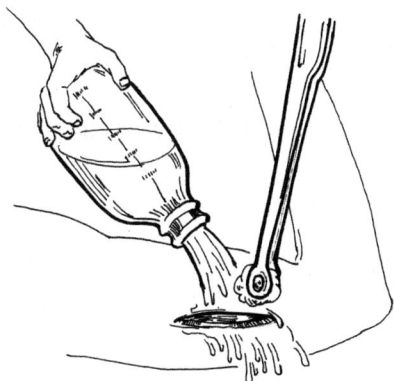

图 2-17　清洗伤口

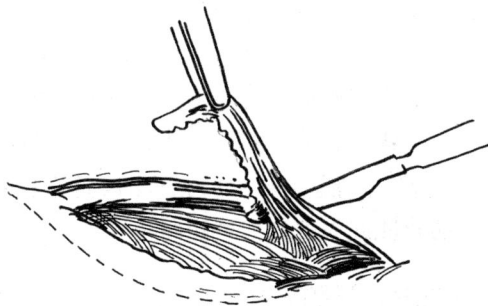

图 2-18　切除创缘

3）对深层伤口，应彻底切除失活的筋膜和肌肉（肌肉切面不出血，或用镊子夹镊不收缩者，表示已坏死），但不应将有活力的肌肉切除，以免切除过多影响功能。为了处理较深部伤口，有时可适当扩大伤口和切开筋膜，清理伤口，直至比较清洁和显露血循环较好的组织。

4）如同时有粉碎性骨折，应尽量保留骨折片；已与骨膜游离的小骨片则应予清除。

5）浅部贯通伤的出入口较接近者，可将伤道间的组织桥切开，变两个伤口为一个。如伤道过深，不应从入口处清理深部，而应从侧面切开处清理伤道。

6）伤口如有活动性出血，在清创前可先用止血钳钳夹，或临时结扎止血。待清理伤口时重新结扎，除去污染线头。渗血可用温盐水纱布压迫止血，或用凝血酶等局部止血剂止血。

（3）修复伤口：清创后再次用生理盐水清洗伤口，再根据污染程度、伤口大小和深度等具体情况，决定伤口是开放还是缝合，是一期还是延期缝合。未超过 12 小时的清洁伤口可一期缝合；大而深的伤口，在一期缝合时应放置引流条（图 2-19）；污染重的或特殊部位不能彻底清创的伤口，应延期缝合，即在清创后先于伤口内放置凡士林纱布条引流，待 4～7 日，如伤口组织红润、无感染或水肿时，再做缝合。头面部血运丰富，愈合力强，损伤时间虽长，只要无明显感染，仍应争取一期缝合。缝合伤口时，不应留有死腔，张力不能太大。对重要的血管损伤应修补或吻合；对断裂的肌腱和神经干应修整缝合。显露的神经和肌腱应以皮肤覆盖；开放性关节腔损伤应彻底清洗后缝合；胸腹腔的开放性损伤应彻底清创后，放置引流管或引流条。

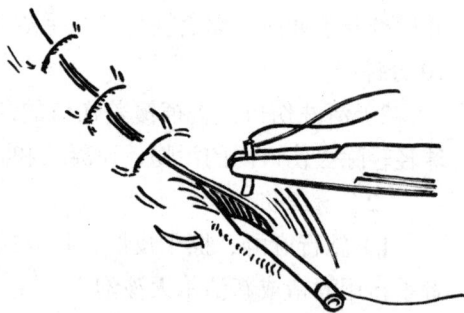

图 2-19 放置引流条

（4）术后处理：注意伤肢血运，合理应用抗生素，注射 TAT（破伤风抗毒素）；在术后 24 ～ 48 小时拔除伤口引流条或引流管；伤口出血或感染时，拆除缝线，检查原因，进行处理。

4. 注意事项

（1）伤口清洗是清创术的重要步骤，必须反复用大量生理盐水冲洗，务必使伤口清洁后再做清创术。选用局麻者，只能在清洗伤口后麻醉。

（2）清创时既要彻底切除已失去活力的组织，又要尽量爱护和保留存活的组织，这样才能避免伤口感染，促进愈合，保存功能。

（3）组织缝合必须避免张力太大，以免造成缺血或坏死。

（4）对复杂损伤，切勿过分注意局部处理，而忽视全身情况，疑有内脏损伤时尤应注意，防止顾此失彼，失去抢救生命的机会。

【并发症的预防与处理】

1. 体液和营养代谢失衡　术后应严密观察患者，注意病情变化，根据情况进行补液、纠正电解质及酸碱平衡失调、营养支持等处理。

2. 感染加重　注意观察伤口情况，如出现局部严重感染、感染加重、化脓或引流不畅，应及时扩大伤口引流，同时给予有效抗生素治疗。

3. 伤肢坏死或功能障碍　术后注意末梢血循环，及早进行功能锻炼及康复训练。

（唐楚岳　黄晶一）

第十一节　中枢神经系统急救技术

一、脑室外引流术

脑室外引流术是对某些颅内压增高患者进行急救和诊断的措施之一，通过穿刺引流，放出脑脊液以抢救脑疝危象，同时有效地减轻肿瘤液、炎性液、血性液对脑室的刺激，缓解症状，为持续抢救和治疗赢得时间。

【适应证】

1. 因脑积水引起严重颅内压增高的患者，病情重危甚至发生脑疝或昏迷时，先采用脑室穿刺和引流，作为紧急减压抢救措施，为进一步检查治疗创造条件。

2.脑室内有出血的患者，穿刺引流血性脑脊液可减轻脑室反应及防止脑室系统阻塞。

3.开颅术中为降低颅内压，有利于改善手术区的显露，常穿刺侧脑室，引流脑脊液。术后尤其在颅后窝术后，为解除反应性颅内高压，也常用侧脑室外引流。

4.向脑室内注入阳性对比剂或气体做脑室造影。

5.引流炎性脑脊液，或向脑室内注入抗生素治疗室管膜炎。

6.向脑室内注入靛胭脂 1mL 或酚磺酞 1mL，可以鉴别是交通性或是梗阻性脑积水。

7.做脑脊液分流手术，放置各种分流管。

8.抽取脑室液做生化和细胞学检查等。

【禁忌证】

1.硬脑膜下积脓或脑脓肿患者，脑室穿刺可使感染向脑内扩散，且有脓肿破入脑室的危险。

2.脑血管畸形，特别是巨大或高流量型或位于侧脑室附近的血管畸形患者，脑室穿刺可引起出血。

3.弥散性脑肿胀或脑水肿、脑室受压缩小者，穿刺困难，引流也很难奏效。

4.严重颅内高压，视力低于 0.1 者，穿刺需谨慎，因突然减压有失明危险。

【操作方法】

1.患者准备　剃去全部头发，术前应禁食 4～6 小时，肌注苯巴比妥 0.1g（儿童酌减），签署知情同意书。

2.用物准备　安多福、75% 酒精、颅骨钻、脑室穿刺引流包、无菌引流袋、硅胶导管等。

3.操作步骤

（1）颅骨钻孔穿刺法

1）用龙胆紫或亚甲蓝液在头皮上画出正中矢状线，再以选定的穿刺点为中点画出头皮切口线（图2-20），切口长度一般为3cm。皮肤以 3% 碘酊及 75% 乙醇或皮肤消毒液两次消毒，覆以无菌手术巾，并用切口膜或缝线固定于头皮上。

2）用 0.5% 普鲁卡因做局麻。全层切开头皮及骨膜，用骨膜剥离器向两侧分离后，以乳突牵开器牵开。做颅骨钻孔。电灼硬脑膜后以"十"字形切开。

3）以脑室穿刺针或带芯引流管经电凝过的皮质按预定方向穿刺入侧脑室。针头或引流管穿过脑室壁时可感到阻力突然减小，拔出针芯可见脑脊液流出

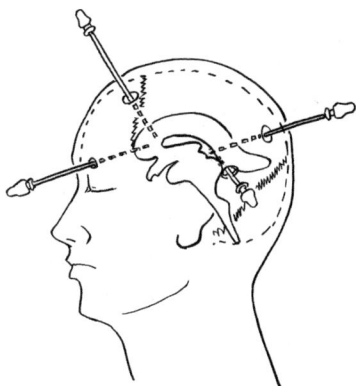

图 2-20　穿刺点选择

（图 2-21）。如需保留导管引流，则用镊子固定引流管，以中号丝线将引流管结扎固定于头皮上（图 2-22）。

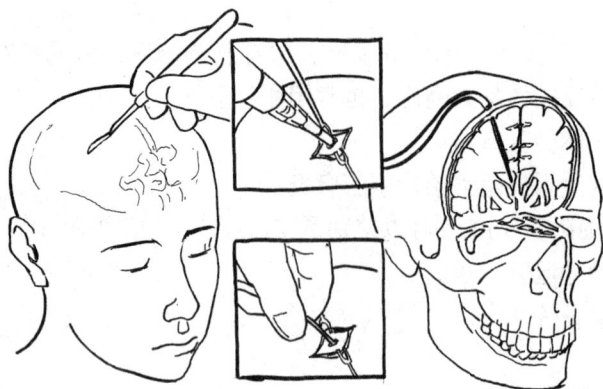

图 2-21　穿刺针穿刺

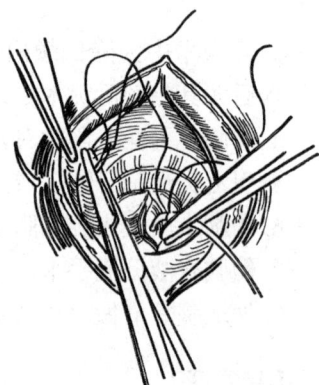

图 2-22　固定引流管

4）间断缝合帽状腱膜和皮肤切口。引流管接消毒过的脑室引流瓶。切口及引流管各连接处以消毒纱布妥善包扎，防止污染（图 2-23）。

（2）颅锥穿刺法：为减少手术创伤，近年来有人提倡用细孔锥颅穿刺。锥颅工具有普通手摇钻或专门设计的颅锥，现以上海长征医院设计的套式颅锥为例介绍其操作方法。套式颅锥由带有 T 形手柄和刻度的三刃颅锥及 3/4 开槽的套管和固定螺旋三部分组成（图 2-24）。

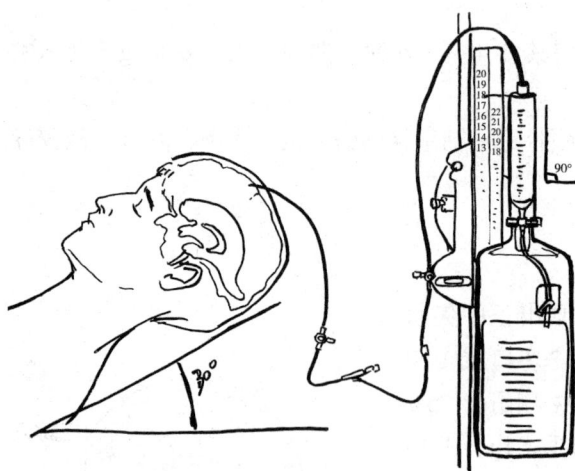

图 2-23　接引流瓶

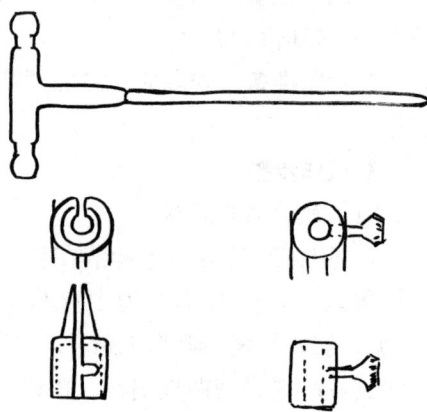

图 2-24　套式颅锥

1）在头皮上标出穿刺点后，常规消毒、铺巾、麻醉。以尖刀在头皮上刺一小孔。根据 X 线片测出的颅骨厚度，将套管用固定螺旋固定在颅锥的相应部位，用颅锥连同套管锥透颅骨和硬脑膜（图 2-25）。

2）拔出颅锥，保留套管。将带芯脑室引流管按穿刺方向经套管插入脑室，待有脑脊液流出后，拔出套管（图 2-26）。引流管固定于头皮上，接脑室引流瓶。此法不需切开头皮钻颅，简便快速，损伤小。锥颅后拔出颅锥，保留套管在骨孔内，可防止头皮软组织与骨孔错位，穿刺针或引流管可沿套管顺利穿入脑室，避免了一般细孔锥颅的缺点。

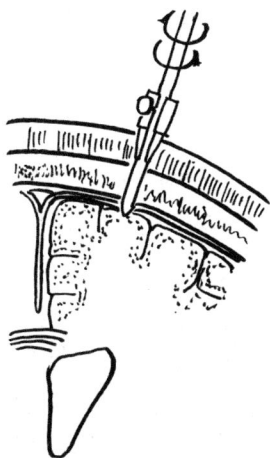

图 2-25　插入颅锥　　　　　　　　　　　图 2-26　拔出套管

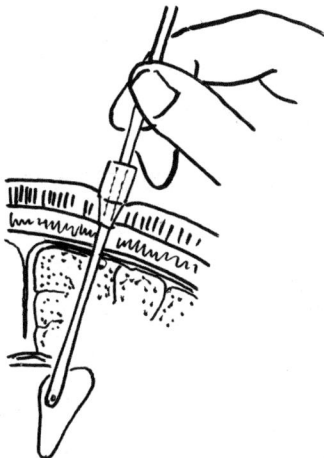

（3）经眶穿刺：用于无颅锥但需行紧急穿刺放出脑脊液降压者。常规消毒、铺巾、局麻后，在眶上缘中点下后 0.5cm 皮肤处用尖刀刺一孔，用小圆凿或斯氏钉或克氏针凿穿眶上壁，换用脑室穿刺针或腰穿刺针，按穿刺方向穿刺进入侧脑室前角底。

（4）经前囟穿刺：适用于前囟未闭的婴幼儿。穿刺点在前囟侧角的最外端，用腰椎穿刺针在局麻下穿刺，不切开头皮。其穿刺方向：前囟大者平行矢状面，前囟小者针尖略指向外侧。

4. 注意事项

（1）正确选择穿刺部位。前角穿刺常用于脑室造影和脑室引流。经枕穿刺常用于脑室造影、脑室 - 枕大池分流和颅后窝手术中及术后持续引流。侧方穿刺多用于分流术。穿刺部位的选择应考虑病变部位，一般应选择离病变部位较远处穿刺。还应考虑脑室移位或受压变形缩小，两侧侧室是否相通等情况，以决定最佳穿刺部位及是否需双侧穿刺。

（2）穿刺失败最主要的原因是穿刺点和穿刺方向不对，应严格确定穿刺点，掌握穿刺方向。

（3）需改变穿刺方向时，应将脑室穿刺针或导管拔出后重新穿刺，不可在脑内转换方向，以免损伤脑组织。

（4）穿刺不应过急过深，以防损伤脑干或脉络丛而引起出血。

（5）进入脑室后放出脑脊液要慢，以防减压太快引起硬脑膜下、硬脑膜外或脑室内出血。

（6）严格无菌操作，放置脑室引流管应深度适中并固定好，防止脱出，保持通畅。

（7）预防感染，常规应用抗生素，每天更换引流瓶。

（8）引流管高度一般高于脑室水平 10 ~ 15cm，如为血性脑脊液可酌情放低，并注意引流液色泽变化，记录每天引流量。

（9）引流时间一般不超过 1 ~ 2 周。

（10）终止引流前可关闭引流管观察 24 ~ 48 小时，如颅压仍高，可改行内分流术或酌用脱水剂。

【并发症的预防与处理】

1. 脑室内、硬脑膜下或硬脑膜外出血 穿刺或放置引流管时，动作要轻柔、适当。脑室引流速度不可过快，过多过快会引起脑室壁的血管和脉络丛发生渗血。要随时观察脑脊液引流量及颜色，当发现引流出的脑室液有异常改变时，及时行颅脑 CT 扫描。少量出血一般不需要特殊处理，大量出血时可手术探查止血。

2. 急性脑水肿及颅内压突然增高 保持引流管通畅，严格控制每 24 小时脑脊液的生成量（一般可生成 400 ~ 450mL 的脑脊液）。患者的引流量若过少，则无法达到减轻其颅内压力的目的。在移动患者的过程中，必须夹闭引流管，以免其颅内压出现急剧波动的现象。

3. 局部或颅内感染 术前、术中应严格遵守无菌原则，术后常规应用抗感染药物。根据每例患者的具体病情，控制其引流的时间，以防因引流时间过久导致细菌沿管道侵入患者的颅内。

二、颅内血肿穿刺引流术

颅内血肿穿刺引流术指经 CT 定位后将穿刺针准确刺入颅内血肿，利用空针的负压将血肿部分或绝大部分清除，以直接迅速地减少局部机械性压迫及血肿降解物引起的血肿周围脑组织损害，使患者度过脑水肿高峰期，以提高存活率及生活质量。

【适应证】

各类颅内血肿，幕上≥ 30mL，幕下≥ 10mL。

1. 急性硬膜外血肿。

2. 急性硬膜下血肿。

3. 慢性硬膜下血肿。

4. 外伤性脑内血肿。

5. 血管畸形性脑内血肿。

6. 高血压性脑出血。

【禁忌证】

1. 绝对禁忌证

（1）出血时间（发病时间）≤ 2 小时。

（2）严重的血液系统疾病，大剂量抗凝治疗。

（3）全身严重疾病，难以治愈者。

（4）脑疝发生单侧瞳孔散大 ≥ 6 小时，双侧瞳孔散大 ≥ 2 小时。

（5）家属不同意手术，拒绝签字者。

（6）局部头皮严重感染者。

2. 相对禁忌证

（1）严重糖尿病患者。

（2）病变对侧基底节区曾发生脑卒中者。

（3）脑血管淀粉样变者。

（4）散在多发血肿。

【操作方法】

1. 患者准备　查血常规、血生化、X 线胸片、心电图、头颅 CT，备皮，签署手术同意书，控制血压在 150/90mmHg 左右，确保呼吸道畅通，及时吸氧，必要时气管切开，烦躁患者需给予镇静治疗。

2. 用物准备

（1）颅钻，穿刺针具 1 套。

（2）复合液化剂：生理盐水 1 ～ 3mL+ 尿激酶 1 万～ 5 万 U+ 肝素 12500U+ 透明质酸酶 1500U（配成 3 ～ 5mL），用于脑内血肿液化。

（3）单一血肿液化剂：尿激酶 1 万～ 5 万 U+ 生理盐水 3 ～ 5mL，用于脑室血肿、与脑室相通的脑内血肿、急性硬膜外和硬膜下血肿。

3. 操作步骤

（1）根据血肿的部位选择仰卧位或侧卧位。

（2）常规消毒。

（3）穿刺点局部麻醉，2% 利多卡因 5mL 做皮内、皮下、肌肉和骨膜浸润麻醉。

（4）在所需长度钻头上安装限位器，以免钻颅时由于旋转的钻头引起脑组织损伤。穿刺时应尽量避开额窦，在矢状窦、横窦、枕窦、乙状窦旁操作，相距 1.5cm 以上；穿刺点应避开翼点（颧弓上 4cm 太阳穴部位）、中央沟、脑膜中动脉起始部（眼眶外侧）。

（5）血肿的处理：①血肿液态部分的处理：穿刺针到达血肿边缘后，液态部分可自然从连接管流出，一般容易吸出液态部分；用 5mL 注射器抽吸时，若遇到阻力可原位旋转穿刺针，调整针尖侧孔的方向；同时可插入针芯缓慢深入穿刺针，直到血肿中心。逐步深入的目的是尽量将位于血肿边缘的液态和半固态部分吸出。抽吸时不宜用力过猛、负压过大，以免引起再出血或颅内积气。②血肿半固态部分的处理：用 5mL 注射器抽吸 35mL 生理盐水，用适当力度快速推注、缓慢回吸，重复 2 ～ 3 次，正负压力交替在血肿腔内形成压力震荡，可使血肿中央部分破碎形成一个空洞。用 25 ～ 50U/mL 肝素生理盐水液或单纯生理盐水冲洗液，冲洗时必须严格遵循"等量置换"或出多于入的原则。③液态部分和半固态部分的抽吸：控制在血肿量的 30% 左右（较大血肿不超过 15mL），血肿余下部分可通过"等量置换"冲洗液及引流液方法排出。④血肿紧密固态部分的处理：用 3～5mL 血肿液化剂注入管内，液化剂注射后再加注 1.5mL 生理盐水，将保留在管内的液化剂全部注入血肿内，关闭引流管。⑤连接引流器，闭管 4 小时后开放。

（6）冲洗、液化周期：①微创术后，根据复查 CT 的情况，进入重复液化周期。一般第一个 24 小时内，运用上述方法做 3～4 个周期处理。第二个 24 小时酌情使用 2～3 个周期，这样血肿将会在 3 天内基本被清除掉。3～5 天内根据病情拔管，原则上保留引流管时间不超过 6 天。②冲洗方法：忌用暴力，抽吸负压应维持在 0.5～1mL 负压之内，冲洗时以一定力度推注冲洗液，同时观察注入后自引流管流出液体的质和量的情况。

（7）术后处理：复查 CT，通常在术后 12 小时内复查 CT，了解穿刺的位置和残余血肿的情况，确定下一步的治疗方案。如术后情况不稳，应立即复查 CT，调整引流管的位置或再次手术。

（8）术后血肿冲洗液、液化剂的应用：①血肿冲洗液、液化剂配方与术中的配比相同。②冲洗时应保证出入量相等或出量多于入量，"等量交换"。③当冲洗液变清后即停止，经引流管注入液化剂。④注入液化剂、闭管 4 小时后开放，但在闭管 4 小时内，出现病情恶化、颅内压增高表现者，应立即开放引流，查明原因，对症处理。

（9）引流方法：①术中有再出血的病例采用开放式引流，待出血停止后，根据复查 CT 情况，决定是否冲洗和液化血肿。②血肿引流采用低位：与脑室相通的血肿引流或单纯脑室引流应注意抬高引流器高度（引流器顶端高于穿刺点 15cm），以调控颅内压，避免产生低颅压。③一般引流时间 3～7 天，如果病情需要可适当延长。停止引流先挂高引流器或夹闭引流管 1 天，若无颅内压增高表现可最后终止引流。

（10）拔管的指征与方法

1）拔管的指征：①血肿基本清除，无颅压增高症状。②复查 CT，无明显中线结构移位及脑组织受压表现。③引流管与脑室相通，可有大量脑脊液被引流出，如果脑脊液基本变清，可闭管 24 小时而无颅内压升高。④慢性硬膜下血肿微创后，临床症状明显好转，引流液已清，颅内压已平稳，CT 复查示受压脑组织虽未复位，但术后 3～5 天经闭管 24 小时，病情稳定。

2）拔管方法：①严格消毒，无菌下操作。②分段拔管，即每拔出 0.5cm 时，停 1 分钟，无出血时，再拔 0.5cm，直到拔出为止。当发现有新鲜出血时，按再出血处理。

4. 注意事项

（1）抽吸后并发再出血。

（2）尿激酶可以每天注入 1～2 次，每次注入后夹闭引流 1～4 小时再抽。

（3）术后 24 小时内应常规复查 CT。

【并发症的预防与处理】

1. 再出血 ①抽吸负压不能太大，抽吸过程中应有一定间歇，避免血肿腔内压力在短时间内下降得过快；在使用血肿液化剂冲洗时应特别注意"等量交换"，随时注意引流管内的液面高度应高于穿刺点 10cm。②手术必须精确定位。③急性脑出血早期血压升高，是一种代偿性反应，颅压降低后血压有所下降。发病 7 ～ 14 天，血压趋向正常。因此，急性脑出血后应首先降颅压；对于静脉降压药，在脑出血急性期应慎用。

2. 感染 术前、术中应严格遵守无菌原则，术后常规应用抗感染药物。

（唐楚岳 曾慧珍）

第二篇 中医急救

第三章 中医急救常用技术 ▷▷▷▷

第一节 针刺疗法

针刺疗法是用针具刺入穴位，通过经络的调节作用而达到治疗疾病的目的，主要包括普通针刺、平衡针、颊针、腹针、火针、三棱针等。

【适应证】

本法适用范围广泛，应用于临床各科，对高热、昏迷、晕厥、中风、痛证、抽搐等内科急症，常有急救之功。

【禁忌证】

自发性出血、皮肤感染、溃疡、瘢痕、肿瘤的部位，以及孕妇的腹部、腰骶部均禁针。

【操作方法】

1. 针具选择 根据患者病情、年龄、胖瘦、体质、施术部位等因素选择适宜的针具。一般而言，年轻、体壮、肥胖、病位较深、肌肉丰厚的腧穴，宜选较粗、较长的毫针；老幼、体弱、形瘦、病位较浅、肌肉浅薄部位的腧穴，宜选较细、较短的毫针。

2. 体位选择 临床上选择体位，应以医生取穴准确、操作方便，患者感觉自然舒适，能够持久留针为原则，同时还要注意对初诊、精神紧张或年老、体弱患者的体位选择。病重者，最好选择仰卧位，以防晕针。选穴处方时尽可能采用一种体位取穴针刺（图 3-1 ～图 3-6）。

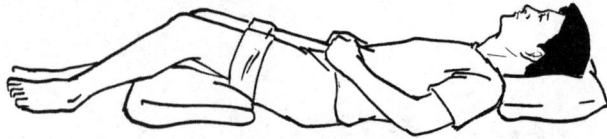

图 3-1　仰卧位

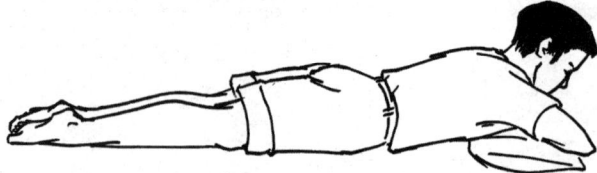

图 3-2　俯卧位

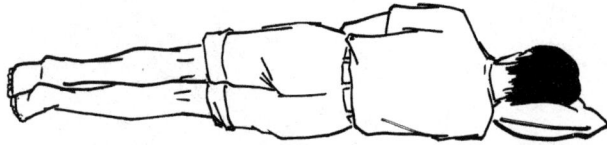

图 3-3　侧卧位

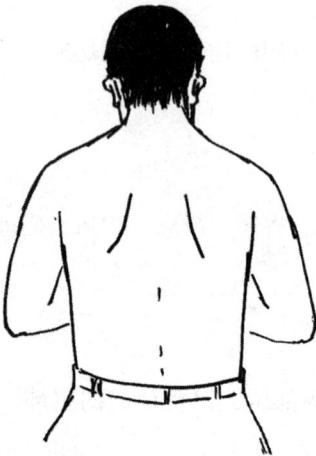

图 3-4　俯伏坐位

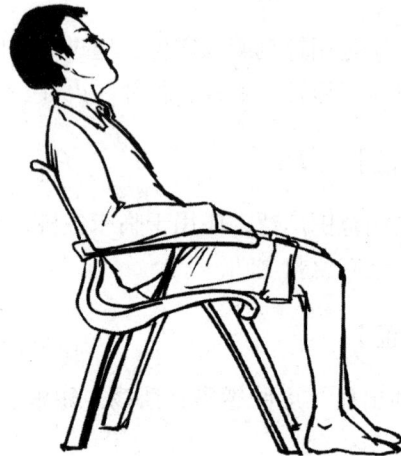

图 3-5　仰靠坐位

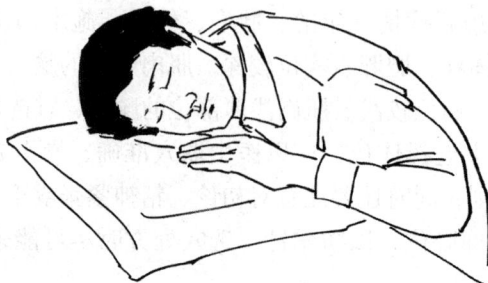

图 3-6　侧伏坐位

3. 针刺方法

（1）毫针操作时，一般是将医者持针施术的手称"刺手"，按压穴位局部的手称"押手"（图 3-7）。持针姿势主要是以拇、食、中三指夹持针柄，拇指指腹与食、中指指腹相对，其状如握毛笔（图 3-8）。刺手与押手应协同操作，紧密配合。进针方式可采用单手进针法、双手进针法（包括指切进针法、舒张进针法、提捏进针法、夹持进针法）、管针进针法等。（图 3-9 ～图 3-14）

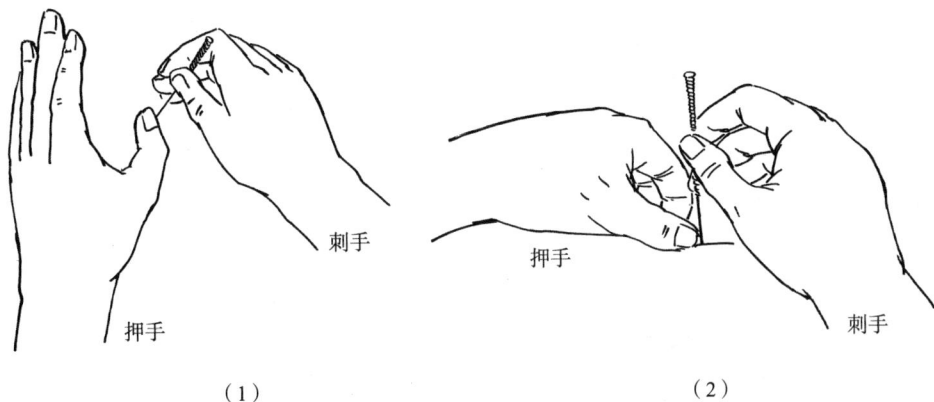

（1）　　　　　　　　　　　　　　　（2）

图 3-7　刺手与押手

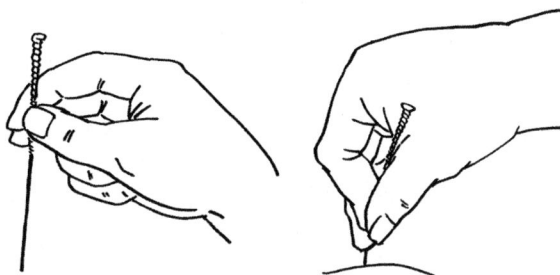

图 3-8　持针姿势

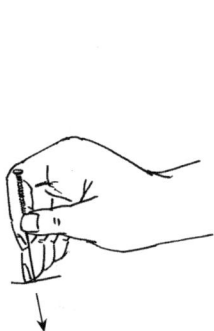

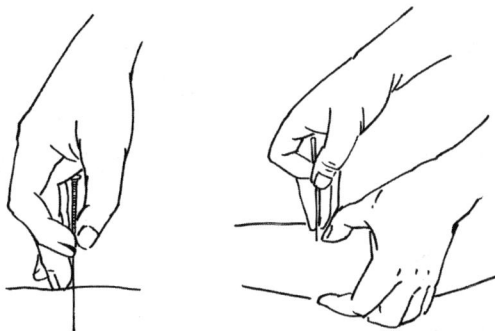

图 3-9　单手进针法　　　　　图 3-10　指切进针法

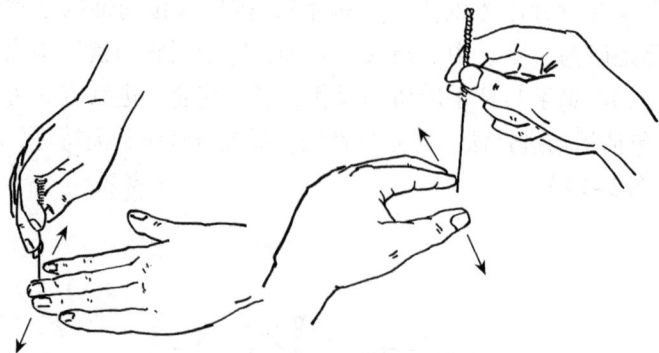

图 3-11　舒张进针法

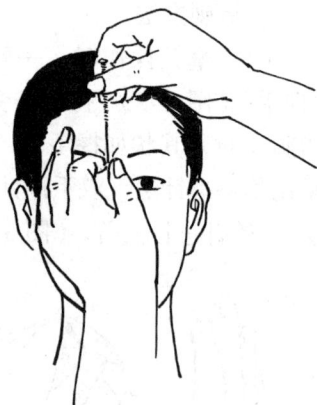

图 3-12　提捏进针法

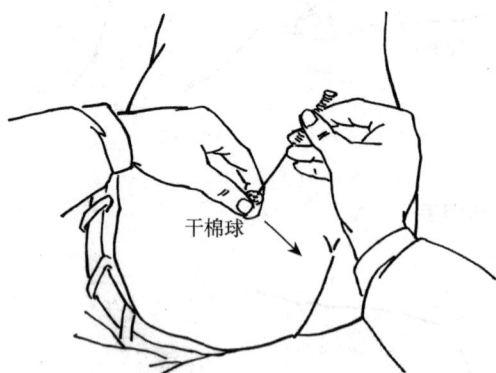

干棉球

图 3-13　夹持进针法

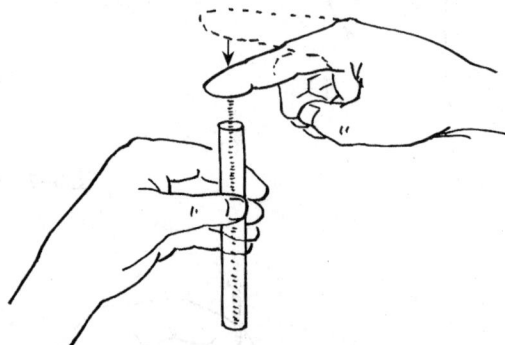

图 3-14　管针进针法

（2）针刺的角度（图 3-15）：①直刺（针身与皮肤表面呈 90° 左右）：适用于肌肉较为丰厚的大部分腧穴。②斜刺（针身与皮肤表面呈 45° 左右），适用于肌肉较薄或内有重要脏器的部位。③平刺（针身与皮肤表面呈 15° 左右），适用于皮薄肉少的腧穴，如头面部。

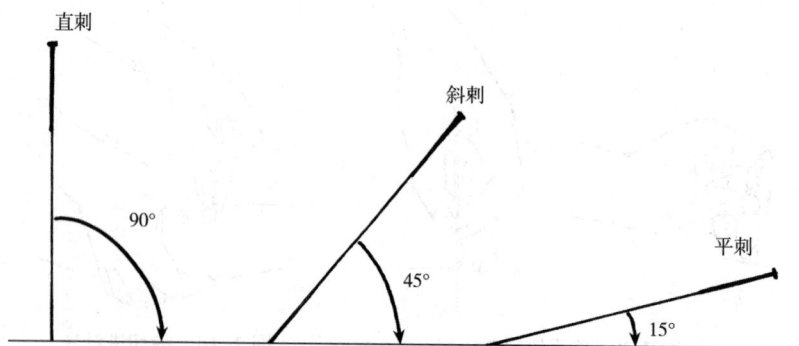

直刺

斜刺

平刺

90°

45°

15°

图 3-15　针刺角度

（3）进针至一定深度后，使用提插、捻转或刮柄、弹柄、搓柄、轻微震颤针身等方法（图 3-16 ～图 3-21），使患者有酸、麻、胀、重或触电样感觉，称"得气"。得气后根据病情选择强刺激、中刺激和弱刺激等程度不同的扶正祛邪方法。留针时间根据病情而定，一般情况下留针 20 ～ 30 分钟，其间每 10 分钟行针 1 次，实证留针时间可适当延长，虚证留针时间宜短。对于意识不清患者，可反复行针直到苏醒。

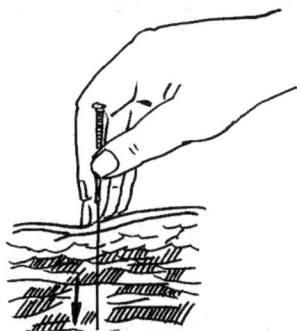

图 3-16　提插法

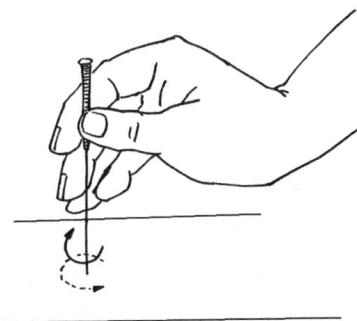

图 3-17　捻转法

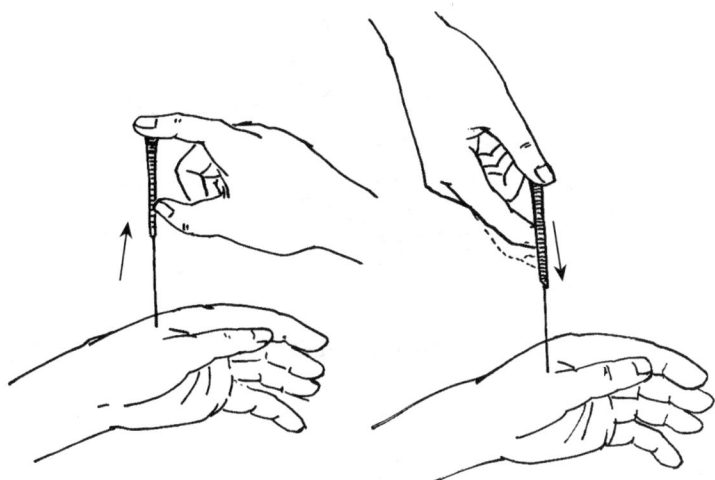

图 3-18　刮柄法

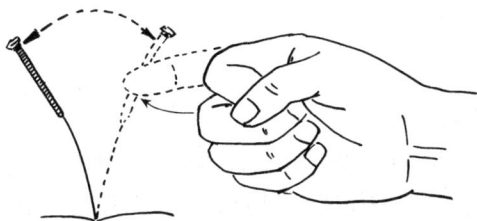

图 3-19　弹柄法

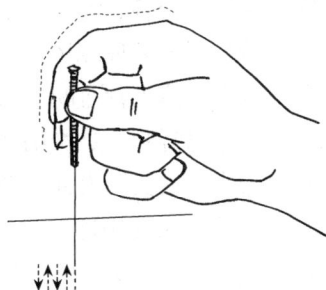

图 3-20　震颤法

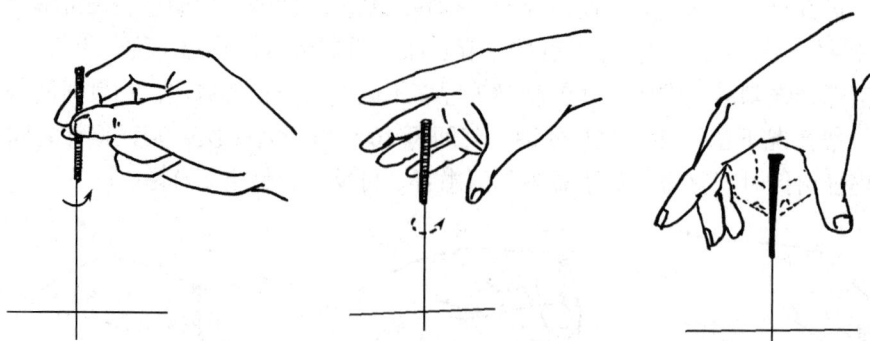

图 3-21　飞法

（4）在行针施术或留针后即可出针。出针时一般先以左手拇、食指按住针孔周围皮肤，右手持针做轻微捻转，慢慢将针提至皮下，然后将针起出，用消毒干棉球揉按针孔，以防出血。出针后患者应休息片刻方可活动，医者应检查针数，以防遗漏；还应注意有无晕针延迟反应征象（图 3-22）。

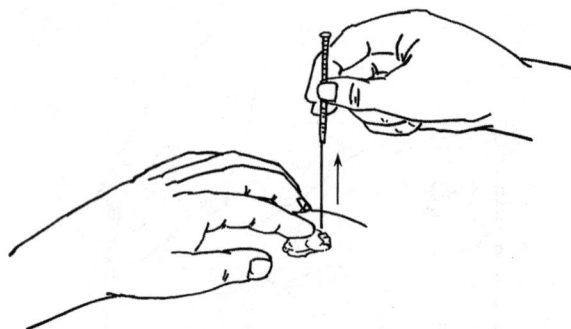

图 3-22　出针

【临床应用】

1. 普通针刺

（1）高热：以督脉、手阳明经穴及十二井穴为主。

主穴：曲池、合谷、大椎、十二井穴或十宣。

配穴：兼见风寒表证配风池；风热表证配风门；暑湿遏表配风门、心俞；热郁卫气配外关、阳陵泉；热入营血配心俞、膈俞。

（2）抽搐：以督脉、足厥阴经穴为主。

主穴：印堂、内关、太冲、合谷、水沟、百会。

配穴：热极生风配中冲、曲池、大椎；肝阳化风配肝俞；风痰闭阻加中脘、丰隆；虚风内动配太溪、三阴交；癔症性抽搐配涌泉；破伤风引起者配八风、八邪；中毒性抽搐加十宣、曲泽、委中。

（3）昏迷：开窍醒神，以督脉、手厥阴经穴为主。

主穴：百会、印堂、水沟、中冲、涌泉。

配穴：疫毒炽盛加曲泽、委中、尺泽、十宣或十二井穴；湿浊蒙蔽加阴陵泉、中脘；阴竭阳脱加神阙、气海、关元。

（4）晕厥：以督脉经穴为主。

主穴：水沟、百会、印堂、中冲、涌泉。

配穴：虚证者，配气海、足三里；气厥实证，配膻中、太冲；痰厥证，配中脘、丰隆、隐白。

（5）虚脱：以督脉、任脉、足少阴经穴为主。

主穴：素髎、神阙、内关、涌泉。

配穴：气脱证配气海；阴脱证配关元；大汗淋漓配少商、合谷；阳脱证配关元。

（6）心绞痛：以手厥阴、任脉、督脉经穴为主。

主穴：内关、郄门、至阳、太冲、膻中。

配穴：气滞血瘀配合谷、巨阙；寒邪凝滞配关元、心俞；阳气虚衰配心俞、关元、神阙；痰湿闭阻加中脘、丰隆。

（7）胆绞痛：以足少阳经穴及相应俞募穴为主。

主穴：胆囊穴、阳陵泉、胆俞、日月、人迎。

配穴：肝胆气滞者，配太冲、合谷；肝胆湿热者，配行间、阴陵泉；呕吐者，加内关、公孙；黄疸者，加阳陵泉；发热者，加曲池、大椎。

（8）肾绞痛：以肾和膀胱的募穴、背俞穴为主。

主穴：肾俞、膀胱俞、京门、中极、三阴交、中渚。

配穴：下焦湿热者，配委阳、阴陵泉；气滞血瘀者，配血海、太冲；肾气不足者，配气海、关元；尿血者，配地机、太冲。

（9）鼻衄：以手太阴、手足阳明、足厥阴经穴为主。

主穴：孔最、足三里、太冲、合谷。

配穴：肺经郁热配鱼际、阴谷；胃火炽盛配内庭、经渠；肝火上炎配行间、劳宫、百会；阴虚火旺配太溪、鱼际；气虚不摄配肺俞、脾俞、中脘；出血量多色鲜红者加百会，色淡红者加隐白、至阴；发热者加大椎、大杼；血液病者加膈俞、绝骨、脾俞、肺俞；中毒者加十宣、十二井穴。

（10）咯血：以手太阴经穴为主。

主穴：孔最、肺俞、鱼际、中府。

配穴：燥热伤肺证配尺泽、大椎、少商；肝火犯肺证配肝俞、行间、心俞；阴虚肺热证配百劳、太溪；烦躁易怒者配太冲；精神紧张者配百会、印堂；支气管扩张者加郄门、公孙；肺结核者加百虫窝；肺癌者加承山、照海；咯血量多者加涌泉。

（11）便血：以足太阳经穴、背俞穴、下合穴为主。

主穴：大肠俞、上巨虚、长强、承山。

配穴：大肠湿热配阴陵泉、曲池；气虚不摄配脾俞、地机；脾胃虚寒配脾俞、胃俞、隐白；腹痛者加公孙、足三里；便血色鲜红、量多者配肝俞、心俞；大便暗红、血量多者配隐白、商阳、脾俞；上消化道出血者加胃俞、足三里；下消化道出血者加孔最、肺俞。

（12）呕血：以胃的募穴、下合穴及胃经郄穴为主。

主穴：中脘、足三里、梁丘、太冲。

配穴：胃热壅盛配内庭、劳宫；肝火犯胃配行间、肝俞；脾不统血配隐白、脾俞；呕血明显者配公孙、内关；吐血色鲜红、量多者配中冲、厉兑、大敦；吐血色暗量多者配隐白、太白、地机；头晕、心悸者配气海、关元、涌泉；胃十二指肠溃疡者加孔最、少泽；胃食管恶性肿瘤者加膏肓俞、承山、痞根。

（13）崩漏：以任脉、足太阴经穴为主。

主穴：关元、三阴交、公孙、隐白、太冲。

配穴：血热妄行加行间、劳宫；瘀血内阻加血海、膈俞；脾虚失摄加足三里、脾俞；肾虚不固加太溪、肾俞、肺俞；出血量多者加太冲、至阴；腰酸痛者加气海、关元；贫血者加足三里、脾俞。

（14）中暑：以督脉、手少阴、手厥阴经穴为主。

主穴：大椎、百会、曲泽、内关、合谷。

配穴：头晕头痛加太阳、印堂；呕吐加中脘、天枢；手足抽搐加太冲、阳陵泉；神志昏迷加水沟、十宣。

2. 平衡针　是通过针刺体表的特定反应点治疗疾病的一种针灸技术。平衡针的原理主要是通过针刺神经干或神经分支，促使原来失调的机体恢复平衡。

（1）平衡针常用穴位的取穴方法及功能主治

1）头痛穴

定位：足背第 1、2 趾骨结合之前凹陷中（图 3-23）。

主治：偏头痛、神经性头痛、血管性头痛、颈性头痛（颈椎病）、鼻窦炎等。

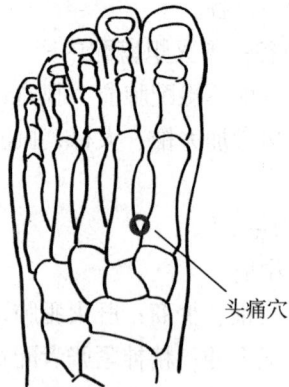

头痛穴

图 3-23　头痛穴

2）肩痛穴

定位：腓骨小头与外踝最高点连线的上 1/3 处（图 3-24）。

主治：肩关节软组织损伤、颈椎病、颈肩肌筋膜炎等。

3）胸痛穴

定位：前臂背侧尺、桡骨之间，腕关节与肘关节连线的下 1/3 处（图 3-25）。

主治：胸部软组织损伤、肋间神经痛、胸膜炎、心绞痛、心律不齐、带状疱疹、膈肌痉挛等。

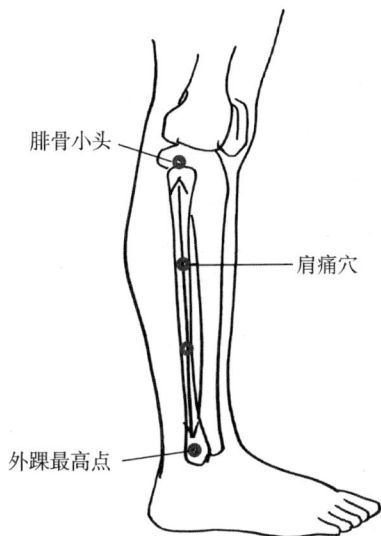

图 3-24　肩痛穴

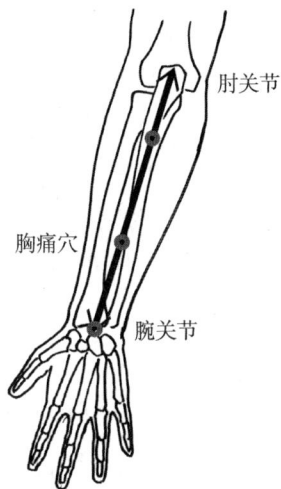

图 3-25　胸痛穴

4）颈痛穴

定位：半握拳，第 4、5 掌骨之间，即指掌关节前凹陷处（图 3-26）。

主治：颈部软组织损伤、颈肩综合征、颈椎病、肋间神经痛、三叉神经痛等。

5）感冒穴

定位：半握拳时，第 3 掌骨与第 4 掌骨间及指掌关节前凹陷中（图 3-27）。

主治：感冒、过敏性鼻炎、头痛、腰肌劳损等。

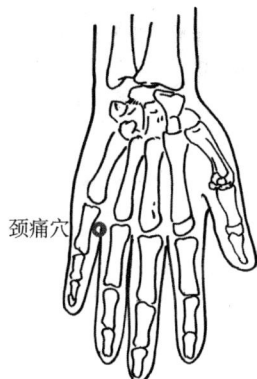

图 3-26　颈痛穴

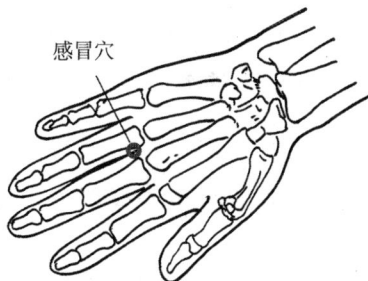

图 3-27　感冒穴

6）咽痛穴

定位：第 2 掌骨桡侧缘中点（图 3-28）。

主治：咽痛、咽痒等。

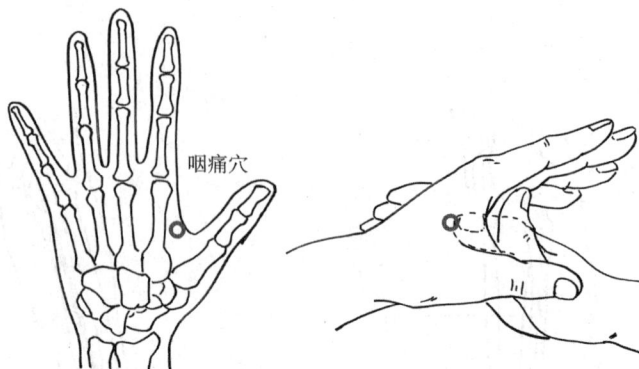

图 3-28　咽痛穴

7）急救穴

定位：人中沟的中点（图 3-29）。

主治：休克、晕车、晕船、晕机等。

8）胃痛穴

定位：口角下 1 寸，或下颌的中点旁开 3cm 处（图 3-30）。

主治：急慢性胃炎、消化道溃疡、急性胃溃疡、膈肌痉挛等。

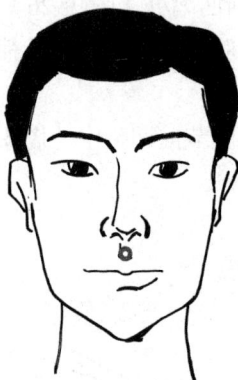

图 3-29　急救穴

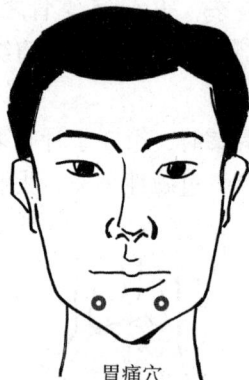

图 3-30　胃痛穴

9）升提穴

定位：头顶正中，前发际直上 10cm，后发际直上 16cm，双耳尖连线中点前 2cm 处（图 3-31）。

主治：脱肛、子宫脱垂、胃下垂等中气下陷性疾病。

10）腹痛穴

定位：腓骨小头前下方凹陷中（图 3-32）。

主治：急性胃炎、急性肠炎、急性阑尾炎、急性胰腺炎、急性胆囊炎、急性肠梗阻等。

11）降压穴

定位：足弓画"十字"，"十字"交点即为此穴（图3-33）。

主治：高血压、休克、昏迷、高热、精神分裂、癫痫、神经性头痛、偏瘫等。

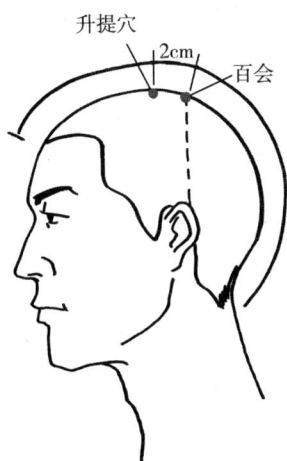 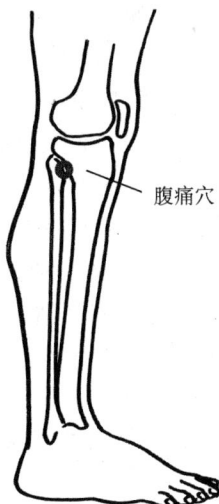 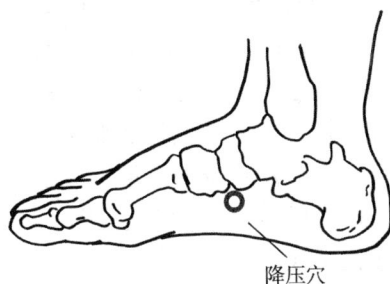

图3-31　升提穴　　　　图3-32　腹痛穴　　　　　图3-33　降压穴

12）醒脑穴

定位：胸锁乳突肌与斜方肌上端之间的凹陷处（图3-34）。

主治：更年期综合征、颈肩综合征、高血压病、低血压、失眠、糖尿病、慢性支气管炎等。

13）过敏穴

定位：屈膝位的髌骨上角上2寸处，股四头肌内侧隆起处（图3-35）。

主治：支气管哮喘、急性荨麻疹、湿疹、皮肤瘙痒、神经性皮炎、月经不调、痛经、闭经、功能性子宫出血。

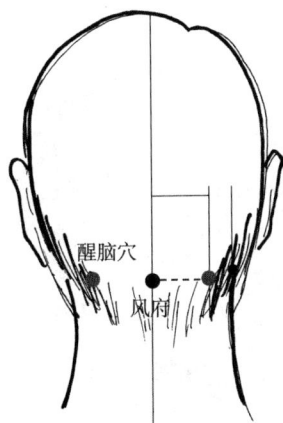 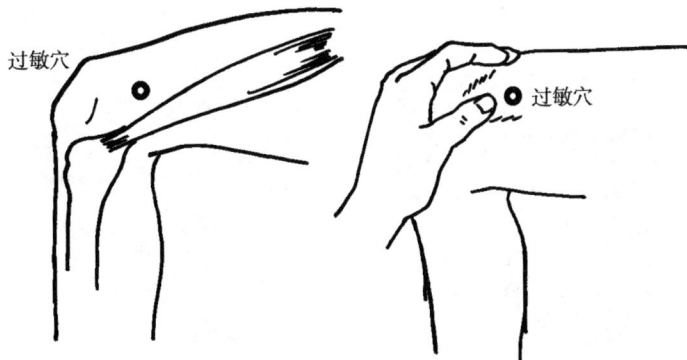

图3-34　醒脑穴　　　　　　　　图3-35　过敏穴

（2）平衡针治疗急诊常见病症

1）头痛：①主穴：头痛穴。②配穴：头颈痛配颈痛穴；恶心呕吐配胃痛穴；耳鸣配耳聋穴（位于股外侧，髋关节与膝关节连线的中点）；心慌配胸痛穴。

2）高热：①主穴取大椎穴。②配穴：耳尖穴（在耳廓上方，当折耳向前，耳廓上方的尖端处）。

3）昏迷：①主穴：急救穴。②配穴：胸痛穴、升提穴。

4）胸痛：①主穴：胸痛穴。②配穴：高血压配降压穴；呕吐配胃痛穴。

5）腹痛：①主穴：腹痛穴。②配穴：呕吐配胃痛穴。

6）头痛：①主穴：头痛穴。②配穴：肩颈疼痛配肩痛穴。

7）咽痛：①主穴：咽痛穴。②配穴：流涕配感冒穴；肩僵痛配肩痛穴。

3. 颊针　是王永洲教授及其团队经过20多年的临床实践及研究创立总结的全新微针体系，通过针刺面颊部特定穴位治疗全身疾病的一种无痛针灸新疗法。颊针疗法以大三焦理论为核心，充分对传统的中医脏腑、经络基础理论进行了研究，同时将西医的人体结构、中医的气化功能及心理与精神分析的心身整合融为一体，构建了相互贯通的全息－三焦－身心自洽理论系统，为认识生命和疾病提供了一个多元立体的全新视域（本部分的16张颊针穴位图，来源于王永洲教授所著《颊针疗法》，于2017年由人民卫生出版社出版）。

（1）颊针常用穴位的取穴方法及其主治

1）头穴（CA-1）

定位：颧弓中点上缘向上1寸（图3-36）。

主治：头痛、头晕、牙痛、失眠、紧张、焦虑症、抑郁症、中风、帕金森综合征、老年痴呆、耳鸣等。

2）上焦穴（CA-2）

定位：下颌骨冠突后方与颧弓下缘交叉处（图3-37）。

主治：头痛、颈痛、胸痛、胸闷、乳房胀痛、心悸、心律不齐、哮喘、咳嗽、支气管炎、紧张、焦虑、烦躁、忧伤、眩晕、五官疾病、腹胀腹痛、膈痉挛、咽痛、失眠等。

3）中焦穴（CA-3）

定位：上焦与下焦穴连线中点处（图3-38）。

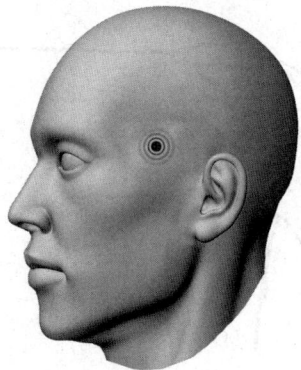

图3-36　头穴

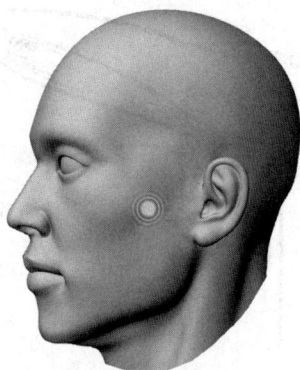

图3-37　上焦穴

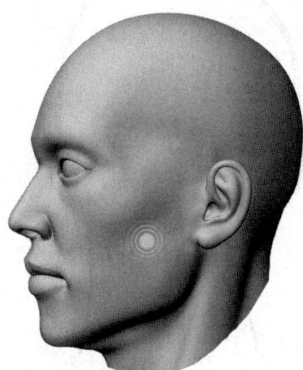

图3-38　中焦穴

主治：胃痉挛、急慢性胃炎、烧心反酸、呃逆、呕吐、腹胀腹痛、胆囊炎、胃溃疡、十二指肠球部溃疡、背痛、焦虑、固执、忧虑、糖尿病、高血压、肝病、失眠、慢性疲劳、肥胖、脂肪肝等。

4）下焦穴（CA-4）

定位：下颌内角前缘处（图 3-39）。

主治：腹胀腹痛、结肠炎、痛经、带下、盆腔炎、月经不调、子宫肌瘤、输卵管炎、慢性阑尾炎、膀胱炎、慢性结肠炎、腹泻、便秘、腰痛、腹股沟疼痛、水肿、失眠、阳痿、早泄、性冷淡、遗尿、遗精、不孕不育、痔疮、痹病、痿证、前列腺炎等。

5）颈穴（CA-5）

定位：颧弓根上缘处（图 3-40）。

主治：颈痛、落枕、颈椎病、咽痛、眩晕、头痛、偏头痛、胸廓出口综合征、咽痛、耳鸣等。

6）背穴（CA-6）

定位：颧弓根下缘颞颌关节下（图 3-41）。

主治：背痛、背凉、菱形肌劳损、胸闷、气短、胃痛、心悸、膈肌痉挛等。

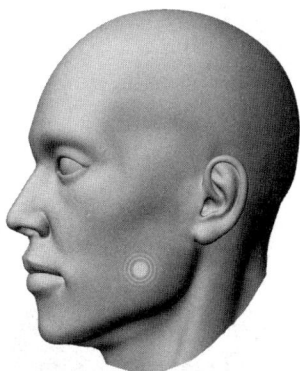 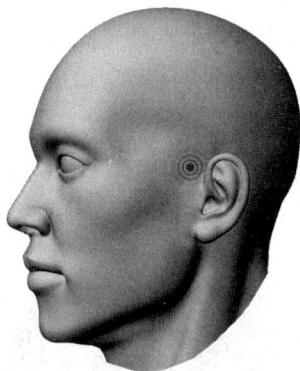 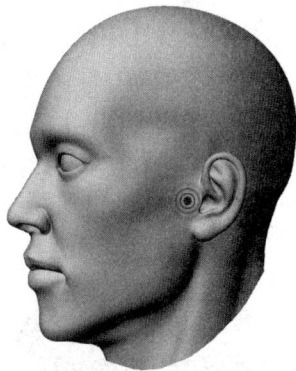

图 3-39　下焦穴　　　　　　图 3-40　颈穴　　　　　　图 3-41　背穴

7）腰穴（CA-7）

定位：背与骶穴连线中点处（图 3-42）。

主治：腰痛、腰肌劳损、急性腰扭伤、坐骨神经痛、腰椎间盘突出症等。

8）骶穴（CA-8）

定位：下颌骨前上 0.5 寸（图 3-43）。

主治：骶棘肌劳损、妇科腰痛、骶髂韧带损伤、遗尿、性功能障碍、前列腺炎等。

9）肩穴（CA-9）

定位：颞颧缝中点处（图 3-44）。

主治：肩痛、肩周炎、肱二头肌肌腱炎、肩峰下滑囊炎、冈上肌肌腱炎、肩袖损伤、胸锁乳突肌痉挛、肩胛提肌损伤等。

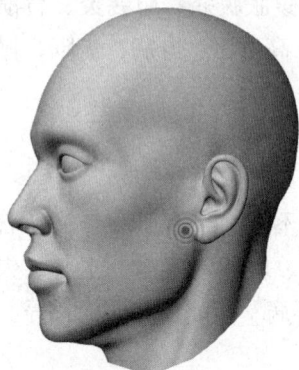 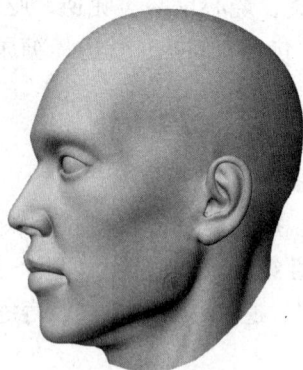 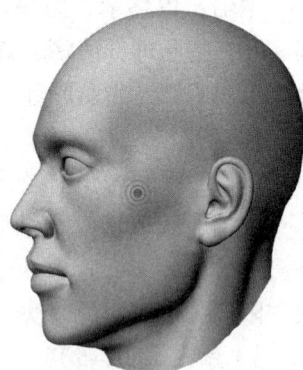

图 3-42 腰穴　　　　　　　图 3-43 骶穴　　　　　　　图 3-44 肩穴

10）肘穴（CA-10）

定位：眼外眦与颧骨最下端连线中点（图 3-45）。

主治：肘痛、网球肘、高尔夫球肘、腕伸肌腱鞘炎、腕屈肌腱鞘炎、肱三头肌肌腱炎等。

11）腕穴（CA-11）

定位：鼻孔下缘引水平线与鼻唇沟交点处（图 3-46）。

主治：腕痛、腕关节扭伤、腕管综合征、指痛等。

12）手穴（CA-12）

定位：鼻孔下缘中点与上唇线连线的中点（图 3-47）。

主治：手指关节炎、腱鞘炎、指尖麻木、手掌麻等。

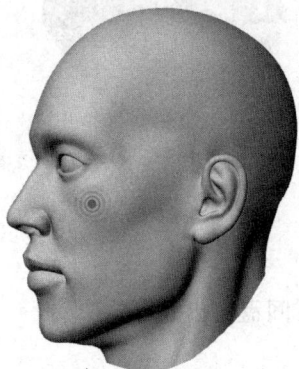 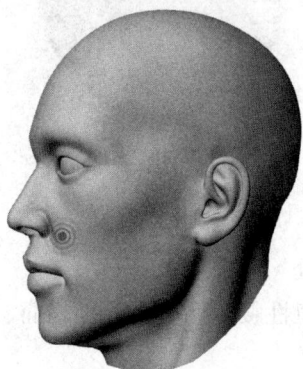 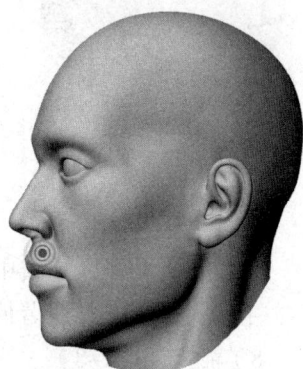

图 3-45 肘穴　　　　　　　图 3-46 腕穴　　　　　　　图 3-47 手穴

13）髋穴（CA-13）

定位：咬肌粗隆，下颌角前上 1 寸（图 3-48）。

主治：坐骨神经痛、外伤性髋关节炎、梨状肌损伤、腹股沟疼痛等。

14）膝穴（CA-14）

定位：下颌角与承浆穴连线中点处（图 3-49）。

主治：膝关节疼痛、腓浅神经痛、膝关节炎、腘肌损伤、腓肠肌痉挛、下肢静脉曲张、下肢水肿等。

15）踝穴（CA-15）

定位：膝穴与承浆穴连线，靠人体中线 1/3 处（图 3-50）。

主治：踝关节扭伤、肿痛、踝关节炎、跟腱炎、跟痛症等。

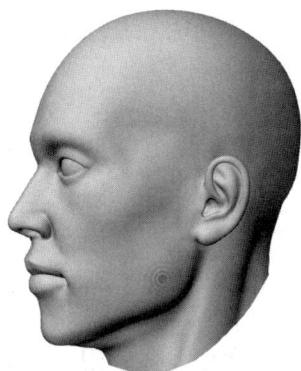

图 3-48 髋穴

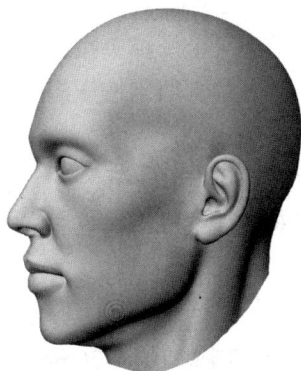

图 3-49 膝穴

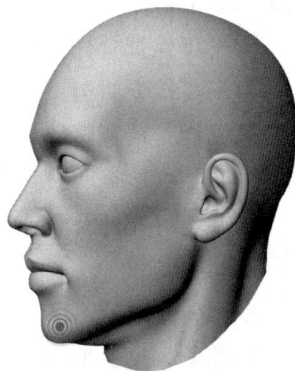

图 3-50 踝穴

16）足穴（CA-16）

定位：承浆穴旁 0.5 寸处（图 3-51）。

主治：痛风、跖筋膜损伤、足底痛、跟痛症、趾痛等。

（2）颊针疗法的特点

1）安全化：以安全为基础，通过在颊部全息对应点治疗全身疾病，可避免针刺对病灶点的二次伤害，也避免了对人体重要器官和部位造成器质性的伤害。

通过专业训练，严格遵循颊针的治则与操作要求，使用经过消毒包装的一次性针具，在施针部位充分消毒，亦可以降低风险。

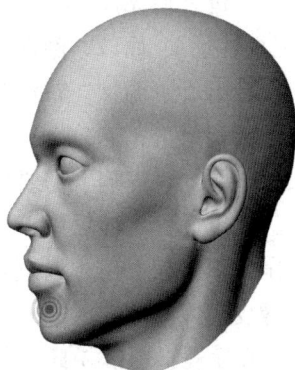

图 3-51 足穴

2）无痛化：颊针以"隐性针感"为主。"隐性针感"是通过特殊要求的轻微针刺手法产生的。当针刺入穴位，患者有轻微感觉，甚至没有任何感觉，当针尖达到相应的深度及引起适量的刺激时，随着对气血经络的调节，观察点放在病变部位的症状是否会得到改善，着眼于针刺完成后气机靶点的变化，以及患者就医主诉及身体改善与否，也可以利用腹诊与脉诊前后比较进行判断。

3）标准化：颊针的取穴、针具、处方、手法等技术要素的规范标准，是保障疗效稳定的基础。

①取穴标准化：颊针穴位以骨性标志为基础形成标准化定位。

②针具标准化：颊针毫针有两种规格：0.16mm×15mm、0.18mm×30mm，具有细、柔、弹、圆、韧的特点。

③处方标准化：标准穴（靶点对应原则）；三焦穴群（根据气机靶点选穴原则）；全息对应点（与标准穴协同原则）。

④操作标准化：通过问诊、望诊、查体，达到寻找靶点的目的。通过颊针针刺、疗效验证、反复纠错，达到消除靶点的目的。

A. 查体标准化：为了帮助明确病灶，颊针针刺前需要先对患者进行查体。查体标准步骤如下。

第一步检查脊柱：棘突、关节突关节、横突按压痛。

第二步检查肌肉：颈、肩、背、腰部肌肉按压痛。

第三步：检查腹部按压痛。

第四步：检查四肢骨骼、肌肉按压痛。

第五步：扎针及调针后再次对阳性点进行检查。

B. 针刺方法

a. 无痛进针。

b. 针刺深度：直刺 5 ～ 15mm，斜刺 10 ～ 20mm，透刺根据病位，病轻则浅，病重则深，检查病灶并结合腹诊判断，具体参照疾病的性质、部位及患者个人情况而定。

c. 进针后无痛调针：强调"无痛"刺激穴位，不追求酸、麻、胀、痛等可被感知的"显性针感"，而以"隐性针感"为主，即以患者能接受阈下感知或轻微感觉为主，一般不配合电针、温针、TDP 型治疗器等其他疗法。

d. 留针时间：20 ～ 40 分钟，留针期间可根据患者反应调针、补针，以确保疗效。慢性、顽固性疼痛、需要放松者留针时间应长一些，其他患者留针时间短一些。

e. 出针：出针后用干棉球压迫片刻，切忌揉挤，以防出血、渗血，特别是在靠近眼周围组织疏松部位，以及有出血倾向者禁针，可使用灸法或点压揉按。畏针者和小儿可用橡皮刮擦对应穴区。

f. 疗程：通常 3 日 1 次，5 次为 1 个疗程。

4）精准化：即精准诊断、精准治疗。颊针精准化的核心是要建立一个成熟完整的临床纠偏体系，在局部诊断及腹部诊断的基础上，通过躯体靶点、脏腑气机靶点、心身靶点的确立，提高治疗的精准性。

颊针首先要以正确的诊断为前提，通过标准化穴位取穴及组合来针对不同的靶点有的放矢，反复纠错，保证疗效，最后通过以症状、体征逐步消除为临床实证，实现疾病痊愈的最终目的。颊针靶点明确的特点让疾病治疗和诊断更具精准性，疗效更具确定性，破解了针灸界长期存在的"针灸疗效不确定"难题。

5）全科化：颊针是在整体医学的理论指导下形成的，具有实现全科化条件。颊针具有对综合性疾病和多症状、多系统的损伤性疾病，可以在统一的病机诊断指导下异病同治、多病同治，显示颊针治疗的整体力量。

颊针疗法具有治疗人体 3 个层面疾病的适应证：第一是以解剖为基础对应的全息层面，以四肢和脊柱、颈、肩、腰部疼痛为主要对象，多为常见病、多发病，是颊针的有效治疗病种。第二是以脏腑功能紊乱为主的三焦层面疾病，用中医脏腑气化原理治疗和改善内脏病变，常见有腹痛、发热、咳嗽、胸闷胸痛、腰痛、急性胃炎、肠胃功能紊乱、心律失常、便秘、眩晕等。第三是以心理性疾病和疑难复杂疾病为对象的心身层面，如各种应激综合征、忧郁症、焦虑症、湿疹、牛皮癣、顽固性失眠、支气管哮喘、慢性头痛、类风湿关节炎、慢性肌纤维炎、子宫肌瘤、子宫内膜异位症、乳腺增生、不孕症、各种肿瘤放化疗后遗症辅助治疗等。

三个层面通常是合为一体的，疾病可能以某一层面为主，有时是两个层面相互影响作用的结果，比较复杂的慢性病会出现三个层面相互交织，需要在临床中以诊断为依据，甄别取舍，有的放矢，以效验证。

（3）颊针治疗常见急性病症

1）感冒：主穴取颈穴。头颈痛配上焦穴；咽痛、咳嗽配肩穴、背穴。

2）高热：主穴取颈穴。配穴取上焦穴。

3）昏迷：主穴取头穴。配穴取颈穴、上焦穴。

4）胸痛：主穴取背穴。配穴取颈穴、肩穴，伴有腰痛配腰穴。

5）腹痛：主穴取上、中、下焦穴。配穴取背穴、腰穴。

6）头痛：主穴取头穴。配穴取颈穴、上颈穴。

7）咽痛：主穴取颈穴。配穴取上焦穴、头穴。

（4）颊针治疗急性病症案例

1）慢性心功能不全急性发作

患者冯某，女，65岁。初诊：2021年1月23日。

主诉：气促胸闷、全身水肿2天。

现病史：患者从天津来广州看女儿，因路途劳累诱发胸闷气促，呼吸困难，夜晚不能平卧，必须采取高枕、半卧，已连续3天，每夜发作或间断发作，伴阵咳、哮鸣性呼吸音，发作时取坐位10余分钟呼吸困难自动消退。现倦怠、乏力、烦躁、心悸感明显，全身水肿，腹部胀满，大便不畅，夜晚口干，有膝关节疼痛。

既往有高血压、糖尿病、冠心病、高尿酸血症病史。

查体：T 36℃，BP 170/95mmHg，R 20次/分，P 110次/分。痛苦面容，形体肥胖，全身轻度浮肿，尤以眼睑、脚 踝浮肿明显，腹部高度膨隆，叩诊呈鼓音。右侧斜角肌压痛，胸骨中上段压痛，双侧喙突、乳头外侧、胸小肌、胸大肌、前锯肌、肋间肌、竖脊肌、髂胫束、股四头肌内侧头、腓肠肌、比目鱼肌、胫骨前肌均有压痛，胸3～5棘突压痛，双侧颈3横突、肩胛骨内侧缘、胸十二肋下缘、股骨大转子、臀部、股骨内侧髁、鹅足均有压痛，左侧腰方肌压痛。

治疗方案：三焦针法＋全息针法。双侧均取一气相生、上焦穴、颈穴、背穴、腰穴、骶穴、肩穴、肩胛带穴、膝穴，不断纠错调针至所有压痛点消失（图3-52）。整个调针过程约半小时，留针半小时。

疗效：取针后患者自述气促明显减轻，浑身轻松，心情大好，微笑回家。

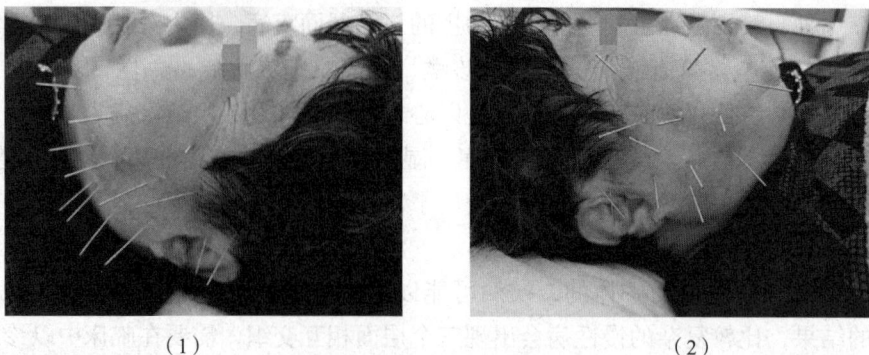

（1）　　　　　　　　　　　　　　（2）

图 3-52　患者一诊针刺取穴图

二诊：2021 年 1 月 26 日。

患者自述气促明显减轻，夜晚能平卧，无心烦心悸，睡眠很好，全身水肿减轻很多，腹胀减轻，有膝关节疼痛。空腹血糖 7.1mmol/L。

查体：T 36.2℃，BP 150/87mmHg，R 18 次 / 分，P 95 次 / 分。呼吸基本平顺，能平卧查体，眼睑浮肿和脚踝周围凹陷性压痕不明显。腹部仍有膨隆，但腹壁软，深压痛明显，尤以下腹部为重。双侧枕下肌群、斜方肌、胸锁乳突肌、胸小肌、胸大肌、菱形肌、前锯肌、肋间肌、竖脊肌、腰方肌、髋内收肌群、髂胫束、股四头肌内侧头、腓肠肌、比目鱼肌、胫骨前肌、颈 3 横突、喙突肩胛骨内侧缘、十二肋下缘、髂前上棘、髂前下棘、大转子、臀部、股骨内侧髁、鹅足压痛，胸 3 棘突、剑突下压痛。

治疗方案：三焦针法 + 全息针法。右侧取一气相生，左侧从阳引阴，双侧上颈穴及加强、颈穴及加强、背穴及加强、肩穴（图 3-53）。

即刻疗效：不断纠错调针至所有压痛点消失，留针半小时。

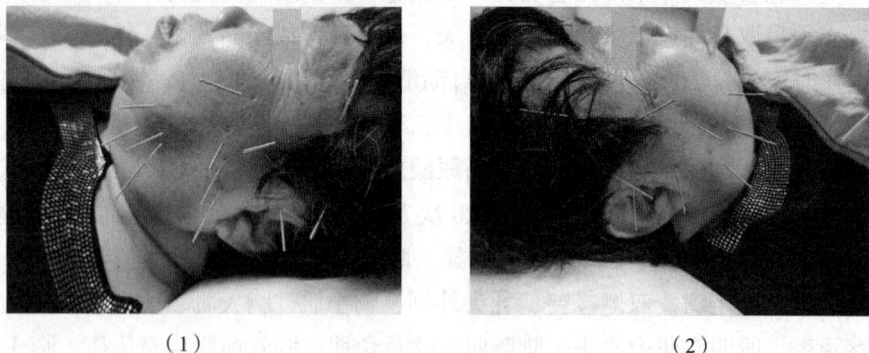

（1）　　　　　　　　　　　　　　（2）

图 3-53　患者二诊针刺取穴图

三诊：2021 年 1 月 27 日。

病情同前，体力逐渐好转，气促胸闷基本缓解，浮肿完全消失，仍有腹胀，新发右眼麦粒肿。

查体：形体肥胖，腹部膨隆而软，腹脂厚，腹部右侧压痛，颈 2 棘突压痛，左侧颈 2 横突压痛，双侧胸锁乳突肌压痛。

治疗：三焦针法取一气周流，右侧取上颈穴及加强、颈穴、头穴、眼睛对应点、背穴及加强、肩穴、骶穴、髋穴，左侧取上颈穴及加强、颈穴、背穴、肩穴、肩胛带穴（图3-54）。不断纠错调针至所有压痛点消失，留针半小时。

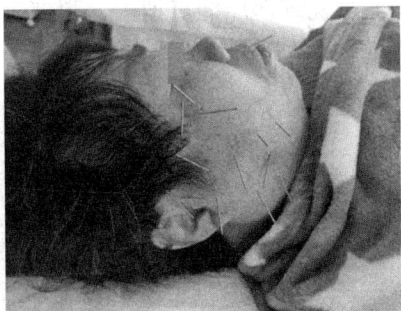
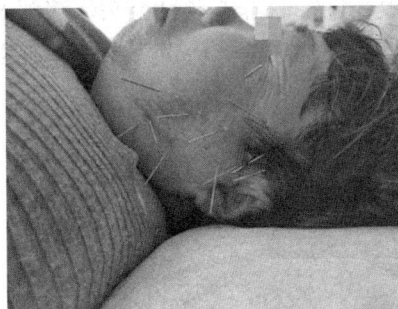

（1）　　　　　　　　　　　　　　　　（2）

图3-54　患者三诊针刺取穴图

四诊：2021年1月30日。

患者开心来诊，自觉一切都好，呼吸平顺，走路如常人，但还不敢爬楼，眼部麦粒肿消退。告诉医生，因临近春节，这次治疗后要回天津。

查体：T 36.3℃，BP 150/83mmHg，R 17次/分，P 82次/分。左侧颈3横突压痛，双侧下项线、斜方肌、喙突、胸小肌、胸大肌、三角肌粗隆、腰大肌、腰方肌、髂胫束、大转子压痛，下腹部压痛。

治疗：右侧取上颈穴及加强、颈穴及加强、背穴及加强、肩穴、肩胛带穴、腰穴排刺加强、骨盆带穴，左侧取、背穴、肩穴、肩胛带穴（图3-55）。不断纠错调针至所有压痛点消失，留针半小时。

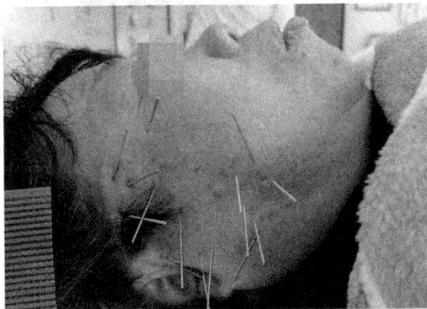
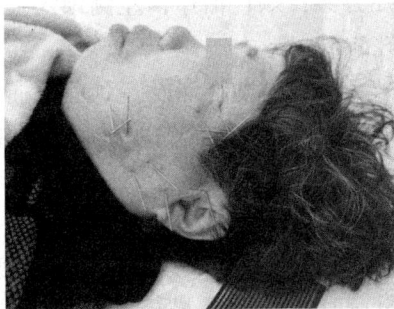

（1）　　　　　　　　　　　　　　　　（2）

图3-55　患者四诊针刺取穴图

2）经期难忍的头痛

患者李某，女，42岁。初诊：2018年12月2日。

当医生走进诊室时，患者已趴在诊桌前，头枕着双臂。患者缓慢抬头，双眉紧皱，面色蜡黄，一副痛苦不堪的样子。诉说昨晚开始来月经，今早出现剧烈头痛，伴有恶心想吐，头顶部疼痛欲裂，枕后部和前额眉心处也明显疼痛，活动头颈部时疼痛更剧烈。

查体：头顶头皮压痛，枕后肌群广泛压痛，双侧颈 1～3 横突压痛，以右侧明显，双侧胸锁乳突肌压痛，胸 3～4 棘突压痛，腹部胀气。

治疗方案：颊针治疗，取双侧头穴、颈穴及加强、背穴、三焦穴（图 3-56）。

疗效：进针后不断调针至头痛缓解 80% 以上，枕颈部压痛点消失，腹部变软。留针 30 分钟，患者小睡。取针后，患者感觉轻松，眉头松开，面色转红润。

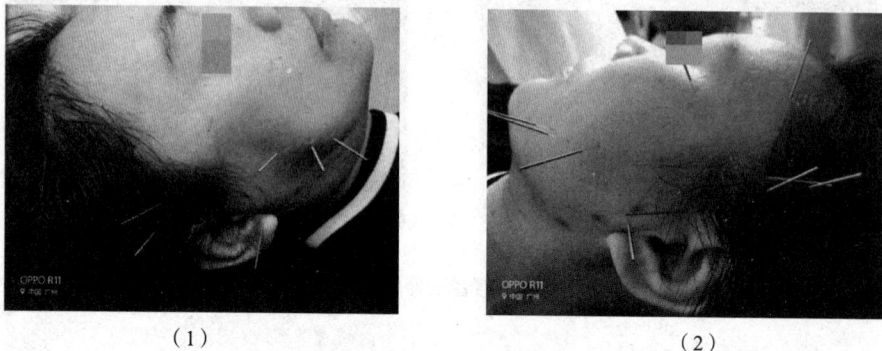

（1）　　　　　　　　　　　　（2）

图 3-56　患者针刺取穴图

3）急性咽喉炎

患者，男，27 岁，咽喉痛 2 天。左侧咽喉部疼痛剧烈，吞咽亦痛，咽喉有灼热感，头痛，乏力，无发热，无鼻塞流涕，大便烂。

查体：左侧咽部充血肿胀（+++），右侧（+），双侧扁桃体不肿大，左侧第 3 颈椎横突压痛（++），左颈前压痛（+++）。

治疗方案：颊针治疗，左侧颈穴上、颈穴前各斜刺 1 针（图 3-57）。

疗效：进针后咽喉痛及左颈前压痛感完全消失，左侧第 3 颈椎横突压痛也消失，左咽部红肿减轻。

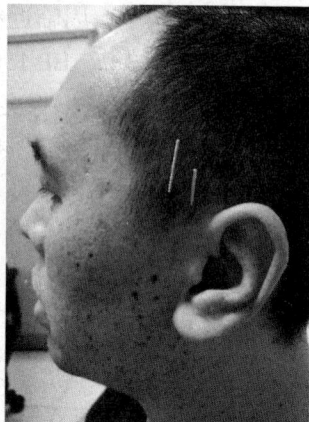

图 3-57　患者针刺取穴图

【注意事项】

1.患者在过于饥饿、疲劳、精神过度紧张时，不宜立即针刺。对体弱、气血亏虚患者进行针刺时手法不宜过强，并应尽量选择卧位，避免晕针。

2.孕妇不宜针刺小腹部、腰骶部的腧穴，对于三阴交、合谷、昆仑、至阴等一些活血通络的腧穴，在怀孕期间也应避免针刺。如妇女行经时，除非用于调经，不应针刺。

3.小儿囟门未闭时，头顶部腧穴不宜针刺。

4.体表有感染、溃疡、瘢痕、肿瘤及出血倾向者，不宜针刺。

5.针刺胸背部穴位不能过深，避免刺伤肺组织而引起气胸或血气胸。

6.有自发性出血，或损伤后出血不止的患者，不宜针刺。

7.尿潴留等患者在针刺小腹部腧穴时，应把握好针刺的方向、角度、深度等，以免误伤膀胱等脏器而出现意外事故。

（李奕诗　黄桃　周红）

第二节　灸　法

灸法指采用以艾绒为主的施灸材料，烧灼、熏煨体表的一定部位或腧穴，借灸火的热力给人体以温热性刺激，通过经络腧穴的作用，达到防治疾病目的的一种方法。艾灸分为艾炷灸、艾条灸、温针灸、温灸器灸，其中艾炷灸包括直接灸、间接灸，直接灸可分为瘢痕灸和非瘢痕灸，间接灸有隔姜灸、隔蒜灸等。艾条灸包括悬起灸、实按灸，悬起灸包括温和灸和雀啄灸；实按灸包括太乙针灸、雷火针灸。以下主要介绍艾条灸。

【适应证】

风寒湿痹，寒邪为患之胃脘痛、腹痛、泄泻、痢疾，各种虚寒证、寒厥证、虚脱证，中气不足、阳气下陷所致的遗尿、脱肛、阴挺、崩漏、带下病等，气血凝滞疾病如乳痈初起、瘰疬、瘿瘤等，半身不遂、口眼歪斜、哮喘等虚证、寒证。而无病施灸，可激发人体正气，增强抗病能力。

【禁忌证】

对实热证、阴虚发热者，一般均不适宜艾灸；对颜面、五官和有大血管的部位，不宜采用瘢痕灸；孕妇的腹部和腰骶部不宜施灸。一般空腹、过饱、极度疲劳和对灸法恐惧者，均应慎用灸法。

【操作方法】

艾条灸是将艾绒制作成艾条，将其一端点燃，对准穴位或患处施灸的一种方法。艾条灸可分为悬起灸和实按灸两种方式。

1. 悬起灸　施灸时将艾条悬放在距离穴位一定高度上进行熏烤，不使艾条点燃端直接接触皮肤，称悬起灸。悬起灸根据实际操作方法不同，分为温和灸、雀啄灸和回旋灸。

（1）温和灸：施灸时将艾条一端点燃，对准应灸的腧穴或患处，距皮肤 2～3cm 进行熏烤，使患者局部有温热感而无灼痛为宜，一般每处灸 10～15 分钟，至皮肤红晕为度（图 3-58）。对于晕厥、局部感觉迟钝的患者，术者可将中、食指分开，置于施灸部位的两侧，这样可以通过术者手指的感觉测知患者局部的受热程度，以便随时调节施灸的距离，防止烫伤。

（2）雀啄灸：施灸时，将艾条点燃的一端与施灸部位的皮肤不固定在一定距离，而是像鸟雀啄食一样，上下活动施灸（图 3-59）。

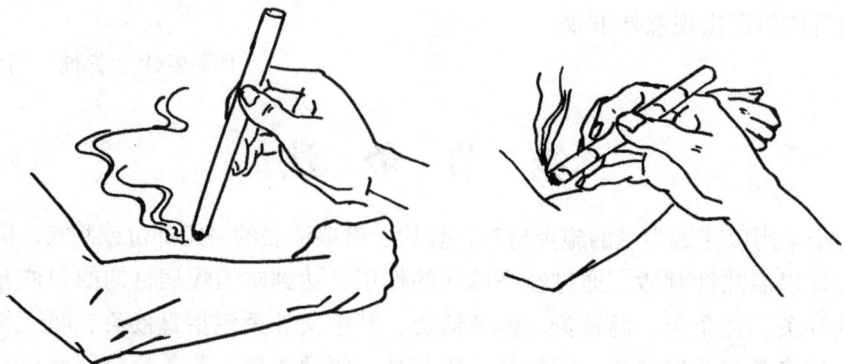

图 3-58　温和灸

（3）回旋灸：艾条点燃的一端与施灸部位的皮肤保持一定的距离，但不固定，而是向左右方向移动或反复旋转地施灸（图 3-60）。

各种不同的悬起灸对一般适用灸法的病症均可采用，但温和灸多用于灸治慢性病，雀啄灸、回旋灸多用于灸治急性病。

2. 实按灸　将点燃的艾条隔布或隔绵纸数层实按在穴位上，使热气透入皮肉深部，火灭热减后重新点火按灸，称实按灸。常用的实按灸有太乙针灸和雷火针灸（图 3-61）。

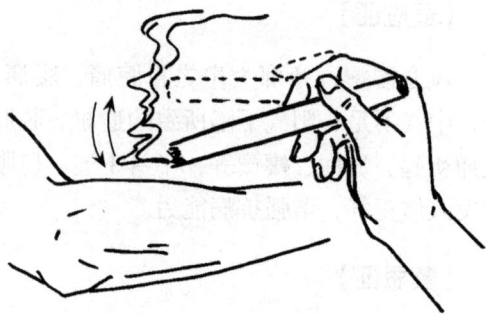

图 3-59　雀啄灸

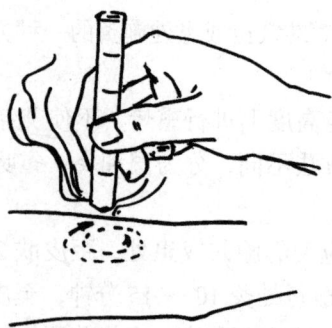

图 3-60　回旋灸

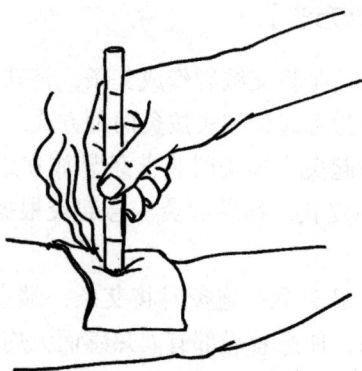

图 3-61　实按灸

（1）太乙针灸：取纯净细软的艾绒 150g 平铺在 40cm 见方的桑皮纸上，将硫黄 2 钱，麝香、乳香、没药、丁香、松香、雄黄、穿山甲、桂枝、杜仲、枳壳、皂角、细辛、川芎、独活、全蝎、白芷各 1 钱共为细末，和匀，取药末 24g 掺入艾绒内，紧卷呈爆竹状，外用鸡蛋清封固，阴干后备用。施灸时，将"太乙针"的一端烧着，用布七层包裹其烧着的一端，立即紧按于应灸的腧穴或患处，进行灸熨，针冷则再燃再熨。如此反复灸熨 7～10 次为度。

（2）雷火针灸：其制作方法与"太乙针"相同，惟药物处方有异。方用纯净细软的艾绒 125g，沉香、木香、乳香、羌活、干姜、穿山甲各 9g，共为细末，麝香少许。施灸方法与太乙针灸相同。

【临床运用】

根据不同病情，辨证论治选择不同穴位进行艾灸治疗，举例如下。

1. 胃脘痛　取穴中脘，适宜证型为脾胃虚寒。

2. 恶心呕吐　取穴中脘，适宜虚证、寒湿证。

3. 顽固性呃逆　取穴天突，适宜虚证。

4. 眩晕　取穴百会，适宜气血亏虚、风痰上扰证。

5. 崩漏　取穴隐白、大敦（灸隐白醒脾益气，统摄血行；灸大敦疏肝达木，调节血量），适宜所有证型，尤以脾虚证显效。

6. 膀胱痉挛（膀胱刺激征）　取穴关元、气海，一般适用于所有证型，尤以肾阳虚衰证、中气不足证更为显效。

7. 癃闭　取穴中极、关元、气海，适宜风寒湿阻证、气虚血瘀证。

【注意事项】

1. 施灸过程中注意保暖，随时询问患者有无灼痛感，及时调整艾火与皮肤的距离；对温热不敏感者如糖尿病患者、老年人等尤应注意局部皮肤情况。

2. 施灸过程中及时将艾灰弹入弯盘内，防止烧伤皮肤及烧坏衣物。

3. 熄灭后的艾条，应装入小口玻璃瓶或筒内，以防复燃发生火灾。

4. 艾灸后局部皮肤出现微红灼热，属于正常现象，无须处理。若因施灸过量、时间过长，局部出现小水疱，只要注意不擦破，无须处理，可自行吸收。如出现大水疱，可用消毒的毫针刺破，放出水液，或用无菌注射器抽去疱内液体，再涂以烫伤油等，并以无菌纱布覆盖，保持干燥，防止感染，待其自然愈合。

5. 施灸时间：每处 5～15 分钟。

6. 凡实证、热证、阳虚发热及大血管处禁用灸法，孕妇慎灸。

（李奕诗　黄桃　谭展鹏）

第三节　贴敷疗法

贴敷疗法也称外敷疗法，是以中医基本理论为指导，应用中草药制剂，施于皮肤、孔窍、腧穴及病变局部等部位的治疗方法，属于中药外治法，如天灸疗法、中药膏剂或散剂贴敷等。以下介绍具有代表性的天灸疗法、四黄水蜜贴敷疗法及吴茱萸加粗盐热熨疗法。

一、天灸疗法

【适应证】

1. 肺系相关病症 过敏性鼻炎、慢性咳嗽、哮喘、虚人感冒等。

2. 痛症 颈肩腰腿痛、膝骨性关节炎、风湿性关节炎、胃痛、痛经等。

3. 其他疾病 失眠、慢性肠炎、消化不良、夜尿症等。

【禁忌证】

1. 畏惧天灸者。

2. 孕妇、哺乳妇女。

3. 容易皮肤过敏者，皮肤病患者或皮肤破损者。

4. 合并严重心脑血管、肝、肾、造血系统等疾病者，严重精神心理疾患者。

5. 对天灸药物过敏者。

【操作方法】

1. 取岭南传统天灸的药末适量，以生姜汁（生姜去皮绞汁过滤）调和成约 1cm×1cm×1cm 大小的膏状药饼。

2. 将天灸膏置于医用胶布上（5cm 直径圆形或方形胶布），贴于穴位上，达到贴药时间后去除胶布，擦干净药膏即可。

3. 贴药时间：成人一般以 30～60 分钟为宜，小孩时间酌减，一般以 15～30 分钟为宜。贴药后皮肤一般会有局部灼热感，如自觉明显不适时可提前将药物除去。

【临床运用】

1. 支气管炎 取穴肺俞、脾俞、肾俞、大椎。

2. 变应性鼻炎 中脘、建里、滑肉门、肺俞、心俞、胆俞、肾俞。

3. 支气管哮喘 肺俞、脾俞、肾俞、定喘。

4. 小便失禁 中极、关元、脾俞、肾俞。

5. 胃脘痛 天枢、中脘、脾俞、气海。

6. 腰痛 厥阴俞、脾俞、膀胱俞、腰阳关、命门、水分、天枢、阴交。

7. 颈痛 颈百劳、肩中俞、肩井、心俞、胆俞、肾俞。

【注意事项】

1. 敷药穴位的皮肤不能有破溃或疔疮，颜面部不宜敷药。

2. 敷药时间以患者自觉皮肤灼热、皮肤潮红或起小水疱为度，以每次取 4～6 个穴位为宜。

3. 全身皮肤过敏者，可自服抗过敏药物，全身过敏症状严重或伴有发热者，建议去医院诊治。

4. 如皮肤起水疱应着柔软衣物，以防治破损，外涂宝肤灵、氧化锌油等烫伤软膏。水疱较大者，可自行用消毒针刺破，并外涂紫药水，可适当予以珍珠层粉、云南白药涂抹，促使创口愈合。

5. 天灸期间清淡饮食，戒辛辣、生冷，不宜食用鸡、鸭、鹅、牛肉、虾、蟹等发物。

6. 天气炎热时注意保持皮肤干燥，防止药膏脱落。

二、四黄水蜜贴敷疗法

四黄散主要由大黄、黄芩、黄柏、黄连组成，四药混合加蜂蜜调敷成四黄水蜜进行贴敷治疗，具有清热祛湿、泻火解毒、活血止痛之功效。

【适应证】

用于阳证疮疡，具有红、肿、热、痛等症状，均可选用本法治疗。

【禁忌证】

虚寒体质及局部阴寒内盛者，不宜使用。皮肤破损处禁用。

【操作方法】

四黄水蜜由大黄 30g、黄连 30g、黄柏 30g、黄芩 30g 组成，加蜂蜜拌匀成糊状，置透明塑料纸上摊成饼状，厚度约 2cm，置于冰箱冷藏约 30 分钟后取出，贴敷于患处。

【临床运用】

1. 静脉炎　沿患肢静脉走行处外敷，保鲜膜覆盖，胶布固定，每 24 小时更换 1 次。

2. 实热证腹痛　将调好的四黄水蜜膏敷于神阙穴，每日 2 次，每次 4 小时。

3. 急性痛风性关节炎　将药膏外敷于疼痛处，每日 2 次，每次 4 小时。

【注意事项】

1. 药糊摊平约 2cm 厚，太薄药力不够，效果差。

2. 注意敷药后的情况，如有瘙痒、红疹、水疱等皮肤反应，应停止敷药，可以使用皮炎平或皮康霜等涂抹。

3. 每贴药敷置时间不宜过长，一般为 4～6 小时，红、肿、痛症状明显者每日 3 次效果更明显。

三、吴茱萸加粗盐热熨疗法

利用吴茱萸与粗盐混合加热后药物与热的作用，达到行气活血、散寒止痛、祛瘀消肿、温经通络的效果。

【适应证】

各种原因引起的腹胀、腹痛、关节冷痛、麻木，以及脾胃虚弱型胃痛、寒性呕吐等。

【禁忌证】

1. 机械性肠梗阻及实热证腹痛患者。
2. 局部皮肤有破损、溃疡及水疱者；不明肿块及出血倾向患者。
3. 各种湿热证或麻醉未清醒者禁用。
4. 孕妇、腹痛性质不明者禁用；身体大血管处忌用。
5. 严重的糖尿病、偏瘫等感觉神经功能障碍患者忌用。

【操作方法】

1. 将吴茱萸 250g 与粗盐 250g 放置于锅中炒热至 65 ～ 70℃，或用小布袋装好放入微波炉加温。
2. 将药熨袋放在热熨部位顺时针旋转推熨，力量均匀，开始用力要轻，速度稍快；随着药袋温度的降低，力量可增大，速度减慢。
3. 药物温度过低时可换药袋，每次 20 ～ 30 分钟，每日 1 ～ 2 次。

【临床运用】

中焦虚寒、虚寒气滞型腹痛、腹胀，选择胃脘部、腹部疼痛处，或神阙穴、中脘穴、关元穴、中极穴。

【注意事项】

1. 药熨前嘱患者排空小便，注意保暖，体位舒适。
2. 药熨温度不宜超过 70℃。操作前先让患者试温，以能耐受为宜。
3. 药熨过程中注意保暖、适当补充水分。药熨后擦净局部皮肤，观察皮肤有无烫伤或起小水疱，及时处理。
4. 药物冷却后应及时更换或加热，中药可连续使用 1 周。

（李奕诗　黄桃）

第四节　小夹板固定

小夹板固定技术是中医骨伤科学发展过程中，经过广大医务工作者不断实践，逐步改进，目前已成为骨折外固定技术中较常用的方法之一。小夹板固定是从肢体生理功能出发，通过扎带对夹板的约束力、固定垫防止或矫正骨折端成角畸形和侧方移位的效应力，以及肢体肌肉活动时所产生的内在动力，达到固定骨折、恢复肢体内部动力平衡的目的。小夹板固定适用于四肢长管骨闭合性骨折，包括肱骨骨折，尺、桡骨骨折，股骨骨折，胫、腓骨骨折和踝部骨折等。小夹板使用时只固定骨折部位而不包括上下两个关节，既能保持骨折部位的固定，又能使骨折两端关节适当地早期活动，预防关节僵硬。

【适应证】

1. 四肢闭合性骨折，包括关节内及近关节内经手法整复成功者。股骨干骨折因肌肉发达收缩力大，须配合持续牵引。

2. 四肢开放性骨折，创面小或经处理伤口闭合者。

3. 陈旧性四肢骨折运用手法整复者。

【禁忌证】

1. 较严重的开放性骨折。

2. 难以整复的关节内骨折。

3. 难以固定的骨折，如髌骨、股骨骨折等。

4. 肿胀严重伴有水疱者。

5. 伤肢远端脉搏微弱，末梢血液循环较差，或伴有动脉、静脉损伤者。

【操作方法】

不同部位、不同类型的骨折，固定方法也不一样。现以长骨干骨折局部小夹板固定为例，说明小夹板操作流程。

1. 准备夹板　根据骨折的部位、类型及患者肢体情况，选择合适的经过塑形后的夹板。

2. 外敷药　骨折用手法复位后，在助手维持牵引下，根据需要在骨折部敷好药膏。敷药范围要大一些，尤其在关节附近的骨折，应包括关节远端部分肢体在内，而后用绷带松松地缠绕 2 ～ 3 周。

3. 放置固定垫　将选好的固定垫，准确地放在肢体的适当部位，用胶布固定。

4. 放夹板　按各个骨折的具体要求，依次放好夹板，板间距以 1 ～ 1.5cm 为宜，板的两端勿超过固定垫，骨折线最好位于夹板中央，由助手托住加以固定。

5. 捆扎系带　术者依次捆扎系带，两端扎带距板端 1 ～ 1.5cm 为宜，以防止滑脱，打活结固定。

【临床运用】

1. 肱骨干短斜形骨折，伴有成角移位，复位后用小夹板和压力垫纠正、固定。

2. 尺、桡骨骨折复位后，可将分骨压力垫放在骨折部位的掌、背两侧骨间筋膜处，使骨间筋膜张开并保持紧张，防止骨折端出现靠拢移位。小夹板固定后，前臂放于旋前旋后中间位。

3. 桡骨远端骨折，远侧骨折端向桡侧和背侧移位。复位后，用压力垫和小夹板维持骨折复位后的对位。小夹板固定后，前臂放于旋前旋后中间位。

4.胫、腓骨骨折移位整复后，用压力垫和小夹板固定，维持骨折复位后的对位。

5.踝关节外翻性扭伤引起双踝骨折伴有移位时，经过压力垫和小夹板固定，可以矫正移位，并维持骨折端的对位。

【注意事项】

1.抬高伤肢，利于肿胀消退，观察肢体血液循环情况（颜色、感觉、肿胀程度等，加压垫部位有无剧痛）。

2.注意询问患者骨骼突出处有无灼痛感，如患者持续疼痛，则应解除夹板进行检查，以防止发生压迫性溃疡。

3.经常调节扎带的松紧度。一般在复位固定 3～4 天内，损伤部位因静脉回流受阻，肿胀加重，夹板内压力增大，可能发生组织变性或坏死，应经常检查扎带，防止有过紧现象发生。以后组织间隙内压下降，血液循环改善，扎带松弛时调整扎带的松紧度，大体上以保持布带能上下活动 1cm 左右为宜。

4.同时检查小夹板的位置有无移动，是否影响关节活动，要及时进行必要的调整。

5.定期进行骨折对位情况的 X 线检查，如有断端移位或压力垫移动，都应随时纠正。

6.及时指导患者进行合理的功能锻炼，并将固定后的注意事项及练功方法向患者及家属交代清楚，取得患者合作，充分发挥患者的主观能动性，方能取得良好的治疗效果。

（李奕诗　谭展鹏）

第五节　石膏固定

石膏固定是骨科临床治疗中的重要组成部分。石膏固定技术疗效确切，价格便宜，应用方便，被广泛应用于骨折后、关节损伤复位后的固定，成为骨折患者最常用的治疗措施之一。临床所用石膏是天然生石膏受热后脱去部分结晶水变成熟石膏而成粉末状，当熟石膏遇水重新得到结晶水变成结晶石膏而硬固，从而起到固定作用。石膏固定可使包扎的肢体得到较长时间的固定，使肢体保持某一特别位置，制止患处肌肉的不必要收缩和活动。坚固的石膏支持面可减轻或消除身体患病部位的负重，避免患部再度受到外伤，同时可封闭伤口，减少混合感染的机会。

【适应证】

1.骨折的固定。

2.关节脱位经复位后的固定。

3.骨和关节急性和慢性炎症的固定。

4.骨、关节和肌腱等行矫形手术后的固定。

5.肢体软组织急性炎症（如蜂窝组织炎等）的固定。

6. 肢体巨大创伤，尤其是战伤的固定；关节扭伤的固定。

7. 四肢Ⅱ度或Ⅲ度烧伤的治疗。

8. 关节挛缩或神经麻痹后的治疗。

9. 成形手术后（如血管缝合、皮瓣移植后等）须做肢体间特殊位置的固定。

10. 先天性或后天性畸形（如小儿马蹄内翻足、脊柱侧弯等）的矫正治疗。

11. 制造肢体的石膏模型，以便复制肢体的支具或支持物。

【禁忌证】

1. 全身情况恶劣，做巨大的石膏包扎会引起生命体征危象者。
2. 患部伤口有厌氧性感染的可疑者。
3. 怀孕的妇女绕胸腹部包扎。
4. 呼吸或循环系统和肾功能不全者的躯干包扎。

【操作方法】

1. 术前皮肤准备：清洁皮肤；伤口清创包扎；骨突位置保护。

2. 石膏准备：石膏绷带的厚度，上肢一般是 12～14 层，下肢 14～16 层；宽度以包围肢体周径 2/3 为宜；以及准备衬垫、绷带等。

3. 在环绕包扎时，一般由肢体的近心侧向远心侧缠绕，且以滚动的方式进行，不可拉紧绷带，以免造成肢体的血循环障碍。

4. 每一圈石膏绷带应盖住上一圈石膏绷带的下 1/3，这样才能使整个石膏绷带凝合成一整体，必须保持石膏绷带平整，勿使形成皱褶，尤其在第一、第二层更为重要。

5. 由于肢体的粗细不等，当需向上或向下移动绷带时，要提起绷带的松弛部并向肢体的后方折叠，切不可翻转绷带。

6. 操作要迅速、敏捷、准确，两手要互相配合，即一手缠绕石膏绷带，另一手朝相反的方向抹平，使每层石膏紧密贴合，勿留空隙。

7. 石膏的上下边缘及关节部要适当加厚，以加强其坚固性。整个石膏的全部厚度，以不致折裂为原则，一般为 8～12 层。

8. 将石膏绷带的表层抹光，并按肢体的外形或骨折复位的要求加以塑形。

9. 因石膏易于硬固，必须在硬固前数分钟内完成，否则不仅达不到治疗目的，反而易使石膏损坏。

10. 对超过固定范围部分和影响关节活动的部分（不需固定关节），应加以修削。边缘处如石膏嵌压过紧，可将内层石膏托起，并适当切开。对髋人字形石膏、蛙式石膏，应在会阴部留有较大空隙。

11. 最后用色笔在石膏显著部位标记诊断及日期。有创面者应将创面的位置标明，以备开窗。

【临床运用】

1. 手与腕关节　①拇指对掌位。②其他手指与拇指成对掌位。③整个手的功能位即掌指关节轻度屈曲，手指分开，各指间关节稍许弯曲，拇指内旋正对食指，呈握球姿势。掌指关节140°，近指间关节130°，远指间关节150°。④腕关节背屈15°～30°，向尺侧偏斜约10°（在桡骨下端骨折有移位时），如执笔姿势。⑤前臂呈中立位。

2. 肘关节　屈曲90°，前臂中立位。

3. 肩关节　上臂外展45°～60°，肩关节前屈30°，外旋15°，肘关节屈90°；前臂轻度旋前，使拇指尖对准患者鼻尖，石膏包扎后称"肩人字石膏"。

4. 踝关节　中立位，足背伸90°与小腿呈直角。

5. 膝关节　屈曲10°～15°，幼童可伸直位。

6. 髋关节　根据性别、年龄、职业不同稍有变动，一般外展15°～20°，屈曲10°～15°，外旋5°，石膏包扎后称"髋人字形石膏"。

7. 石膏背心　腹侧自胸骨柄至耻骨联合，背面自肩胛以下至骶骨部，两侧自肩关节以下开始直到骨盆。

8. 蛙式石膏　适用于婴幼儿发育性髋脱位（即先天性髋脱位），施行关节复位术后的外固定。两侧髋关节均外展外旋并屈膝90°。

【注意事项】

1. 注意石膏固定部位保暖，防止冻伤。

2. 浸泡石膏平放入水，待无气泡后以手握住其两端，将水挤出，勿绞扭。

3. 浸泡温度越高，硬化时间越短，反之则越长。

4. 石膏绷带要平整，勿扭转，以防形成皱褶。

5. 管型石膏绷带松紧度要合适，肢体肿胀消退后，如石膏过松，应及时更换。

6. 躯干及特殊位置固定，注意呼吸、饮食情况。

7. 塑捏成形切勿用手指，以免形成凹陷造成局部压迫；特别注意膝轮廓及足横弓、纵弓塑形。

8. 抬高患肢，防止肿胀，要将手指、足趾露出，以便观察肢体的血液循环、感觉和活动功能等，同时有利于功能锻炼。

9. 管型石膏签名、标记操作时间。

（黄桃　谭展鹏）

第四章　常见急症中医处理 ▷▷▷▷

第一节　高　热

【概述】

高热是体温超过 39℃ 的急性症状，指机体在内、外病因作用下，造成脏腑气机紊乱，阳气亢盛而引发的以体温升高为主症的常见急症。中医文献中所称的"壮热""实热""日晡潮热""大热"等，均属于高热的范畴，如《伤寒论》云："病人身太热，反欲得衣者……"薛生白《湿热病篇》云："湿热证，壮热口渴，舌黄或焦红。"

高热包括感染性高热与非感染性高热，常见于急性感染、传染病，以及中暑、风湿热、结核病、恶性肿瘤、结缔组织病、内分泌疾病等。

【病因】

高热的病因根据外感与内伤而有所不同。

1. 外感高热

（1）外感六淫：风、寒、暑、湿、燥、火异常的六气，从肌表或口鼻而入，正气与之抗争而引起高热。六淫可单独致病，也可两种以上的邪气兼夹致病，如风寒、风热、湿热、风湿热等。在表之邪不解，则内传入里，邪正剧争而致高热不解。

（2）感受疫毒：疫毒亦是外来的致病因素之一，属于一种传染性较强的致病邪气。疫毒的特点具有一定的季节性和传染性，疫疠之毒，其性猛烈，一旦感受疫毒，则起病急骤，传变迅速，卫表症状短暂，较快出现高热。

2. 内伤高热　内伤发热临床多表现为低热，但有时也可以是高热，病因可归纳为虚、实两大类。由肝经郁热、瘀血阻滞及内湿停聚所致者属实，由中气不足、血虚失养、阴精亏虚及阳气虚衰所致者属虚。

【病机】

1. 外感高热　其病机是外邪入侵，人体正气与之相搏，正邪交争于体内，或热毒充斥于人体而高热，即所谓"阳胜则热"，发生阳气偏盛的热性病变而表现发热为主，伴有恶寒、口干等。邪热疫毒其性猛烈，起病急，传变快，故出现热势高等实热之证。高热以阳盛为主，其病机变化易化火，火热充斥体内，进而伤津耗液，故在整个热病中，都以温热伤津，阴液耗损为特点，常常产生一系列的火炽伤阴之病理反应。再者，热毒之邪过盛，邪毒内传，营血耗伤，因而临床上易于发生神昏、出血的变证，即所谓逆传，来势凶险，预后较差。

2. 内伤高热 病机比较复杂，其基本病机是脏腑功能失调，气血阴阳亏虚，实证者为气、血、水等郁结壅遏化热而引起发热。虚证者由阴阳失衡所导致，或为阴血不足，阴不配阳，水不济火，阳气亢盛而发高热，或因阳气虚衰，阴火内生，阳气外浮而发高热。

【诊断与鉴别诊断】

（一）诊断要点

1. 体温在 39℃ 以上。
2. 外感高热起病多急骤，常有明显的受凉、疲劳、饮食不洁等病史，多伴寒战。
3. 内伤发热起病多缓，病程长，多无恶寒。

（二）证候诊断

1. 外感高热
（1）外感风热证
主症：高热恶寒，鼻塞流涕，咳嗽，口干咽痛，或身重脘闷。
舌象，脉象：舌红，苔薄黄，脉浮数。
（2）外感风寒证
主症：恶寒高热而无汗，喷嚏，头项痛，身重脘闷。
舌象，脉象：舌苔薄白，脉浮。
（3）肺热证
主症：壮热，咳嗽或喘促，痰黄稠或痰中带血，胸痛，口渴。
舌象，脉象：舌红苔黄，脉滑数。
（4）胃热证
主症：壮热，口渴引饮，面赤心烦，口苦口臭。
舌象，脉象：舌红苔黄，脉洪大有力。
（5）血热动风证
主症：身热灼手，神昏谵语，四肢抽搐，颈项强直，牙关紧闭，或斑疹隐现。
舌象，脉象：舌质红绛，脉弦数或细数。
2. 内伤高热
（1）气郁高热证
主症：热势常随情绪波动而起伏，精神抑郁，胸胁胀满，烦躁易怒，口干而苦，纳食减少。
舌象，脉象：舌红，苔黄，脉弦数。

（2）气虚高热证

主症：热势时高时低，常在劳累后发作或加剧，倦怠乏力，气短懒言，自汗，易于感冒，食少便溏。

舌象，脉象：舌质淡，苔白薄，脉细弱。

（3）血虚高热证

主症：发热，头晕眼花，身倦乏力，心悸不宁，面白少华，唇甲色淡。

舌象，脉象：舌质淡，脉细弱。

（三）鉴别诊断

1.假热证 患者自觉发热，倦怠乏力，心烦躁扰，但测量体温不高，或由于测量体温不准，造成假性体温升高，但反复检测又正常。

2.不同疾病引发高热的鉴别 可按发热情况，是否伴发皮疹、关节痛等伴随症状，倾向于某一系统表现，以及相应的望、闻、问、切四诊明确诊断与辨证。然而，对于1周以上仍未确诊者，要针对性地查找邪毒。

3.内伤高热与外感高热的鉴别 外感高热为卒感时邪所致，病机为"正邪交争""阳胜则热"，病性多属热证、实证。临床特点为起病急、病程短，呈现壮热、潮热或往来寒热，发热初起多伴恶寒，虽得衣被而不减，兼见头痛、身痛、鼻塞流涕、咽痛、咳嗽、脉浮等外感之象。内伤高热以内伤为病因，病机为脏腑功能失调，气血阴阳亏虚，病性多属虚证或虚实夹杂证。临床特点为起病缓慢，病程较长，或有反复发作史，热势高低不一，常以低热为主，多无恶寒，或虽恶寒，若得衣被则减，常见头晕、头痛、时作时止、心悸、少寐、自汗、盗汗、脉弱无力等脏腑虚损之象。

（四）疾病鉴别诊断思路

1.抓住虚实 分清虚实是高热急症首辨证的关键环节。高热临床上以实证多见，热势急迫，多持续不解，烦渴面赤，尿黄便干，舌红脉实；虚证多见热势缓进，多有波动，气短懒言，尿清便溏，脉象多虚。

2.区别表里 表证多见恶寒发热，鼻塞流涕，苔薄，脉浮数；里证则见烦渴便干，脉沉数，多伴脏腑病变的各种表现。

3.审清标本 即明确高热之病机，邪、毒、热三者之主从顺逆。毒随邪入，热乃毒生，邪毒为本，发热是标；热毒内陷，耗气动血，症见吐衄发斑，则热毒为本，出血是标。

4.详察传变 高热急症变化迅速，临床必须详察病情，随证治之。外感高热多六经、卫气营血传变，内伤高热则多按脏腑传变。然亦有越经传、合病、并病、正不束邪而肆意相传者。

【治则治法】

1.外感高热 由六淫及疫毒所致，入里化热；或温热之邪，由表及里，或有脏腑功能失调，郁热化火，病机有不同，但发热为其共性。因此，必须采用清热解毒、泻火凉血、清泻脏腑、滋阴退热之法，以清除邪热，调和脏腑。

2. 内伤高热 实火宜泻，虚火宜补，并应根据证候、病机的不同而分别采用有针对性的治法。属实者，宜以解郁、活血、除湿为主，适当配伍清热法。属虚者，则应益气、养血、滋阴、温阳，除阴虚发热可适当配伍清退虚热的药物外，其余均应以补为主。对虚实夹杂者，则宜兼顾之。

【急救处理】

退热

（1）口服制剂

1）新雪片：适用于外感发热证，每次 2 片，每日 3 次。

2）紫雪丹：适用于外感发热热扰心包或热盛动风，症见高热烦躁、神昏谵语、口渴唇焦者，每次 1.5～3g，每日 2 次。

3）双黄连口服液：适用于外感高热属外感风热证者，每次 2 支，每日 3 次。

4）安宫牛黄丸：适用于外感高热热入营血，热陷心包，痰热上蒙清窍所致高热烦躁，甚至神昏谵语者，每次 1 丸，每日 1 次。

5）小柴胡冲剂：用于外感高热，邪犯少阳，寒热往来者，每次 1～2 包，每日 3 次。

（2）注射剂

1）柴胡注射液：每次 2～4mL，肌内注射，每日 3～4 次，适用于外感发热。

2）痰热清注射液：清热、化痰、解毒，适用于风温肺热之痰热阻肺证。成人一次 20mL，以 5% 葡萄糖注射液或 0.9% 氯化钠注射液 250～500mL 稀释后静脉滴注，每日 1 次。

3）热毒宁注射液：清热、疏风、解毒，适用于外感风热所致高热。成人一次 20mL，以 5% 葡萄糖注射液或 0.9% 氯化钠注射液 250mL 稀释后静脉滴注，每日 1 次。

4）清开灵注射液：清热解毒，化痰通络，醒神开窍，适用于高热属实证者。成人一次 20～40mL，以 10% 葡萄糖注射液 200mL 或 0.9% 氯化钠注射液 100mL 稀释后静脉滴注，每日 1 次。

5）醒脑静注射液：清热泻火，凉血解毒，开窍醒脑，适用于高热热入营血，内陷心包者。成人一次 10～20mL，用 5%～10% 葡萄糖注射液或 0.9% 氯化钠注射液 250～500mL 稀释后静脉滴注。

（3）药物擦浴

1）用荆芥 15g，薄荷 15g，煎水擦浴，得微汗而解，适用于风寒外感高热。

2）石膏水：用 20% 石膏煎液擦浴，适用于邪热入里之高热。

（4）针刺：取曲池、合谷、内关、手三里、足三里、阳陵泉、三阴交，手法采用泻法。

（5）刮痧：适用于发热、汗少者。

（6）灌肠

1）大承气汤：大黄 15g，枳实 15g，芒硝 20g，厚朴 15g，煎取药汁 150～200mL，冷却后保留灌肠，每隔 2～4 小时 1 次，体温下降后视病情而减少灌肠次数或停用。

2）大柴胡汤：柴胡 15g，大黄 15g，枳实 15g，黄芩 15g，半夏 10g，白芍 15g，煎取 200mL，冷却后保留灌肠，每隔 2～4 小时 1 次，体温下降后视病情而减少灌肠次数或停用。

【辨证救治】

1. 外感高热

（1）外感风热证

治法：解表退热。

方药：银翘散加减。主要药物有金银花、连翘、桔梗、薄荷、牛蒡子、竹叶、荆芥穗、甘草。

加减：热甚者，加黄芩、板蓝根、青蒿；夹湿者，加藿香、佩兰；项肿咽痛者，加马勃、玄参。

中成药：新雪片口服，每次 2 片，每日 3 次；双黄连口服液口服，每次 2 支，每日 3 次；热毒宁注射液 20mL，以 5% 葡萄糖注射液或 0.9% 氯化钠注射液 250mL 稀释后静脉滴注，每日 1 次；清开灵注射液 20～40mL，以 10% 葡萄糖注射液 200mL 或 0.9% 氯化钠注射液 100mL 稀释后静脉滴注，每日 1 次。

（2）外感风寒证

治法：解表退热。

方药：荆防败毒散加减。主要药物有羌活、柴胡、前胡、枳壳、茯苓、荆芥、防风、桔梗、川芎、甘草。

加减：寒甚者，加麻黄、桂枝；咳嗽者，加杏仁、贝母。

中成药：小柴胡冲剂口服，每次 1～2 包，每日 3 次。

（3）肺热证

治法：清热解毒，宣肺化痰。

方药：麻杏石甘汤加减。主要药物有麻黄、杏仁、甘草、石膏。

加减：热甚者，加金银花、连翘、鱼腥草；胸痛、咳嗽脓痰者加金荞麦。

中成药：双黄连口服液口服，每次 2 支，每日 3 次；安宫牛黄丸口服，每次 1 丸，每日 1 次；痰热清注射液 20mL，以 5% 葡萄糖注射液或 0.9% 氯化钠注射液 250～500mL 稀释后静脉滴注，每日 1 次。

（4）胃热证

治法：清胃解热。

方药：白虎汤加减。主要药物有石膏、知母、甘草、粳米。

加减：卫气同病者，加金银花、连翘、芦根；大便秘结者，加大黄、芒硝；发斑者，加水牛角、玄参；胃气上逆，心下痞闷者，加半夏、代赭石。

中成药：清开灵注射液 20～40mL，以 10% 葡萄糖注射液 200mL 或 0.9% 氯化钠注射液 100mL 稀释后静脉滴注，每日 1 次。

（5）血热动风证

治法：凉血息风止痉。

方药：羚角钩藤汤加减。主要药物有羚羊角、钩藤、桑叶、菊花、生地黄、白芍、川贝母、竹茹、甘草、茯神。

加减：腑实者，加大黄、芒硝；肌肤发斑者，加犀角、牡丹皮。

中成药：安宫牛黄丸口服，每次 1 丸，每日 1 次；清开灵注射液 20～40mL，以 10% 葡萄糖注射液 200mL 或 0.9% 氯化钠注射液 100mL 稀释后静脉滴注，每日 1 次；醒脑静注射液每次 10～20mL，用 5%～10% 葡萄糖注射液或 0.9% 氯化钠注射液 250～500mL 稀释后静脉滴注。

2. 内伤高热

（1）气郁高热证

治法：疏肝理气，解郁泄热。

方药：丹栀逍遥散加减。主要药物有牡丹皮、栀子、当归、芍药、茯苓、白术、柴胡、甘草。

加减：气郁较甚，可加郁金、香附、青皮理气解郁；热象较甚、舌红口干、便秘者，可去白术，加龙胆草、黄芩清肝泻火；妇女若兼月经不调，可加泽兰、益母草活血调经。

中成药：清开灵注射液 20～40mL，以 10% 葡萄糖注射液 200mL 或 0.9% 氯化钠注射液 100mL 稀释后静脉滴注，每日 1 次。

（2）气虚高热证

治法：益气健脾，甘温除热。

方药：补中益气汤加减。主要药物有黄芪、甘草、人参、当归、陈皮、升麻、柴胡、白术。

加减：自汗较多者，加牡蛎、浮小麦、糯稻根固表敛汗；时冷时热、汗出恶风者，加桂枝、芍药调和营卫；脾虚夹湿，而见胸闷脘痞、舌苔白腻者，加苍术、茯苓、厚朴健脾燥湿。

中成药：黄芪注射液 20mL，以 5% 葡萄糖注射液 250mL 或 0.9% 氯化钠注射液 250mL 稀释后静脉滴注，每日 1 次。

（3）血虚高热证

治法：益气养血。

方药：归脾汤加减。主要药物有白术、茯神、黄芪、龙眼肉、酸枣仁、人参、木香、甘草、当归、远志。

加减：血虚较甚者，加熟地黄、枸杞子、制首乌补益精血；发热较甚者，可加银柴胡、白薇清退虚热；由慢性失血所致的血虚，若仍有少许出血者，可酌加三七粉、仙鹤草、茜草等止血。

中成药：归脾丸口服。

（黄满花　李俊）

第二节　卒心痛

【概述】

卒心痛是一种以"两乳之中，鸠尾之间"，即膻中部位及左胸部位突然发生的以疼痛伴有胸闷，严重者可出现喘促、濒死感等为主要表现的一类疾病。卒心痛首见于《素问·刺热》篇，其曰："心热病者……热争则卒心痛……"

西医学的不稳定型心绞痛、心肌梗死、缺血性心肌病等心系疾病可参照本病辨证救治。

【病因】

卒心痛多发于中老年人，可单因为病，亦可多因综合致病。或年老体弱，肝肾亏虚，心脉失养，拘急而痛；或素体虚弱，复感外邪，邪滞胸中，心脉闭阻，心脉失荣而发卒心痛；或饮食失节，损伤脾胃，脾失运化，聚湿生痰，上归于胸，宗气受阻，心脉闭阻而发病；或情志过极，忧思恼怒，气血郁滞，血脉运行不畅而致心痛；或劳累过度，耗气伤精，以致气血亏虚，气虚则血运无力，血虚则心脉涩滞，二者均可致心脉闭阻，心脉拘挛不通而痛。

【病机】

卒心痛的病位在心，其发病与肝、肾、脾等脏的盛衰有关，其病性为本虚标实，以本虚为主。本虚可有阴、阳、气、血之不足；标实可有寒凝、气滞、血瘀、痰浊之不同，同时又有兼寒、兼热的区别，二者相互影响，互结为患。

【诊断与鉴别诊断】

（一）诊断要点

1.以膻中疼痛或左胸膺疼痛，突然发作为特点。疼痛性质有闷痛、隐痛、刺痛、灼痛等不同，可向左肩臂放射，也可表现为颈、牙齿或上腹部疼痛等，严重者可有濒死感、喘憋、呼吸困难、不能平卧、大汗出。

2.本病猝然而发，或时发时止，常兼有胸闷、气短、心悸等。

3.情绪波动、气候变化、饮食劳倦等因素常可诱发本病。

（二）证候诊断

1.阴寒凝滞证

主症：猝然胸闷痛，遇寒痛甚，痛引肩背，甚者胸痛彻背、背痛彻心，形寒肢冷，伴气短心悸，重则喘息不能平卧。

舌象，脉象：舌淡或紫暗，苔薄白，脉紧。

2. 痰浊闭阻证

主症：突发胸部闷痛不舒，咳嗽痰多，肢倦乏力，口黏，恶心，纳呆。

舌象，脉象：舌体胖，质暗，苔厚腻，脉滑。

3. 瘀阻心脉证

主症：胸部疼痛，痛有定处，入夜尤甚，甚或心痛彻背、背痛彻心，或痛引肩背，伴有胸闷，可见时发时止，多与情绪波动有关，亦可见突然发作，疼痛剧烈，持续难解。

舌象，脉象：舌暗红、紫暗或有瘀斑，或舌下血脉青紫怒张，脉弦涩或结代。

4. 阳气亏乏证

主症：胸部闷痛，伴气短，动则加剧喘息，心悸，倦怠乏力，或懒言，面色白，或易汗出，畏寒怕冷，按之凹陷。

舌象，脉象：舌淡体胖，边有齿痕，苔薄白，脉虚细无力或结代。

（三）鉴别诊断

1. 胃脘痛 疼痛部位主要在胃脘部，其疼痛多在饮食后或饥饿时发作，多伴有胃脘或闷或胀，或呕吐吞酸，或纳差，或便难，或泄泻，无胸闷、气短及心悸等。多与长期饮食失节或不洁，饥饱劳倦，情志郁结或外感寒邪，或素体不足等有关。

2. 胁痛 胁痛的部位主要在两胁部，其疼痛特点或刺痛不移，或胀痛不休，或隐痛，很少有短暂即逝者，常伴有胁部胀满不舒，善叹息、嗳气，纳呆腹胀或咽口干燥。本病发作常常由情绪激动引发，少数体弱者可由劳累诱发。

3. 脏躁 好发于青年女性，表现为胸闷不适，时有胸痛，以一过性刺痛为主，痛无定处，善叹息，长出气则有所缓解，或有咽部异物感等症状。

4. 悬饮 可有胸胁胀痛，持续不解，与活动等无关，多伴有咳嗽、转侧或呼吸时加重，肋间饱满，可有咯痰等症状。

（四）疾病鉴别诊断思路

1. 胸痛隐隐，时轻时重，时作时休，胸闷不舒，心悸，短气，自汗，倦怠，活动后加重，面色㿠白，舌质淡，脉细或虚大无力，多为心气弱。

2. 胸痛胀闷，疼痛时轻时重，甚至胸痛彻背，掣及左肩臂部作痛，症状重者可有面色苍白、自汗、畏寒、四肢清冷，或厥逆，舌淡润或胖大而有齿痕，脉沉迟或结代，多见于寒凝气滞。

3. 胸膺隐痛，绵绵不休，时轻时重，心悸不宁，多梦失眠，自汗、短气或气喘，活动后尤为明显，自觉发热，舌干少津，小便黄赤，舌红少苔，脉细或数而无力，或结代，多见于气阴两虚。

【治则治法】

本病救治原则为急则治其标。治疗上应先辨其虚实，掌握标本。标实应区分阴寒、痰浊、血瘀的不同。阴寒治以温阳散寒，痰浊治以泄浊豁痰，血瘀治以活血化瘀。本病在发生发展过程中，会出现心阳暴脱之危证，此时则当以益气固脱、回阳救逆为主。

【急救处理】

1. 安静休息，平卧位，避免情绪激动，发病后尽早到医院救治。
2. 吸氧，建立静脉通道，予心电监护监测生命体征，立即行床旁心电图检查。
3. 镇静镇痛，舌下含服硝酸甘油片。
4. 动态监测心电图、心肌损伤标志物、心肌酶等。

【辨证救治】

1. 阴寒凝滞证

治法：辛温通阳，散寒活血。

方药：当归四逆汤加减。主要药物有桂枝、细辛、当归、芍药、甘草、通草、大枣等。

加减：如素体阳虚，可加吴茱萸、生姜。若剧痛无休止，胸痛彻背、背痛彻心，可选用乌头赤石脂丸。若伴有喘憋可选用瓜蒌薤白白酒汤加用枳实、葶苈子等。

中成药：冠心苏合丸，发作时服 1～2 丸；缓解时每次 1～2 丸，每日 3 次。

2. 痰浊闭阻证

治法：泄浊豁痰，宽胸理气。

方药：瓜蒌薤白半夏汤合涤痰汤加减。主要药物有瓜蒌、薤白、半夏、陈皮、甘草、胆南星、石菖蒲、竹茹、枳实、茯苓等。

加减：痰浊化热者，以黄连温胆汤加竹茹以清化痰热；痰热化火者，可加海浮石、蛤壳等。

中成药：冠心苏合丸，发作时服 1～2 丸；缓解时每次 1～2 丸，每日 3 次。

3. 瘀阻心脉证

治法：活血化瘀，通脉止痛。

方药：血府逐瘀汤加减。主要药物有当归、川芎、桃仁、红花、赤芍、柴胡、桔梗、枳壳、牛膝、生地黄等。

加减：若胸痛较剧，可加乳香、没药、五灵脂、延胡索以加强行气活血之力。

中成药：复方丹参滴丸，发作时服 10 粒；缓解时每次 10 粒，每日 3 次。或用红花注射液或丹参注射液 20～40mL 加入 250mL 液体中静脉滴注。

4. 阳气亏乏证

治法：益气温阳，宣痹止痛。

方药：参附汤合右归饮加减。主要药物有人参、附子、桂枝、熟地黄、山药、吴茱萸、杜仲等。

加减：如汗出如油者，用四逆汤加人参以回阳救急；心悸喘促，下肢浮肿，小便短少者，可选用真武汤加汉防己、猪苓、车前子等；若阳损及阴，阴阳两虚，可用四逆汤合生脉饮。

中成药：麝香保心丸，每次含服 1～2 粒。或用参附注射液 50～100mL 静脉滴注。

（刘福康　戴洁琛）

第三节　肠　痈

【概述】

肠痈是中医外科最常见的急症之一，属内痈范畴，病位在阑门，以转移性右下腹痛为主要临床表现；以邪蚀肠腑，肉腐成脓为病所的肠腑疾患。本病可发生于任何年龄，但好发于青壮年，男性多于女性，约占外科住院患者的 15%，每逢季节交替，寒温突然变化时高发。

肠痈病名最早见于《素问·厥论》，受当时解剖条件限制，又有"大肠痈""小肠痈""盘肠痈""缩脚肠痈""直肠痈"等名称。汉代张仲景在《金匮要略·疮痈肠痈浸淫病脉证并治》中，对肠痈的未成脓和已成脓的辨证鉴别治法，有了较详细的论述。明代《外科正宗·肠痈论》对肠痈的病因病理、辨证治疗进行了全面系统的总结。清代《医宗金鉴·外科心法要诀·大小肠痈》认为本病是湿热气滞，瘀血留注肠中，为后世医家应用清热解毒泻火法治疗肠痈提供了理论依据。

西医学的急性阑尾炎可参照本病辨证救治。

【病因】

1. 寒温不适　外感六淫之邪，内陷肠腑，致脉络瘀阻，气血凝滞，瘀而化热，肉腐成脓，肠痈乃成。

2. 饮食不节　暴饮暴食，嗜食肥甘厚味，或贪凉饮冷，致脾胃损伤，肠腑气机失和，功能失司，糟粕内停，瘀而化热，灼伤肠络，肉腐成脓，乃成肠痈。

3. 情志不畅　情志不遂，肝失条达，肝病传脾，脾失健运，湿滞肠腑，食积内停或痰凝肠间，化热化火而致本病。

4. 劳倦过度　劳累过度或食后暴走，肠腑气血失和，或肠中糟粕坠入阑门，使其气机闭塞，化火灼伤肠络，而致本病。

【病机】

寒温不适、情志不畅、饮食不节、劳倦过度是其因；六腑气机不利，传导失常，是其机；继而气滞血瘀，湿浊内蕴，瘀而化热，肉腐成脓，肠痈乃成，是其果。六腑者，传化物而藏，以通为用，以降为顺。肠为六腑之一，如因饮食不节（洁）、寒温不适、情志不畅、饱食暴走而致邪客肠间，气机瘀滞，传导失司，糟粕内停，肠腑不通，上逆为呕，不通则痛，热蕴肠间，内熏气血则发热；瘀而化热，灼伤肠络，肉腐成脓，聚而成痛。早期为虚实夹杂，中期正盛邪实，毒邪炽盛，后期正虚邪陷，则会产生"走黄"之变证。

【诊断与鉴别诊断】

（一）诊断要点

1. 本病每因寒温失调、饮食不节而诱发。

2. 以转移性右下腹痛为特有的临床症状。初起胃脘不适或绕脐而痛，痛无定处，伴恶心呕吐或腹泻，继而出现右下腹疼痛（故称转移性疼痛），痛无休止，时有加重，足不能伸，形寒发热，便秘或便闭。早期舌被薄苔，迁延热盛则苔转黄腻，晚期可自右下腹或右腰部破溃成痛。

3. 以右下腹疼痛、拒按，足不得伸，右侧足三里穴与上巨虚穴之间压痛为主要体征。

（二）证候诊断

1. 气机瘀滞证

主症：面白无华，形寒微热，突发腹痛，痛无定处，或绕脐而痛，恶心纳呆，嗳气反胃，腹泻或便秘。右下腹压痛、拒按，右侧足三里穴与上巨虚穴之间压痛。

舌象，脉象：舌苔薄白，脉弦微紧。

2. 瘀久蕴热证

主症：面红气粗，憎寒壮热，右下腹痛，固定不移，痛无休止，时有加重，腹痛拒按，皮紧而韧，足不得伸，大便秘结或便闭。右侧足三里穴与上巨虚穴之间压痛。

舌象，脉象：舌苔浊腻，脉洪数。

3. 热毒炽盛证

主症：面红耳赤，但热无寒，口渴喜冷饮，烦躁不安，全腹疼痛，皮紧如木，大汗如洗，甚则出现痛毒内陷走黄，形成变证；或肠痈自右下腹或右腰部破皮而出。

舌象，脉象：舌苔黄腻，脉洪大。

（三）相关检查项目

1. 血常规检查 白细胞轻中度升高，中性粒细胞明显升高。

2. 尿常规 正常或有少量白细胞及红细胞。

3. B超 有助于本病的诊断，可见阑尾粗大、周围炎性表现，或阑尾腔内的结石。

4. CT 可清楚显示阑尾形态，可明确诊断阑尾炎。

（四）鉴别诊断

1. 伏梁（克罗恩病） 为秽浊之邪结伏于肠道，阻滞气血运行，秽浊与气血搏结日久而成，以反复发作、腹痛和腹部包块为主要临床表现的积聚性疾病。

2. 急性心腹痛（上消化道急性穿孔） 为平素脾胃虚寒，吞酸嗳气，发作有时，复加饮食不节，肝气犯胃，气血瘀阻所致，症见突发上腹痛，迅速蔓延全腹，面色苍白，肢冷汗出，病情危重，病势凶险。

3. 石淋 为湿热之邪蕴结于下焦，煎熬尿浊杂质，结为砂石，停阻于肾系所致，常见腹痛、腰痛、尿频、尿急、尿中带血及放射性疼痛，腰部叩击痛是其鉴别要点。

4. 异位妊娠破裂 有明确的闭经史，突发腹痛，无转移性疼痛，常有不规则阴道出血，发病时伴有面色苍白、晕厥等危重表现，尿妊娠试验阳性。

5. 肠覃（卵巢囊肿蒂扭转） 因气血凝滞胞络所致。本病常有宫旁或少腹肿块，平素无疼痛，每因劳累及剧烈运动后发生右下或左下腹痛。

（五）疾病鉴别诊断思路

要掌握肠痈特殊的腹痛特点，即转移性右下腹痛，但有如下情况可无此表现。

1. 异位阑尾：胚胎时结肠下降不全可使阑尾停留在不同位置，如肝下、脾下、左侧、腹膜后等，但是都有转移痛，只是位置有异。

2. 妊娠阑尾炎：由于子宫增大，会使阑尾位置改变。

3. 小儿阑尾炎：常常主诉不清，无明显的转移性腹痛表现。

4. 老年人阑尾炎：老年人的阑尾炎往往发病急，变化快，无典型的转移性右下腹痛，而且穿孔的概率大。

5. 粪石梗阻性阑尾炎：发病急，转移性腹痛不显著，可能是因为阑尾腔的急性、完全性梗阻使腔内压力急剧升高，而产生局部疼痛。

6. 如有青少年发热在前、右下腹痛在后的病例，应排除肠系膜淋巴结炎的可能。

【治则治法】

六腑以通为用，以降为顺，肠痈者，热阻肠腑，腑气不通为其病机，因此，通腑泄热是治疗肠痈的关键。及早应用通腑泄热、活血化瘀法可以缩短病程。初期（急性单纯性阑尾炎）、酿脓期轻证（轻型急性化脓性阑尾炎）及右下腹出现包块（阑尾周围脓肿），采用中药治疗，效果较好，能免除手术治疗。如病情严重或出现变证，病情笃重者，应及时手术和中西医结合治疗。

【急救处理】

1. 节制饮食，严重者应禁食。

2. 卧床休息，减少运动，充分休息。

3. 病情较重不能进食者，适当静脉补液。

【辨证救治】

1. 气机瘀滞证

治法：行气活血，通腑化滞。

方药：大黄牡丹汤（《金匮要略》）加减。主要药物有生大黄、牡丹皮、桃仁、冬瓜仁、芒硝。

加减：气滞重者加枳实、厚朴；食滞重者加槟榔、莱菔子；热重加金银花、败酱草；痛甚者加延胡索、川楝子；湿重加生薏苡仁。

中成药：双黄连注射液或银黄注射液，溶于 5% 的葡萄糖 500～1000mL 内静脉滴注。

2. 瘀久蕴热证

治法：清热解毒，通里攻下。

方药：大柴胡汤（《伤寒论》）合大黄牡丹汤加减。主要药物有柴胡、黄芩、枳实、厚朴、大黄、牡丹皮、桃仁、冬瓜仁、芒硝。

加减：热重者可加金银花、蒲公英、败酱草、赤芍、皂角刺等，以助清热解毒、凉血散结之力。

中成药：双黄连注射液或清开灵注射液 40～60mL 溶入 5% 葡萄糖注射液或 0.9% 氯化钠注射液 500mL 中静脉滴注。

中药外敷法：如意金黄散，右下腹外敷，面积要稍大，每日 1 次；或将上述汤药渣用纱布袋装好后趁热外敷。

3. 热毒炽盛证

治法：通里攻下，清热凉血。

方药：增液承气汤（《伤寒论》）合阑尾清解汤（天津市南开医院处方）加减。主要药物有生大黄、玄参、枳实、厚朴、金银花、蒲公英、冬瓜仁、延胡索、川楝子、牡丹皮、木香、甘草。

加减：大热大渴者加生石膏、天花粉；右下腹包块者加皂角刺、穿山甲。不能口服者可煎汤 200mL 保留灌肠，每日 2～3 次。

中成药：清开灵注射液 60mL 或银黄注射液加入 5% 葡萄糖注射液或 0.9% 氯化钠注射液 1000mL 中静脉滴注。

中药外敷法：如意金黄散或金黄膏外敷痛处，每日 1 次；也可将上述汤药渣装袋趁热外敷，每日 1 次。如脓肿已溃，按疮疡治疗。

（李国炜　丁邦晗）

第四节　神　昏

【概述】

神昏指由多种病症引起心脑受邪，窍络不通，神明被蒙，对环境刺激缺乏反应，以不省人事、神识不清为特征的急危重症。时行温病或中风、脱厥、痫证、痰证、消渴和喘逆等发展到严重阶段皆可出现神昏。中医文献中论述的"昏愦""昏蒙""昏冒""昏迷"等，均属神昏范畴。

【病因】

创伤失血、头部外伤；在暑热高温下劳作、过饥过累、中毒、食服毒物或过服药物、吸入煤气或其他有毒气体、过量饮酒等；有慢性肺系、心系、肝系、肾系，以及消渴、瘿病等病症，均可因病情加重而致神昏。儿童出现神昏，多因肺热病、疫毒痢、暑温、春温等所致。中老年人突然出现昏迷，多见于中风病。

【病机】

本病的核心病机为清窍失养或蒙蔽。机体内外的各种病理产物，主要是痰、热、瘀、虚扰及神明，蒙蔽清窍，络窍不通，神失所司，严重者导致心神耗散。其病位之本为心脑，病位之标在五脏。病性虚实夹杂，以实为主。

1. 热陷心包，痰浊蒙窍 外感温热邪毒，热毒火盛，燔灼营血，内陷心包，扰乱神明；或郁阻气分不解，水津不行，酿成痰浊，蒙蔽心窍；或素体脾虚湿盛，邪热蒸灼，痰热互结，上蒙清窍，神失所用，皆可发为神昏。

2. 风火内闭，情志过极 肝失疏泄，木失条达之性，郁而化火，风阳攻冲，上犯清窍而成神昏。或风火相扇，伤及脑络，络破血溢，闭阻络窍而成神昏。

3. 阴精亏损，阴竭阳脱 失血过多，气随血脱；或脾气衰败，泻下频作；或高热大汗，津液内竭；或邪热久困，耗液伤津；或阴竭阳亡，心神失养，脑髓失荣，神无所倚，皆可致神昏。

【诊断与鉴别诊断】

（一）诊断要点

1. 病史 患者常有外感热病、内伤杂病，以及外伤病史（如高热、急黄、中暑、中风、消渴、鼓胀、痛证、中毒、头部外伤等）。

2. 发病特点 多出现在多种疾病的危重阶段，突发或在疾病发展过程中逐渐出现。

3. 症状特点 神志不清，不省人事，轻者嗜睡昏蒙，重者昏不识人，甚者对外界刺激毫无反应。

（二）证候诊断

1. 邪毒内闭证
主症：神昏，高热，烦躁，二便秘结。
舌象，脉象：舌红或绛，苔厚腻或黄或白，脉沉实有力。

2. 内闭外脱证
主症：神昏，面色苍白，身热肢厥，呼吸气粗，目闭口开，撒手遗尿，汗出黏冷。
舌象，脉象：舌红或淡红，脉沉伏，虚数无力，或脉微欲绝。

3. 脱证

（1）亡阴证

主症：神志不清，皮肤干皱，口唇无华，面色苍白，或面红身热，目陷睛迷，自汗肤冷，气息低微。

舌象，脉象：舌淡或绛，少苔，脉芤或细数或结代。

（2）亡阳证

主症：昏愦不语，面白唇紫，气息微弱，冷汗淋漓，四肢厥逆，二便失禁。

舌象，脉象：舌淡润暗，脉微细欲绝。

（三）鉴别诊断

1. 厥证　由气机逆乱，气血运行失常所致，以突然发生的一过性昏倒、不省人事，或伴有四肢逆冷为主要临床表现的一种急性病症。其特点虽有神识不清，但短时间内逐渐苏醒，无明显后遗症。

2. 痫证　多突然仆倒，昏不知人，口吐涎沫，两目上视，四肢抽搐，或口中作猪羊叫声，可自行恢复，一如常人，一般有反复发作病史，每次发作症状相似。

3. 癔病　发病前多有精神因素，多发生于青壮年，女性较多，为一种精神障碍性疾病，表现为阵发性意识范围缩小时，可能有迷惘、昏睡状态出现，甚至强直性昏厥，可自行缓解、苏醒，或经暗示治疗而获效。

（四）疾病鉴别诊断思路

1. 根据现病史和既往史对神昏患者进行鉴别诊断，如有外伤（脑震荡、脑挫裂伤、颅内出血），中毒（药物、一氧化碳、酒精、有机磷农药等中毒），既往病史（糖尿病者可见糖尿病酮症、低血糖、糖尿病高渗神昏，慢性肝病者可见肝性神昏）。另外，高血压病史、心脏病史、肺脏病史、肾脏病史等都可以引起相应的神昏。

2. 根据症状和体征进行鉴别诊断，如抽搐可见于癫痫发作、中风等脑部疾病。发热在先可见于脑膜炎、脑炎、脑脓肿、脑型疟疾。前驱症状为剧烈头痛可见于蛛网膜下腔出血、脑出血、高血压脑病、脑膜炎。黄疸，血压、脉搏、呼吸异常，呼吸的气味，以及神经系统的查体有无脑膜刺激征，颅内压增高，脑的局灶性体征，瞳孔的改变等，都有助于鉴别诊断。

3. 迅速展开有针对性的、全面的相关检查，以明确病因和病情。

【治则治法】

1. 分主次　神昏是急危重症，常可危及生命。神昏发病时首先要关注和维持生命体征，解除影响和导致生命体征不稳定的病症。分辨神昏的不同证候，对临床指导选方用药十分重要。感受温热邪毒所致的神昏，高热乃是主症，高热一退，神昏即解；喘促痰蒙之神昏，痰涎壅盛表现为其主症，痰浊一去，神昏则去。

2. 审标本　神昏之为病，神昏为标，导致神昏的病因为本。治神昏之要，去除导致神昏的病因，就可达到治其本而缓其标急之危。如痰热腑实，导致痰热上扰于心，治疗时化痰通腑，使腑气得通，痰热得清，则神昏必解。

3. 辨闭脱 属于闭证，以开闭通窍为主，阳闭用凉开法，阴闭用温开法。待神志清醒后再图治其本。此外，在辨证时必须掌握闭脱的主次，以闭证为主而兼见脱证者，当以祛邪开窍为主，兼以扶正，注意祛邪而不伤正。若以脱证为主，兼见闭证者，当以扶正固脱为主，兼以祛邪。

【急救处理】

1. 生命体征监护 应将患者安置在重症监护室，以便于严密观察生命体征，随时抢救治疗。

2. 建立静脉通道，保持呼吸道通畅，控制体温，吸氧 立即建立静脉通道，根据不同的原发病予以不同流量吸氧；中枢性高热需要戴冰帽、用冰毯；舌后坠者，放置口咽管，取侧卧位，以利口腔分泌物引流，防止误吸或窒息。

3. 支持疗法 急性期常先短时间禁食，静脉补液，注意补充电解质、维生素和微量元素，维持水、电解质的平衡；进行肠外静脉补充营养时注意碳水化合物、脂肪、蛋白质补充的量、比例和结构。在生命体征稳定后，依病情给予鼻饲易消化、高蛋白、富含维生素、有一定热量的流质饮食。改善患者的免疫功能，预防感染等并发症的发生。

【辨证救治】

1. 邪毒内闭证

治法：清热化痰，开闭醒神。

方药：菖蒲郁金汤加减。主要药物有石菖蒲、炒栀子、鲜竹叶、牡丹皮、郁金、连翘、灯心草、竹沥。

加减：热甚入于营血分者，可与清营汤、犀角地黄汤等；腑实内甚者，加大黄、芒硝、枳实、厚朴；若夹有瘀血者，用桃仁、红花。

中成药：安宫牛黄丸 1 丸，口服或鼻饲。紫雪丹 3～6g，每日 3 次，口服或鼻饲。清开灵 40mL 加入 5% 葡萄糖氯化钠注射液或 0.9% 氯化钠注射液 250～500mL 中静脉滴注，每日 1～2 次。醒脑静注射液 20mL 加入 5% 葡萄糖氯化钠注射液或 0.9% 氯化钠注射液 250mL 中静脉滴注。

2. 脱证

（1）亡阴证

治法：救阴敛阳，固脱醒神。

方药：冯氏全真一气汤加减。主要药物有人参、麦冬、五味子、熟地黄、白术、附子、牛膝。

加减法：若口干少津，则去附子、白术，加沙参、黄精、石斛等养胃生津。

中成药：生脉注射液 20～40mL 加入 5% 葡萄糖注射液 60mL 中静脉注射，15 分钟 1 次，血压回升后改静脉滴注。参麦注射液 50～100mL 加入 5% 葡萄糖注射液或

0.9% 氯化钠注射液 250mL 中静脉滴注。

（2）亡阳证

治法：回阳固脱。

方药：陶氏回阳急救汤加减。主要药物有附子、肉桂、人参、麦冬、陈皮、干姜、白术、五味子、麝香、炙甘草等。

中成药：参附注射液 60 ～ 100mL 加入 10% 葡萄糖注射液 250mL 中静脉滴注，每日 1 次。

3. 内闭外脱证

治法：开窍通闭，回阳固脱。

方药：回阳救逆汤加减。主要药物有熟附子、干姜、肉桂、人参、白术、茯苓、陈皮、炙甘草、五味子。

中成药：参附注射液 60 ～ 100mL 加入 10% 葡萄糖注射液 250mL 中静脉滴注。生脉注射液 60 ～ 100mL 加入 5% 葡萄糖注射液 250mL 中静脉滴注。

（刘荃乐）

第五节　痉　病

【概述】

痉病是以项背强急，四肢抽搐，甚则口噤、角弓反张、神识不清为临床表现的一种常见危重病症。痉的病名首见于《黄帝内经》，其有"诸痉项强，皆属于湿""诸暴强直，皆属于风""经筋之病，寒则筋急""督脉为病，脊强反折"等关于痉病的论述。

西医学的脑系疾病、中毒、传染病、头颅内伤、子痫、产后痉病、小儿惊风、破伤风、狂犬病等可按本病辨证治疗。

【病因】

人之正常四肢运动是在脑神的支配下通过经络、经脉，使筋肉相互协调地收缩与松弛而成。凡影响脑神导致神机失用，经气不利，经脉不通，筋肉挛急，皆可发生四肢肌肉不自主抽动，引发痉病。临床中导致痉病的发病原因有二，一是外邪侵袭，如温热毒邪、金创风毒等；二是劳倦内伤，化生浊毒，或阳虚寒凝，或阴伤失荣等。

【病机】

痉病的发生关键在于神机失用，经气不利，与肝、脾、心相关。其核心病机是经脉不通，筋肉不荣。

1. 外邪侵袭　外感温热、湿热毒邪，或金创风毒浸淫，皆可导致热毒化风扰神，进而经脉不利，筋肉失养、挛急而发痉病。正如《温热经纬·薛生白湿热篇》所云："中焦湿热不解，则热盛于里，而少火悉成壮火，火动则生风，而筋挛脉急。"《素问·至真要大论》有"诸痉项强,皆属于湿"的论述。《外科正宗》云:"破伤风,因皮肉破损,复被外风袭入经络,渐传入里,其患寒热交作,口噤咬牙,角弓反张,口吐涎沫。"

2. 劳倦内伤,失治误治 劳倦内伤,脾胃虚弱,运化失司,导致气血虚,元气不足,气化不利,阴火内盛,化生浊毒,损伤经脉,神机失用,经气不利,经脉不通,筋脉失养而生挛急。亦有失治误治,损伤阴血,筋脉无以荣养,则强直不能运动而发痉病。临证亦有失治误治导致阳伤寒凝而发痉病者。

【诊断与鉴别诊断】

(一) 诊断要点

1. 多突然起病,以项背强急、四肢抽搐,甚至角弓反张为特征。
2. 部分危重患者可有神昏、谵语等意识障碍的表现。
3. 发病前多有外感或内伤等病史。

(二) 证候诊断

1. 毒壅经络证
主症:四肢抽搐,牙关紧闭,舌强口噤,或肌肉震颤,或苦笑面容,头痛眩晕。
舌象,脉象:舌红,苔腻,脉弦。

2. 热盛阳明证
主症:壮热汗出,口渴,躁扰不宁,甚则神昏,四肢抽搐,颈项强直,两目上视,面赤。
舌象,脉象:舌质红绛,苔黄,脉数。

3. 热闭心营证
主症:高热神昏,手足抽搐,角弓反张,牙关紧闭,唇甲青紫,烦躁不安,胸闷气促。
舌象,脉象:舌红,苔燥无津,脉细促。

4. 痰浊阻滞证
主症:神情呆滞,项背强急,四肢抽搐,脘闷呕恶,吐痰涎。
舌象,脉象:舌苔白腻,脉滑或弦滑。

5. 络脉失荣证
主症:肢体麻木,震颤甚或抽搐,头痛眩晕,面色无华,神疲气短。
舌象,脉象:舌红,少苔,脉数。

(三) 鉴别诊断

1. 痫病 幼年发病,既往可有类似发作史,突然仆倒、意识丧失、两目上视,出现抽搐、口吐涎沫,或口中怪叫,移时苏醒,醒后如常人,脑电图检查发现异常。

2. 小儿惊风　多急性发病，高热、抽搐者，多为急惊风；小儿体弱，久病而抽搐者，为慢惊风。

3. 中风　中老年人原有风眩，突然抽搐而并见肢体偏瘫，或伴神昏、呕吐、二便失禁、失语等症者，多为中风，头部 CT 能鉴别出血性中风和缺血性中风。

（四）疾病鉴别诊断思路

1. 痉病起病突然，伴高热头痛、呕吐者，应考虑为春温、暑温、疫毒痢等传染病，以小儿多见，且与季节有关；尚需结合病史有痈毒内陷、疔疮走黄、颅脑痈（脑脓肿）、脑部寄生虫病等。

2. 痉病与黄疸、脑神症状同时并见，并出现肝功能异常，肝脏大小、质地等变化者为肝病，见于传染性肝病、鼓胀、肝癌等。

3. 消渴病日久，突见抽搐，应为消渴厥，血糖、尿酮体检查有助于诊断。

4. 痉病伴有尿少、口中尿味，见于急性或慢性肾病，或因患风眩而致肾功能严重损害者。

5. 有被狂犬咬伤史，症见抽搐，伴躁动不安、恶闻水声者，多为狂犬病。

6. 金属导致的外伤，伤口深、处理不及时，后未注射破伤风抗毒素而出现抽搐症状者，需考虑为破伤风。

【治则治法】

痉病有外邪侵袭和劳倦内伤之分，病因不同，临床证候有虚实之别，以"实则泻之，虚则补之"为治则。泻法当分汗法、下法，补法当分阴血不足或阳虚寒凝。临证则多见虚实互存，当衡量正邪的关系，或祛邪为主，或扶正为先。祛邪之法亦有表里之不同，或汗或下；扶正有阴阳之不同，或养血，或温阳，圆机活法。

【急救处理】

1. 痉病发作时，应立即使患者平卧，头侧向一边，敞开衣领，取下假牙，并在上下白齿之间填以纱布包裹的压舌板（亦可用他物代之），以防咬伤舌头。牙关紧闭者用开口器缓缓打开。

2. 痉证发作时予以针刺：取内关、人中、百会、涌泉、大椎，用泻法；十宣穴点刺放血。

3. 保持呼吸道通畅，开放气道，及时吸出痰涎，病情严重者气管插管或气管切开。

4. 吸氧，病情严重者应给予机械通气。

5. 因高热而痉者，应加强降温措施，如额部冷敷、酒精擦浴、空调降低室温等。伴有腹胀便秘、呼吸急促、发热者，可结肠滴注承气汤类中药汤剂。

6. 开放静脉通道。

7. 监测生命体征。

【辨证救治】

1. 毒壅经络证

治法：祛风止痉，解毒通络。

方药：玉真散合五虎追风散加减。主要药物有防风、白芷、白附子、羌活、蝉蜕、天麻、南星、全蝎、僵蚕、生大黄等。如恶寒发热、无汗，伴有项背强几几者，合用葛根汤。

加减：高热、神昏加安宫牛黄丸。

中成药：安宫牛黄丸 1 丸化水服，每日 2～4 次。清开灵注射液 20～40mL 或醒脑静注射液，加入 5% 葡萄糖注射液或 0.9% 氯化钠注射液 100mL 中静脉滴注，每日 1～2 次。

2. 热盛阳明证

治法：泄热存津，息风止痉。

方药：增液承气汤合羚角钩藤汤加减。主要药物羚羊角、钩藤、玄参、麦冬、生地黄、生大黄、芒硝、白芍、甘草等。

加减：神昏者加紫雪散；烦躁明显者加炒栀子、淡竹叶等；抽搐明显者加僵蚕、蜈蚣、地龙。

中成药：安宫牛黄丸 1 丸或紫雪丹 1 丸化水服，每日 2～4 次；羚羊角口服液 1 支口服，每日 3 次。清开灵注射液 20～40mL 或醒脑静注射液，加入 5% 葡萄糖注射液或 0.9% 氯化钠注射液 100mL 中静脉滴注，每日 1～2 次。

3. 热闭心营证

治法：清心凉营，泄热开窍。

方药：犀角地黄汤合紫雪散加减。常用药物有水牛角、生地黄、玄参、连翘、石菖蒲、金银花等。

加减：腹胀便秘、气急口臭者加生大黄、芒硝、枳实等；抽动严重者加僵蚕、蜈蚣、全蝎等。

中成药：安宫牛黄丸 1 丸化水服，每日 2～4 次。清开灵注射液或醒脑静注射液或血必净注射液 20～40mL，加入 5% 葡萄糖注射液或 0.9% 氯化钠注射液 100mL 中静脉滴注，每日 1～2 次。

4. 痰浊阻滞证

治法：涤痰开窍，息风止痉。

方药：导痰汤加减。常用药物有法半夏、陈皮、枳实、茯苓、甘草、制天南星、生姜。

加减：痰浊化热，身热烦躁，加黄芩、天竺黄、竹茹、青礞石等。

中成药：安宫牛黄丸或紫雪丹 1 丸化水服，每日 2～4 次。细辛脑注射液或痰热清注射液 20～40mL，加入 5% 葡萄糖注射液或 0.9% 氯化钠注射液 100mL 中静脉滴注，每日 1～2 次。

5. 络脉失荣证

治法：养络息风。

方药：阴血不足者大定风珠加减。常用药物有生白芍、生龟甲、生地黄、阿胶、麦冬、火麻仁、五味子、生鳖甲、生牡蛎等。阳虚寒凝者附子散加减。常用药物有制附片、白术、桂枝、川芎、独活、生姜、大枣等。

中成药：参麦注射液 20～40mL 或黄芪注射液 10～20mL 或参芪注射液 20～40mL，加入 5% 葡萄糖注射液或 0.9% 氯化钠注射液 100mL 中静脉滴注，每日 1～2 次。

（刘壮竹）

第六节 中 风

【概述】

中风是以突然昏仆、不省人事，伴口眼歪斜、言语不利、半身不遂，或不经昏仆，仅以口眼歪斜、偏身麻木为临床特征的危急病症。因其起病急，症见多端，病情变化迅速，与风之善行数变特点相似，故名为中风。《金匮要略》正式将本病命名为中风，其曰："夫风之为病，当半身不遂，或但臂不遂者，此为痹。脉微而数，中风使然。"并创立了在络、在经、在腑、在脏的分证方法："邪在于络，肌肤不仁；邪在于经，即重不胜；邪入于腑，即不识人；邪入于脏，舌即难言，口吐涎。"本病多见于中老年人，四季皆可发病，但以冬春两季最为多见。

本病相当于西医学的脑血管病，不论是出血性还是缺血性脑血管病均可参考本病辨证救治。

【病因】

元气亏虚，年老体弱，或久病气血亏损，脑脉失养，阴血亏虚，阴不制阳，阳亢化风，风阳内动，携痰浊、瘀血上扰清窍，突发本病。或劳倦内伤，劳欲过度，耗伤阴精，阴虚火旺；或饮食不节，过食肥甘厚味，损伤脾胃，脾失运化，痰浊内生，痰浊化热，上蒙清窍；或情志过极，七情所伤，肝失条达，气机郁滞，血行不畅，瘀结脑脉。凡此种种，均可引起气血逆乱，上扰脑窍而发为中风。

【病机】

本病多发于中老年患者，在上述病因基础上，以致元气亏虚，气虚生瘀，瘀血生痰，痰郁化火，火极生风，脏腑阴阳失调，气血逆乱，上冲脑窍，则脑脉闭阻或脑脉血溢。其中，元气亏虚为本，瘀、痰、火、风为标，瘀、痰是中间病理产物，风、火是最终致病因素。年老体虚，脏腑功能衰退，气机升降出入失常而致气血逆乱；元气既虚，血运无力而生瘀；气不行津，津聚为痰；痰瘀日久，郁而化热；或五志过极，或水不涵木，以致热极生风、肝阳化风，风火相扇，夹痰夹瘀上逆阻窍，发为中风。

【诊断与鉴别诊断】

（一）诊断要点

1.具有突然昏仆、不省人事，伴口眼歪斜、言语不利、半身不遂，或不经昏仆，仅以口眼歪斜、偏身麻木等特定的临床表现。

2.多起病急骤，发病年龄多在40岁以上。

3.常有眩晕、头痛、心悸等病史，病发多有劳倦、饮食不节或情志失调等诱因。

4.头颅CT是最有效、最迅速的确诊方法，必要时可行头颅核磁共振成像（MRI）检查。

（二）证候诊断

1.中经络

邪阻经络证

主症：半身不遂，偏身麻木，感觉减退或消失，头昏目眩，口眼歪斜，言语謇涩或不语，可见气短乏力、自汗出、心烦易怒、呼吸气粗、口燥咽干、痰多而黏、尿赤便干。

舌象，脉象：舌质暗淡或紫暗，苔薄白或白腻，脉弦滑或弦细数。

2.中脏腑

（1）闭证

①阳闭证

主症：起病急骤，神昏或昏聩，半身不遂，鼻鼾痰鸣，肢体痉挛拘急，躁扰不宁，甚则抽搐、牙关紧闭。

舌象，脉象：舌质红绛，舌苔薄黄或黄腻，脉弦或滑数。

②阴闭证

主症：神昏或昏聩，半身不遂，肢体松懈，瘫软不温，面白唇暗，痰涎壅盛。

舌象，脉象：舌质暗淡，舌苔白腻，脉沉滑或沉缓。

（2）脱证

主症：突然神昏或昏聩，肢体瘫软，手撒肢冷，大汗淋漓或冷汗如珠，二便自遗。

舌象，脉象：舌痿，脉沉缓或沉微。

（三）鉴别诊断

1.痫病与中风之中脏腑均有卒然昏仆之症。但痫病为反复发作性疾病，发作时伴四肢抽搐、口吐涎沫、双目上视，或发作异常叫声，醒后如常人，活动自如，发病以青少年居多。

2.厥证与中风均可见神昏之症。但厥证神昏常伴有四肢逆冷、移时苏醒，醒后无半身不遂、口舌歪斜、言语不利等症。

3.痉病以四肢抽搐、项背强直，甚至角弓反张为主症，病发亦可伴神昏，但无半身不遂、口舌歪斜、言语不利等症状。

（四）疾病鉴别诊断思路

1. 辨中经络与中脏腑　根据神机受损的程度与有无神识昏蒙分为中经络与中脏腑。两者根本区别在于中经络一般无神志改变，主要症见肢体活动和感觉障碍、口眼歪斜及头目眩晕等。而中脏腑有神志改变，主要症见突然昏仆、不省人事、半身不遂、口眼歪斜、舌强言謇或不语、偏身麻木、神识恍惚或迷蒙。

2. 辨闭证与脱证　中脏腑又因邪正虚实不同，有闭证、脱证之分。闭证主要见神昏、半身不遂、肢体强硬拘急等症；脱证可见神昏、半身瘫软、手撒肢冷、二便自遗等症。

【治则治法】

根据病因病机，采用复元醒脑、逐瘀化痰、泄热息风等治疗方法。出现闭、脱二证当分别治以祛邪开窍和扶正固脱。

【急救处理】

1. 保持安静，卧位休息，避免不必要的搬动。

2. 保持呼吸道通畅，松解衣领，卸掉假牙，尽可能保持侧卧位，以利于口腔分泌物的引流，防止舌后坠。吸氧，病情严重者当机械通气。

3. 开放静脉通道，宜选用生理盐水，保持营养和水电解质平衡。

4. 严密观察意识、生命体征、瞳孔及血糖情况。

5. 体温升高，可予酒精涂擦，冰袋、冰帽或冰毯进行物理降温。

6. 高血压、烦躁者应对症处理。

7. 定时翻身拍背，防止压疮、肺部感染等；有感染者针对病因用药。

8. 发病24小时内宜禁食。神志清楚者可予普软食；对轻度吞咽困难者，给予流质饮食；中度吞咽困难者，给予半流质饮食；严重吞咽困难或意识障碍者，采用留置胃管进食。

【辨证救治】

（一）中经络

邪阻经络证

治法：活血化瘀，化痰通络。

方药：化痰通络汤加减。常用药物有法半夏、茯苓、天竺黄、胆南星、天麻、丹参、香附、大黄等。

加减：风火偏甚者合用天麻钩藤饮；瘀血重者合用桃红四物汤；痰热腑实甚者合用大承气汤；气虚血瘀者用补阳还五汤加减。

中成药：缺血性中风患者，可予红花注射液 20mL，加入 250mL 液体中静脉滴注，每日 1 次；或丹参注射液 20 ～ 40mL，加入 250 ～ 500mL 液体中静脉滴注，每日 1 次。

（二）中脏腑

1. 闭证

（1）阳闭证

治法：清热化痰，醒神开窍。

方药：羚角钩藤汤加减。主要药物有羚羊角、桑叶、钩藤、菊花、生地黄、白芍、川贝母、竹茹、茯神、甘草等。

加减：肝火旺盛者加龙胆草、栀子；腑实热结者加生大黄、芒硝等。

中成药：安宫牛黄丸 1 粒鼻饲，每日 2 次；醒脑静注射液或清开灵注射液 20 ～ 40mL，加入 250mL 液体中静脉滴注，每日 1 ～ 2 次。

（2）阴闭证

治法：温阳化痰，醒神开窍。

方药：涤痰汤加减。主要药物有法半夏、陈皮、茯苓、胆南星、竹茹、石菖蒲、人参等。

加减：寒象明显者，加桂枝；兼有风象者，加天麻、钩藤。

中成药：苏合香丸 1 粒鼻饲，每日 2 次；醒脑静注射液 20 ～ 40mL，加入 250mL 液体中静脉滴注，每日 1 ～ 2 次。

2. 脱证

治法：益气回阳固脱。

方药：参附汤加减。主要药物有人参、附子等。

加减：汗出不止加桂枝龙骨牡蛎汤或生脉散。

中成药：阳脱者选用参附注射液 100mL 静脉滴注或静脉推注；阴脱者以生脉注射液或参麦注射液 100mL 静脉滴注或静脉推注。

（杨荣源）

第七节　头　痛

【概述】

头痛是指由于外感或内伤，致使头部经脉拘急或失养，清窍不利所引起的以患者自觉头部疼痛为主要临床特征的一类疾病。头痛既是一种常见病症，也是一个常见症状，可以发生于多种急慢性疾病过程中，有时亦是某些相关疾病加重或恶化的先兆。

西医学的内、外、精神、神经、五官等各科疾病中出现头痛表现时，可参考本病辨证救治。

【病因】

头为清阳之所，外而六淫之邪侵袭，内而脏腑之气血逆乱，皆可瘀阻脑络，乱其清气，髓海失养而致头痛。头痛病因虽变化多端，但不外乎外感和内伤。外感头痛多因感受六淫之邪；内伤头痛多由情志失调、饮食劳倦，或久病年老体虚而致脉络失养或脑络不通。

【病机】

五脏精华之血、六腑清阳之气，皆会于头部，故头为元神之府，若邪阻脑络，则清窍不利；精血不足，则脑失所养，头痛乃发。此为头痛之基本病机。

1. 外感头痛　头为至清至高之处，手足三阳经皆上循于面。风为阳邪，"伤于风者，上先受之"。风乃六淫之首，常夹时气而发病。若夹寒邪，寒凝血滞，脉络不畅，绌急而致头痛；若夹热邪，风热上炎，侵扰清窍，气血逆乱，脉络不通而致头痛；若夹湿邪，湿蒙清窍，清阳不布而致头痛。

2. 内伤头痛　脑为髓海，肝肾之精血、脾胃运化之精微，皆上充于头，故内伤之头痛多与肝、脾、肾功能失调密切相关。头痛因于肝者，情志所伤，肝失疏泄，气郁化火，上扰清窍；或因火盛损伤肝阴，或肾水不足，水不涵木，肝阳失敛，上扰清窍。因于脾者，脾胃虚弱，化源不足，气血亏虚，清窍失养；或因脾失健运，痰浊内生，上蒙清窍，遏阻清阳。因于肾者，多因禀赋不足，或房劳过度，肾精亏损，髓海失充，发为头痛。或久病入络，气虚血瘀，脑络失养或脑络不通，亦可发为头痛。

【诊断与鉴别诊断】

（一）诊断要点

1. 以头痛为主要临床表现。头痛部位可发生在前额、额颞、顶枕部，甚则全头痛。疼痛性质可为掣痛、跳痛、胀痛、重痛、隐痛等。头痛可突然发作，亦可缓慢而发，反复发作，久治不愈，时痛时止，甚至痛无休止。

2. 外感头痛多有突然发病，感受外邪病史；内伤头痛多反复发作，与情志、饮食、劳倦、久病体虚等因素有关。

3. 必要时可做经颅多普勒、脑电图、脑脊液、颅脑 CT 或 MRI 等检查以明确病因。

（二）证候诊断

1. 外感头痛

（1）风寒头痛证

主症：头痛起病较急，痛连项背，项背拘急，或恶风寒，遇风寒则甚。

舌象，脉象：舌质淡，苔薄白，脉浮紧。

（2）风热头痛证

主症：起病急，头胀痛如裂，微恶风，口渴喜饮。

舌象，脉象：舌质红，苔黄，脉浮滑数。

（3）风湿头痛证

主症：头重如裹，身热不扬，四肢困倦，胸闷纳差，恶心欲呕，大便或溏。

舌象，脉象：舌质淡，苔白腻，脉濡滑。

2. 内伤头痛

（1）肝阳头痛证

主症：头胀痛而昏眩明显，两侧或颠顶为重，郁怒则加重，心烦易怒，面赤口苦。

舌象，脉象：舌质红，苔黄，脉弦有力。

（2）血虚头痛证

主症：头部隐隐作痛，遇劳痛增，卧则痛减，面唇苍白，神疲乏力，心悸失眠。

舌象，脉象：舌质淡，苔薄白，脉沉细而弱。

（3）痰浊头痛证

主症：头痛，眩晕，胸闷体倦，恶心，呕吐。

舌象，脉象：苔厚腻，或舌胖大有齿痕，脉弦滑。

（4）肾虚头痛证

主症：头痛而空，眩晕耳鸣，腰膝酸软，神疲乏力，早泄遗精，少寐健忘。

舌象，脉象：舌淡或淡红，脉沉细无力。

（5）瘀血头痛证

主症：头痛日久，痛如针刺，痛处固定不移，入夜尤甚。

舌象，脉象：舌紫或有瘀斑、瘀点，苔薄白，脉沉细或细涩。

（三）鉴别诊断

本病应与真头痛鉴别。真头痛表现为突发剧烈头痛，持续不解且阵发性加重，甚至伴频繁呕吐、肢厥、抽搐、昏迷等，病情危重，预后凶险，若抢救不及时，可迅速死亡，多见于西医学高血压急症、蛛网膜下腔出血等。

（四）疾病鉴别诊断思路

1. 头痛剧烈，伴喷射样呕吐，多见于颅内高压；若同时有颈项强直，称脑膜刺激征；若同时伴视乳头水肿，称颅内压增高。

2. 头痛伴高热多见于严重感染或中暑。

3. 头痛与眩晕同见多见于内耳、小脑病变，后循环缺血。

4. 头痛伴惊厥可见于高热、癫痫。

【治则治法】

头痛的治疗须分内外虚实。外感所致多属实，治疗当以祛邪通络为主，视其邪气性质之不同，分别采用祛风、散寒、化湿、清热等法。内伤所致多属虚证或虚实夹杂，因虚者多采用益气升清、滋阴养血、益肾填精之法；因实者当平肝、化痰、散瘀；虚实夹杂者，当扶正祛邪并举。在相应的方药中加入引经药，可提高疗效。如太阳头痛选加羌活、防风；阳明头痛选加白芷、葛根；少阳头痛选用川芎、柴胡、黄芩；太阴头痛选用苍术；少阴头痛选用细辛；厥阴头痛选用吴茱萸、藁本。

【急救处理】

1. 卧床休息，保持环境安静，光线不宜过强。
2. 严密监测生命体征及神志变化。
3. 凡已转化为痉病、中风、昏迷者，则按相应病症紧急处理；兼见呕吐、高热、抽搐、神昏等症状者，则施以相应对症处理。

【辨证救治】

1. 外感头痛

（1）风寒头痛证

治法：疏风散寒止痛。

方药：川芎茶调散加减。主要药物有川芎、羌活、白芷、细辛、荆芥、防风、薄荷。

加减：若颠顶痛可加藁本祛风止痛。若颠顶痛甚，干呕，吐涎，甚则四肢厥冷，苔白，脉弦，为寒犯厥阴，治当温散厥阴寒邪，方用吴茱萸汤加半夏、藁本、川芎之类。若寒客少阴经脉，症见头痛、足寒、气逆、背冷、脉沉细，方用麻黄附子细辛汤加白芷温经散寒止痛。

中成药：川芎茶调口服液口服，每次10mL，每日3次。

（2）风热头痛证

治法：疏风清热活络。

方药：芎芷石膏汤加减。主要药物有川芎、白芷、菊花、石膏、羌活、藁本等。

加减：若风热较甚者，可去羌活、藁本，加黄芩、栀子、薄荷辛凉清解；热盛津伤，症见舌红少津，加知母、石斛、天花粉清热生津；大便秘结，口鼻生疮，腑气不通者，合用黄连上清丸苦寒降火、通腑泄热。

中成药：风热清口服液口服，每次10mL，每日3～4次。

（3）风湿头痛证

治法：祛风胜湿，通窍止痛。

方药：羌活胜湿汤加减。主要药物有羌活、独活、防风、川芎、藁本、蔓荆子、防风、生甘草等。

加减：若湿浊中阻，症见胸闷纳呆、腹胀便溏者，加苍术、厚朴、陈皮等。若恶心呕吐者，加生姜、半夏、藿香等。若见身热汗出不畅、胸闷口渴者，为暑湿所致，宜清暑化湿，用黄连香薷饮加藿香、佩兰等。

中成药：云香精口服，每次 0.5～2mL，每日 2～3 次，小儿酌减；外用取适量，搽患处；孕妇与未满 3 岁儿童忌内服。

2. 内伤头痛

（1）肝阳头痛证

治法：平肝潜阳，息风止痛。

方药：天麻钩藤饮加减。主要药物有天麻、钩藤、石决明、黄芩、栀子、牡丹皮、牛膝、杜仲、桑寄生、白芍、首乌藤、茯神等。

加减：肝肾阴虚者，症见朝轻暮重，或遇劳加重，舌红苔薄少津，脉弦细，酌加生地黄、何首乌、女贞子、枸杞子等；若头痛甚，口苦，胁痛，肝火偏旺者，加郁金、龙胆草、夏枯草等；火热较甚，亦可用龙胆泻肝汤清降肝火。

中成药：天麻钩藤颗粒口服，每次 1 袋，每日 3 次。

（2）血虚头痛证

治法：养血止痛。

方药：八珍汤加减。主要药物有人参、白术、茯苓、炙甘草、当归、熟地黄、川芎、赤芍等。

加减：神疲乏力严重者，可加黄芪等。

中成药：八珍颗粒口服，每次 1 袋，每日 3 次。

（3）痰浊头痛证

治法：化痰降浊。

方药：半夏白术天麻汤加减。主要药物有半夏、生白术、茯苓、陈皮、生姜、天麻等。

加减：若痰湿久郁化热显著者，加竹茹、枳实、黄芩、栀子、胆南星等；若胸闷、呃逆明显者，加厚朴、生姜、枳壳等。

中成药：痰饮丸口服，每次 14 丸，每日 2 次；孕妇禁用。或半夏天麻丸口服，每次 6g，每日 2～3 次。

（4）肾虚头痛证

治法：填精补髓。

方药：大补元煎加减。主要药物有熟地黄、山茱萸、山药、枸杞子、人参、当归、杜仲、莲须、芡实、金樱子等。

加减：属肾阳不足者，加用右归丸；属肾阴不足者，加用左归丸。

（5）瘀血头痛证

治法：活血化瘀，通窍止痛。

方药：通窍活血汤加减。主要药物有麝香、生姜、葱白、白芷、细辛、桃仁、红花、川芎、赤芍、益母草、当归等。

加减：头痛甚者，可加全蝎、蜈蚣、土鳖虫等虫类药；久病气血不足，可合用当归补血汤。

中成药：红花注射液或丹参注射液 20～40mL，加入 5% 葡萄糖注射液或 0.9% 氯化钠注射液 250mL 中静脉滴注，每日 1 次。

（曾慧珍）

第八节　脱　证

【概述】

脱证是以面色苍白无华或潮红，汗出如珠或冷汗淋漓，四肢厥冷，烦躁不安或意识淡漠，甚或昏迷、二便自遗、脉微欲绝等为主要临床表现的一类危重病症。《灵枢·通天》曰："阴阳皆脱者，暴死不知人也。"《临证指南医案·脱》云："脱之名，惟阳气骤越，阴阳相离，汗出如油，六脉垂绝，一时急迫之症，方名为脱。"

西医学的感染性休克、低血容量休克、心源性休克、过敏性休克、神经源性休克等，均可参照本病辨证救治。

【病因】

脱证的病因复杂，概而论之，临床常见原因为邪毒内陷、脏气暴损，或亡津失血，以致阴阳气血津液严重耗损。

【病机】

脱证的病因虽有上述诸端，然病机不外气、血、津液、阴阳严重亏耗。其病位主要在心、肾，与诸脏腑密切有关。病性以虚为主，即津气外泄或阳不附阴或虚阳外越，可以阴损及阳，也可阳损及阴或阴阳俱损。

1. 邪毒内陷，伤津耗液　感受邪毒，入里化热，热毒炽盛，伤津耗液，阴亏阳损，阳气无所依附，虚阳外越而致脱证。

2. 脏气暴损，阳气耗散　久病或暴疾伤阳，阳气耗散或阴损及阳，阳不附阴而致脱证。

3. 津液阴血暴亡　突然严重内外出血，如吐血、便血、跌仆或创伤出血、妇人崩中；或暴吐、暴泻等，均可使阴血津液暴亡。

【诊断与鉴别诊断】

（一）诊断要点

1. 面色苍白无华或潮红，汗出如珠或冷汗淋漓，四肢厥冷，烦躁不安或神志淡漠，甚或昏迷，二便自遗，脉微欲绝。

2. 有感受邪毒、大量出血、跌仆损伤、暴吐、暴泻或严重心系疾病等病史。

（二）证候诊断

1. 气脱证

主症：神志淡漠，呼吸微弱，肢体瘫软，二便自遗。

舌象，脉象：舌淡，脉沉微。

2. 血脱证

主症：突然大量出血或长期反复出血，面色苍白，头晕眼花，心悸怔忡，四肢冰冷。

舌象，脉象：舌淡，脉芤。

3. 阴脱证

主症：神志恍惚，面色潮红，身热汗出如油，口渴饮冷，烦躁。

舌象，脉象：舌干无津，脉微。

4. 阳脱证

主症：神情淡漠，声低息微，冷汗淋漓，身凉肢厥，面色苍白。

舌象，脉象：舌淡，脉微欲绝。

（三）鉴别诊断

1. 厥证　在发病之前，常有头晕、视物模糊、面色苍白、出汗等，而后突然发生昏仆，不省人事，常伴有恶心、汗出，或伴有四肢逆冷，醒后感头晕、疲乏、口干，但无失语、瘫痪等后遗症。发病前有明显的情志变动、精神刺激等因素，或有暴饮暴食史，或有素体痰盛宿疾。

2. 闭证　属中风中脏腑之重证，因邪气内闭清窍所致，为实证。临床表现有神志昏迷、牙关紧闭、口噤不开、两手握固、肢体强痉等。

（四）疾病鉴别诊断思路

1. 辨气脱、血脱、阳脱、阴脱　气脱证常是气虚证的进一步发展，多见于慢性病的危重阶段，也有失治误治而致气脱者。常见呼吸微弱，昏迷，汗出不止，目合口开，手撒身软，二便失禁，脉细而弱。阳脱证是阳气极度衰微的危重症，以神情淡漠、面色苍白、冷汗淋漓、手足厥冷、呼吸微弱、脉微欲绝等为特点。气脱以气息微弱欲绝为特征，阳脱以身凉肢厥为特征，常常相继或相兼出现，故常称"阳气暴脱"。阴脱证是阴液严重亏虚欲竭的危重症，以汗出如油、质黏、面赤、肢体温暖、口渴欲饮、尿少唇干、脉细数而疾为特点。阴脱可以发生于久病阴亏的基础上，也可因壮热伤阴，或大汗、大吐、烦躁、脉细数而疾；而阳脱冷汗淋漓、手足厥冷、面色苍白、昏睡、脉微欲绝，临床需及时准确辨识，积极救治。血脱证多见于长期失血或大出血患者，以面色苍白、眩晕、昏睡、心悸、舌淡、脉微或芤为特点。大出血时常伴四肢厥冷、大汗淋漓，甚至晕厥，表现为气随血脱证。

2. 辨轻重缓急　脱证一旦发生，则病情险恶，故需识别脱证先兆，防患于未然。

如恶心、出汗、烦躁常为脱证先兆，继而突然昏仆，不省人事，目合口开，鼻鼾息微，汗出如油，手撒便遗，四肢瘫软，手足发凉，脉微欲绝。脱证凶兆为目合口开、鼻鼾、手撒、遗尿等。阳气暴脱证或严重出血等致气随血脱证，不及时救治将阴阳离决而死亡。

3. 辨病因 脱证病因不外严重内外出血或暴吐、暴泻等使阴血津液严重亏耗，或感受邪毒，伤津耗液，或脏气暴损，阳气耗散。治疗时，当积极去除致脱原因，截断病势。

4. 辨变证 脱证一旦发生，易并发神昏、心悸、喘证、血证、关格、脏竭等危重变证，加重病情，加速患者死亡。因此，在脱证的救治中，要警惕变证并积极防治。

【治则治法】

本病为阴枯阳竭，阴阳不相维系之象，病势凶险，故当遵循救命第一、救脱为先，详察病因、截断病因，综合救治、积极防变的原则。治疗上多采用益气救阴、固本回阳之法。

【急救处理】

1. 建立静脉通道，吸氧，开放气道。
2. 监测生命体征、神志及尿量情况。
3. 监测血流动力学及血液流变学指标、血常规、血生化、凝血功能、血气分析等。
4. 液体复苏治疗，必要时选用血管活性药物。
5. 查找病因，积极治疗原发病。
6. 预防和处理各种并发症。

【辨证救治】

1. 气脱证
治法：益气固脱。
方药：独参汤加减。
中成药：黄芪注射液、参麦注射液。

2. 血脱证
治法：养血固脱。
方药：圣愈汤加减。常用药物有人参、黄芪、当归、熟地黄、川芎。

3. 阴脱证
治法：救阴固脱。
方药：生脉散加减。常用药物有人参、麦冬、五味子。
中成药：生脉注射液或参麦注射液。

4. 阳脱证
治法：回阳固脱。

方药：参附汤加减。

中成药：参附注射液。

（朱德才）

第九节 暴 喘

【概述】

暴喘是以突然出现剧烈喘息，呼吸急促，张口抬肩，不能平卧，甚则四肢厥冷、大汗淋漓等为主要表现的一类病症。暴喘之名始见于《中藏经》，其曰："不病而暴喘促者死。"暴者，卒也，急也。

西医学的重症哮喘、急性肺损伤（ALI）、急性呼吸窘迫综合征（ARDS）、急性呼吸衰竭等，均可参照本节内容辨证救治。

【病因】

肺司呼吸，赖其宣发肃降功能，使气道通畅，呼吸调匀；外合皮毛，内为五脏之华盖，朝百脉而通他脏。肺为娇脏，不耐寒热，外邪侵袭，或是他脏病气上犯，皆可使肺失宣降，肺气胀满，壅阻气道，以致呼吸不利而喘。

【病机】

六淫、疫毒直中于肺，肺气郁闭，痰浊内生，宣肃失司，气逆而喘；或外伤产后，瘀血形成，上搏于肺，肺失宣降而喘；或阳明邪热与肠道糟粕相结，腑气不通，浊气内阻，上干于肺，肺气窒塞而喘；或饮食失节，损伤脾胃，脾失健运，痰浊内生，上犯于肺，壅阻气道而喘；或情志不遂、忧思气结，致肝失条达、气失疏泄，肺气闭阻，气机不利而喘；或脏腑真气受伤，肺气衰败，失于肃降，气机逆乱，宗气外泄而喘。

本病病位在肺，与大肠、心、肝、脾、肾有关，其病理性质多属虚实夹杂，以邪实为主，表现为热毒、瘀血、痰湿壅滞于肺；正虚有肺肾亏虚，肾不纳气，或失血气脱。病情进一步发展，可发展为"喘脱"，致气阴耗竭，阴阳欲脱，症见气急喘促、发绀、高热、便结、程度不等的腹胀、舌绛脉滑数等，概括为"喘""昏""满""热"四症并见，尤以"喘""满"为突出表现。

【诊断与鉴别诊断】

（一）诊断要点

1.典型的证候特征：喘促气短，呼吸困难，甚至张口抬肩、鼻翼扇动、不能平卧、大汗淋漓、口唇爪甲青紫，或全身青紫、烦躁恐惧不安，舌紫暗，脉始为数疾，进而脉微欲绝。

2.有慢性咳嗽、哮病、肺痨、心悸等病史。

3.有外感、饮食不节、情志内伤、劳欲过度等诱因。

（二）证候诊断

1.热毒袭肺，肺失宣降证

主症：喘促气急或张口抬肩，不能平卧，高热烦渴，烦躁不宁，面唇发绀。

舌象，脉象：舌质绛，苔薄白或黄，脉洪数。

2.痰热壅肺，腑实热结证

主症：喘促气涌，气粗声高，胸腹胀满，咳嗽痰多，黏稠色白或黄，或痰中带血，伴胸中烦热、咽干口渴、尿赤便秘。

舌象，脉象：舌红，苔黄腻，脉滑数。

3.痰湿阻肺，肺气壅塞证

主症：喘促气急或张口抬肩，不得平卧，胸胁膨满，心胸憋闷，咳唾痰涎，量多色白。

舌象，脉象：舌淡红，苔白腻，脉弦滑。

4.瘀血阻肺，肺络壅阻证

主症：喘促气急，呼吸窘迫，张口抬肩，喝喝喘急，胸胁作痛，面色赤紫，唇绀。

舌象，脉象：舌暗有瘀斑，脉涩。

5.气阴两伤证

主症：喘促气短，动则尤甚，痰少或稀薄，声低懒言，自汗畏风，身倦乏力，心烦口干，面红。

舌象，脉象：舌质淡红，苔薄白或少苔，脉沉细数或弱。

6.阴阳两虚，阳微欲绝证

主症：喘逆，鼻扇气促，张口抬肩，呼多吸少，心慌动悸，烦躁不安，面青唇紫，汗出如珠，四肢厥冷，血压下降。

舌象，脉象：舌质淡，脉沉细无力或脉微欲绝。

（三）鉴别诊断

1.气短 相同点均可见呼吸异常。不同点为暴喘见呼吸困难，张口抬肩，甚则不能平卧；短气亦即少气，呼吸微弱而喘促，或短气不足以息，似喘而无声，尚可平卧。

2.哮病 哮指声响言，为喉中有哮鸣音，是一种反复发作的疾病；暴喘指呼吸气促困难，是多种急慢性疾病急性发作的一个症状。哮必兼喘，喘未必兼哮。

（四）疾病鉴别诊断思路

暴喘的诊断首先要分清虚实。实喘者呼吸深长有余，呼出为快，气粗声高，伴有痰鸣咳嗽，脉数有力，病势急；虚喘者呼吸短促难续，深吸为快，气怯声低，少有痰鸣咳嗽，脉象微弱或浮大中空，病势缓，时轻时重，遇劳则甚。

暴喘属实者又当辨外感与内伤。外感者起病急，病程短，多有表证；内伤者病程久，反复发作，无表证。虚喘者则应辨病变脏器。肺虚者劳作后气短不足以息，喘息较轻，常伴有面色㿠白、自汗、易感冒；肾虚者静息时亦有气喘，动则更甚，伴有面色苍白、颧红、怯冷、腰膝酸软；心阳虚衰时，喘息持续不已，伴有紫绀、心悸、浮肿，脉结代。

【治则治法】

暴喘治当以"实者泻之""虚则补之""客者除之""留者攻之"为治疗原则。实喘治在肺，宜祛邪利气，应区别寒、热、痰、气的不同，寒者温宣，热者清肃，在痰则化痰，在气则降气、理气；虚喘治在肺肾，以肾为主，培补摄纳，补肺、健脾、益肾，同时益气、滋阴、温阳、纳气；虚实夹杂，下虚上实者，则分清主次，标本兼治；寒热错杂者，则温清并用。至于喘脱重证，则应扶正固脱。

【急救处理】

1. 纠正低氧：可予吸氧，必要时可以采用气管插管或气管切开进行机械通气。

2. 监测意识、呼吸、血压、心率、出入量，根据病情动态监测血气，定时翻身拍背，促进痰液排出，定时吸痰。

3. 首先积极治疗原发病，去除诱发因素。

4. 积极预防和处理各种并发症，如水电解质紊乱、酸碱失衡、心力衰竭、休克、心律失常、消化道出血、DIC（弥散性血管内凝血）、肝肾功能衰竭等。

【辨证救治】

1. 热毒袭肺，肺失宣降证

治法：清热解毒，宣肺降逆。

方药：清瘟败毒饮合麻杏石甘汤加减。主要药物有生石膏、犀角、黄连、栀子、桔梗、黄芩、知母、赤芍、玄参、连翘、鲜竹叶、甘草、牡丹皮、麻黄、杏仁等。

加减：热入营血，舌绛，可合犀角地黄汤清营凉血；痰热瘀互结者，加法半夏、胆南星、赤芍、丹参；痰黄难以咯出者加全瓜蒌、海蛤粉、川贝母以清化痰热。

中成药：神昏谵语者加用醒脑静注射液 20 ～ 40mL，加入 250mL 液体中静脉滴入。

2. 痰热壅肺，腑实热结证

治法：清热化痰，肃肺平喘，通里攻下。

方药：桑白皮汤合大承气汤加减。主要药物有桑白皮、半夏、苏子、杏仁、贝母、栀子、黄芩、黄连、大黄、厚朴、枳实、芒硝等。

加减：痰热闭窍，出现神昏者可加用石菖蒲醒脑开窍，针刺内关、人中；瘀热者，加赤芍、丹参、三七、牡丹皮等；伤阴者、加麦冬、西洋参、五味子等。

3. 痰湿阻肺，肺气壅塞证

治法：豁痰开结，降气平喘。

方药：三子养亲汤合宽胸理肺汤加减。主要药物有白芥子、莱菔子、苏子、瓜蒌、薤白、半夏、炙麻黄、陈皮、茯苓、桃仁等。

加减：寒重者，用生麻黄，加干姜；胸闷者加川芎、桃仁；痰黏者，加姜汁、荆沥汁；脾虚者，加用四君子汤；心肾阳虚证加苏子降气汤或参蛤散。

4. 瘀血阻肺，肺络壅阻证

治法：活血祛瘀，豁痰平喘。

方药：血竭散合血府逐瘀汤加减。主要药物有血竭、熊胆、麝香、当归、生地黄、桃仁、红花、枳壳、赤芍、柴胡、甘草、桔梗、川芎、牛膝等。

加减：痰瘀互结者加苏子、厚朴、杏仁，以降气化痰平喘；咯血、便血者加三七粉、花蕊石，以祛瘀止血；瘀血夹水湿犯肺者加用葶苈大枣泻肺汤。

中成药：红花注射液或丹参注射液 20～40mL，加入 250mL 液体中静脉滴注。

5. 气阴两伤证

治法：益气养阴，固脱平喘。

方药：生脉散合补肺汤加减。主要药物有麦冬、人参、五味子、黄芪、甘草、钟乳、桂心、干地黄、茯苓、白石英、厚朴、桑白皮、干姜、紫菀、陈皮、当归、远志、大枣等。

加减：有血瘀者，加大黄、牡丹皮、桃仁、红花、赤芍、三棱、莪术；喘汗不敛者加龙骨、牡蛎、糯稻根。

中成药：生脉注射液或参麦注射液 50～100mL 加入 250mL 液体中静脉滴注。

6. 阴阳两虚，阳微欲绝证

治法：益气养阴，扶阳固脱。

方药：生脉散合参附汤加减。主要药物有麦冬、人参、五味子、附子。

加减：喘汗不止者加龙骨、牡蛎以敛汗固脱；阳虚水泛者选用真武汤加减。

中成药：参附注射液或参麦注射液 50～100mL，加入 250mL 液体中静脉滴注。

（刘福康）

第十节 血 证

【概述】

凡血液不循常道，或上溢于口鼻诸窍，或下泄于前后二阴，或渗出于肌肤，所形成的一类出血性疾患，统称血证，其中出血势急、出血量大者为急危重症。早在《黄帝内经》中即对血证的生理及病理有较深入的认识，有关篇章对引起出血的原因及部分血证的预后有所论述。

本节主要讨论咳血、吐血、便血。西医学的支气管扩张症、肺癌、肺结核、胃溃疡、胃癌、结肠癌等疾病所致出血，均可参照本节辨证救治。

【病因】

感受外邪，损伤肺络而咳血；情志过极，肝郁化火，肝火上逆犯肺而咳血或肝火横逆犯胃而吐血；饮食失节，损伤脾胃，脾不运湿，湿浊化热，热伤脉络，或脾胃虚衰，血失统摄而吐血、便血；久病耗气伤阴，气虚不摄，血溢脉外，或阴虚火旺，迫血妄行而致出血。

【病机】

各种原因导致出血，共同的病机可以归结为火盛气逆，迫血妄行，或气虚不摄，血溢脉外两大类。

由火盛气逆所致者属于实证；由阴虚火旺或气虚不摄所致者，则属于虚证。实证和虚证在疾病发展变化的过程中，又常发生实证向虚证的转化。如开始为火盛气逆，迫血妄行，但在反复出血之后，则会导致阴血亏损，虚火内生；或因出血过多，气随血脱，气不摄血。

【诊断与鉴别诊断】

（一）诊断要点

1. 咳血　又称咯血、嗽血。血由肺内或气管而来，经气道咳嗽而出。其要点如下：①以往多有肺痨、支气管扩张症及肺癌病史。②多因外感六淫、情志不畅、剧咳而诱发。③咳嗽、咳血，或痰中带血，或纯血鲜红，多伴有发热、胸痛。④神情紧张，烦躁不安，面色潮红或无华，舌质淡红，苔薄黄，脉数或芤数。

2. 吐血　又称呕血。血由胃来，经呕吐而出。其要点如下：①以往多有胃脘痛、鼓胀、胃癌、肝癌等病史。②多因情绪激动、饮食失节而诱发。③恶心，吐血，血色暗红或呈咖啡色，常夹杂食物残渣，严重时频繁吐血，血色鲜红。④神情紧张，汗出，面色无华或青灰，舌质淡暗，脉滑数或芤数。

3. 便血　血从肛门排出体外，无论便前、便后皆为便血。其要点如下：①以往多有胃脘痛、鼓胀、胃癌、肝癌、结肠癌、溃疡性结肠炎等病史。②黑便或便血鲜红。③神情不安，面色不华或青灰，舌质淡，脉滑数。

（二）证候诊断

1. 咳血

（1）实证

主症：起病急，病程短，咳嗽频作，咳血鲜红或痰中带血，伴有胸痛发热、烦躁易怒、口苦。

舌象，脉象：舌质红，苔黄，脉滑数。

（2）虚证

主症：起病缓，病程长，反复咳血，咳声低弱，咳血鲜红或淡红，或痰中带血，伴有神疲气弱、自汗、口干咽燥、颧红、潮热盗汗。

舌象，脉象：舌质红，脉细数。

2. 吐血

（1）实证

主症：起病急，病程短，吐血频作，血色鲜红或紫暗，伴口臭或口苦、烦躁易怒。

舌象，脉象：舌质红，苔黄，脉滑数。

（2）虚证

主症：胃痛绵绵或不痛，吐血时轻时重，血色暗或鲜红，神疲乏力，心悸气短，面色苍白，汗出湿衣。

舌象，脉象：舌质淡，脉细数。

3. 便血

（1）实证

主症：便血紫暗或紫黑，或下血鲜红，伴胃脘胀闷而痛、口苦口干，或口中臭秽。

舌象，脉象：舌燥苔黄，脉弦数或细数。

（2）虚证

主症：便血紫暗，时轻时重，脘腹隐隐作痛，面色无华，神疲懒言。

舌象，脉象：舌质淡，脉细。

（三）鉴别诊断

1. 咳血需与肺痈患者的咳血相鉴别　肺痈患者的咳血多由风温转变而来，常为脓血相兼，气味腥臭，初期可见风热袭于肺卫的证候，当演变到吐脓血阶段时，多伴有壮热、烦渴、胸痛、舌质红、苔黄腻、脉滑数等热毒炽盛证候。

2. 吐血应排除鼻腔、口腔及咽喉出血　这些部位的出血多血色鲜红，且不夹食物残渣，在五官科做有关检查即可明确具体部位。

（四）疾病鉴别诊断思路

咳血多有肺结核、支气管扩张症及肺癌等肺部疾病；吐血多有急慢性胃炎、消化性溃疡、胃癌、肝硬化等病史。咳血前多有胸闷、胸痛、咽痒等先兆症状；吐血前多有恶心、胃脘胀痛、心悸等先兆症状。咳血血色鲜红，或痰中带血；吐血血色紫暗或呈咖啡色，常夹杂食物残渣；咳血多因外感六淫及情志不畅而诱发，吐血多因饮食失节而诱发。

【治则治法】

治疗血证，应针对血证的病因病机及病位的不同，结合证候虚实及病情轻重而辨证论治。《景岳全书·血证》云："凡治血证，须知其要，而血动之由，惟火惟气耳。故察火者但察其有火无火，察气者但察其气虚气实，知此四者而得其所以，则治血之法无余义矣。"概而言之，对血证的治疗可归纳为治火、治气、治血三个原则。

1. 治火　火盛气逆，损伤脉络，是血证最常见的病机，应根据证候虚实的不同，实火当清热泻火，虚火当滋阴降火。

2. 治气　气为血帅，血为气母，气能统血，血与气休戚相关。《医贯·血证论》曰："血随乎气，治血必先理气。"程钟龄提出"有形之血不能速生，无形之气所当急固"的理论，故实证当清气降气，虚证当补气益气。

3. 治血　《血证论·吐血》曰："存得一分血，便保得一分命。"要达到治血的目的，最主要的是根据各种证候的病因病机进行辨证论治，包括凉血止血、收敛止血或化瘀止血。

【急救处理】

1. 一般急救措施　监测生命体征，建立有效的静脉通道（必要时行中心静脉监测），开放气道，防止误吸、窒息，观察尿量及神志变化。行急诊内镜检查以明确病因，必要时内镜下止血。

2. 积极补充血容量　液体以胶体溶液和晶体溶液为主，有以下情况者需要立即输血：①失血性休克。②血红蛋白低于70g/L或血细胞比容低于25%。

3. 止血措施

（1）内镜下止血：起效迅速、疗效确切，应作为首选。

（2）药物止血：抑酸药、生长抑素、垂体后叶素等。

（3）外科止血：诊断明确但药物和介入治疗无效者；或诊断不明确、但无禁忌证者，可考虑手术探查病因。

（4）中药止血：如云南白药、甘草人参汤等。

4. 其他　明确出血病因，积极治疗原发病。

【辨证救治】

（一）咳血

1. 实证

（1）燥热伤肺证

治法：清热润肺，宁络止血。

方药：桑杏汤加减。常用药物有桑叶、栀子、淡豆豉、沙参、梨皮、贝母、杏仁、白茅根、茜草、藕节、侧柏叶。

（2）肝火犯肺证

治法：清肝泻火，凉血止血。

方药：泻白散合黛蛤散加减。常用药物有青黛、黄芩、桑白皮、地骨皮、海蛤壳、甘草、旱莲草、茜草、大蓟、小蓟。

2. 虚证

阴虚肺热证

治法：滋阴润肺，宁络止血。

方药：百合固金汤加减。常用药物有百合、麦冬、玄参、生地黄、熟地黄、当归、白芍、贝母、甘草、白及、白茅根、藕节、茜草。

（二）吐血

1. 实证

（1）胃热壅盛证

治法：清热止血。

方药：三黄泻心汤加味。常用药物有黄连、黄芩、生大黄、白及、侧柏叶。

（2）肝火犯胃证

治法：泻肝清胃，凉血止血。

方药：龙胆泻肝汤加减。常用药物有龙胆草、柴胡、黄芩、栀子、泽泻、木通、车前子、生地黄、当归、白茅根、藕节、旱莲草、茜草。

2. 虚证

（1）气不摄血证

治法：益气摄血。

方药：甘草人参汤加减。常用药物有生甘草、人参。

中成药：云南白药胶囊、生脉注射液或参麦注射液。

（2）气随血脱证

治法：益气固脱，回阳救逆。

方药：参附汤加减。

中成药：参附注射液。

（三）便血

1. 实证

肠道湿热证

治法：清化湿热，凉血止血。

方药：地榆散合槐角丸加减。常用药物有地榆、茜草、槐角、栀子、黄芩、黄连、茯苓、防风、枳壳、当归。

2. 虚证

（1）脾胃虚寒证

治法：健脾温中，养血止血。

方药：黄土汤加减。常用药物有灶心土、炮姜、白术、附子、甘草、地黄、阿胶、黄芩、白及、乌贼骨、三七、花蕊石。

（2）气虚不摄证

治法：益气摄血。

方药：甘草人参汤加减。常用药物有生甘草、人参。

（3）气随血脱证

治法：益气固脱，回阳救逆。

方药：参附汤加减。

中成药：参附注射液。

（段云彪）

第三篇 急症监护及床旁监测技术

第五章 常用急危重症评分系统 ▷▷▷▷

急危重症患者病情危重，时间紧迫，需要医生早期发现、早期识别，尽快采取干预措施，以免延误病情。急危重症患者评分系统可以给临床提供量化、公平的指标，用以评价疾病严重程度、治疗效果，评价临床研究中不同组别的病情危重程度，评价新药及新治疗措施的有效性，或者用来进行质量控制、资源分配。

下面介绍急危重症患者常用的评分系统。

一、改良的早期预警评分（MEWS）

20 世纪 90 年代中期，英国国家医疗服务系统（national health service，NHS）提出了一种简单的生理学评分，即"早期预警评分"（early warning score，EWS），经过改进后形成"改良的早期预警评分"（modified early warning score，MEWS）。2001 年，英国国家医疗服务系统将其正式规定为医疗机构评估病情的一种方法，随后英国重症监护协会和伦敦皇家医学院推荐其用于综合病房患者病情评估。该评分系统在英国急诊和 ICU 普遍使用，并得到广大医务人员的肯定。我国引入后应用于院前急救、急诊、ICU 等领域。

MEWS 是对患者心率、收缩压、呼吸频率、体温和意识 5 项生理指标进行综合评分（表 5-1）。该评分的最大特点：对常用的生理指标进行评定并给与相应的分值，根据不同的分值制定不同级别的医疗处理干预原则。一旦分值达到一定标准即"触发"水平，必须尽快进行更积极的医疗处置。

表 5-1 改良的早期预警评分（MEWS）

项目	评分						
	3	2	1	0	1	2	3
心率（次/分）	—	≤40	41~50	51~100	101~110	111~129	≥130
收缩压（kPa）	≤9.33	9.33~10.66	10.80~3.33	13.43~26.47	—	≥26.60	
呼吸频率（次/分）	—	9	—	9~14	15~20	21~29	≥30
体温（℃）	—	<35	—	25~38.4	—	≥38.5	—
意识	—	—	—	清楚	对光有反应	对疼痛有反应	无反应

注：MEWS > 3 分：提醒医生或 ICU 人员进行评估，调整处理方案；MEWS 评分 5 分：是鉴别患者严重程度的最佳临界点；评分 < 5 分：大多数不需住院治疗；评分 ≥ 5 分：病情变化危险增大，有"潜在危重病"危险，住专科病房甚至 ICU 的危险增大；评分 > 9 分：死亡危险明显增加，需在 ICU 接受治疗。

二、急性生理与慢性健康评分（APACHE-Ⅱ）

APACHE（acute physiology and chronic health evaluation）由 Knaus 于 1981 年建立第一代，1985 年提出 APACHE-Ⅱ，至 2005 年推出第四代。APACHE-Ⅱ因为简便可靠、设计合理、预测准确、免费，目前使用最为普遍。作为重症患者病情分类和预后的预测系统，分值越高，表示病情越重，预后越差，病死率越高。

APACHE-Ⅱ由 A 项、B 项及 C 项三部分组成：A 项，急性生理学评分，共 12 项；B 项，即年龄评分；C 项，即慢性健康评分（表 5-2）。

急性生理学评分中，前 11 项由临床最常用的生命体征、血常规、血液生化和血气分析指标构成，各项指标依据其偏离正常值的程度分别计为 1~4 分，正常为 0 分。在评价肺氧合功能时，如吸氧浓度（FiO_2）< 0.5，用动脉氧分压（PaO_2）作为评分指标；如 FiO_2 ≥ 0.5，则用肺泡 – 动脉氧压差 $[(A-a)DO_2]$ 作为评分指标。对血液酸碱度的测定仍首选动脉血 pH 值，如无血气分析则记录静脉血 HCO_3^- 含量。如为急性肾功能衰竭，则血肌酐（Cr）项的记分加倍。第 12 项为 Glasgow 评分（GCS）（表 5-3），主要反映中枢神经系统功能，其评分越高，表示病情越轻；正常为 15 分，以 15 减去 GCS 实际得分后再计入急性健康评分。

年龄评分：从 44 岁以下到 75 岁以上共分为 5 个阶段，分别评为 0~6 分。

慢性健康评分：有下列器官或系统功能严重障碍或衰竭的慢性疾病，如行急诊手术或未手术治疗者加 5 分，择期手术治疗者加 2 分。①心血管系统：休息或轻微活动时出现心绞痛或心功能不全的表现，如心悸、气急、水肿、肝大、肺部啰音等，或符合美国纽约心脏病协会制定的心功能Ⅳ级标准。②呼吸系统：慢性限制性、阻塞性或血管性肺部疾病所致患者活动严重受限，不能上楼梯或做家务，或有慢性缺氧/高碳酸血症、继发性红细胞增多症，严重肺动脉高压（> 5.33kPa），或需呼吸机支持。③肝脏：活检证实肝硬化，伴门静脉高压，以往有门脉高压致上消化道出血、肝功能衰竭、肝性脑病或肝昏迷史。④肾脏：接受长期透析治疗。⑤免疫功能障碍：接受免疫抑制剂、化学治疗、放射治疗、长期类固醇激素治疗，或近期使用大剂量类固醇激素，或患有白血病、淋巴瘤或艾滋病等抗感染能力低下者。

　　Knaus 等认为，患有上述慢性疾病和器官功能障碍时，急诊手术较择期手术死亡率高，且未手术者的死亡率也高，这可能与未手术者因病情重而不能承受手术治疗有关。因此，未手术和急诊手术同样计分。

　　以上 A、B、C 三项之和即为 APACHE － Ⅱ 评分。

表 5-2　APACHE － Ⅱ 评分

变量	4	3	2	1	0	1	2	3	4	得分
体温（℃）	≥ 41	39～40.9	—	38.5～38.9	36～38.4	34～35.9	32～33.9	30～31.9	≤ 29.9	
平均动脉压（mmHg）	≥ 160	130～159	110～129	—	70～109	—	50～69		≤ 49	
心率（次/分）	≥ 180	140～179	110～39		70～109		55～69	40～54	≤ 39	
呼吸频率（次/分）	≥ 50	35～49	—	25～34	12～24	10～11	6～9		≤ 5	
PaO_2（FiO_2 < 50%）	—	—	—		> 70	61～70		55～60	< 55	
$A-aDO_2$（FiO_2 ≥ 50%）	≥ 500	350～499	200～349		< 200					
动脉 pH 值	≥ 7.7	7.6～7.69		7.5～7.59	7.33～7.49	—	7.25～7.32	7.15～7.24	< 7.15	
血浆 HCO_3	≥ 52	41～51.9	—	32～40.9	21.3～31.9		18～21.9	15～17.9	< 15	
血浆钠（mmol/L）	≥ 180	160～179	155～159	150～154	130～149		120～129	111～119	≤ 110	
血浆钾（mmol/L）	≥ 7	6～6.9		5.5～5.9	3.5～5.4	3～3.4	2.5～2.9		< 2.5	
Cr（mg/L）（急性肾功能衰竭加倍）	≥ 3.5	2～3.4	1.5-1.9		0.6～1.4		< 0.6			
HCT（%）	≥ 60	—	50～59.9	46～49.9	30～45.9		20～29.9		< 20	
WBC	≥ 40		20～39.9	15～19.9	3～14.9		1～2.9		< 1	
GCS			E:	V:	M:	GCS=（）			15- GCS=（）	

表 5-3　Glasgow 昏迷评分（GCS）

睁眼（E）		语言（V）		运动（M）	
自主睁眼	4分	语言正常	5分	遵嘱动作	6分
语言刺激睁眼	3分	语言混乱	4分	疼痛定位	5分
疼痛刺激睁眼	2分	用词不恰当	3分	疼痛刺激屈曲	4分

续表

睁眼（E）		语言（V）		运动（M）	
不睁眼	1分	声音无法理解	2分	疼痛（异常）屈曲	3分
		无语言	1分	疼痛伸展	2分
				疼痛无反应	1分

APACHE-Ⅱ的临床应用：动态危重疾病评分可用来评价医疗措施的效果；医疗质量和医疗费用控制评价；评估病情，有利于制定治疗方案；用评分选择手术时机；科研或学术交流，控制对照组间的病情可比性；预测预后。APACHE 分值与病死率之间存在明显的正相关，即分值越高，病死率也越高，其预测病死率的正确率达86%。并且依据评分的不同对患者病情的严重度进行分类，便于采取不同的治疗方案，表明 APACHE 是一种较好的疾病严重度分类系统。

三、全身性感染相关性器官功能衰竭评分（SOFA）

SOFA（sepsis related organ failure assessment）是 1994 年欧洲重症医学会提出的评分系统，强调早期、动态监测，包括 6 个器官，每项 0～4 分，每日记录最差值。目前研究显示最高评分和评分差值对评价病情更有意义。此评分方法后来也被称为序贯器官功能衰竭评分（sequential organ failure assessment，SOFA），详见表 5-4。

表 5-4　全身性感染相关性器官功能衰竭评分（SOFA）

器官衰竭	变量	0分	1分	2分	3分	4分
呼吸系统	PaO_2/FIO_2，mmHg	≥ 400	< 400	< 300	< 200 on MV	< 100 on MV
血液系统	血小板（× 10^9/L）	≥ 150	< 150	< 100	< 50	< 20
肝脏	胆红素（mg/dL）	< 1.2	1.2～1.9	2～5.9	6～11.9	> 12
心血管系统	平均动脉压（mmHg）	≥ 70	< 70	—	—	—
	多巴胺 [μg/（kg·min）]	—	—	≤ 5	> 5	> 15
	多巴酚丁胺 [μg/（kg·min）]	—	—	任何剂量	—	—
	肾上腺素 [μg/（kg·min）]	—	—	—	≤ 0.1	> 0.1
	去甲肾上腺素 [μg/（kg·min）]	—	—	—	≤ 0.1	> 0.1
中枢神经系统	Glasgow coma score	15	13～14	10～12	6～9	< 6
肾脏	肌酐（mg/dL）	< 1.2	1.2～1.9	2～3.4	3.5～4.9	≥ 5
	尿量（mL/d）	≥ 500			< 500	< 200

（胡志亮　李芳）

第六章　呼吸系统监测　▷▷▷▷

第一节　血气分析

血气分析是医学上用于判断机体是否存在酸碱平衡失调及缺氧和缺氧程度等的检验手段，在各个科室尤其在急诊及重症医学科的临床诊疗中发挥着非常重要的作用。

一、标本采集

1.采血部位：血气分析的最佳标本是动脉血，能真实地反映体内的氧化代谢和酸碱平衡状态，常取部位是股动脉、桡动脉、肱动脉、足背动脉等，可根据患者的具体情况选择。

2.抗凝剂的选择：因需测定全血血气，故必须抗凝。一般用肝素抗凝，一次性采血器内预设钙平衡肝素锂抗凝剂，可以同时帮助检测离子而使检测结果不受干扰。

3.注意防止血标本与空气接触，应处于隔绝空气的状态。与空气接触后可使 PO_2（氧分压）升高，PCO_2（二氧化碳分压）降低，并污染血标本。

4.标本放置时间：宜在 30 分钟之内检测，否则会因为全血中有活性的红细胞代谢，不断地消耗 O_2，并产生 CO_2，而影响结果的准确性。如 30 分钟内不能检测，应将标本置于冰水中保存，最多不超过 2 小时。

5.采血前应让患者处于安定舒适的状态，避免非静息状态造成的误差。

二、常用指标

1.酸碱度（pH）　参考值 7.35 ～ 7.45。pH < 7.35 为失代偿性酸中毒症，pH > 7.45 为失代偿性碱中毒。但 pH 正常并不能完全排除酸碱失衡。代偿性酸中毒或碱中毒时，pH 均在 7.35 ～ 7.45 的正常范围之间。

2.动脉血二氧化碳分压（$PaCO_2$）　是判断各型酸碱中毒主要指标。参考值 4.65 ～ 5.98kPa（35 ～ 45mmHg），乘 0.03 即为 HCO_3^- 含量。超出或低于参考值称高、低碳酸血症。$PaCO_2$ > 50mmHg 有抑制呼吸中枢的危险。

3.二氧化碳总量（TCO_2）　参考值 24 ～ 32mmHg，代表血中 CO_2 和 HCO_3^- 之和，在体内受呼吸和代谢两方面影响。代谢性酸中毒时明显下降，碱中毒时明显上升。

4.动脉血氧分压（PaO_2）　参考值 80 ～ 100mmHg（10.64 ～ 13.3kPa），反映缺氧程度。PaO_2 < 60mmHg 即有呼吸衰竭，PaO_2 < 30mmHg 可有生命危险。

5. 血氧饱和度（SaO$_2$）　参考值 95%～99%，反映动脉氧与血红蛋白（Hb）结合的程度，是单位 Hb 含氧百分数，间接反映缺氧的程度。

6. 实际碳酸氢根（AB）　参考值 21.4～27.3mmol/L，标准碳酸氢根（SB）参考值 21.3～24.8mmol/L。AB 是体内代谢性酸碱失衡的重要指标，在特定条件下计算出 SB 也反映代谢因素。二者正常为酸碱内稳正常，二者皆低为代谢性酸中毒（未代偿），二者皆高为代谢性碱中毒（未代偿），AB＞SB 为呼吸性酸中毒，AB＜SB 为呼吸性碱中毒。

7. 剩余碱（BE）　参考值 –3～+3mmol/L。BE 不受呼吸因素的干扰，是反映代谢性酸碱平衡的指标之一，正值提示代谢性碱中毒，负值提示代谢性酸中毒。

8. 阴离子间隙（AG）　参考值 10～14mmol/L，是早期发现有无混合型酸碱失衡的重要指标。判断酸碱失衡应先了解临床情况，一般根据 pH、PaCO$_2$、BE（或 AB）判断酸碱失衡，根据 PaO$_2$ 及 PaCO$_2$ 判断缺氧及通气情况。pH 超出正常范围提示存在失衡。但 pH 正常仍可能有酸碱失衡。PaCO$_2$ 超出正常提示呼吸性酸碱失衡，BE 超出正常提示有代谢性酸碱失衡。但血气和酸碱分析有时还要结合其他检查，结合临床动态观察，才能得到正确判断。

三、血气分析的临床应用

血气分析实际上包含相互联系的两部分，即以 PaO$_2$、PaCO$_2$ 为主要指标，反映机体的通气和氧合状态的部分，以及以 pH、PaCO$_2$、HCO$_3^-$、BE 为主要指标，反映酸碱平衡的部分。所以，血气分析包括血氧分析、血二氧化碳分析、酸碱平衡分析三部分。

1. 血氧分析　通过 PaO$_2$ 判断有无缺氧：PaO$_2$ 在 60～80mmHg 为轻度缺氧，40～60mmHg 为中度缺氧，＜40mmHg 为重度缺氧。PaO$_2$ 小于 60mmHg 同时 PaCO$_2$ 小于 50mmHg 即为 I 型呼吸衰竭。若 PaO$_2$/FiO$_2$（吸氧浓度）＜300 时，亦提示存在呼吸衰竭。

2. 血二氧化碳分析

（1）反应肺泡通气功能：PaCO$_2$ 升高提示肺泡通气不足，常见于气道阻塞性疾病；降低提示通气过度，常见于高热、甲亢、癔症等。

（2）分析呼吸衰竭类型：若 PaCO$_2$＞50mmHg，提示 II 型呼吸衰竭。

（3）分析酸碱平衡类型：若 PaCO$_2$＞50mmHg，提示为呼吸性酸中毒；PaCO$_2$＜35mmHg，提示为呼吸性碱中毒，但有时亦可以为代谢性酸碱失衡的代偿反应，需结合 pH、HCO$_3^-$、BE 综合分析。

3. 酸碱平衡分析　酸碱失衡包括单纯型酸碱失衡和混合型酸碱失衡，混合型又包括二重酸碱失衡和三重酸碱失衡。

（1）单纯型酸碱失衡：①呼酸；②呼碱；③代酸；④代碱。

（2）二重酸碱失衡：①呼酸＋代酸；②呼酸＋代碱；③呼碱＋代酸；④呼碱＋代碱；⑤代酸＋代碱。

（3）三重酸碱失衡（TABD）：①呼酸型 TABD：呼酸＋代碱＋高 AG 代酸；②呼

碱型 TABD：呼碱 + 代碱 + 高 AG 代酸。

四、酸碱失衡的分析方法

酸碱失衡准确全面的判断需结合 pH、$PaCO_2$、实际 HCO_3^- 或 AB 三者及 AG 值进行综合分析，临床常用的分析方法有六步法。

第一步：根据 Henderseon–Hasselbach 公式评估血气数值的内在一致性（表 6-1）。

$$[H^+]=24×（PaCO_2）/[HCO^{3-}]$$

如果 pH 和 [H^+] 数值不一致，该血气结果可能是错误的。

表 6-1　Henderseon–Hasselbach 公式评估血气数值

pH	估测 [H^+]（mmol/L）	pH	估测 [H^+]（mmol/L）	pH	估测 [H^+]（mmol/L）
7.00	100	7.25	56	7.50	32
7.05	89	7.30	50	7.55	28
7.10	79	7.35	45	7.60	25
7.15	71	7.40	40	7.65	22
7.20	63	7.45	35		

第二步：是否存在碱血症或酸血症？ pH < 7.35，酸血症；pH > 7.45，碱血症。通常 pH 的酸碱方向代表原发异常。[注意：即使 pH 在正常范围（7.35 ~ 7.45），也可能存在酸中毒或碱中毒，需要核对 $PaCO_2$、HCO_3^- 和阴离子间隙]

第三步：是否存在呼吸或代谢紊乱？ pH 值改变的方向与 $PaCO_2$ 改变方向的关系如何？

在原发呼吸障碍时，pH 值和 $PaCO_2$ 改变方向相反；在原发代谢障碍时，pH 值和 $PaCO_2$ 改变方向相同。详见表 6-2。

表 6-2　呼吸障碍时，pH 值和 $PaCO_2$ 的改变

酸中毒	呼吸性	pH ↓	$PaCO_2$ ↑
酸中毒	代谢性	pH ↓	$PaCO_2$ ↓
碱中毒	呼吸性	pH ↑	$PaCO_2$ ↓
碱中毒	代谢性	pH ↑	$PaCO_2$ ↑

第四步：针对原发异常是否产生适当的代偿？通常情况下，代偿反应不能使 pH 恢复正常（7.35 ~ 7.45）。如果观察到的代偿程度与预期代偿反应不符，很可能存在一种以上的酸碱异常。参考表 6-3。

表 6-3　代偿异常反应公式

异常	预期代偿反应	校正因子
代谢性酸中毒	$PaCO_2 =（1.5 ×[HCO_3^-]）+8$	± 2
急性呼吸性酸中毒	$[HCO_3^-]$ 升高 $=24 + [PaCO_2 –40）/10]$	

续表

异常	预期代偿反应	校正因子
慢性呼吸性酸中毒（3～5天）	$[HCO_3^-]$ 升高 $=24+[(PaCO_2-40)/3]$	
代谢性碱中毒	$PaCO_2$ 升高 $=21+0.7\times(\Delta HCO_3^-)$	± 1.5
急性呼吸性碱中毒	$[HCO_3^-]$ 下降 $=24-(\Delta PaCO_2/5)$	
慢性呼吸性碱中毒	$[HCO_3^-]$ 下降 $=24-(\Delta PaCO_2/2)$	

第五步：计算阴离子间隙（如果存在代谢性酸中毒）。

$$AG=[Na^+]-([Cl^-]+[HCO_3^-])=12\pm2$$

正常的阴离子间隙约为 12mmol/L，对于低白蛋白血症患者，阴离子间隙正常值低于 12mmol/L，低白蛋白血症患者血浆白蛋白浓度每下降 10g/L，阴离子间隙"正常值"下降约 2.5mmol/L。例如，血浆白蛋白 20g/L 患者 AG 约为 7mmol/L。如果阴离子间隙增加，在以下情况下应计算渗透压间隙：AG 升高不能用明显的原因［DKA（糖尿病酮症酸中毒）、乳酸酸中毒、肾功能衰竭］解释；怀疑中毒。

第六步：$\Delta AG=$ 测得的 AG- 正常的 AG；预计的 $[HCO_3^-]=\Delta AG+$ 测得的 $[HCO_3^-]$。若预计的 $[HCO_3^-]<22$，还有酸中毒；预计的 $[HCO_3^-]>26$，代谢性碱中毒；若预计的 $[HCO_3^-]$ 在 22～26 之间，说明是单纯性的酸碱平衡紊乱。

举例说明（为使数据直观，将计量单位略去）

病例 1：男性，50 岁，糖尿病病史，并发重症肺炎。

$Na^+=128$，$K^+=5.9$，$Cl^-=94$，$HCO_3^-=6$，$PaCO_2=15$，$PaO_2=102$，pH=7.19，BG=324。

step1：数据是否相符？结果：估测的 $[H^+]$ 为 60mmol/L，对照表格，基本符合。

step 2：碱血症还是酸血症？结果：pH < 7.35，属于酸血症。

step 3：原发是呼吸性的还是代谢性的？结果：pH 和 PCO_2 同向，故原发为代谢性。

step 4：在代偿范围内吗？预计的 $PaCO_2=1.5\times6+8\pm2=17\pm2$，所以，测得的 $PaCO_2=15$，是在预计的 15～19 之内，故代偿在正常范围内，即没有发生失代偿，没有发生呼吸性碱中毒。

step 5：阴离子间隙 $AG=[Na^+]-[Cl^-]-[HCO_3^-]=128-94-6=28$，> 12，即高 AG 性代谢性酸中毒。

step 6：$\Delta AG=28-10=18$。预计的 $[HCO_3^-]=\Delta AG+$ 测得的 $[HCO_3^-]=18+6=24$，在 22～26 之间。因此，该患者是单纯代谢性酸中毒。

结论：糖尿病酮症酸中毒。

病例 2：男性，35 岁，主诉"酗酒后恶心、呕吐 2 天"，频繁呕吐胃内容物及水样物，神疲乏力，口淡，纳差。

$Na^+=132$，$K^+=3.9$，$Cl^-=82$，$HCO_3^-=4$，$PaCO_2=10$，$PaO_2=110$，pH=7.25，BG=68，BUN=14，血液内酒精含量 =106；尿液分析：蛋白（-），酮体（-），有结晶。

step 1：数据是否相符？结果：估测的 $[H^+]$ 为 60mmol/L，对照表格，基本符合。

step 2：碱血症还是酸血症？结果：pH < 7.35，属酸血症。

step 3：原发是呼吸性的还是代谢性的？结果：pH 和 $PaCO_2$ 同向降低，原发属于代谢性的。

step 4：在代偿范围内吗？结果：预计的 $PaCO_2$=1.5×4 + 8±2=14±2，所以，测得的 $PaCO_2$=10，是在预计的 12 ～ 16 之外，即有原发性呼吸性碱中毒。

step 5：阴离子间隙 AG=[Na^+]–[Cl^-]–[HCO_3^-]=132–82–4=46，> 12，即高 AG 代谢性酸中毒。

step 6：ΔAG=46–10=36，预计的 [HCO_3^-]=36+4=40。因此，该患者除了高 AG 代酸还有代谢性碱中毒。

结论：乙二醇中毒引起的高 AG 代谢性酸中毒，呕吐引起的代谢性碱中毒，并存呼吸性碱中毒，是一个三重的酸碱平衡紊乱。

第二节 常用机械通气监测

在机械通气期间，必须采取必要的手段进行机械通气的监测。通过监测可以了解呼吸机治疗的效果，以便及时调整呼吸机的参数，同时可以预防和避免并发症的发生。机械通气监测包括基本监测、呼吸机固有装置监测及特殊监测手段。基本监测是必须进行的，包括生命体征、动脉血气分析、X 线胸片及肺外器官功能监测等；呼吸机固有装置监测可通过读取呼吸机显示的数据或计算得出；而特殊监测则包括呼出气 CO_2、VD/VT 监测、Qs/Qt 监测、床边肺功能测定等，有条件的情况下可进行。

一、基本监测

1. 呼吸体征监测

（1）呼吸频率（RR）：目标 RR 恢复在 16 ～ 20 次 / 分之间，如< 10 次 / 分或> 24 次 / 分均提示效果不佳。但使用初期，不必强求 RR 立即恢复正常，随着病情的改善，RR 可能会逐渐改善。

（2）呼吸幅度：观察胸廓抬举或起伏的幅度，可以了解通气量；判断人工气道建立是否妥当，如导管插入单边肺可能出现两边起伏不一致；了解自主呼吸与呼吸机协调情况，如不协调可表现为胸廓抬举与呼吸机供气时间不一致，不协调容易发生人机对抗。

（3）呼吸音与啰音变化：帮助判断病情的发展与改善情况，如肺部感染患者湿啰音增多，可能提示感染加重；判断人工气道位置与通畅情况，如出现痰鸣音，则有痰液堵塞管道的风险，需及时吸痰，如有哮鸣音，则可能存在气道痉挛，需给予气管扩张剂；了解呼吸道分泌物的量、黏稠度及部位；判断和发现肺不张或气胸。

（4）皮肤发绀情况：尤其注意口唇和甲床发绀的改善情况，发绀提示氧合效果不佳。

（5）呼吸道分泌物病原学的检查：及时多次留取深部痰标本进行培养，指导抗生素的使用。

2. 循环体征监测

（1）心率（律）。

（2）脉搏：反映心率（律）的间接指标。

（3）血压：无创或持续有创监测手段。

（4）末梢循环或微循环：通过肉眼直观和触摸，了解局部皮肤颜色、温度、弹性，间接反映组织灌注情况。

3. 动脉血气分析的监测 监测的次数不定，但一般在首次应用呼吸机后或者每次有较大呼吸机参数调整后 30 分钟～ 1 小时进行复测。是否需要复测取决于以下因素：①低氧血症是否已得到纠正。②是否存在酸碱失衡。③是否有病情变化。④呼吸机参数和模式是否改动。病情稳定后，可每日测定 1 次即可。

4. 胸部 X 线片的监测

（1）意义：①明确人工气道的位置。②了解肺部感染情况。③呼吸机治疗并发症的诊断和鉴别诊断，如鉴别肺不张、气胸、肺部感染等。④应用呼吸机和脱离呼吸机的指标。⑤选择合理的人工气道方法：根据肺部情况估计并发症的严重程度及需要人工通气的时间，以此选择合适的人工气道。

（2）X 线摄片注意事项：①床边摄片，尽量取半卧位。②在吸气末屏气时摄片（可利用呼吸机的屏气装置）。③去除所有遮挡 X 线的物体，如呼吸机管道、监测线等。

5. 其他监测（其他肺外器官的影响）

（1）神经系统：包括意识、精神状态、瞳孔改变等。

（2）肾功能：监测尿量、尿比重、血 / 尿渗透压、血肌酐、尿素氮、尿常规等。

（3）消化道功能：主要监测腹内压及预防消化道出血，腹内压增高可留置胃管行胃肠减压。

（4）体温：一般测腋下温度，也有通过有创持续监测。

二、呼吸机固有装置监测

呼吸机固有装置监测主要是通过读取呼吸机显示的可变化通气参数或者各种波形图的动态变化趋势以了解患者通气的情况。与参数相比，波形图能反映更多的信息，除反映一般通气功能和呼吸力学变化外，还可反映漏气、假触发、人机不同步等多种信息。通常监测的参数内容包括压力、容量、流速波形、吸呼比、呼吸频率、氧浓度，本章重点讨论容量监测及压力监测。

1. 容量监测 监测潮气量（VT）、分钟通气量（MV）。

（1）VT：一般为 8 ～ 15mL/kg，ARDS 可设置小潮气量 5 ～ 8mL/kg。

（2）MV：正常人为 6 ～ 10L/min，MV > 10L/min 提示通气过度，MV < 4L/min 提示通气不足。

压力控制模式下：VT、MV 降低提示气道阻力过大或肺顺应性差的可能；反之则说明顺应性好，这时需调低压力的参数。

容量控制模式下：VT、MV 降低提示可能通气管道漏气或存在 PEEPi（内源性呼气末正压），需检查气囊、呼吸机管道、管道与患者连接处、湿化器等部位。

2. 压力监测

（1）气道峰压（PIP）：一般应 < 40cmH₂O；与吸气流速、潮气量、气道阻力、肺顺应性、呼气末压力有关。

（2）气道平台压（Pplat）：一般 30 ~ 35cmH₂O；与潮气量、肺顺应性、呼气末压力有关。

（3）呼气末正压（PEEP）：呼气即将结束时的压力。

（4）内源性 PEEP（PEEPi）：呼气末气体陷闭在肺泡内产生的正压，可用流速 – 时间波形监测。

（5）气道阻力（R）：气道阻力 = 患者气道阻力 + 气管导管阻力 + 呼吸机管道阻力，计算公式：R=（PIP–Pplat）/Flow。

（6）肺顺应性（Cst）：计算公式：Cst=VT/（Pplat–PEEP）。

（7）压力分析：通常利用呼吸力学方程进行综合分析，PIP=R×Flow+VT/Cst+PEEP。R 为气道阻力，Flow 为流速，Cst 为肺顺应性，PEEP 为呼气末正压。如气道峰压过高或过低，则提示可能与 R、Flow、VT、Cst、PEEP 均有关，可通过调节 Flow、VT、PEEP 设置的参数改变压力。若是因为肺顺应性改变的原因，往往提示病情的变化，若是气道阻力的原因，则可能提示气道痰多、痉挛或者弯管、折管等因素，故可以根据实际进行调节。

3. 呼吸机常用波形图分析　如上所述，通过读取呼吸机的显示参数并进行计算，可以了解患者一般的通气状况，但有时候还需要结合波形图进行分析，目的是进行进一步的参数调整以使患者的通气达到最佳和最舒适的状态。常用于分析的波形图包括流量 – 时间曲线、压力 – 时间曲线、容量 – 时间曲线。

（1）流量 – 时间曲线图（图 6-1）

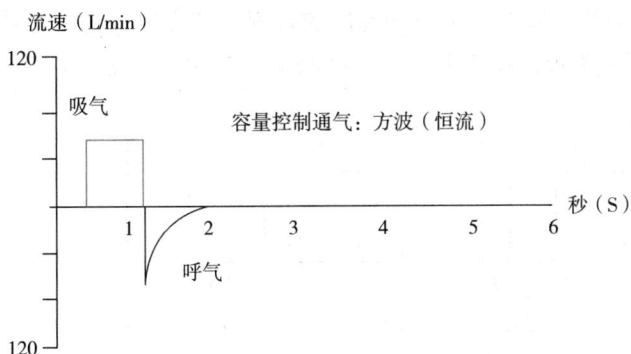

图 6-1　流量 – 时间曲线

下面以图 6-2 ～图 6-4 举例说明。

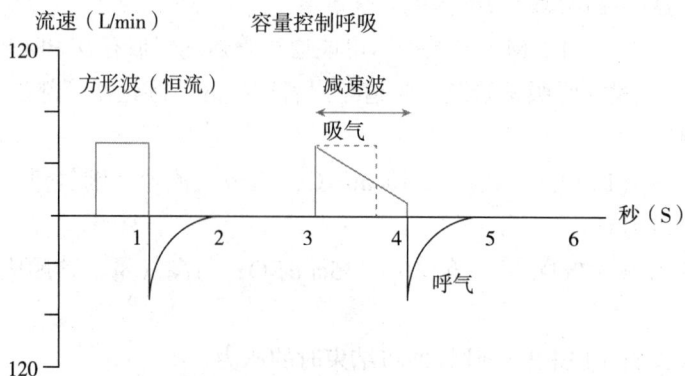

图 6-2　流量 – 时间曲线分析（吸气时间不足）

分析：如图 6-2 所示，左侧的为方波，是匀速送气，右侧为减速波，采取流量减速波更符合生理特点，患者会更舒适，但是我们见到流速在吸气末未减至 0 呼吸机送气就中断了，说明吸气时间不够，故我们可以把吸气时间调大一点。

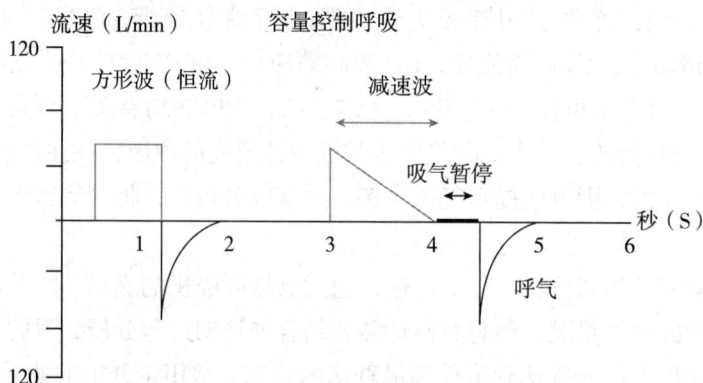

图 6-3　流量 – 时间曲线分析（吸气时间充足）

分析：如图 6-3 所示，患者的吸气时间够了，我们再设置吸气暂停时间（吸气末屏气时间），让吸进去的气体有一个充分弥散的过程，这样也符合生理特点，患者也会更舒服，通常设置吸气暂停时间占总呼吸周期的 5% ～ 10%，或直接设置为 0.1 ～ 0.3 秒。

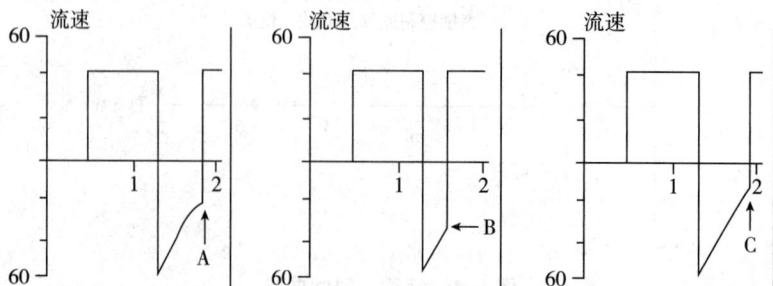

图 6-4　气道阻塞或 RR 过快、PEEPi 形成

　　分析：如图 6-4 所示，A、B、C 波形呼气流量未回复到零，提示气道阻塞或 RR 过快、PEEPi 形成；C、A、B 的呼气末流量逐渐增大，PEEPi 逐渐升高。

（2）压力 - 时间曲线（图 6-5）

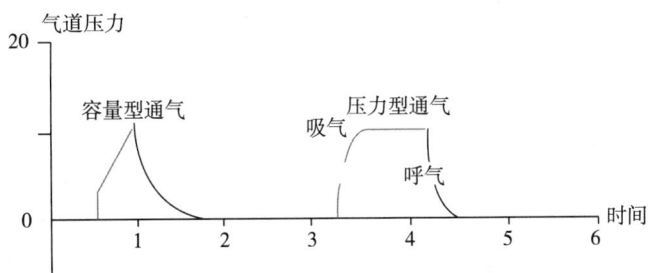

图 5-5　压力 - 时间曲线

下面以图 6-6、图 6-7 举例说明。

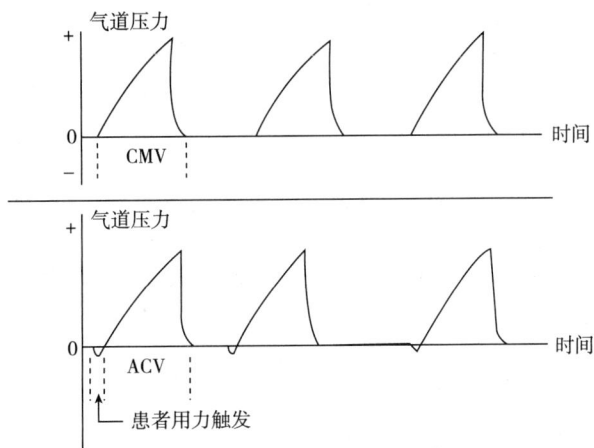

图 6-6　A/C 通气模式压力 - 时间曲线

　　分析：图 6-6 所示为 A/C 通气模式，上图为控制模式，下图可见吸气初有小凹陷负压的出现，说明存在患者的吸气触发，故下图属于辅助模式。另外，通过了解凹陷的深度可以帮助触发灵敏度的设置，如凹陷过深，说明患者触发费力，应调高触发灵敏度。

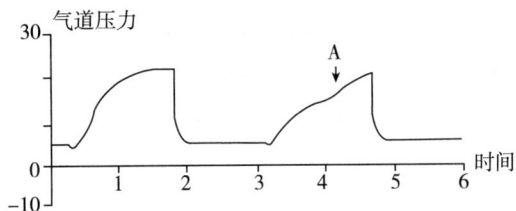

图 6-7　不同峰与吸气关系

分析：如图 6-7 所示，左右两个波峰形态不一样，是因为压力上升时间（斜率）不同，左峰的形态通常较理想，右峰压力上升时间明显过长，患者会有吸气不畅快的感觉，通过调低压力上升时间可改善这种状况。

（3）容量 - 时间曲线（图 6-8）。

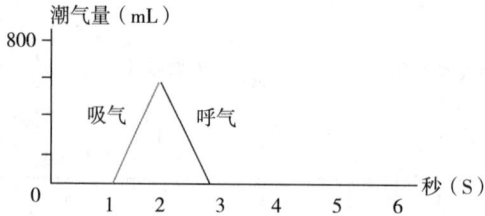

潮气量（mL）

图 6-8　容量 - 时间曲线

下面以图 6-9 举例说明。

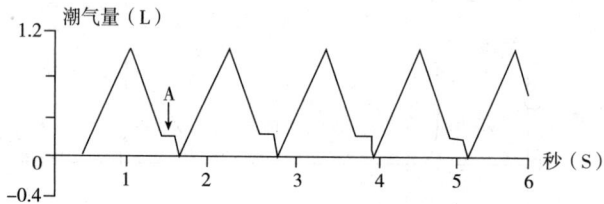

潮气量（L）

图 6-9　容量 - 时间曲线图例

分析：如图 6-9 所示，呼气支不能降至基线，提示连接管路出现漏气，这时候需要检查连接管路有无漏气。

4. 呼吸机高压报警监测　呼吸机高压报警非常常见，可能原因包括患者因素、管路因素和人为因素。

（1）气管、支气管痉挛：如哮喘发作等。

（2）气道内黏液潴留：常见于患者气道痰多或者痰液附在人工气道内形成痰痂，引起气道阻力增加，可通过加强吸痰、湿化等进行处理。

（3）肺顺应性降低：如发生肺水肿、肺不张、气胸、严重肺炎等并发症可降低顺应性，主要是针对并发症的处理。

（4）人机对抗：如患者自主呼吸过强或极不规则，可镇静处理。

（5）管路阻塞：如管路积水、受压、打折等。

（6）高限值设置过低：一般设置在吸气峰压以上 10cmH_2O。

5. 低压报警可能原因　包括患者因素、管路因素和人为因素：①管道漏气；②管道脱落；③气管插管位置过浅；④呼吸机传感器失灵。

三、特殊监测

1. 呼气末 CO_2 分压及呼气末 CO_2 浓度监测　呼气末 CO_2 分压（$P_{ET}CO_2$）正常值为 38mmHg，呼气末 CO_2 浓度（$F_{ET}CO_2$）正常值为 5%。通过简便装置连接在呼出气导管近患者端，持续监测呼出气中 $P_{ET}CO_2$ 和 $F_{ET}CO_2$。此法可以持续监测通气功能，避免反复抽取动脉血监测 $PaCO_2$ 之苦。

2. 生理无效腔（VD）/ 潮气量（VT）监测　VD/VT 是生理无效腔和潮气量之比，主要反映肺泡有效通气量，正常人 VT 约 500mL，其中肺泡通气量（VA）为 350mL，VD 为 150mL，故正常人 VD/VT 的比例为 0.3（0.2 ～ 0.4）。VD/VT > 0.4，提示无效腔过大，肺泡有效通气量下降，是 PaO_2 下降的常见原因。一般 VD/VT=（$PaCO_2$-$P_{ET}CO_2$）/$PaCO_2$。有的呼吸机可附有 VD/VT 直接测试装置，通过显示屏幕直接读出数据。

3. Qs/Qt 监测　Qs/Qt 是肺内分流的指标。正常人一般为 5%，当 Qs/Qt > 10%，提示肺内分流增加，对诊断 ARDS 有特殊临床价值。

第三节　血氧饱和度监测

血氧饱和度（SO_2）是血液中结合氧的氧合血红蛋白（HbO_2）的容量占全部可结合的血红蛋白（Hb）容量的百分比，是呼吸、循环的重要生理参数。因此，监测血氧饱和度可以了解血液中血红蛋白的携氧能力及机体组织器官是否缺氧。临床上通常可监测动脉血氧饱和度（SaO_2），也可监测静脉血氧饱和度（SvO_2），两者的监测意义有所不同。

一、动脉血氧饱和度监测

1. 定义和原理　所谓动脉血氧饱和度监测指监测动脉血中的血氧饱和度，正常值一般为 95% ～ 99%。监测的方法分为有创和无创两种，有创方法就是常用的抽取动脉血后行血气分析，结果可以反映血氧饱和度的真实数据，但需反复抽血，不利于连续实时监测。无创手段常用光学法测定，脉搏血氧饱和度（SpO_2）是利用光学法监测，与动脉血氧分压相关性很好，减少了动脉采血次数和减轻对患者反复抽血的痛苦，同时又具有快速、动态、能连续监测的特点，故常用于实时监测血氧情况，临床现已广泛使用。

脉搏血氧饱和度监测的原理是运用分光光度测定法和容积描记法，用不同波长的红光和红外光同时对动脉搏动的手指或耳垂等组织照射，因含氧量不同，吸收两种光的程度不同，用容积描记法测得的波幅不一样，这个比值就是 SpO_2。因 SpO_2 容易受多种因素的影响，故 SpO_2 有时不能完全正确反映真实的动脉血氧饱和度（SaO_2），因而 SpO_2 监测稳定性较有创的差。

2. 影响 SpO_2 准确性的因素　包括外部因素和内部因素两方面。

（1）外部因素：①监测部位：探头可以夹在如手指、脚趾、耳垂等部位，各个部位可能准确性不同，一般选用手指监测最佳，但当血管收缩或低血压时，可能测得的 SpO_2 较真实的 SaO_2 低，可选耳垂作为测量部位，因为耳垂血供少，但对信号最敏感。②周围光线：包含同样波长的红光或红外光的自然光或各种灯光，可干扰探头发射和接收的光量，从而影响 SPO₂结果，故最好不要在较强的阳光下或红光光源下测量，避免读数不准。③接触距离过大：包括有些人可能皮肤增厚、色素沉着，有些涂有较厚的指甲油，还有传感器表面有污垢，探头与皮肤贴合不佳，这些都会因为接触距离过大而导致测量不准确。因此，可以测量皮肤薄的部位如耳垂，有指甲油必须洗掉再测，长年不用的传感器必须要清掉污垢。

（2）内部因素：①外周循环：患者在休克、低体温、处于寒冷环境、使用缩血管药物等情况下，外周血管出现灌注不良，尤其是四肢末梢明显，这时 SpO_2 的监测信号将变得微弱，使数值很低、不稳定或难以测出，往往测得的数值可能低于动脉血气分析的 SaO_2。有一些研究资料认为，相对于四肢末端，耳垂对低温环境的反应较弱，建议寒冷环境收缩时优先选用耳垂部位。②血红蛋白不足：血红蛋白降低的时候，红光和红外光的容积描记图是成比例降低的，比值虽然是不变的，但实际上因为血红蛋白降低，血液中的携氧能力是下降的，故测得的 SpO_2 往往要高于实际的数值。一般认为，红细胞压积 > 15% 时不影响 SpO_2 监测的准确性。③血红蛋白异常：当一氧化碳中毒形成碳氧血红蛋白（HbCO），或者亚硝酸盐中毒形成正铁血红蛋白时，这些异常的血红蛋白会使探头的发射光吸收特征发生改变，这时候测得的 SpO_2 是有明显偏差的，应该抽取动脉血行血气以分析了解真实情况。

3. 操作与注意事项

（1）设置报警：设置 SpO_2 和脉搏的警报上下限、警报警度。

（2）固定传感器：确定监测部位皮肤清洁后，可将传感器固定在指（趾）端、耳垂、鼻翼、足背、舌、颊等部位。确保传感器与皮肤贴合严密。

（3）识别正常脉搏信号：读取 SpO_2 数据前应先明确脉搏信号是否正常，正常脉搏信号是尖形波，其下降支有明显的切迹。SpO_2 的脉搏波形满意是判定 SpO_2 读数可靠性的良好指标，应注意识别低灌注波形与运动伪像。将 SpO_2 显示的脉率和心电监测显示的心率进行比较，是保证 SpO_2 读数准确的良好方法。如脉率和心率存在差别（房颤除外），常提示探头位置不正确或探头功能失常。

（4）注意事项：SpO_2 传感器不宜与血压监测或动脉穿刺在同一侧肢体，否则可能会影响监测结果。监测过程中至少每 4 小时改变一次佩戴部位，防止局部组织循环障碍引起的青紫、红肿。当可能存在影响 SpO_2 准确性的因素时，若不能解除相关因素的影响，必须改行有创的抽取动脉血行血气分析来提高准确性。

二、静脉血氧饱和度监测

1. 定义和原理　所谓静脉血氧饱和度监测指监测静脉血红蛋白的血氧饱和度。测定静脉血氧饱和度的意义是了解组织器官氧供（DO_2）和氧耗（VO_2）之间的平衡状态，间接反映组织器官氧利用的情况，与动脉血氧饱和度监测意义不同。静脉血氧饱和度包括混合静脉血氧饱和度（SvO_2）和中心静脉血氧饱和度（$ScvO_2$）。$ScvO_2$ 测的是上腔静脉的血氧饱和度，反映的是上半身包括脑循环的氧平衡情况；而 SvO_2 则评估的是全身，包括腹部及下肢的氧供需状况，故两者测得的数值是不相等的。但是研究证实，两者的变化趋势是一致的，故通常采用 $ScvO_2$ 代替 SvO_2 来评价全身氧供需情况。$ScvO_2$ 正常值应为 65% ~ 75%。当 $ScvO_2$ 降低时，说明 DO_2 不足，机体存在无氧呼吸状态；

当 $ScvO_2$ 升高时，说明 VO_2 下降，反映组织器官摄氧能力下降或者出现微血管分流致使血氧不能利用，回流至中心静脉的血氧饱和度增高。所以，无论 $ScvO_2$ 是增高或降低，都不利于组织器官的氧合。

2. 监测方法

（1）间断测量法：$ScvO_2$ 测定是经颈静脉插管，于上腔静脉或右心房采血，临床上应用简便，并发症少，而且费用低。

（2）连续监测法：CeVOX 技术是一种新型光导纤维技术，将光导纤维探头插入普通中心静脉导管的远端腔，可以连续监测患者的 $ScvO_2$。

3. 临床应用　$ScvO_2$ 监测已在临床广泛使用，尤其是危重症患者，如感染性休克早期复苏目标（EGDT）就将 $ScvO_2$ 达到 $65\% \sim 75\%$ 作为复苏的其中一个目标；还有诸如在预测容量反应及评估手术风险方面也有一定的应用。

（甘考　邓丽燕　李芳）

第七章 循环系统监测 ▷▷▷▷

第一节 无创监测

一、心电监护

心电监护是急危重症常用的监测手段，常用于对患者心率、心律变化的实时监测，并列于血压监测、血氧饱和度监测、呼吸监测、体温监测和中心静脉压监测。

（一）监测目的

监测患者心率、心律变化。

（二）监护系统

心电监护系统可有很多类型，但一般包括监护扫描屏（阴极射线示波器）以显示心电图；同时有一"记录"系统，直接描记在记录纸上，记录可使用开关或自动控制；心电监护自动根据患者当前的心电基础数据，跟踪捕捉患者具有临床价值的动态变化数据并自动存储，另可与已知设定值进行比较，如果出现超标可发出警报。

（三）实施要点

1. 评估要点

（1）评估患者病情、意识状态。

（2）评估患者皮肤状况。

（3）对清醒患者，告知监测目的及方法，取得患者合作。

（4）评估患者周围环境、光照情况及有无电磁波干扰。

2. 操作要点 监护导联或电极可接到患者的胸壁或肢体上。胸导联连接常用一次性自黏盘状电极，而在四肢是用特殊的夹子或小金属盘。特别重要的是放置胸导联，必须能清楚地显现心电的波形及节律。

胸电极常规安放：①右上（RA，白）：放右锁骨下第2肋间，靠右肩（避开除颤部位）。②左上（LA，黑）：放左锁骨下第2肋间，靠左肩。③左下（LL，红）：左锁骨中线肋缘下面。④右下（RL，绿）：右锁骨中线肋缘下面。⑤中间（V或M，棕）：胸骨左缘第4肋间。3个电极的监护仪只有右上（RA，白）、左上（LA，黑）、左下（LL，红）导联。

操作程序：①检查监测仪功能及导线连接是否正常。②清洁患者皮肤，保证电极与皮肤表面接触良好。③将电极片连接至监测仪导联线上，按照监测仪标识要求贴于患者胸部正确位置，避开伤口，必要时应当避开除颤部位。④选择导联，保证监测波形清晰、无干扰，设置相应合理的报警界限。

3. 指导患者

（1）根据患者病情，协助患者取平卧位或半卧位。

（2）告知患者不要自行移动或摘除电极片。

（3）告知患者和家属避免在监测仪附近使用手机，以免干扰监测波形。

（4）指导患者学会观察电极片周围皮肤情况，如有痒痛感及时告诉医护人员。

（5）停机时，先向患者说明，取得合作后关机，断开电源。

（四）注意事项

1. 应 24 小时不间断观察患者心律与心率情况，每日定时回顾患者 24 小时心电监测情况，必要时记录。

2. 正确设定报警界限，不能关闭报警声音。

3. 定期观察患者粘贴电极片处的皮肤，定时更换电极片和电极片位置。对躁动患者，应当固定好电极和导线，避免电极脱位及导线打折缠绕。

4. 心电监护仅是为了了解心律，不应依此去分析 ST 段异常或试图更详尽地解释心电图。若对监护上图形有疑问，可行床旁心电图检查以明确诊断。

5. 若存在有规则的心房活动，则应显示明显的 P 波。应选择 P 波显示较好的导联，常选 II 导联。设定合理的 QRS 振幅，应足以触发心率为准。特殊的情况下，高尖的 T 波可能被系统误认为是 QRS 波群，从而显示两倍于实际情况的心率，此时可将监护调整至其他导联以获得合理的图形，必要时应行床旁心电图以了解心电情况。

6. 密切观察心电图波形，及时处理干扰和电极脱落，应注意人工伪差。若电极松脱将显示一直线，患者活动时可呈现与心室纤颤相似的畸形或粗条基线。最根本的原则是任何的心电图所见均应结合患者的临床表现进行分析。

7. 系统观察各种心律，并结合临床进行分析：①观察是否有 P 波，P 波是否规则出现，形态、高度和宽度有无异常。②观察 QRS 波形是否正常，有无"漏搏"。③观察 ST 段有无抬高或者降低。④观察 T 波是否正常。⑤注意有无异常波形出现。⑥联系临床，分析上述图形改变提示何种心律改变，提示什么临床情况。

（五）临床意义

在急救中心，施行高级急救的人员应具有辨认下列心律失常心电图的能力。另外，应能区别室性节律及伴有室内差异性传导的室上性节律。这些心律失常的发生在电学及机械学上都有意义。例如，室性早搏可诱发室性心动过速或室颤，这是由于电学的异常即刻会出现危及生命的变化。另外，心律失常的机械学方面也是十分重要的。心率加快增加了心脏做功，因而需要冠脉血流量增加。有显著冠状动脉粥样硬化时，冠状动脉血流不能相应增加，结果可发生心肌缺血或梗死。反之，如心率慢至 40 次 / 分以下，增加每搏输出量也不可能维持足够的心排出量。

1. 正常窦性心律

（1）概述：正常窦房结有规则的放电，心房除极频率为 60 ～ 100 次 / 分（图 7-1），节律规则（或轻微不规则），心房除极方向是向左向下传播，P 波在Ⅰ、Ⅱ、aVF 导联必定向上。

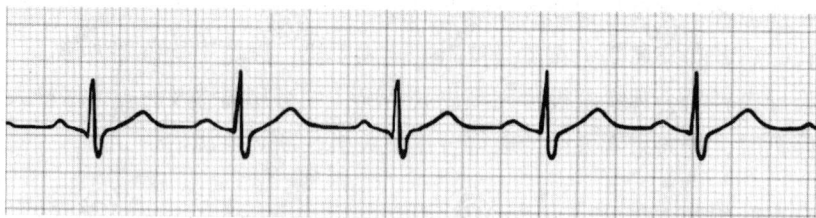

图 7-1　正常心电图（Ⅱ导联）

（2）心电图诊断标准要点：①心率：60 ～ 100 次 / 分。②心律：规则。③ P 波：Ⅰ、Ⅱ及 aVF 导联直立。

2. 窦性心动过速

（1）概述：窦性心动过速代表窦房结放电频率加快（图 7-2），可继发于多种因素（如运动、发热、焦虑及低血容量等），是一种使心排出量增加的生理反应。

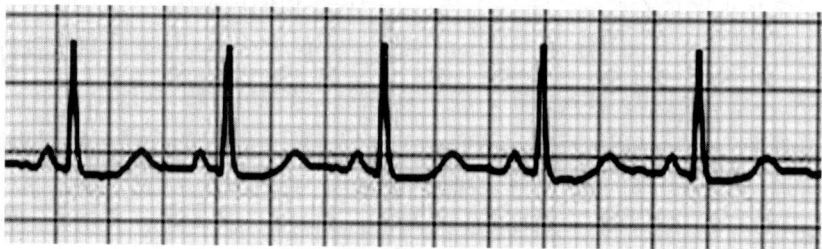

图 7-2　窦性心动过速（Ⅱ导联）

（2）心电图诊断标准要点：①心率：超过 100 次 / 分。②心律：规则。③ P 波：Ⅰ、Ⅱ、aVF 导联直立。

3. 窦性心动过缓

（1）概述：窦性心动过缓是由于窦房结速率减慢而出现的心房除极频率减低（图 7-3），可继发于内源性窦房结疾病、副交感兴奋或药物的作用（如洋地黄或心得安）。

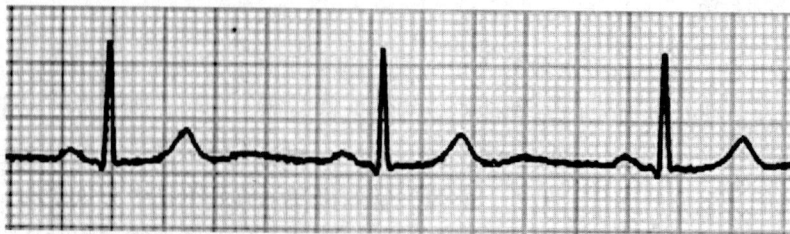

图 7-3　窦性心动过缓（Ⅱ导联）

（2）心电图诊断标准要点：①心率：低于 60 次 / 分。②心律：规则。③P 波：Ⅰ、Ⅱ、aVF 导联直立。

4. 房性早搏

（1）概述：房性早搏（图 7-4）是起源于窦房结以外心房中的电激动，发生在下一个预期窦性搏动前的过早搏动。房性早搏的 P′ 波及下一个窦性 P 波的间隔等于（或略长）通常的 P-P 间期。早搏前后窦性 P 波之间的间隔短于正常 P-P 间期的 2 倍。

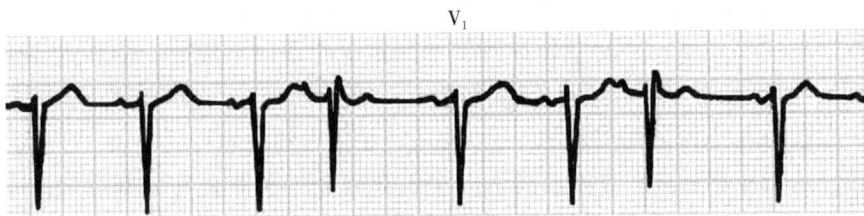

图 7-4　房性早搏伴室内差异传导

（2）心电图诊断标准要点：①心律：不规则。②P 波：P′ 波形态与窦房结 P 波不同，出现在下一个预期窦性搏动前，P-P′ 间期较 P-P 间期短。起源于同一节律点的房性早搏有相同的 P′ 波及固定的配对间期（P-P′ 间期），通常呈不完全性代偿间歇。③P-R 间期：可能正常或延长（即房性早搏伴有一度房室阻滞）。如房性早搏完全不能传导下去，则 P′ 波后无 QRS 复合波。④QRS 间期：可以正常或增宽（室内差异性传导），形成右或左束支传导阻滞的图形。

5. 房性心动过速

（1）概述：房性心动过速可呈单源性或多源性。多源性房性心动过速最常见于慢性阻塞性肺疾病。阵发性房性心动过速，是一种特殊的临床综合征，以反复发作房性心动过速（即阵发性）为特征（图 7-5），常突然发作，持续数秒至数小时，突然终止，通过刺激迷走神经方法可使之停止。

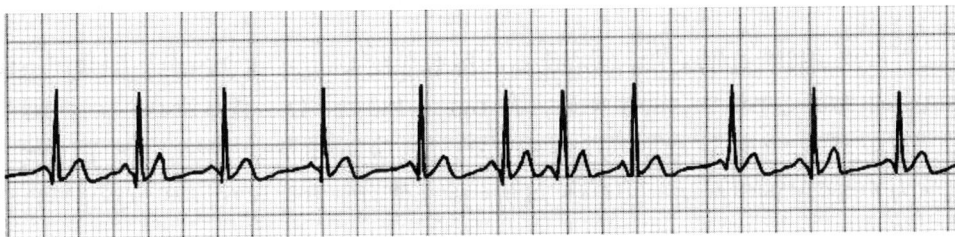

图 7-5　阵发性房性心动过速

（2）心电图诊断标准要点：①心率：心房率常为 160 ～ 220 次 / 分。②心律：心房律规则。当心房率在 200 次 / 分以下时，心室律通常是规则的伴 1∶1 房室传导。心房率超过 200 次 / 分，可见 2∶1 房室传导阻滞。③P 波：P 波可能难以辨认，因为它可能埋在前面的 T 波中。若进行比较，则可见其形态不同于窦性 P 波。④P-R 间期：可能正常，也可能延长。⑤QRS 间期：可以是正常的，也可能因束支传导阻滞而延长。当发生束支传导阻滞时可与室性心动过速相似。

6. 心房扑动

（1）概述：这种心律失常可能是心房折返传导的结果。心房除极迅速而规则。心房除极最常发生在心房上部，故在Ⅱ、Ⅲ或aVF导联最易见到通常描写为"锯齿状"之F波。

（2）心电图诊断标准要点：①心率：心房率常为300次/分，范围在220～350次/分。②心律：心房律规则。心室律在房室传导比例固定（如2:1，或较少见的1:1）时是规则的或轻度的不规则；在房室传导比例不固定时心室律不规则。③P波：扑动（F）波呈"锯齿状"，在Ⅱ、Ⅲ或aVF导联最明显。有2:1或1:1传导时，辨认F波可能有困难。在这种情况下颈动脉窦按摩可以使房室结传导的时间暂时增加，产生高度房室传导阻滞。这将显现F波，有助于辨认。④P-R间期：通常P-R间期规则，但亦可能不等。⑤QRS间期：通常是正常，但可发生室内差异性传导（呈右或左束支传导阻滞图形）。

7. 心房纤颤

（1）概述：心房纤颤可由心房内多区折返或多源性异位节律点引起。这种心房的电活动非常快（400～700次/分），但每一电激动仅导致一小局部心房肌的除极而不是整个心房。因为没有统一的心房除极，因而也就没有P波。紊乱电活动在心电图上产生的扭曲波形称为"f波"（图7-6）。

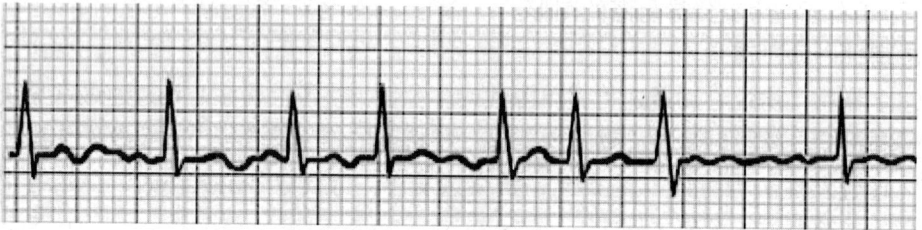

图7-6 心房纤颤

（2）心电图诊断标准要点：①心率：心房率常在400～700次/分，但常规不作计数。在未洋地黄化患者中，心室率通常在160～180次/分。②心律：心房律不规则；除洋地黄中毒外，心室律也是不规则的。③P波：心房电活动不协调，没有P波。可看到称为f波紊乱的电活动。④QRS间期：除非伴有室内差异性传导，QRS复合波通常是正常。

8. 交界性逸搏和交界性逸搏心律

（1）概述：房室交界处是一个潜在的起搏点，在正常情况下，以40～60次/分的速率发出激动（R-R间期为1.5及1秒）。假如在1～1.5秒内窦房结没有兴奋，房室交界处将发出一次激动，称交界性逸搏。它的发生是因为窦房结在这期间内没有发放冲动或是因为从窦房结到房室交界处有传导障碍（图7-7）。一系列的交界性逸搏就称房室交界性逸搏心律。

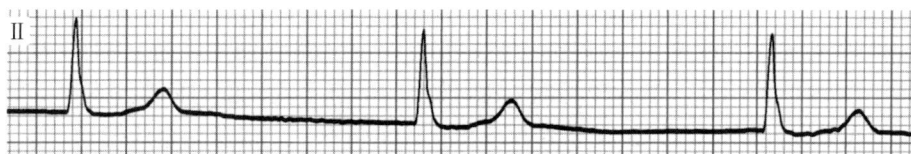

图 7-7　交界性逸搏

（2）心电图诊断标准要点：①心率：房室交界性逸搏心律的频率在 40～60 次 / 分。②心律：交界性逸搏的出现将使心律变得不规则。在上一个除极后 1 秒或更长一些时间才发生交界性逸搏。交界性逸搏心律常是规则的。③P 波：在 Ⅱ、Ⅲ 及 aVF 导联中可见逆行 P 波（波形向下），P 波在 QRS 波群之前、同时或其后出现。窦性 P 波的频率可与交界性逸搏心律相等或略慢，导致房室脱节。④P-R 间期：不固定，但常小于正常窦性搏动的 P-R 间期。⑥QRS 间期：除非有室内差异性传导，QRS 间期通常是正常的。

9. 室性早搏

（1）概述：室性早搏是在心室中提前发生的除极（图 7-8）。可以由自发异位性激动或折返激动所引起（如前所述的其他机制亦可引起室性早搏）。室性早搏可以单独出现，或成对发生（连续 2 个室性早搏）、连续有 3 个及更多室性早搏，就成为室性心动过速。若每隔一窦性搏动出现一室性早搏，则为室性二联律。2 个正常搏动加 1 个室性早搏（较多）或 1 个正常搏动、2 个室性早搏为室性三联律（图 7-9）。落在 T 波（即所谓心室复极的易损期）上的室性早搏可诱发室性心动过速或心室纤颤。但是，发生在 T 波后的室性早搏亦可诱发室性快速性心律失常。

V_1

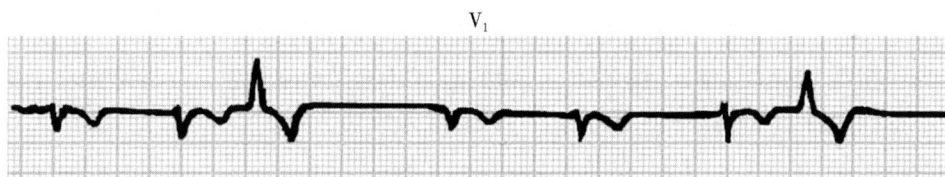

图 7-8　室性早搏

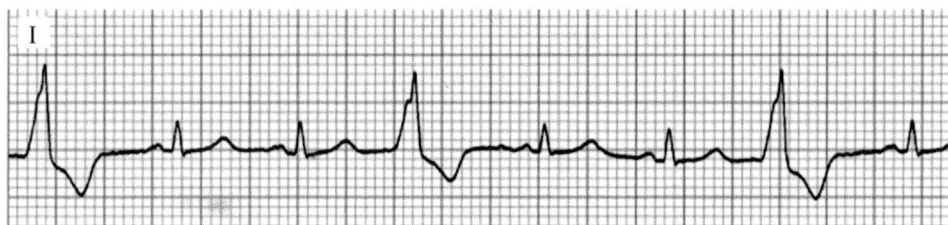

图 7-9　室性早搏三联律

（2）心电图诊断标准要点：①心律：不规则。②P 波：窦性 P 波往往被室性早搏的 QRS 波群、ST 段或 T 波所掩盖。但有时在 ST 段或 T 波上的切迹辨认出 P 波。逆转的 P 波亦可同样被发现。窦性 P 波（当它发现不了时）可由完全代偿间期推断。

③ QRS 波群、ST 段、T 波：室性早搏是提早的，发出于下一个预期窦性搏动之前。QRS 波群的宽度等于或大于 0.12 秒。QRS 波群的形状错综而带切迹。ST 段及 T 波的极性常与 QRS 波群相反。当为单源时 QRS 波群的形态不变，配对间期也是固定的。当多形性（或多源性）时，QRS 波群的形态及配对间期不一。常有完全代偿期。

10. 室性心动过速

（1）概述：起源于心室 3 个或 3 个以上的搏动连续发生且心率超过 100 次 / 分时，即为室性心动过速（图 7-10）。心律常规则，但也可以不规则。

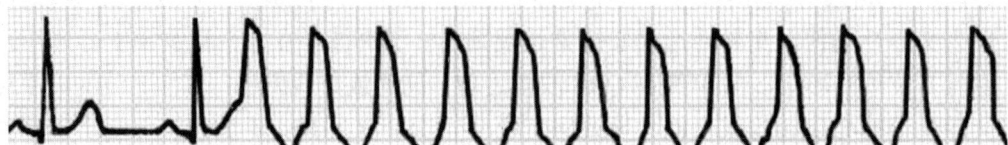

图 7-10　室性心动过速

（2）心电图诊断标准要点：①心率：大于 100 次 / 分，通常不超过 220 次 / 分。②心律：通常是规则的，但亦可不规则。③ P 波：常难以辨认。④ QRS 波群、ST 段及 T 波已在室性早搏复合波一节中描述。偶尔有室上性形态的 QRS 复合波，前面有一较短的 R-R 间期（室性夺获），或可见一 QRS 复合波形态介于室性及室上性搏动之间且伴固定的 R-R 间期（室性融合波）。

11. 心室纤颤

（1）概述：是一种紊乱的室性心律，在心室内的许多区域有不同程度的除极和复极。因无节律的心室除极，故心室不能成为一个整体收缩。直视下心室似乎在震颤。心室纤颤时没有心排出量，这是心肌缺血或梗死造成心跳骤停最常见的机制。波形的振幅可分为"粗颤"和"细颤"（图 7-11）。粗的心室纤颤提示刚发生，立即除颤易于纠正。细的心室纤颤需要在除颤前使用药物治疗以利除颤成功。

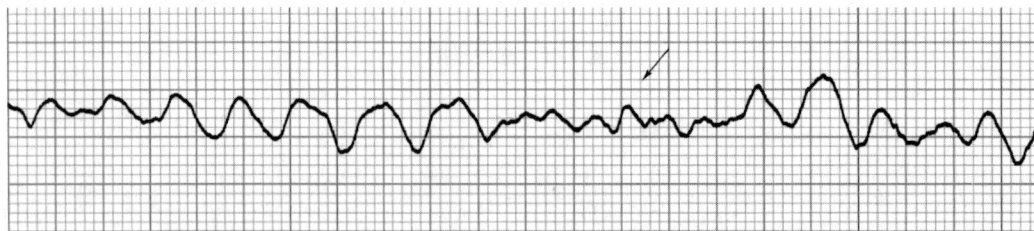

图 7-11　心室颤动

（2）心电图诊断标准要点：①心率：快，杂乱无章，无法计数。②心律：不规则。波形大小及形态各异。没有 P 波、QRS 波、S-T 段或 T 段。

12. 心室停搏（心脏静止）

（1）概述：心室停搏指心室电活动全部消失（图 7-12），不发生除极，也没有心室收缩，可以是原发的也可出现于心室纤颤之后。心室停搏亦可见于完全性房室传导阻滞无逸搏起搏功能的患者（见"三度房室传导阻滞"相关内容）。

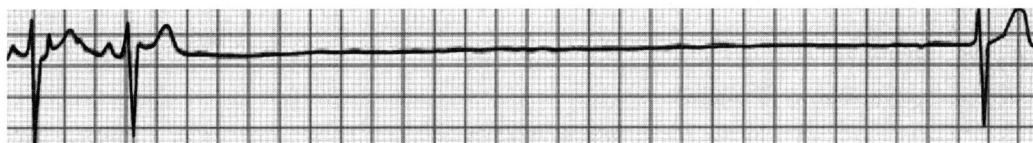

图 7-12 心室停搏（心脏静止）

（2）心电图诊断标准要点：没有任何心室电活动，但有时可出现 P 波。

13. 房室传导阻滞 房室传导阻滞的定义就是心房及心室间传导延缓或中断。房室传导阻滞通常按照阻滞的程度分类：①部分的一度房室传导阻滞、二度房室传导阻滞：Ⅰ型；Ⅱ型。②完全的或三度房室传导阻滞。

（1）一度房室传导阻滞

1）概述：一度房室传导阻滞是单纯心房到心室兴奋传递的延缓。延缓通常发生在房室结，但亦可发生在结下（图 7-13）。

aVR

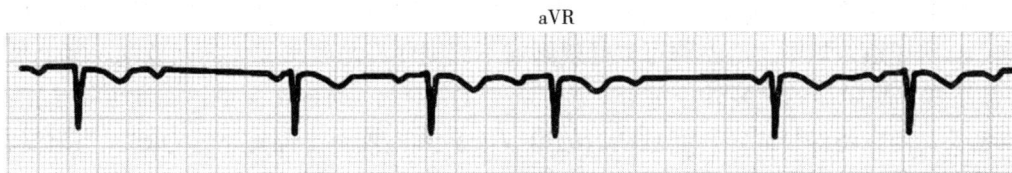

图 7-13 一度房室传导阻滞

2）心电图诊断标准要点：①心律：规则。②P 波：每一 P 波后有一 QRS 波。③P-R 间期：延长超过 0.2 秒。它通常保持固定，但也可能有变化。④QRS 波群不受影响。

（2）二度房室传导阻滞：二度房室传导阻滞时，有些兴奋被传导而有些则被阻滞，心电表现为部分心电没有 QRS 波群，即 QRS 波群脱落。这种阻滞分为两型，将分别讨论。

1）二度Ⅰ型房室传导阻滞（文氏型）

①概述：这种阻滞几乎总是发生在房室结，心电表现为 P-R 间期逐渐延长，直至QRS 波群脱落，而且通常在阻断一次后周而复始（图 7-14）。

aVR

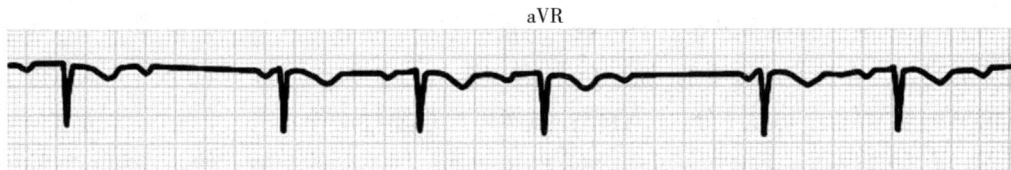

图 7-14 二度Ⅰ型房室传导阻滞（文氏型）

②心电图诊断标准要点：A. 心率：心房率不受影响，因有脱漏，故心室率少于心房率。B. 心律：心房律通常是规则的。心室律常不规则，在激动阻滞前有进行性的 R-R 间期缩短，包括有脱漏 P 波的 R-R 间期短于正常心动周期的 2 倍。C. P 波：P 波正常，

除了被阻滞的 P 波外，每个 P 波后跟随一个 QRS 复合波。D. P-R 间期：在 P 波被阻滞前 P-R 间期进行性增加。E.QRS: QRS 波群正常。

2）二度Ⅱ型房室传导阻滞

①概述：这一型二度房室传导阻滞发生在房室结水平以下，预后不良，有发展为完全房室传导阻滞的可能。心电表现为 QRS 波群成比例脱落，通常固定数个 P-P 间期后有 1 个 QRS 波群脱落，在阻断一次后周而复始（图 7-15）。

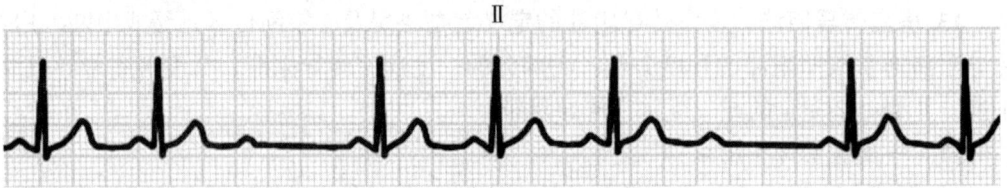

图 7-15　二度Ⅱ型房室传导阻滞

②心电图诊断标准要点：①心率：心房率不受影响，但心室率低于心房率。②心律：心房律通常规则，心室律可以是规则或不规则伴有与脱漏相关的间歇期。③P 波：P 波正常，除阻滞的 P 波外，每个 P 波后有一 QRS 波。④ P-R 间期：间期可能是正常或延长，但它将保持固定。间歇期后的第一个 P-R 间期可能缩短。⑤ QRS: 当阻滞在希氏束水平，QRS 间期正常；阻滞在束支水平，QRS 波增宽且伴有束支阻滞的特征。

（3）三度房室传导阻滞

1）概述：三度房室传导阻滞是指心房和心室之间的传导完全消失。心房与心室波动完全不相关，心电表现为 P 波与 QRS 波群完全不相关，P-R 间期完全不同（图7-16）。

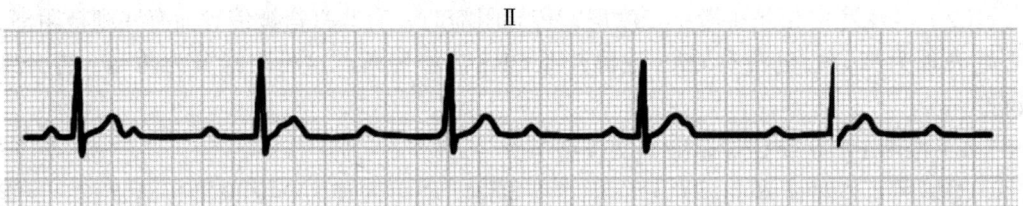

图 7-16　三度房室传导阻滞

2）心电图诊断标准要点：①心率：心房率不受三度房室传导阻滞的影响，心室率慢于心房率。在房室结水平的三度房室传导阻滞，心室率常在 40～60 次 / 分，结以下的心室率通常低于 40 次 / 分。②心律：虽然可出现窦性心律不齐，但心房律通常是规则的。心室律规则。③ P 波：正常。④ P-R 间期：因不同的起搏点使心房和心室除极互不相关，P-R 间期不固定。⑤ QRS: 当阻滞发生在房室结或希氏束水平，QRS 波正常。阻滞在束支水平时，QRS 波增宽。

（六）如何开医嘱

一般开具长期医嘱：心电监测或遥测心电监测，持续执行，根据病情需要选择每

1～4小时记录1次，一般为每2小时记录1次。

二、无创血压测量技术

无创血压测量技术是通过对血液在血管中流动而产生的动脉搏动、容积变化等信号的提取、分析及处理，从而计算得到相应的血压测量值。无创血压的测量分间断和连续两种方式。传统间断无创血压测量（如柯氏音听诊法和示波法）无法实时检测，且影响因素多，误差较大。连续无创血压测量能够监测每个心动周期中的动脉血压波形变化，不仅为高血压病等患者及时发现病情、进行治疗提供有效依据，而且在急危重症的监护与救治中体现出明显优势。与间断测量方法相比，无创血压连续测量在临床和医学研究中显得更为重要。

（一）监测目的

测量血压值，观察血压的动态变化，为治疗与护理提供依据。

（二）监护系统

目前大多数无创自动血压测量装置采用的是示波法测量技术，其他测量技术仍处于探索完善阶段。具体方法：①水银血压计（柯氏音听诊法）。②自动、半自动血压计（示波法或柯氏音听诊法）。③腕部测量装置（示波法）。④指端测量装置（示波法）、恒定容积法或脉搏波法。⑤全自动血压监护仪（示波法）、便携式血压记录仪（示波法或柯氏音听诊法）。

（三）实施要点

1. 评估患者

（1）双人核对医嘱，携用物至床旁。

（2）评估患者病情、体位及合作程度。嘱患者体位舒适，情绪稳定。

（3）询问患者有无吸烟、运动、情绪变化等，如有应休息15～30分钟再测量。

（4）评估环境，应室温适宜、光线充足、环境安静。

2. 操作要点

（1）水银血压计（柯氏音听诊法）：①规范洗手，戴口罩。②依据治疗卡核对患者姓名、床号及手腕带，与患者进行交流，取得患者的配合。③检查血压计。患者取坐位或卧位，露出手臂并伸直，使肱动脉与心脏在同一高度。④放平血压计，驱尽袖带内空气，平整地缠于上臂，使下缘距肘窝2～3cm，松紧以放进一指为宜，放开水银槽开关，使水银柱"0"点与肱动脉、心脏处于同一水平。⑤戴好听诊器，将听诊器胸件放在肱动脉搏动最强处并固定，向袖带内充气至动脉搏动音消失，再加压使压力升高20～30mmHg（2.6～4kPa），缓慢放气，测得血压数值并记录。⑥当从听诊器听到第一次搏动，汞柱所指刻度为收缩压，继续放气，到搏动声突然变弱或消失，汞柱所指刻度为舒张压。⑦取下袖带，排尽空气，关闭水银槽开关，整理床单位，记录血压值，查对患者姓名、床号，协助患者取舒适卧位。⑧将用物带回治疗室，洗手。

（2）全自动血压监护仪（示波法）：①仪器及物品准备，主要有心电监测仪、血压插件联接导线、监护仪袖带及袖带连接导线。②将监护仪袖带绑在距离肘窝以上3～6cm处，使监护仪袖带上动脉标志对准肱动脉搏动最明显处，手臂捆绑袖带的位置和患者心脏位置处于同一水平面。③测量时间分为自动监测和手动监测。自动监测时可人工设置监测时间，如5分钟、10分钟、15分钟、1小时、2小时等。监护仪也可自动设定监测时间，需根据患者的需要调整监测时间间隔。

（四）注意事项

1. 应注意每次测量时将袖带内残余气体排尽，以免影响测量结果；患者在躁动、肢体痉挛及频繁测量时所测血压值会与真实血压有很大误差；严重休克，患者心率小于40次/分、大于200次/分时，所测结果需与人工袖套测压法监测的结果相比较；主动脉夹层动脉瘤的患者，双侧肢体血压会不同，需要结合临床观察。

2. 选择合适的袖带。测量时应根据患者上肢的情况选择袖带，如成人的袖带不可用于儿童的血压监测，以免因充气压力的差别造成测量结果的误差。

3. 袖套包裹不能太紧或太松。袖套偏小，血压偏高，袖套过大，血压偏低；袖套松脱时血压偏高，振动时血压偏低或不准确。袖套宽度一般应为上臂周径的1/2，小儿需覆盖上臂长度的2/3。肥胖患者即使用标准宽度的袖套，血压读数仍偏高，与部分力作用于脂肪组织有关。

4. 患者转出后，应消毒袖带，避免交叉感染。

5. 对于连续监测无创血压的患者，病情允许时，建议每6～8小时更换监测部位1次。防止连续监测同一侧肢体，给患者造成不必要的皮肤损伤及该侧肢体静脉回流障碍，导致肢体水肿。

6. 当无创血压袖带连续使用72小时以上，需注意袖带的更换、清洁、消毒。

7. 不要在进行静脉输液或有动脉插管的肢体上捆绑无创血压袖带，因为在袖带充气使注射减慢或阻滞时，可导致导管周围组织损伤。

8. 如果袖带捆绑的肢体与心脏不在同一水平，需要对显示的数值进行调整：肢体每高出心脏平面1cm，需要在测得的血压数值上增加0.75mmHg左右，同样，肢体每低于心脏平面1cm，需要在测得的血压数值上降低0.75mmHg左右。

9. 对于血压不稳定的重症患者需改用有创血压监测。

10. 手工测量时放气速度以每秒2～3mmHg为准。快速放气时测得收缩压偏低；放气太慢，柯氏音出现中断。高血压、动脉硬化性心脏病、主动脉狭窄、静脉充血、周围血管收缩、收缩压>220mmHg及袖套放气过慢，易出现听诊间歇。

11. 血压计的零点须对准腋中线水平，应定期用汞柱血压计作校正，误差不可>3mmHg。

（五）临床意义

血压是生命体征监测的重要内容之一，不仅是反映心血管功能的生理指标，也是反映人体循环系统技能的重要参数，为疾病诊断、治疗效果观察、康复过程监控和进行预后判断等决策提供了重要依据。

1. 动脉血压组成成分

收缩压：主要代表心肌收缩力和心输出量，以维持器官灌注。收缩压 < 90mmHg 为低血压；< 70mmHg 器官灌注明显减少；< 50mmHg 易发生心跳骤停。

舒张压：主要与冠状动脉血流有关。

脉压：脉压 = 收缩压 – 舒张压，正常值 30 ～ 40mmHg。

平均动脉压：是心动周期的平均血压，平均动脉压 = 舒张压 +1/3（收缩压 – 舒张压）。

2. 正常值 动脉血压的正常值随年龄、性别、精神状态、活动情况和体位姿势而变化。

小儿收缩压 =80+ 年龄 ×2，舒张压为收缩压的 1/3 ～ 1/2。< 1 岁收缩压 =[68 +（月龄 ×2）]（mmHg）。

3. 动脉血压的临床意义 动脉血压与心排血量和外周血管阻力直接相关，反映心脏后负荷、心肌耗氧和做功及周围组织和器官血流灌注，是判断循环功能的重要指标之一。当然，组织器官灌注不仅与血压有关，还与周围血管阻力有关。若周围血管收缩，阻力增高，虽然血压无明显降低甚至升高，但组织血液灌注仍然可能不足。

4. 注意事项 对于以下情形，测量可能会不准确或不可能进行：①难以监测出规则的动脉压力脉动。②过度或连续的患者运动。③心律失常。④血压快速变化。⑤严重休克或体温过低，使流向周边的血液减少。⑥在水肿的肢体上测量。

（六）如何开医嘱

一般开具长期医嘱：无创血压监测可根据病情需要选择记录频率，病情平稳的患者可每日 1 次或每日 3 次，危重患者每 1 ～ 4 小时记录 1 次，一般为每 2 小时记录 1 次。若采用一次性血氧探头，可于临时医嘱耗材类开具。

三、无创心功能检测

无创心功能检测也称无创心脏血流动力测定。血流动力学是指与动脉系统相关的血流参数，对多种疾病的临床诊断、预后和治疗决策有重要意义。理想的无创血流动力检测系统，具有以下几种特点：准确提供与创伤性监测近似的信息，能连续同步显示生理数据，对患者安全，没有或很少并发症；具有较高的灵敏性，可根据检测值对循环功能障碍做早期诊断和纠正。

（一）检测目的

1. 了解心脏病患者的心功能衰减程度，将有助于医生采取正确的治疗措施，如劳动力鉴定、是否适宜手术和疗效判断等。

2. 对患者而言，为避免从事一些高强度的劳动行为，指导其尽早采取措施，调整自身的生活习惯，也具有十分重要的意义。

（二）检测方法

1. 经胸生物阻抗法（ICG） 只需在患者颈部、胸部两侧各贴一对电极，即可对其进行持续监测，操作简便；但抗干扰能力差，易受周围电设备的影响，心输出量（CO）读数不准；由于其测定的是阻抗，故 CO 读数严格受到电极片位置的影响；对测定人群有限制，肥胖患者和儿童不适用；测定过程中易受到患者运动、呼吸等因素的影响。

2. 经胸连续多普勒法超声心输出量监测系统（USCOM） USCOM 无创超声血流动力学检测仪将一个小型多普勒探头，从胸骨上窝测量主动脉血流量（左心排量），从肋间隙亦可测量肺动脉血流量（右心排量）。经胸连续多普勒法的优势：无创、安全、患者易接受，可实时监测左心和右心的心排量；体积小、易移动、便携式床旁使用；启动运行快捷，无须校准。

局限性：①由于需手持探头，故难以连续监测。②由于探头与血流成角，理论瓣口面积与实际瓣口面积有差异。③测试人群有限，如肥胖患者很难获得满意的血流频谱。④由于是人工操作探头，故测试结果受操作者影响，同时受到受试者身体结构、肺部疾患、机械通气和呼吸运动等因素的影响。⑤对心脏前负荷的评价有缺陷。⑥对外周血管阻力的计算可能存在误差。

3. 二氧化碳重复吸入法（NICO） 又称 Fick's 法。其工作原理为受检者重吸入上次呼出的部分气体（成人 $100 \sim 200\text{mL}$），考虑到吸入的二氧化碳量较少，重吸入时间短，而二氧化碳在体内贮存体积较大，故假设混合静脉血二氧化碳浓度保持不变。通过呼气末二氧化碳分压（$PETCO_2$）与二氧化碳解离曲线间接推算 $PaCO_2$。肺内分流通过血氧饱和度、吸入氧浓度计算心排血量值＝心输出量通过肺泡有通气的部分（即肺泡毛细血管血流量）＋心输出量中未进行气体交换部分（即分流部分）。前者是测量值，后者是测算值。优点：无创、连续、呼吸功能参数监测，NICO 监护仪可用于包括成人、儿童和新生儿在内的所有患者。

缺点：缺少心脏前负荷指标的监测（PAP、PAWP、CVP）；仅适用于机械通气患者；建立在假设混合静脉血 CO_2 浓度不变基础上。在心排量格式，NICO 监护仪禁止用于不能耐受 $PaCO_2$ 轻微上升（$3 \sim 5\text{mmHg}$）的患者。

4. 经食管超声心动图（TEE） 临床应用已久，测量降主动脉血流、主动脉直径、CO、SV、外周血管阻力等参数。

计算公式：CO ＝降主动脉血流 × 降主动脉横截面积 ÷70%。

优点：直接监测容量与心腔内径、CO、CI、EF、心脏结构与功能问题。术中监测不干扰术野。

缺点：价格高、非完全无创、需要专业人员、难以在 ICU 持续监测、声束与肺动脉血流始终存在较大夹角，难以用于右心 CO。

禁忌证：食管狭窄或肿瘤、急性食管炎、食管憩室、食管静脉曲张伴出血高危患者，颈椎及上段胸椎损伤累及脊髓，近期管道、气道手术史伴严重出血者。

（三）指导患者

向患者解释检查目的及过程，嘱患者放松心情，注意配合检查。

（四）临床意义

1. 心血管病高危人群危险性分层及心血管事件的预测。

2. 心血管疾病患者（冠心病、高血压病、心律失常、脑卒中、心脏术后等）的辅助诊断，治疗随访过程中心脏的泵功能监测、评估。

3. 急危重病领域：临床应用无创血流动力监测系统操作简便，检测准确可靠，可重复性好，是早期病情判断、指导临床治疗和判断预后的一种有效的监测手段。

4. 外科患者麻醉及术中血流动力学监测：连续同步显示生理数据，根据检测值可对循环功能障碍做出早期诊断和纠正。

第二节　有创监测

一、中心静脉压监测

中心静脉压（central venous pressure，CVP）是上、下腔静脉进入右心房处的压力，通过上、下腔静脉内置管测得。它反映右房压，是临床观察血液动力学的主要指标之一，受右心泵血功能、循环血容量及体循环静脉系统血管紧张度等因素影响。测定 CVP 对了解有效循环血容量和右心功能有重要意义。CVP 正常值为 6 ～ 12cmH$_2$O。中心静脉压的大小取决于心脏射血能力和静脉回心血量之间的相互关系。若心脏射血能力强，能将回心的血液及时射到动脉内，中心静脉压则低。反之由于心力衰竭等原因造成的射血能力下降则会导致中心静脉压变高。中心静脉压提示静脉血回流到中心静脉和右心房的情况，但不直接反映血容量。中心静脉压监测可作为临床上指导输液的手段。

（一）监测中心静脉压的适应证

1. 严重创伤、各类休克及急性循环功能衰竭等危重患者。

2. 各类大、中手术，尤其是心血管、颅脑和腹部的大手术。

3. 需长期输液或接受完全肠外营养的患者。

4. 需接受大量、快速输血补液的患者。

5. 经导管安置心脏临时起搏器者。

（二）插管途径

1. 颈内静脉。

2. 锁骨下静脉。

3. 股静脉。

（三）中心静脉压监测的临床意义（表 7-1）

1. 低血压且中心静脉压低于 5cmH$_2$O 提示有效血容量不足，可快速补充液体。

2. 低血压且中心静脉压高于 12cmH$_2$O 应考虑有心功能不全的可能。需考虑采用增加心肌收缩力的药物如西地兰或多巴酚丁胺，以及控制液体入量。

3. 中心静脉压为 15 ～ 20cmH$_2$O 提示可能存在心功能不全，且有发生肺水肿的可能，需采用利尿剂与洋地黄制剂。

4. 低中心静脉压也可见于败血症、高热所致的血管扩张。当血容量不足而心功能不全时，中心静脉压可正常，故需结合临床进行综合判断。

表 7-1　中心静脉压与血压监测的临床意义

中心静脉压	血压	原因	处理原则
低	低	血容量不足	加速输液
低	正常	血容量相对不足	适当输液
高	低	心功能不全	减慢输液，用强心药
高	正常	容量血管过度收缩	用扩血管药物
正常	低	心能不全，血容量相对不足	补液试验后用药

二、心输出量监测（PiCCO 监测）

心输出量（cardiac output，CO）是指心脏每分钟泵出的血量，包括自左、右心室每分钟分别射入主动脉或肺动脉的总血量，受心率、心肌收缩力、前负荷、后负荷影响。血流动力学监测是重症与围手术期患者处理中的一个共同目标，即维持充足的组织灌注。充足的组织灌注既需要足够的灌注压，还需要足够的血流量，两者缺一不可。持续的低心输出量提示预后差。然而在很多情况下，一方面由于流量监测相对比较困难，另一方面缺乏常规的有效的心输出量监测手段，往往只重视血压的维持，而流量监测常常被忽视。

PiCCO 是一种简便、微创、高效的技术，是对重症患者主要血流动力学参数进行检测的工具，利用经肺热稀释技术和脉搏波型轮廓分析技术，进行血液动力监测和容量管理，并使大多数患者不再需要放置肺动脉导管。该监测仪采用热稀释方法测量单次的心输出量（CO），并通过分析动脉压力波形曲线下面积来获得连续的心输出量（PCCO）。同时可计算胸内血容量（ITBV）和血管外肺水（EVLW），ITBV 已被许多学者证明是一项可重复、敏感且比肺动脉阻塞压（PAOP）、右心室舒张末期压（RVEDV）、中心静脉压（CVP）更能准确反映心脏前负荷的指标。

（一）监测目的

PiCCO 可以对危重患者的血液动力学和容量进行监护管理，优化患者的氧供和氧耗，对指导高危手术及危重患者的抢救与治疗具有重要意义：①提供对心脏功能的自动、连续的评估。②排除了手动 Bolus 测定心输出量的需要。③提供更多的最新的信息来预防危象。④发生病情变化时，马上干预。⑤评估患者对于干预的反应。

（二）用物准备

PiCCO plus 容量监护仪或床边监护仪插件 Philps PiCCO 模块。

（三）实施要点

1. 评估要点

（1）坚持临床患者的个体差异性原则。

（2）综合其他血流动力学参数进行分析。

（3）对有心内异常压力、分流和心律失常的患者要具体分析。

（4）注意自主呼吸和机械呼吸的差别。

2. 监测方法　PiCCO 监测仪需要在患者的动脉（如股动脉）放置一条 PiCCO 专用监测管。测量开始，从中心静脉注入一定量的冰生理盐水（0～8℃），经过上腔静脉→右心房→右心室→肺动脉→血管外肺水→肺静脉→左心房→左心室→升主动脉→腹主动脉→股动脉→ PiCCO 导管接收端；计算机可以将整个热稀释过程画出热稀释曲线，并自动对该曲线波形进行分析，得出一基本参数；然后结合 PiCCO 导管测得的股动脉压力波形，得出一系列具有特殊意义的重要临床参数。

3. 操作要点

（1）熟悉仪器与导管规格型号及操作步骤。

（2）插入中心静脉导管及温度感知接头，与压力模块相连接。

（3）插入专用动脉导管，连接测压管路。

（4）动脉导管与压力及 PiCCO 模块相连接。

（5）观察压力波形调整仪器，准备冷注射液测定心输出量。

（6）为了校正脉搏轮廓心输出量，需要完成 3 次温度稀释心输出量测定。

（四）注意事项

由于 ITBV 等参数测定依赖单一温度稀释技术获得，其准确性易受外源性液体、指示剂注射不当、心内分流、温度额外丢失、体温变差过大、非规范的注射部位、主动脉瓣关闭不全、心脏压塞等因素的不同程度的影响。在给左心室功能减退伴有中度容量不足的患者补充液体时，发现 ITBV 和 GEDV 不如 PAOP、CVP 敏感，其机理可能与左心室功能减退患者心腔多有扩大和顺应性降低，腔径变化不如压力变化明显有关，故仍应注重使用充盈压监测。

1. 以下情况会造成 PiCCO 参数准确性偏差

（1）巨大主动脉瘤会造成 GEDV 数值偏高，左向右分流时，无法进行 GEDV 的测量，当血管内容量严重不足时 GEDV 数值偏大。

（2）巨大肺栓塞的时候，EVLW 数据偏大，左向右分流时，EVLW 数据无法进行测量。

（3）SVV/PPV 只能用在完全机械通气患者身上（潮气量至少 6 ~ 8mL/kg），并且患者没有心律失常。

（4）所有通过脉搏轮廓分析所得参数，当患者使用 IABP 时皆不可测得。

2. 一些特殊情况对 PiCCO 技术的影响

（1）肾移植通常不会对 PiCCO 所得参数有影响。

（2）俯卧位不会对 PiCCO 所得参数有影响。

（3）外周静脉注射不推荐同时使用。

（五）临床意义

1. PiCCO 的主要血流动力学监测指标及其正常值　见表 7-2。

表 7-2　PiCCO 的主要血流动力学监测指标及其正常值

参数	正常值	单位
CI（心指数）	3 ~ 5	L/（min•m²）
ITBL（胸内血容量指数）	850 ~ 1000	mL/m²
ELWI（血管外肺水指数）	3 ~ 7	mL/kg
CFI（心功能指数）	4.5 ~ 6.5	L/min
HR（心率）	60 ~ 90	b/min
CVP（中心静脉压）	2 ~ 10	mmHg
MAP（有创平均动脉压）	70 ~ 90	mmHg
SVRI（系统血管阻力指数）	1200 ~ 2000	dyn•sec•cm⁻⁵•m²
SVI（每搏输出量指数）	40 ~ 60	mL/m²
SVV（每搏输出量变异）	≤ 10	%

2. PiCCO 主要指标临床意义

（1）CI：低于 3L/（min·m²）时可出现心衰，低于 2.2 L/（min·m²）并伴有微循环障碍时为心源性休克。

（2）ITBI、GEDI：小于低值为前负荷不足，大于高值为前负荷过重。

（3）ELWI：大于高值为肺水过多，提示肺水肿。

（4）PVPI：反映肺血管通透性。如 ELWI 升高，PVPI 不高，提示高静水压性肺水肿可能性大；如 ELWI 升高，PVPI 也升高，提示高渗透性肺水肿可能性大。

（5）SVV：反映容量复苏的反应性，超过 10% 有容量反应性。

（6）SVRI：反映左心室后负荷大小。体循环中小动脉病变，或因神经体液等因素所致的血管收缩与舒张状态，均可影响结果。

（六）适应证

1. PiCCO 适用于所有血液动力学不稳定及循环状态复杂的患者，早期使用能够预防并发症的发生。

2. PiCCO 的参数可以对患者的心血管状况（CO）、前负荷（GEDV）、后负荷（SVR）、心脏收缩能力（GEF）、肺状况（EVLW）进行检测，同样适用于儿童及新生儿患者。

3. ICU：能有效检测休克、脓毒症、肺损伤、器官衰竭、严重烧伤等患者的血流动力学不稳定状态。

4. 手术室：能有效监测高风险介入、移植手术、心脏手术等高危患者，防止围手术期循环系统并发症及肺水肿。

（七）禁忌证

PiCCO 没有绝对的禁忌证。

（八）并发证

PiCCO 可能造成的并发症和一般动脉穿刺所能引发的并发症类似，穿刺造成的伤害有感染和灌注受到影响。PULSION 建议 PiCCO 导管最多放置 10 天。

第三节　体温监测

体温是最常监测的生命体征之一，是判断机体健康状况的基本依据。正常成人随测量部位不同体温监测结果略有不同，昼夜间可有轻微波动，清晨稍低，起床后逐渐升高，下午或傍晚为一天内最高体温，但波动范围一般不超过 1℃。动态监测重症患者的体温，监测皮肤温度与中心温度及两者之间的温差，可判断重症患者的病情变化趋势。目前常用的测温计包括水银温度计和电子温度计，电子温度计可直接读数、远距离测温，能满足持续监测体温的需要。

一、体温监测常用部位和方法

人体各部位的温度并不完全一致，可以分为体表温度和中心温度。体表温度主要为皮肤温度（多采用腋窝温度），操作简单，但易受外界环境影响。中心温度反映人体内真实的温度，受外界环境影响小，比较稳定。目前常采用以下部位测量体温。

1. 体表温度监测

（1）口腔温度：将舌下置温度计 5 分钟即可测得口腔温度，是传统的测温部位。测口腔温度前进食冷或热的食物、测量时患者张口呼吸及测温时间不够等，均易引起误差。口腔测温不适用于昏迷、不能合作及病情需连续监测体温的重症患者。

（2）腋窝温度：简称腋温，由于操作简单，适用于普通患者，也可用于不能合作或昏迷患者。腋温一般比口腔温度低 0.3 ～ 0.5℃。腋温与直肠温度相差 0.5 ～ 1℃。

（3）皮肤温度：皮肤温度能反映末梢循环状况。在血容量不足或心输出量低时，外周血管收缩，皮肤温度下降。受皮下血流灌注及辐射、传导、对流和出汗等因素的影响，不同部位皮肤温差很大。

2. 中心温度监测

（1）血液温度：能准确反映中心温度，可在床边持续、动态监测。对于需要进行持续体温监测的重症患者，常常选择血液温度监测。不同器官的血液温度略有不同，肝脏和脑血液温度最高，接近38℃。可将带有温度传感器的导管置入血管内，持续监测血液温度。目前临床常用的监测技术包括 Swan-Ganz 导管，用热敏电阻持续监测肺动脉血温，PiCCO 通过同样方法测得髂动脉血温。鼻咽及深部鼻腔接近颅底，其温度可反映脑部温度，能迅速反映体温变化情况。可将测温探头分别置于鼻咽部或鼻腔顶部，但易受吸入气流温度的影响，测温探头可能损伤鼻黏膜；另一侧鼻腔给予鼻饲食物时，也影响温度测量。

（2）直肠温度：直肠是测量中心温度常用的部位，主要反映腹腔脏器的温度。经肛门测试直肠温度称肛温。可将测温探头置入直肠，置入深度一般小儿为 2 ～ 3cm，成人为 6cm 以上较为准确。肛温比体内其他部位温度高，在降温复温过程中，直肠温度变化最慢。肛温有时受粪便、腹腔冲洗液和膀胱镜检的影响。直肠温度与食管、膀胱、鼓膜温度相关性良好，能较可靠地反映中心温度，需要密切监测中心温度的危重患者可考虑使用。

二、体温异常的临床处理

正常人由大脑皮质和下丘脑体温调节中枢通过神经体液调节产热和散热，维持体温相对恒定。重症患者可因体温调节功能失常、循环障碍、内分泌代谢失常和水、电解质平衡紊乱等而发生体温过高或过低。

1. 体温过高　由于致热原的作用，使体温调定点上移而引起调节性体温升高（超过0.5℃），称发热。发热不是独立的疾病，是多种疾病的重要病理过程和临床表现，也是疾病发生的重要信号，同时是患病时机体的一种生理防御反应。一般体温超过 37.3℃即为发热。体温过高时，患者可出现谵妄、烦躁不安甚至昏迷，机体氧耗增加，对呼吸、循环及肝肾功能产生不利影响。引起发热的病因众多，临床上可分为感染性和非感染性两大类。感染性发热是由机体受细菌、病毒及真菌感染，病原体的代谢产物或毒素作用于白细胞，释放出致热原导致。非感染性发热的原因包括肿瘤、血液病、变态反应性疾病、结缔组织病、产热与散热异常及体温调节中枢障碍等。

（1）感染性发热：细菌感染性疾病包括化脓性脑膜炎、细菌性痢疾、伤寒、肺结核等；病毒感染性疾病包括麻疹、腮腺炎、病毒性肝炎、流行性乙型脑炎等。

（2）非感染性发热：恶性肿瘤、变态反应性疾病、结缔组织病、甲状腺功能亢进症、癫痫持续状态等导致产热过多，泛发性皮炎、全身大面积瘢痕、鱼鳞病、先天性汗腺缺乏症等导致散热减少，中暑、脑出血、下丘脑肿瘤等导致体温调节中枢功能障碍，可使体温升高。

对于发热的患者首先应寻找病因，积极控制导致发热的致病因素，同时应积极给予降温处理，以减少患者的氧耗和能量代谢。可采用物理降温或药物降温等措施。

2. 体温过低　体温低于36℃为体温过低。当体温在34～36℃时称轻度低温，低于34℃为中度低温。体温过低多表现为四肢和躯干发凉、表皮出现花斑、寒战等。重症患者、极度衰竭的患者可出现体温过低。严重创伤患者常发生体温过低，休克伴体温过低时，病死率明显升高。

低体温的处理：注意保持病室环境温度不低于21℃，并给患者采取保暖措施。对顽固性低体温者，应在保暖复温的同时，积极补足血容量。若是低心输出量综合征者，应积极纠正心功能，改善全身血液循环。

（黄涛亮　邓丽燕　陶兰亭）

第八章　颅内压监测　▷▷▷

颅内压监测（ICP）是急性脑损伤治疗的重大进展。1960 年，Lundberg 发明了颅骨钻孔侧脑室内置管监测颅内压（ICP）的方法；1973 年应用蛛网膜下隙螺栓法监测颅内压；此后，创造了一系列新的方法，包括硬膜下、硬膜外导管测压等。而导管尖端压力传感器的发明，使得脑实质内置管监测颅内压的方法得到应用。此外，无创性颅内压监测新技术的出现为临床监测颅内压开辟了广泛的应用前景。

一、颅内压监测目的

监测颅内压力大小，评估病情变化，为下一步治疗提供重要依据，如是否需要继续脱水降颅压、是否需要行开颅手术等。

二、颅内压监测方法

颅内压监测方法可分为有创监测和无创监测，动态监测 ICP 对于判断病情和指导治疗尤为重要。

（一）有创颅内压监测

1. 侧脑室内置管测压　该方法被认为是最标准的方法。此法简便、可靠，可以间断释放脑脊液以降低颅内压和经导管取脑脊液样品及注药，具有诊断和治疗价值。

操作要点：无菌钻孔，硅管插入侧脑室，通过与脑外压力换能器连接持续测压。

注意事项：①属有创性监测，有感染的危险，置管时间一般不超过 1 周。②在脑室移位或压迫时，置管比较困难；气泡、血液、组织可能堵塞导管。③为保证读数的准确，当患者头的位置改变时，需重新调整传感器的位置。

2. 硬脑膜下测压　硬脑膜下放置特制的中空螺栓可测定脑表面液压。

操作要点：颅骨钻孔，打开硬脑膜，拧入中空螺栓至蛛网膜表面，螺栓内注入液体，然后外接压力传感器。

注意事项：此法测压准确，但硬脑膜开放，增加了感染的机会，现已很少应用。

3. 硬脑膜外测压

操作要点：目前比较常用的方法是将压力传感器直接置于硬膜与颅骨之间，在硬脑膜外连接测定颅内压。压力传感器只有纽扣大小，经颅骨钻孔后，水平置入约 2cm 即可。

注意事项：硬膜外传感器法保留了硬脑膜的完整性，颅内感染的危险性较颅骨钻孔侧脑室内置管测压和蛛网膜下隙置管测压小，但是基线易漂移。硬脑膜外法显示的颅内压较脑脊液压力略高，相差 2 ～ 3mmHg。近年传感器已发展为纤维光束传感器，其置入部分为含探测镜的微型气囊，根据颅内压力变化造成镜面反光强度的改变来测定颅压。尽管技术进步，硬膜外监测颅内压的准确性和可靠性受到质疑。

4. 脑实质置管测压

操作要点：无菌钻孔，将尖端应变计传感器和纤维光束传感器置入脑实质，通过与脑外压力换能器连接持续测压。

注意事项：属有创性监测，有感染的危险；置管时间一般不超过 1 周；当脑肿胀时，脑脊液流动受限甚至停止，颅内压不是均衡分布。这时脑实质置管所测压力可能是区域压力而不是真正的颅内压。长期测压，基线易漂移。

5. 腰部脑脊液压测定

操作要点：方法简单，通过腰椎穿刺术，测量腰椎穿刺引流出的脑脊液压力来反映颅内压力。

注意事项：操作及脑脊液的获取比较容易，但有增加感染的可能，对已有脑疝的患者风险更大，也有损伤脊髓的报道。

（二）无创颅内压监测

因有创颅内压监测存在着种种不足，故而使得发展无创颅内压监测势在必行。此方式不仅可以避免有创检测 ICP 可能带来的不良后果，而且也给临床诊断治疗带来极大方便。近年来，随着现代影像及生物医学工程设备的发展，无创颅内压监测的技术研究也得到了极大的发展。目前无创颅内压监测手段有经颅多普勒超声（TCD）、闪光视觉诱发电位（FVEP）技术、前囟测压法（AFP）、鼓膜移位法（TMD）、视网膜测压法（ODP）、生物电阻抗法（EIT）、磁感应断层成像法（MIT）、近红外光谱技术（NIRS）等。其中应用闪光视觉诱发电位技术是无创颅内压监测技术研究的方向之一。

1. 闪光视觉诱发电位（FVEP）技术　是目前临床理论研究最早、最完善的一种皮层诱发电位。通过颅内压与闪光视觉诱发电位第 2 个负向波（N2）的潜伏期变化的对应关系实现颅内压的无创检测。FVEP 是由弥散的非模式的闪光对视网膜刺激所引起的大脑皮层（枕叶）的电位变化。FVEP 反映了从视网膜到枕叶皮层视通路的完整性。通过建立 FVEP 与 ICP 之间的回归方程，可通过检测 FVEP 从而测得 ICP 值。美国 AXON Systems Sentinel 1 ～ 4 神经系统监护仪已配有此种软件，根据 VEP 参数计算显示颅内压，为无创伤监测颅内压提供了重要手段。

操作要点：以 MICP-1A 型无创颅内压监测仪为例，将 8mm 银盘葵状电极分别置于枕骨粗隆上 3cm 左右两侧，参考电极位于中线前额发际处，接地电极位于眉间。刺激条件为发光二极管阵列分置于一对眼罩中，亮度 20000cd/m^2，取连续 50 次 N2 波峰潜伏期均值。

注意事项：①无创 ICP 监测易受生理、代谢、神经传导通路病变的影响，深昏迷和脑死亡时诱发电位消失，难以反映 ICP。②视通道损伤会引起 N2 波潜伏期延迟，数据不能反映真正的颅内压水平，但动态颅内压监测趋势与病情变化是一致的。③通常所认为的颅内压与闪光视觉诱发电位 N2 波潜伏期的线性关系仅适用于中低压，需要确定一个临界点，过了临界点应该采用其他数学模型，而这个临界点的确定还需要考虑患者的个体差异因素和临床病症等相关控制信息，才能更精确地评估颅内压力并提高其临床适用性。

2. 经颅多普勒超声（TCD） 目前无创颅内压监测报道最多的就是经颅多普勒超声技术。该方法是通过监测高颅内压时脑血管动力学参数的改变来评估颅内压的增高，它的基本原理就是利用超声波的多普勒效应。TCD 并不能定量地反映颅内压数值，通过观察颅内压改变脑血流量的变化来估计颅内压，但是连续监测可以动态地反映颅内压增高的变化。研究表明，大脑中动脉的血流速度与颅内压呈反比关系。颅内压增高，脑血流量下降，大脑中动脉的血流速度减慢。因此，TCD 可间接地估计颅内压增高的程度。

操作要点：以 DWL 公司生产的 TCD-L248 超声诊断仪为例，以 2MHz 的探头探查大脑中动脉的血流速度变化，深度 50～60mm。测定参数包括收缩峰流速（Vs）、舒张期速度（Vd）、平均血流速度（Vm）、血管搏动指数（PI）、阻力指数（RI）和血流频谱的变化。

注意事项：该法在评价脑血管疾患及鉴别诊断方面有着重要的意义。但目前经颅多普勒超声的应用还存在着一定的问题，如受操作者技术的影响等。而且经颅多普勒超声的失败率为 2.7%～5%，其原因为老年人（尤其是妇女）颅骨增厚、动脉迂曲、动脉移位等。

从现阶段的无创颅内压监测方法来看，都还不能达到精确、可靠测量和成熟临床应用的程度。因此，还需要进一步研究如何提高颅内压无创监测方法的精确度和可靠性。

（李芳）

第四篇　常见急症的诊疗流程及解读

第九章　循环系统急症的诊疗流程及解读　▷▷▷▷

第一节　心脏骤停

心脏骤停（cardiac arrest）系指心脏泵血功能和有效血循环突然停止，为心脏急症中最严重的情况。心脏骤停时组织代谢尚未完全停止，细胞仍维持存活，若抢救不及时，往往难以逆转而导致死亡。心脏停搏时间越长，全身组织（特别是脑组织）经受缺氧的损害越严重，维持生命的可能性就越小。因此，心脏骤停抢救成功的关键是开始抢救时间的早晚。心肺复苏（CPR）的目的是针对心脏骤停而采取的尽快建立有效循环，提高心输出量的一系列措施。

心脏骤停属于中医学"卒死"范畴。"卒死"指各种原因导致心、肺、脑等重要脏器急剧受损，阴阳之气突然离绝，气机不能复返的危象。卒死病发亟当以"甚者独行"的就地、迅速的综合急救处理，旨在恢复心跳及呼吸，使阴阳相抱不离，五脏生理互用，升降复常，气化得通。

【诊疗流程】

①心肺复苏的初级目标：恢复自主循环。②次级目标：减少神经系统损伤。通过心肺复苏恢复心搏和自主呼吸，称"部分复苏"。在心肺复苏成功基础上争取使患者恢复中枢神经功能达脑复苏，称"完全复苏"。③终极目标：提高出院存活率。

心肺复苏分三阶段，第一阶段是基础生命支持阶段（basic life support，BLS）；第二阶段是高级生命支持（advanced cardiac life support，ACLS）；病人的自主循环恢复后进入心肺复苏的第三个阶段，延续生命支持（prolonged life support，PLS）。心肺复苏成功的四个关键环节称生存链：第一，早呼救（"120""999"），激活急诊医疗服务（EMS）系统或急诊医疗反应系统；第二，早心肺复苏（CPR），按照ABCD进行，越早CPR存活率越高；第三，早电除颤；第四，早高级生命支持（ACLS），成人心脏骤停复苏流程见图 9-1。

【诊疗流程中操作技术解读】

（一）重要的诊断问题

1. 危险性评估　①及时评估导致心脏骤停的病因和诱因：急性血栓性事件与 20%～40% 的心脏骤停有关联。急性心力衰竭、左室肥厚、扩张型心肌病、Q-T 间期延长、严重电解质紊乱、重症病毒性心肌炎、Brugada 综合征等也是引起心脏骤停的常见原因。另有约 25% 的心脏骤停存在非心脏原因，如巨大肺栓塞、肾衰竭、恶性肿瘤、呼吸道梗阻、低体温、淹溺、电击或雷击、创伤、猝死型脑卒中等。②及时发现心脏骤停前的临床表现：突然意识丧失或昏迷，瞳孔对光反射迟钝，角膜反射、膝腱反射等各种生理反射减弱；面色苍白，口唇、四肢末梢发绀，皮肤湿冷，大汗；心音低钝，脉搏摸不到，血压突然下降或测不出；点头样或叹息样呼吸，胸廓无明显的起伏动作，肺部呼吸音减弱。③及时识别心脏骤停的心电图表现：目前专家一致认为，心室颤动性心脏骤停复苏后存活的最重要的预测因素之一是心脏骤停是否被目击。流行病学资料表明，急性心肌梗死患者，约有 5% 会发生心室颤动。临床确诊的冠心病患者如出现频发室早、多源性室早、室早成对或 3 个以上的室性期前收缩（短阵室性心动过速）均属心脏骤停高危因素。④及时、动态评估心脏骤停自主循环（ROSC）恢复的患者：首先需要收集病史、潜在的状况和近期的身体状况。患者病史的收集主要来源于患者的朋友、家人、目击者和院前急救人员。从病史和物理检查来评估患者心脏骤停前的身体状况。

2. 鉴别心脏停搏与心脏骤停　①心脏停搏：慢性病患者死亡时，心脏停止搏动，称"心脏停搏"，应归于"生物死亡"，与心脏骤停有本质上区别，无法挽救。②心脏骤停：可引起突然意识丧失，应与昏厥、癫痫、脑血管疾病、大出血、肺栓塞等疾病鉴别。

3. 注意一些可以逆转的病因　一些可以逆转的病因包括"5H"和"5T"。"5H"包括低血容量、低氧、高碳酸血症及代谢性酸中毒、高钾血症和低钾血症、低体温。"5T"包括药物过量、心脏压塞、张力性气胸、急性冠脉综合征（就像急性的心肌梗死）和肺动脉栓塞。这些情况采用一定的措施进行处理，比如，张力性气胸和心脏压塞及时穿刺，急性的冠脉综合征（心肌梗死）适时 PCI（经皮冠状动脉介入治疗）建立血流或者给肺栓塞的患者溶栓，或者进行胸廓手术将栓子取出来，故必须将这些病理因素纠正，复苏才能成功。这就是鉴别诊断的意义。

（二）重要治疗操作

1. 基础生命支持（BLS）

（1）循环支持：对于任何无反应、无呼吸或无正常呼吸（如仅为喘息）的成人患者应立即启动 EMS 并开始胸外按压。

（2）开放气道：应先去除气道内异物。意识丧失的患者由于颈部、下颌及舌肌无力，致使舌根后坠；有自主呼吸的患者，因吸气产生的负压出现"阀门效应"，将舌吸附到咽后壁，导致气道阻塞。此时将患者的头后仰并上抬下颌，可使舌离开咽喉部，即可打开气道。

（3）人工呼吸：急救者如果不能10秒内确认有无自主呼吸，应予2次人工呼吸。无论以何种方式进行人工呼吸均应持续吹气1秒以上，以保证进入足量的气体并明显抬高胸廓，但应避免迅速而过度通气。无论是否进行人工呼吸，均不应停止胸部按压。如果已有人工气道，且有2人同时进行CPR，则通气频率为8～10次/分。

（4）重新评价：5个按压－通气周期（约2分钟）后，再次检查和评价，如仍无循环体征，立即重新进行CPR。

（5）BLS效果的判断：从五个方面判断，即瞳孔、面色、神志、呼吸和脉搏。若瞳孔缩小，有对光反射，面色转红，神志渐清，有脉搏和自主呼吸，表明CPR有效。

（6）电除颤：早期除颤对于心脏骤停患者的抢救至关重要。宜将CPR和电除颤联合使用。对于院外发生的心脏骤停且持续时间4～5分钟或无目击者的心搏骤停患者，应立即给予5个周期约2分钟的CPR（一个CPR周期包括30次胸部按压和2次人工呼吸）后再除颤。目前推荐优先使用较低能量双相波除颤（120～200J），单相波除颤时首次电击可用360J。电击后5秒内心室颤动终止即为除颤（电击）成功。除颤成功后应立即进行胸外按压。

（7）起搏治疗：对心脏骤停患者不推荐使用起搏治疗。

2. 高级生命支持（ACLS）

（1）通气与氧供

1）吸氧：在心脏骤停最初数分钟后，组织缺氧逐步进展。CPR可提供25%～33%的心输出量。为了改善氧合功能，应在基础生命支持和循环支持过程中吸入100%浓度的氧。

2）通气：CPR期间的通气目的在于保持足够的氧合，并使二氧化碳得以充分排出体外。在施救过程中，急救者应避免引起过度通气，当高级气道（如气管内插管、食管气管插管或者喉罩气道）建立后，急救者应每分钟给予8～10次通气，每次通气维持1秒钟，同时给予至少100次/分的胸部按压。对于存在严重的阻塞性肺疾病及呼气阻力增加的患者，应用低呼吸频率（6～8次/分）。高级气道建立的注意事项：①插管需要中断按压，应衡量对按压及气管插管的需求程度。②在复苏的前几分钟，气管插管可以稍缓。这时候可以用球囊面具保持通气，研究证明，其早期效果与气管插管相当，缺点是在人员转运中不方便，长时间效果差，可能造成胃胀气。③为了减少难以察觉的气管导管错位，插管后和转运、搬动患者时，应重新确认插管位置。④急救人员应尽量使用潮气末CO_2或食管检测器确认插管位置，是比较准确的两种方法。

（2）复苏药物的应用

1）复苏药物给药途径：①给药途径分类：静脉内给药，是最常用的给药途径，包括中心静脉和外周静脉给药；经气管插管给药，目前不推荐为首选给药途径；以前还有心内给药，现在已不用。②建立静脉通道：分为两种：A.周围静脉通道，优点是方便，不需中断心脏按压，并发症少。缺点是药物峰值低，循环时间较长。应采用"弹丸式"推注（如肾上腺素1mg静脉注射，随后再给约20mL的生理盐水静脉推注）。最常用的外周静脉是肘正中静脉，不要选择如手部远端的静脉。B.中央静脉通道，优点是药物作用起效快，可做血流动力学监测。缺点是技术及时间要求高。只是在周围静脉通道无法建立又有充足的时间时，考虑中心静脉穿刺。③用药途径选择：静脉给药作为首选。但要注意，静脉通道的建立在早期不是非常必要的，首先着眼于CPR和电除颤是非常关键的，只有在良好的CPR和电除颤的基础上再考虑建立静脉通道，然后给复苏药物。给药一般先给肾上腺素1mg，然后再给20mL的生理盐水静脉推注，"弹丸式"推注才能保证好的效果。当静脉通路无法建立时，可选择气管内给药。可以给利多卡因、肾上腺素、阿托品、纳洛酮和血管加压素等药，但是目前多数药物气管内给药的剂量还不清楚，一般建议是静脉给药的2.5倍。因为现代研究认为气管内给药不如静脉内给药效果好，如果是肾上腺素通过气管内给药，其β作用可能会增强，可能引起低血压，对复苏是不利的。这就是目前不推荐气管内给药的原因之一。

2）复苏药物给药时间选择：复苏药物应在检查心律后和进行CPR时给药，也可在除颤器充电时，或在释放电击后进行CPR时给药。原则是给药时不应中断CPR。要做到给药不影响CPR，一般在下次检查心律前，急救人员应准备下次给药，以便检查心律后尽快给药。

3）复苏药物的选择：在建立静脉通道及气管通道后就可以考虑用复苏药，给药时间一般选在第一次或第二次电击后给血管收缩药物。可每3～5分钟反复给予肾上腺素，也可给予单剂量血管加压素代替第一或第二剂量肾上腺素。在2～3次电击、CPR和使用血管收缩药物后仍持续室颤（VF）或无脉搏室速（VT）时，应考虑使用抗心律失常药，最常用也是比较推荐胺碘酮，如无胺碘酮，可考虑使用利多卡因。

4）常用的复苏药物：①肾上腺素：可用于VF或VT及心脏骤停和电机械分离（PEA）。大剂量的肾上腺素可用到0.1～0.2mg/kg，对复苏没有更好的效果，目前不推荐。如果没有静脉内通道，气管内给药的剂量为2～2.5mg，并用10mL注射用水或生理盐水稀释。②血管加压素：可用于VF或VT及心脏停搏和PEA；可替代第一或第二剂肾上腺素。用药方法：40U通过静脉途径给药。③阿托品：可用于心脏骤停、无脉性电活动和缓慢的心律失常。用药方法：1mg静脉滴注，若心脏骤停或无脉性电活动持续存在，可每3～5分钟重复1mg，至总量3mg。④胺碘酮：当CPR、2～3次除颤及给予肾上腺素或血管加压素后，如VF或VT仍持续，可考虑给予抗心律失常药物如胺碘酮。用药方法：首剂300mg静脉推注，可每次追加150mg。⑤利多卡因：在心脏骤停时可作为胺碘酮的替代药物，用于VF或VT。用药方法：心脏骤停患者，起始剂量为静脉滴注1～1.5mg/kg，如VF或VT仍持续存在，可每隔5～10分钟追加0.5～0.75mg/kg，最大量为3mg/kg。⑥镁剂：如心律为尖端扭转性室速，可应用镁剂。用药方法：1～2g镁加入10mL5%葡萄糖溶液中，5～20分钟内静脉注射；如果尖端扭转性室速患者脉搏存在，可将1～2g镁加入50～100mL 5%葡萄糖溶液中，5～60分钟内缓慢静脉滴注。⑦碳酸氢钠：为非一线药物，原有代谢性酸中毒、高钾血症、抗抑郁药物过量可早用，胸外按压、除颤、建立人工气道、辅助呼吸、血管收缩剂无效，抢救 10 分钟后，才考虑应用碳酸氢钠。用药方法：1mmol/kg 起始量，根据血气分析结果调整碳酸氢钠的用量。

（3）终止复苏指标

1）复苏成功，转入复苏后的生命支持，脑复苏，脏器支持阶段。

2）复苏失败，标准一是心脏死亡：经 30 分钟 BLS（基础生命支持）和 ACLS（高级生命支持）抢救。

3. 延续生命支持（PLS）

（1）脑复苏：主要措施除了积极的 CPR 外，还有低温疗法和药物治疗。亚低温治疗主要进行头部重点降温，头部温度 28～30℃。可以借助一些辅助工具如冰帽、冰枕及药物降温等。降温过程中的注意事项：①降温应尽早开始，一般在心跳停止 1 小时内效果最好。②保持有效降温。③及时处理肌颤。④防止脑水肿：在血压平稳的状态下使用脱水药物甘露醇，病情许可下，给予仰卧位，头部抬高 30°，增加颈静脉回流。

（2）维持循环呼吸：包括对动脉血压、心率、心电图、中心静脉压的监测，通过皮肤及口唇颜色、四肢温湿度、静脉充盈度观察末梢循环情况。给予患者有效的辅助或人工呼吸，保持呼吸道通畅，严密观察呼吸频率，监测动脉血气分析、血氧饱和度，根据病情调节氧浓度和呼吸机参数，及时处理呼吸机报警。

（3）纠正酸中毒：良好的通气可以有效地改善组织灌注。

（4）维护肾脏及代谢功能：监测尿量，记录 24 小时出入量。

（5）防止继发感染：严格无菌操作，加强在操作环节上预防感染的力度，加强营养。

（6）基础护理：做好皮肤护理，勤翻身、拍背，保持床单元清洁、干燥，做好口腔护理，防止口腔溃疡及感染。

4. 中医治疗 急取温通心脉、强心防脱之剂，以恢复心脏自主功能，使血脉和畅，气血条达，如参附注射液、参麦注射液、血塞通注射液。亦可用灯火灸法，取人中、膻中、百会、合谷、足三里；或大艾炷灸神阙、关元、气海；或三棱针点刺十宣、人中、百会。在延续生命支持期，发挥中医辨证治疗的优势与特点，综合治疗，对改善预后有积极作用。

（李志尚 唐光华）

1 无脉性心跳骤停

2 紧急评估
神志是否清醒
有无气道阻塞
有无呼吸，呼吸的频率和程度
有无脉搏，循环是否充分

3 神志不清，气道阻塞

6 D/R：判断危险和呼救
A：清除气道异物，开放气道，气管插管

4 无呼吸

7 B：人工呼吸2次，避免过度通气

5 无脉搏

8 C：胸外心脏按压，以100次/分的频率，快速有力按压30次

在继续进行按压–人工呼吸的同时，进行以下处理

9
● 置患者于坚硬平面上
● 建立静脉通道或者骨通道，控制液体入量
● 准备电击除颤器，尽可能监护心电、血压、脉搏和呼吸
● 大流量吸氧，可以使用球囊面罩，甚至气管插管、人工呼吸机

11 可除颤心律：心室纤颤/无脉性室性心动过速

10 检查心律，判断是否为可除颤的心律

12 不可除颤心律：心脏停搏/无脉电活动

13 电击除颤
● 单相波除颤器（传统除颤器）：360J
● 手动双相波除颤器：120～200J，也可以直接选择200J
● 自动体外除颤器（AED）：无须选择能量，仪器自动设置
● 每次除颤仅给予1次电击，充电时胸外心脏按压–人工呼吸不停止

25 立即重新开始5次30：2胸外按压–人工呼吸循环

26 血管活性药
● 肾上腺素1mg静脉推注/骨通道，每3～5分钟重复1次
● 血管加压素40U静脉推注/骨通道，可代替第一或第二次肾上腺素
● 阿托品1mg静脉推注/骨通道，3～5分钟重复给药

14 立即重新开始5次30：2胸外按压–人工呼吸循环

27 立即重新开始5次30：2胸外按压–人工呼吸循环

15 检查是否为可除颤的心律   否

16 除颤：电击1次能量与首次相同或更高

28 检查是否有心律，判断是否为可除颤的心律   是

30 转框13

17 血管活性药
（除颤前后均可用，给药时按压和人工呼吸不停止）
● 肾上腺素1mg静脉推注/骨通道，每3～5分钟重复1次
● 血管加压素静脉推注/骨通道，可代替第一或第二次肾上腺素

29 检查是否有脉搏   否

32 转框12

否

18 立即重新开始5次30：2胸外按压–人工呼吸循环

31 开始复苏后处理

是

19 检查是否为可除颤的心律   否

徒手心肺复苏过程中应注意
● 按压快速有力（100次/分）；确保胸廓充分回弹；尽量减少按压中断
● 一次心肺复苏循环：30次按压然后2次通气；5次循环为1～2分钟
● 避免过度通气；确保气道通畅及气管插管安置正确
● 建立高级气道后，双人复苏不必再行30：2循环，应持续以100次/分进行胸外按压，同时每分钟通气8～10次，通气时不中断按压。每2分钟检查1次心律，同时通气者与按压者轮换
● 寻找并治疗可逆转病因、低氧、低血容量、酸中毒、高钾或低钾血症、血栓或栓塞（冠脉或肺）、低血糖、低体温、中毒、心包压塞、创伤、张力性气胸

20 除颤：电击1次能量与首次相同或更高

21 抗心律失常药物（除颤前后给药，不中断按压–人工呼吸过程）
● 胺碘酮300mg静脉推注，追加150mg静脉推注
● 没有胺碘酮时使用利多卡因1～1.5mg/kg，继以0.5～0.75 mg/kg静脉推注/骨通道，或最多3次总剂量不超过3mg/kg

22 检查是否为可除颤的心律

24 开始复苏后处理

23 重新开始按压–人工呼吸→除颤→药物

● 骨通道注射
➡ 所有年龄患者均适用（新生儿不常使用骨通道），在心搏停止患者如果预计建立其他液体通道耗时大于90秒，则应该选择骨通道，患者情况稳定可适当放宽要求
➡ 通常穿刺部位是胫骨前，也可以选择股骨远端、踝部正中或髂前上棘

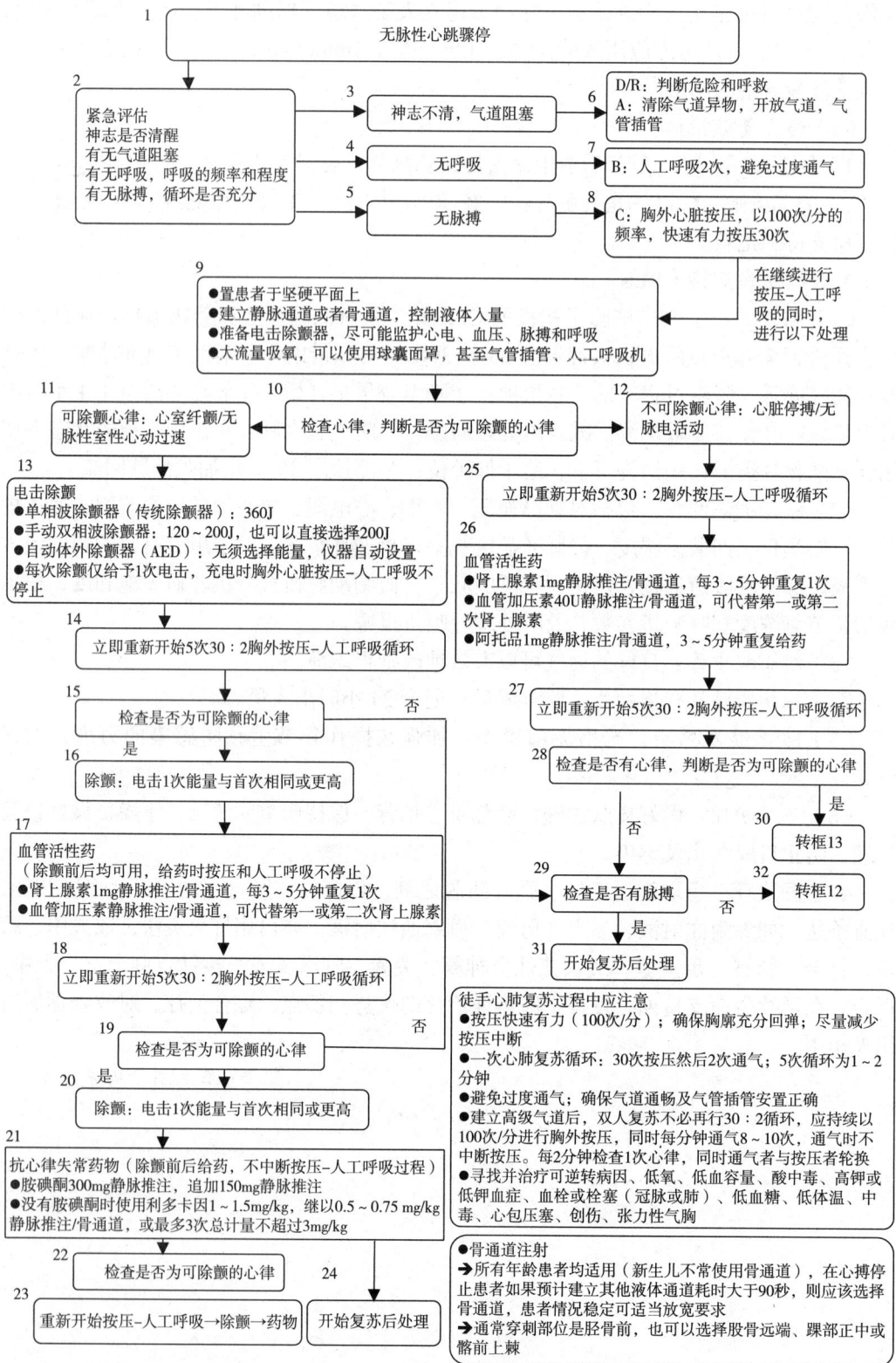

图9-1 成人心脏骤停诊疗流程

第二节　休　克

休克（shock）的最佳定义即是急性循环衰竭（acute circulatory failure，ACF）。急性循环衰竭，是指由于失血、细菌感染等多种原因引起的急性循环系统功能障碍，以致氧输送不能保证机体代谢需要，从而引起细胞缺氧的病理生理状况。休克是急性循环衰竭的临床表现，常常导致多器官功能衰竭，并具有较高的死亡率。休克一旦发生，如果得不到及时的治疗，进入后期则会引起一系列的严重并发症，如弥散性血管内凝血（DIC）、急性肾衰竭、急性心力衰竭、急性呼吸窘迫综合征（ARDS）及多器官功能障碍综合征（MODS）等。

休克属于中医学"厥脱证""闭证"等范畴。早期患者邪气入里，若伤津耗气动血逐渐加重，元气耗损，则阳气欲脱。随着休克进展，机体元气耗损加重，元气耗竭，阳气暴脱而见阴阳格拒、阴阳离绝之危候。

【诊疗流程】

休克的治疗目标：针对引起休克的原因和休克不同发展阶段的重要紊乱采取相应的治疗措施，改善氧利用障碍及微循环，恢复内环境稳定。不同类型的休克处理原则及治疗方案都不一致，故需要临床医生高度重视，及时辨清其原因。休克恶化是一个从组织灌注不足发展为多器官功能障碍至衰竭的病理过程，可随时威胁生命。休克诊疗流程见图9-2。

【诊疗流程中操作技术解读】

（一）重要的诊断问题

1. 明确休克的病因与分类

（1）休克的病因：①大量失血可引起休克，见于外伤、消化道溃疡、食管静脉曲张破裂、宫外孕及产后大出血等疾病引起的急性大失血等。休克的发生与否取决于机体血容量丢失的速度和总量，一般15分钟内失血少于全血量的10%时，机体能够通过代偿保持血压和组织血液灌流量处于稳定状态，但若迅速失血超过总血量的20%左右，即可引起休克，超过总血量的50%则往往迅速导致死亡。②体液大量丢失使有效循环血量锐减，也可导致休克，常见于剧烈呕吐、腹泻、肠梗阻、大量出汗等。大面积烧伤伴有血浆大量渗出时可引起烧伤性休克，其发生与血容量减少及疼痛有关，晚期若合并感染，可发展为感染性休克。③严重创伤可导致休克。这种休克的发生与疼痛和失血有关。④严重感染引起的休克称感染性休克，最常见的致病原因为革兰氏阴性菌感染，占感染性休克病因的70%～80%。重度感染性休克常伴有脓毒症，故也称其为脓毒性休克。⑤某些药物（如青霉素）、血清制剂或疫苗等过敏可引起过敏性休克，属I型变态反应。发病机制为IgE与抗原在肥大细胞表面结合，引起组胺和缓激肽等血管活性物质入血，造成血管床容积扩张，毛细血管通透性增加。⑥大面积急性心肌梗死、重症心肌炎、急性心脏压塞、恶性心律失常等疾病均可使心泵功能严重障碍，心输出量急剧减少，有效循环血量和组织灌流量下降而引起休克，称心源性休克。⑦高位脊髓麻醉或损伤、剧烈疼痛，通过影响交感神经的缩血管功能，降低血管紧张性，使外周血管扩张、血管容量增加、循环血量相对不足，从而引起神经源性休克。

（2）休克的分类：休克有多种分类方法，按 2016 年急性循环障碍（休克）分类法，以病理生理分类最为简明实用：①低血容量性休克：基本机制为循环容量的丢失，是由如创伤性大出血、内脏破裂出血、感染、烧伤、呕吐、腹泻、利尿、大量抽腹水或胸腔积液等原因，使循环容量转移到体外所致的水和电解质丢失。②分布性休克：基本机制为血管收缩舒张调节功能异常，其中以体循环阻力正常或增高为主要表现者，主要是由于容量血管扩张、循环血量相对不足所致，可见于脊髓损伤或麻醉药物过量等；而以体循环阻力降低为主要表现者，主要由感染因素所致，导致血液重新分布，也就是临床上所称的感染性休克。③心源性休克：基本机制为泵功能衰竭，由于心脏泵功能衰竭而导致心排出量下降，引起循环灌注不良，组织细胞缺血缺氧。绝大多数心源性休克既可以发生于心脏疾病进展恶化之后，也可以发生于急性心脏不良事件之后。导致心源性休克的原因主要有终末期心肌病、心力衰竭、急性心肌梗死和恶性心律失常等。④梗阻性休克：基本机制为血流的主要通道受阻，导致心排出量减少，氧输送下降而引起循环灌注不良，组织缺血缺氧。根据梗阻部位的不同，对回心血量和心排出量分别产生影响。其中腔静脉的梗阻、肺动脉栓塞、张力性气胸、机械通气应用 PEEP 时使上腔静脉和下腔静脉受压、心瓣膜狭窄和心室流出道梗阻（如主动脉夹层动脉瘤）等原因，可以使心排出量下降。

2. 早期识别与危险性评估　休克早期组织细胞损伤或脏器功能损害限制在一定范围内，病程可以是可逆的，因此，及早诊断休克，明确休克病因对于休克的诊治非常重要。首要的是准确识别早期休克的临床症状，尤其是组织脏器低灌注的症状，不能以血压高低来判定，可以通过及时监测血乳酸帮助确定是否存在组织灌注不足的情况。

（1）需综合病因、组织灌注不足临床表现、血压、血乳酸情况早期识别急性循环衰竭（休克）。

（2）急性循环衰竭（休克）典型的组织灌注不足表现包括意识改变（烦躁、淡漠、谵妄、昏迷），充分补液后尿量仍然 < 0.5mL/（kg·h），皮肤湿冷、发绀、花斑，毛细血管充盈时间 > 2 秒。

（3）血压不是诊断急性循环衰竭（休克）的必要条件，血压正常不能排除急性循环衰竭（休克）。

（4）乳酸水平反映组织灌注情况，是诊断急性循环衰竭（休克）的重要依据。

（5）APACHE-Ⅱ评分、SOFA 评分、血乳酸情况有助于评估患者预后。

（二）重要治疗操作

1. 液体复苏　强调休克治疗的时间性，要迅速建立大静脉通路进行液体复苏，争分夺秒地稳定生命体征，尽快恢复组织细胞的供氧，重症者呼吸支持以保持一定水平的 SaO_2。

2. 病因治疗　在采取上述措施的同时，还需排除致命性病因，如张力性气胸、心脏压塞、腹腔脏器出血、恶性心律失常或过敏等并发症。心肌梗死是心源性休克最常见的原因，最有效的治疗措施是血管重建。

3. 维护和改善心功能　大多数休克的共同结局是有效血容量减少，故休克的进一步治疗应该先了解和调整前负荷，常需积极的液体补充或血管扩张剂使用等手段，使前负荷相应于心肌收缩力处于最佳状态。对低外周阻力患者，可合并使用多巴酚丁胺和去甲肾上腺素；血管扩张剂能改善心肌顺应性和心肌做功，增加心输出量，有助于更好地输入液体和改善微循环，对合并心功能不全患者尤其适合。

4. 必要时机械维护血流动力　各类原因并发心源性休克，且不能由药物治疗纠正，血流动力学障碍的患者应用主动脉内球囊反搏、心室机械辅助装置。体外模式人工肺氧合器（ECMO）为心源性休克患者短期内提供心肺功能支持，早期应用可尽快达到血流动力学的稳定。

5. 预防多器官功能综合征　随着休克的发展，细胞缺氧损伤程度加重、范围扩大，最终将不可避免地出现脏器功能不可逆损害，必然后果常是多器官功能不全综合征（MODS）。因此，休克治疗重点要保证脏器的组织灌注，同时要阻断炎性介质与氧自由基的产生，应用药物对炎症介质进行拮抗与调整；连续性血液净化能够不断清除循环中存在的毒素或中分子物质，可能对减少感染性休克、MODS 有帮助。

6. 中医治疗　休克属急危症，临证时强调在正确应用西医救治方法的同时进行中医辨证救治。及时采用益气养阴固脱、回阳救逆固脱等治法及方药，并根据危重变证予以清热解毒、凉血活血、化瘀通络、涤痰平喘、开窍醒神等治法及方药。针灸适用于各类休克，尤其是神经源性休克患者。针刺常用穴位有人中、百会；灸法常用穴位有神阙、关元。

（郑丹文　唐光华）

急诊分诊、休克早期识别：生命体征不稳定，精神状态改变，皮肤湿冷，唇甲淡白或紫绀，尿量<0.5mL/（kg·h），心率>100次/分，收缩压下降（<90mmHg或较基础血压下降40mmHg以上）或脉压减少（<20mmHg）

急救处理：1.氧疗，常规无创生命体征监测；2.简单询问病情，重点查体，完成心电图；3.针灸急救治疗；4.开通静脉通道，采取血标本；5.液体复苏；6.使用血管活性药物

根据病史、症状、体征、心电图、心电监测、相关辅助检查等综合评估，详细评估要点如下
1.基础疾病史　　4.主要临床表现　　7.体温、神志、呼吸、尿量变化
2.可能过敏原接触史　5.心率、血压变化　8.心律、心电图、心脏彩超、心肌标志物异常
3.失血失液的病史　6.皮肤表现　　9.血常规、降钙素原、超敏C反应蛋白异常、乳酸

明确休克，按休克处理；深静脉穿刺与中心静脉压监测

排除休克：1.神志改变排除代谢性脑病、急性脑血管意外等情况；2.基础血压偏低，平素收缩压≤90mmHg，排除休克可能；3.排除其他疑似休克可能

1.中医辨证治疗：阳脱选用参附注射液
　　　　　　　　阴脱选用生脉或参麦注射液
2.西医确诊为休克，根据休克类型，分型论治

排除休克，对症处理，病情稳定，按非休克患者常规处理

低血容量性休克
评估要点：1.容量丢失、补充不足病史；2.症状与体征；3.基础监测；4.血常规指标；5.凝血功能指标；6.血流动力学、氧输送指标；7.组织灌注与氧代谢指标；8.超声、CT
临床治疗：1.病因治疗；2.静脉通路；3.液体复苏；4.输血治疗；5.应用血管活性药及正性肌力药；6.酸中毒纠正；7.预防应激性溃疡、对症支持治疗；8.转入监护室治疗

分布性休克

脓毒性休克
评估要点：1.诊断流程：①明确感染的危险因素、临床表现等感染依据；②急性全身感染的证据；③器官功能评价；④休克评估；⑤微生物学评价（包括感染部位和致病菌评估）。2.基础监测；感染诊断；器官功能相关的各项检查及评估
临床治疗：1.抗感染治疗：感染源控制、早期抗微生物治疗；2.循环支持；3.脏器功能支持；4.内分泌功能调节；5.糖皮质激素的使用；6.预防应激性溃疡、深静脉血栓、对症支持；7.转入监护室治疗

神经源性休克
过敏性休克
评估要点：1.特殊的接触或高危因素；2.出现休克症状、体征，即神经源性休克、过敏性休克相关症状、体征；3.基础监测
临床治疗：1.去除诱因；2.气道保护；3.液体复苏；4.应用药物：肾上腺素、糖皮质激素、抗组胺类药物、血管活性药物；5.针灸：针刺常用穴位有人中、百会；灸法常用穴位有神阙、关元；6.预防应激性溃疡、对症支持治疗；7.需脏器功能支持的患者转入监护室治疗

心源性休克
评估要点：1.病史：有急性心肌梗死、急性弥漫性心肌炎、严重心律失常病史；2.症状与体征；3.基础监测；4.血流动力学特征
临床治疗：1.原发病治疗；2.脏器功能支持保护及对症支持治疗；3.必要时心脏临时起搏器或主动脉球囊反搏；4.容量调整及血管活性药物、正性肌力药物使用；5..转入监护室治疗

梗阻性休克
评估要点：1.诊断：明确的心内梗阻或心脏外梗阻，进一步明确病因；2.症状与体征；3.基础监测；4.血流动力学特征
临床治疗：1.病因治疗；2.呼吸支持；3.液体复苏，选用血管活性药；4.转入专科或监护室治疗

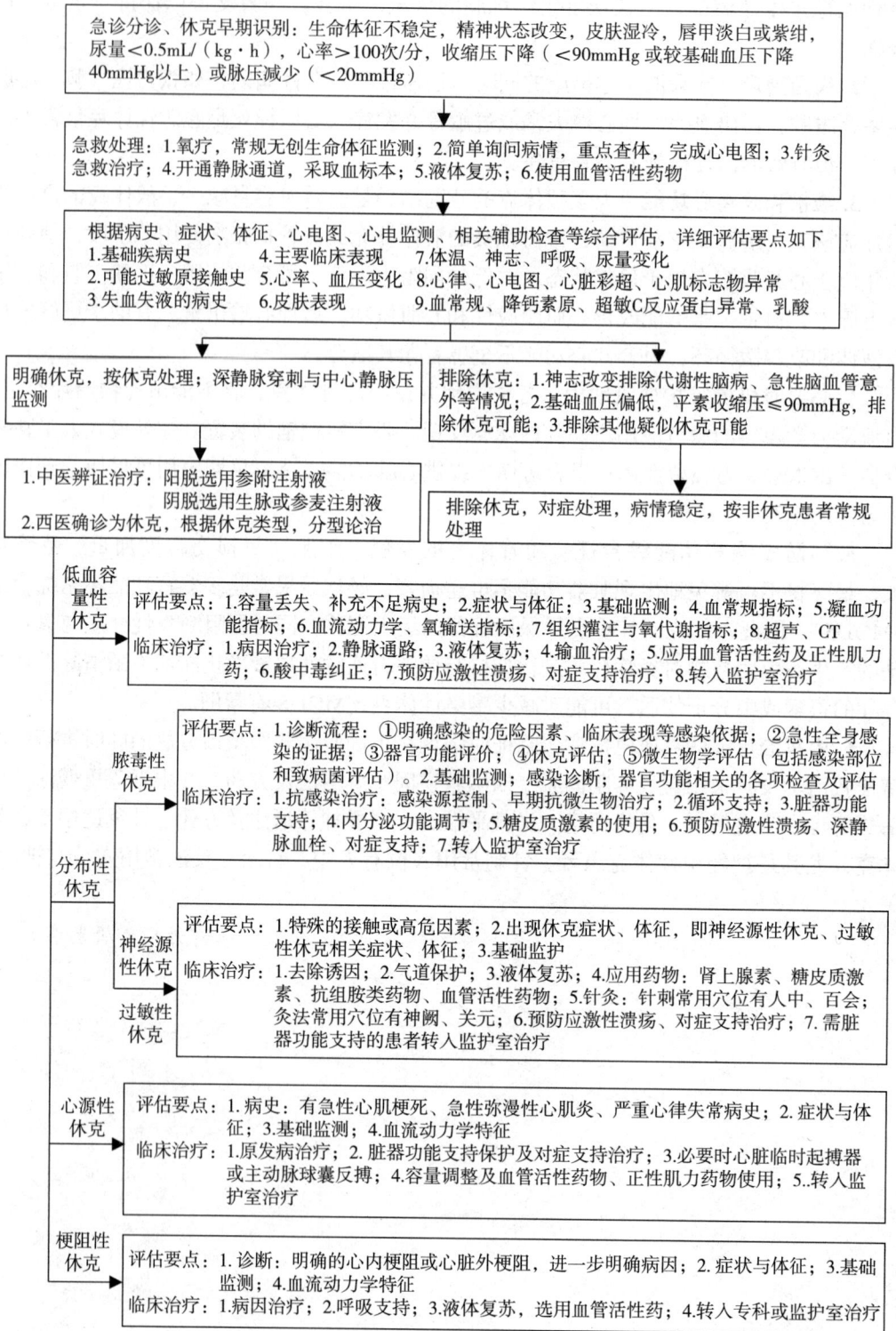

图9-2　休克诊疗流程

第三节 急性冠状动脉综合征

急性冠状动脉综合征（acute coronary syndrome，ACS）是指因急性心肌缺血所致的一组临床症候群，主要包括 ST 段抬高型心肌梗死（STEMI，大部分演变为 Q 波心肌梗死）、非 ST 段抬高型心肌梗死（NSTEMI，大部分演变为非 Q 波心肌梗死）和不稳定型心绞痛（UA）。这一组疾病共同的病理生理基础是冠状动脉粥样硬化斑块不稳定破裂及伴随的血小板聚集、血栓形成，从而导致急性、亚急性心肌缺血。

本病属中医学"胸痹""卒心痛""厥心痛"范畴，其并发症属"心悸""喘证""厥脱"等范畴。本病的发生与阴寒、瘀血、痰浊阻遏心胸，胸阳不振等因素有关。

【诊疗流程】

急性冠状动脉综合征的治疗目的：①即刻缓解缺血，使心肌得到灌注。②预防严重不良后果即死亡或急性心肌梗死（AMI）再梗死。③促进愈合，预防再发。ACS 的诊疗过程中需要注意识别不典型的患者、区别 ST 段抬高的 ACS 和无 ST 段抬高的 ACS、对 ACS 进行危险分层及选择治疗方案等关键问题。ACS 的诊疗流程见图 9-3。

【诊疗流程中操作技术解读】

（一）重要的诊断问题

1. 如何识别不典型的患者 在诊断方面针对这些典型症状的 ACS 不难诊断，关键要认识那些症状不典型表现的 ACS 患者。临床上不典型者不少见，比如说在年轻（25～40 岁）、年长者（＞75 岁），糖尿病患者中症状常不典型，可以休息时发作为主，或表现为上腹部不适，或新近出现的类似消化不良的症状、胸部针刺样的疼痛，好像随呼吸加重，并伴有呼吸困难。此外，变异性心绞痛属不稳定型心绞痛，但就诊时心电图可能没有任何表现，要注意复查心电图，不要漏诊。认识不典型的 ACS，明确诊断，及早治疗，对降低 ACS 的病死率有重要意义。ACS 患者应由心脏专科或急诊内科医生治疗。

2. 危险分层与无创检查

（1）危险分层：对 ACS 患者能比较准确地进行危险分层很重要，直接影响治疗的决策和预后的判断。危险分层的方法有很多种，临床上都可以借鉴和使用。用临床评分进行危险分层能识别最可能使 PCI（经皮冠状动脉介入治疗）的 ACS 患者受益。TIMI 危险因素分层方法，共有 7 项，每一项积 1 分，共 7 分，具体如下：①年龄 ≥ 65 岁。②有 3 个或以上冠心病危险因素。③已知的冠心病。④过去 7 天已用过阿司匹林。⑤近期有左室功能不全。

（2）评价心功能：对 ACS 患者进行心功能评估，能识别高危患者，帮助其选择适宜的干预治疗。

（3）有创检查与血运重建：血管造影可了解冠状动脉病变的程度。①非 ST 段抬高的 ACS：对于复发的中高危的非 ST 段抬高的 ACS 患者，应尽早进行冠状动脉造影检查和血运重建。②ST 段抬高的 ACS：对于接受溶栓治疗的 ST 段抬高的 ACS 患者，应尽早进行冠状动脉造影检查和血运重建。

3. 临床诊断

（1）临床症状的诊断意义：典型的心绞痛表现为一种劳力性或情绪激动引起的深部、定位不清的胸部（胸骨正中上段）或同时向咽部和上臂放射的疼痛不适，休息和（或）舌下含化硝酸甘油后能够迅速（＜5 分钟）缓解。ACS 表现多种多样，可具有典型心绞痛患者的所有特征，但较前恶化。典型的表现：休息时心绞痛，发作常常超过 20 分钟；新发生的严重心绞痛，CCS 分级 III 级或以上；劳力恶化型心绞痛。不典型者可以没有胸痛，仅表现为颌、耳、颈、臂或上胸部疼痛不适，如果这些症状与情绪激动或劳力关系明确，且含硝酸甘油后能迅速缓解，则应诊断为心绞痛。孤立性或不能解释的新发或恶化的劳力性呼吸困难，是心绞痛伴心功能不全的常见症状。其他的相关表现或伴随表现还有恶心、呕吐、出汗和不能解释的疲乏症状。

（2）体格检查的诊断意义：体格检查常没有阳性发现，一个完整的体格检查对鉴别诊断是很有帮助的，可以帮助除外非心源性的胸痛（如气胸）和非缺血性心脏病（主动脉夹层、心包炎、瓣膜性疾病）。有时可闻及二尖瓣反流性杂音，如果体格检查发现血流动力学不稳定或发现左室功能不全的表现，则提示 ACS 病情严重，预后不良。

（3）心电图的诊断意义：心电图是区别 ST 段抬高型心肌梗死和 ACS 最关键的指标，ST 段和 T 波的改变是代表冠状动脉病变不稳定的最可靠的指标。心电图显示 ST 段弓背向上抬高 ≥ 0.1mV 或两个相邻胸前导联 ST 段抬高 ≥ 0.2mV 即可明确诊断。而两个或两个以上相邻 ST 压低 > 1mm（0.1mV），或者在 R 波为主的导联出现 T 波倒置，均高度提示 ACS 的诊断。ST 段改变的诊断特异性更高些。

（4）心脏生化标志物的诊断意义：①疑似 ACS 的患者到达医院时，应立即检测血浆肌钙蛋白水平，以便指导下一步诊断与治疗。为了明确 ACS 患者的诊断，在发病 12 小时内应检测肌钙蛋白。肌钙蛋白复合物包括 3 个亚单位：TnT、TnI、TnC，目前只有前两种用于临床。于 ACS 中，TnT/TnI 如是轻度升高，应为 UA，如升高明显则为 NSTEMI。升高者预后较正常者差，但如阴性者不能排除 UA 可能。②CK-MB：UA 常小于正常值高限的 2 倍，而 NSTEMI > 2 倍。现在心脏生化标志物升高是诊断 AMI 的必备条件。

（5）冠状动脉造影（CAG）：目前仍是诊断冠心病的金标准。在长期稳定型心绞痛的基础上出现的不稳定型心绞痛常为多支病变，而新发的静息心绞痛可能为单支病变。冠状动脉造影正常的原因可能是冠脉痉挛、冠脉内血栓自发性溶解、微循环系统异常。

（6）冠状动脉 CT 造影（CCTA）：近年来，多层螺旋 CT 尤其是 64 排螺旋 CT 冠脉成像在冠心病中推广应用。另外还有心脏 ECT（发射型计算机断层显像），包括静息及运动情况下 ECT 检查，以及负荷超声检查。

（7）心绞痛分级：根据加拿大心血管病学会（CCS）分类分级：①Ⅰ级：极强体力活动时发生心绞痛。②Ⅱ级：较强体力活动时发生心绞痛。③Ⅲ级：一般体力活动时发生心绞痛。④Ⅳ级：静息状态下可发生心绞痛。

（二）重要治疗操作

目前观点认为，早期血管重建是非 ST 段抬高的 ACS 早期治疗中的核心问题。

1. 氧疗　ACS 患者常有不同程度的动脉血氧张力降低，在休克和左心室功能衰竭时更为明显，需面罩加压给氧。

2. 尽早而全面的药物治疗

（1）抗血小板治疗：① ACS 患者应立即服用 300mg 阿司匹林，对于心电图出现缺血变化或血浆心肌标记物升高的 ACS 患者，应立即服用 300mg 阿司匹林和 300mg 氯吡格雷。②高危的非 ST 段抬高的 ACS 患者应静脉内应用糖蛋白Ⅱb/Ⅲa 受体拮抗剂，尤其对于即将接受 PCI 的患者。③所有 ACS 患者应长期坚持服用阿司匹林。④对于非 ST 段抬高的 ACS 患者，除了长期服用阿司匹林，还应坚持服用氯吡格雷 3个月。⑤对于 ST 段抬高的 ACS 患者，除了长期服用阿司匹林，还应坚持服用氯吡格雷 4 周。

（2）抗栓治疗：心电图出现缺血变化或血浆标记物升高的 ACS 患者应立即接受低分子肝素或依诺肝素的治疗。没有进行再灌注治疗的 ST 段抬高的 ACS 患者应立即接受依诺肝素的治疗。

（3）β 受体阻滞剂：无心律失常或低血压的 Killip 分级Ⅰ级的 ACS 患者应立即静脉应用或口服 β 受体阻滞剂。对于出现不稳定型心绞痛或有心肌坏死证据的患者应长期应用 β 受体阻滞剂。心肌梗死患者应长期应用 β 受体阻滞剂。

（4）控制血糖：对于有糖尿病或血糖 ≥ 11mmol/L 的心肌梗死患者应立即强化控制血糖，并至少持续 24 小时。

（5）他汀类药物：ACS 患者应在出院前服用他汀类药物，并长期坚持。

（6）血管紧张素转换酶抑制剂（ACEI）：出现不稳定型心绞痛或有心肌坏死证据的患者应长期应用 ACEI 类药物。心肌梗死患者在起病 36 小时内开始应用 ACEI 类药物，并长期坚持服用。

（7）血管紧张素受体拮抗剂：对于并发左心功能不全或心力衰竭的心肌梗死患者，如不能耐受 ACEI 类药物，应长期服用血管紧张素受体拮抗剂。

（8）醛固酮受体拮抗剂：并发左心功能不全（EF < 0.4）的心肌梗死患者出现心力衰竭的临床症状或有糖尿病时，应开始服用螺内酯，并应长期坚持。

3. CAG 及血管成形术　目前对非 ST 段抬高的 ACS 患者是否应该行早期介入治疗，应根据病史、心电图和增高的血清生化标志物等信息进行危险因素评估分层。对低危患者推荐保守治疗。对于以下情况者：反复心肌缺血发作——反复胸痛或心电图动态变化（尤其是 ST 段压低或一过性 ST 段抬高）、心肌梗死、心绞痛、肌钙蛋白上升、观察期间血流动力学不稳定伴有严重心律失常（反复室速、室颤）、合并糖尿病等，应该及早行 CAG 及血管成形术。

4. 缺氧与心源性休克的治疗

（1）无创性机械通气：对于合并心源性肺水肿和缺氧的 ACS 患者，应考虑无创性气道内正压通气。

（2）容量负荷与正性肌力药物：合并低血压和心源性休克的 ACS 患者在没有容量负荷过多的证据时，应考虑补充血容量。合并低血压和心源性休克的 ACS 患者出现容量负荷过多时，应考虑使用正性肌力药物。

5. 主动脉内球囊反搏术　合并心源性休克、心脏破裂（室间隔缺损或乳头肌断裂）或顽固性缺血的 ACS 患者应考虑接受主动脉内球囊反搏术，尤其对于计划紧急接受血运重建或外科手术的患者。

6. 中医治疗　根据急性冠状动脉综合征的中医病因病机，在急性期可选用有速效止痛作用之药剂（气雾剂、针剂），以迅速缓解心绞痛等症状。疼痛缓解后予以辨证施治，常以补气活血、温阳通脉为法，以减少心肌缺血范围，防治各种并发症发生。针灸、耳针、穴位按压及穴位注射等中医传统特色疗法也是临床急救中常用的辅助治疗。

（李志尚　唐光华）

怀疑急性冠状动脉综合征

紧急评估
●神志是否清楚
●有无脉搏，循环是否充分
●有无呼吸，呼吸的频率和幅度
●有无气道阻塞

气道阻塞
呼吸异常

●清除气道异物，保持气道通畅；吸痰
●气管切开或者插管

呼之无反应，无脉搏 → 心肺复苏

无上述情况或经处理解除危及生命的情况后

稳定后

绝对卧床休息
●大流量吸氧，保持血氧饱和度95%以上
●阿司匹林
●硝酸甘油
●胸痛不能缓解则给予吗啡静脉注射，必要时重复
●建立大静脉通道，监护心电、血压、脉搏和呼吸

快速评估（<10分钟）
●迅速完成12导联的心电图
●简捷而有目的地询问病史和体格检查
●检查心肌标志物水平、电解质和凝血功能
●必要时床边X线检查

回顾初次的12导联心电图

ST段抬高或新出现的完全性左束支传导阻滞

ST段和T波正常或变化无意义

ST段和T波正常或变化无意义

ST段抬高型心肌梗死（STEMI）

非ST段抬高型心肌梗死（NSTEMI）或高危性不稳定型心绞痛（UA）

中低危性不稳定型心绞痛（UA）

辅助治疗（根据禁忌证调整）
●β受体阻滞剂（禁忌时改用钙离子拮抗剂地尔硫草缓慢静脉推注）
●氯吡格雷
●普通肝素/低分子肝素
●ACEI
●他汀类
●不能延迟心肌再灌注治疗

辅助治疗（根据禁忌证调整）
●硝酸甘油
●β受体阻滞剂
●氯吡格雷
●普通肝素/低分子肝素
●GPⅡb/Ⅲa拮抗剂
●ACEI
●他汀类

辅助治疗（根据禁忌证调整）
●硝酸甘油
●β受体阻滞剂
●氯吡格雷
●普通肝素/低分子肝素
●低危者GPⅡb/Ⅲa拮抗剂

是

是否进展为高中危心绞痛或肌钙蛋白转为阳性

否

●收住监护室进行危险分层，高危
➢顽固性缺血性胸痛
➢反复或继续ST段抬高
➢室性心动过速
➢血流动力学不稳定
➢左心衰竭征象（如气促、咯血、肺部啰音）

●收住急诊或者监护病房
➢连续心肌标志物检测
➢反复查心电图，持续ST段监护
➢精神应急评估
➢诊断性冠脉造影

胸痛发作时间≤12小时

是

否

●PCI医院

●非PCI医院

90分钟内直接PCI

120分钟可转运至PCI医院

是

不成功

否

●送PCI医院挽救性PCI

溶栓治疗

成功

3～24小时内转院行冠状动脉造影

●如无心肌梗死或缺血证据，允许出院

●如无心肌梗死或缺血证据，允许出院

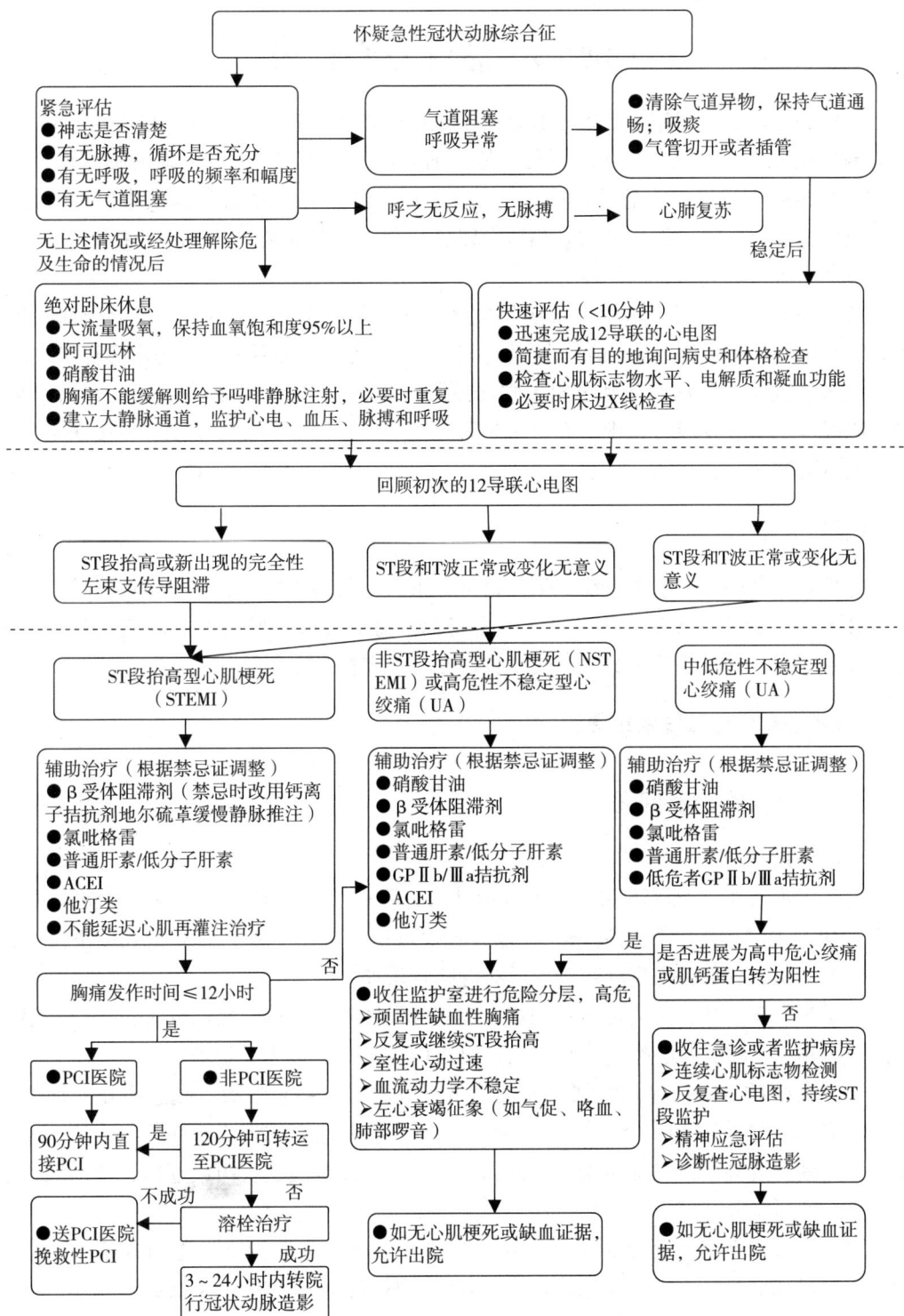

图9-3　急性冠状动脉综合征诊疗流程

第四节　急性左心衰竭

急性心力衰竭（AHF）是各种心脏病变在不同诱因影响下发生急性心功能不全，导致心输出量减少、组织器官灌注不足、肺毛细血管楔压增加和急性瘀血的临床综合征。急性心力衰竭可以表现为急性起病（以前无心功能不全病史的患者新发生急性心力衰竭）或慢性心力衰竭急性失代偿。临床上以急性左心衰竭常见，以急性肺水肿为主要表现，更严重者可表现为心源性休克。

急性左心衰竭属于中医学"暴喘""心悸""怔忡""胸痹"等范畴。病变脏腑以心为主，涉及肝、脾、肺、肾四脏，同时与气（阳）、血、水关系密切，为本虚标实之证。本病如未得到及时治疗，甚则可出现喘汗致脱，症见冷汗淋漓、面色苍白、口唇紫暗、神昏脉微等。本病发展过程中，亦可因阴阳气血逆乱，发生厥证或亡阴、亡阳而出现神昏等危重变证。

【诊疗流程】

急性左心衰竭属于急危重症，治疗目标如下：①改善急性症状和稳定血流动力学状态。②改善心衰的各种临床体征及实验室指标。血清BNP（脑钠肽）浓度反映血流动力学改善情况，其降低具有重要意义。急性左心衰竭抢救流程见图9-4。

【诊疗流程中操作技术解读】

（一）重要的诊断问题

早期识别

（1）早期表现：原因不明的乏力或运动耐力明显下降，突发的胸闷或胸前区不适、心率加快，表情焦虑，呼吸紧张，咳嗽、咳少量痰，血压上升，血氧饱和度下降，出汗，呼吸加快，肺部新出现湿啰音或原有湿啰音增加。

（2）进一步发展：劳力性呼吸困难，夜间阵发性呼吸困难，需高枕卧位，肺部湿啰音进一步增加，呼吸及心率进一步加快，咳痰增多，更加焦虑或紧张。

（3）急性肺水肿：起病急骤，突发严重呼吸困难、端坐呼吸、喘息不止、烦躁不安、恐惧感，呼吸达30～50次/分，频繁咳嗽，咳白色泡沫痰或粉红色泡沫痰，心率增快，可闻及奔马律，双肺布满湿啰音和哮鸣音，大汗淋漓，发绀或苍白，说话乏力或不连贯，血压多升高。

（4）心源性休克：持续低血压，组织低灌注状态（皮肤湿冷、苍白或紫绀，心动过速，尿量减少甚至无尿，意识障碍，常有烦躁不安、激动焦虑、恐惧或濒死感，可出现抑制状态如神志恍惚、表情淡漠、反应迟钝、意识模糊甚至昏迷），血流动力学障碍，低氧血症和代谢性酸中毒。

以上均可伴或不伴外周循环淤血体征，结合患者上述表现及基础疾病，可迅速判断。

（二）重要治疗操作

1. 临床评估 ①基础心血管疾病。②急性左心衰竭发生的诱因。③病情的严重程度和分级。④治疗的效果。

2. 治疗目标

（1）控制基础病因及矫治引起心衰的诱因：如血压、血糖、感染、心律失常、心肌缺血，以及纠正贫血等。

（2）缓解各种症状：①低氧血症和呼吸困难：鼻导管吸氧、面罩吸氧、无创或气管插管、呼吸机。②胸痛和焦虑：吗啡。③呼吸道痉挛：支气管解痉药物。④淤血症状：利尿。

（3）稳定血流动力学状态，纠正和防止低血压，血压高者应用血管扩张药物。

（4）纠正水、电解质紊乱和维持酸碱平衡：祥利尿剂，可补钾保钾；血容量不足、肾功能减退，则应防高钾；低钠，则口服或静脉补钠；酸碱平衡失调，则及时纠正。

（5）保护重要脏器，如肺、肾、肝、脑。

（6）降低死亡危险，改善近期及远期预后。

3. 一般处理

（1）体位：呼吸困难时半卧位或端坐位，可双腿下垂。

（2）四肢交换加压：同一时间三肢加压，15 ～ 20 分钟。

（3）吸氧：$SaO_2 \geqslant 95\%$；伴 COPD 者，$SaO_2 \geqslant 90\%$。

（4）做好救治的准备工作：静脉通道、微量泵、固定漂浮导管、心电监护等。

（5）饮食：少食多餐、易消化，补充维生素和微量元素。

（6）出入量管理：限制入水量和静脉输液速度，保持水负平衡 500mL/d，严重水肿者水负平衡 1000 ～ 2000mL/d，甚至可达水负平衡 3000 ～ 5000mL/d，如淤血水肿明显消退，应减少水负平衡量，逐渐过渡到出入水量平衡。水负平衡下应注意防止发生低血容量、低钾、低钠。

4. 利尿剂

（1）应用指征：急性左心衰竭伴肺循环和（或）体循环明显淤血，以及血容量负荷过重者。首选祥利尿剂，噻嗪类利尿剂、保钾利尿剂仅作为辅助或替代药物。

（2）药物种类和用法：采用静脉利尿剂；呋塞米 20 ～ 40mg 静脉注射，继以 5 ～ 40mg/h 静脉滴注。疗效不佳及加大剂量仍未见良好反应及容量负荷过重者，应加用噻嗪类和（或）醛固酮受体拮抗剂，如氢氯噻嗪 25 ～ 50mg，每日 2 次口服，或螺内酯 20 ～ 40mg，每日 2 次口服。

5. 非药物治疗 主动脉内球囊反搏（IABP）是一种有效改善心肌灌注，同时又降低心肌耗氧和增加心输出量的治疗手段。适应证：急性心肌梗死或严重心肌缺血伴心源性休克、伴血流动力学障碍的严重冠心病、心肌缺血伴顽固性肺水肿。

6. 静脉用药

（1）无禁忌证者，立即静脉注射吗啡 3 ～ 5mg，必要时重复，最大剂量可用到

15mg。

（2）呋塞米：用量根据患者基础疾病、平时是否服用利尿剂、体重判断，一般 20～40mg。

（3）根据血压选用血管活性药物，早期交感神经兴奋，故往往血压高，选用硝普钠或硝酸甘油；如血压低，可用多巴胺或多巴酚丁胺，浓度和速度根据患者血压情况决定。①收缩压大于 140mmHg：硝普钠；②收缩压 110～140mmHg：硝酸甘油；③收缩压 90～110mmHg：谨慎使用硝酸甘油，必要时联用多巴胺或多巴酚丁胺；④收缩压低于 90mmHg：多巴胺或多巴酚丁胺。血压控制目标：收缩压 100mmHg 左右，严重高血压者使血压下降 1/4。需要强调的是，患者血压往往变化快，开始时要每 2～5 分钟测量血压，避免血压下降或上升幅度过大及随后反复调整血管活性药物而造成血压大幅度波动。

（4）西地兰：不常规使用，仅用于无禁忌证且心室率快的患者。使用时不要从扩血管药物通道静脉滴注，应另建通道。

（5）氨茶碱：不常规使用，肺部哮鸣音多时考虑使用。

（6）β 受体阻滞剂：风心病二尖瓣狭窄时常规使用；心肌缺血所致心衰，反复发作常规治疗难以控制时使用。

（7）糖皮质激素：很少使用，哮鸣音多时考虑使用。

（8）其他镇静药物：安定、异丙嗪，不常规使用，顽固性心衰时考虑使用。

（9）抗生素。

7. 中医治疗　心衰的病因是内外相因，外有风、寒、湿、热、疫毒，内有情志失调、饮食不节、劳倦内伤、脏腑虚损。心衰的病机特点是本虚标实。临床当以虚实为纲，方能有的放矢。心脏之气血阴阳损伤是心衰之根本。初期以气虚为主，逐步发展成气阴两虚或心阳亏虚，进而导致阴阳两虚，最终出现亡阴、亡阳，阴阳离决。瘀血、痰浊和水饮可以出现在心衰的各个阶段，与气血阴阳虚损互为因果，成为心衰标本病机的重要组成部分，直接关系心衰的形成、发展和预后。中医药治疗心衰可以从辨证救治、单方、验方、单味药物与药物单体方面入手，但要把握心衰本虚标实的病机特点，辨证救治补虚泻实的基本思路。临床上或重补虚，或重泻实，主要治则不外补气、养阴、温阳、活血、利水、泻肺等。综合各家心衰证治方药可概括为两大类，即气阴虚兼瘀血、水饮与阳气虚兼瘀血、水饮，治疗前者采用益气养阴、活血利水，基本方为生脉散；后者采用温阳益气、活血利水，基本方为参附汤。另有葶苈大枣泻肺汤、真武汤、四逆汤、五苓散等可供选用或合用。

（李志尚　唐光华）

患者出现周围灌注不足和（或）肺水肿征象，考虑为急性左心衰竭

紧急评估
●神志
●循环
●呼吸

气道阻塞
呼吸异常

●通畅气道：清除异物及吸痰
●建立人工气道：气管切开或插管

呼之无反应，无脉搏

心肺复苏

稳定后

无上述情况或经处理解除危及生命的情况后

●取坐位，双腿下垂　●氧疗：高流量给氧或无创呼吸机辅助通气
●建立静脉通道，控制出入量　●进一步监护心电、血压、血氧、脉搏和呼吸
●心理安慰和辅导

无禁忌证：予小剂量吗啡镇静及扩张血管药减轻心脏负荷

利尿剂：首选呋塞米，可负荷剂量静推或小剂量持续滴注

收缩压≥90mmHg且无禁忌证，静脉使用血管扩张药物，如硝酸甘油、硝普钠及酚妥拉明

低血压、低心排出量、低灌注：可选用正性肌力药物、血管收缩药物
●多巴酚丁胺、多巴胺、肾上腺素
●米力农、氨力农
●左西孟旦、去甲肾上腺素

再次评估病情及治疗反应

●寻找病因并进行病因治疗
●合并心源性休克，则视原发病情况：有创血流动力学监测及有创辅助循环支持，如PICCO、IABP、左心室机械辅助装置、ECMO等
●氧疗及机械通气：无创通气、有创通气
●中医药治疗
●少尿：调整利尿剂、改善肾灌注、漂浮导管、超滤

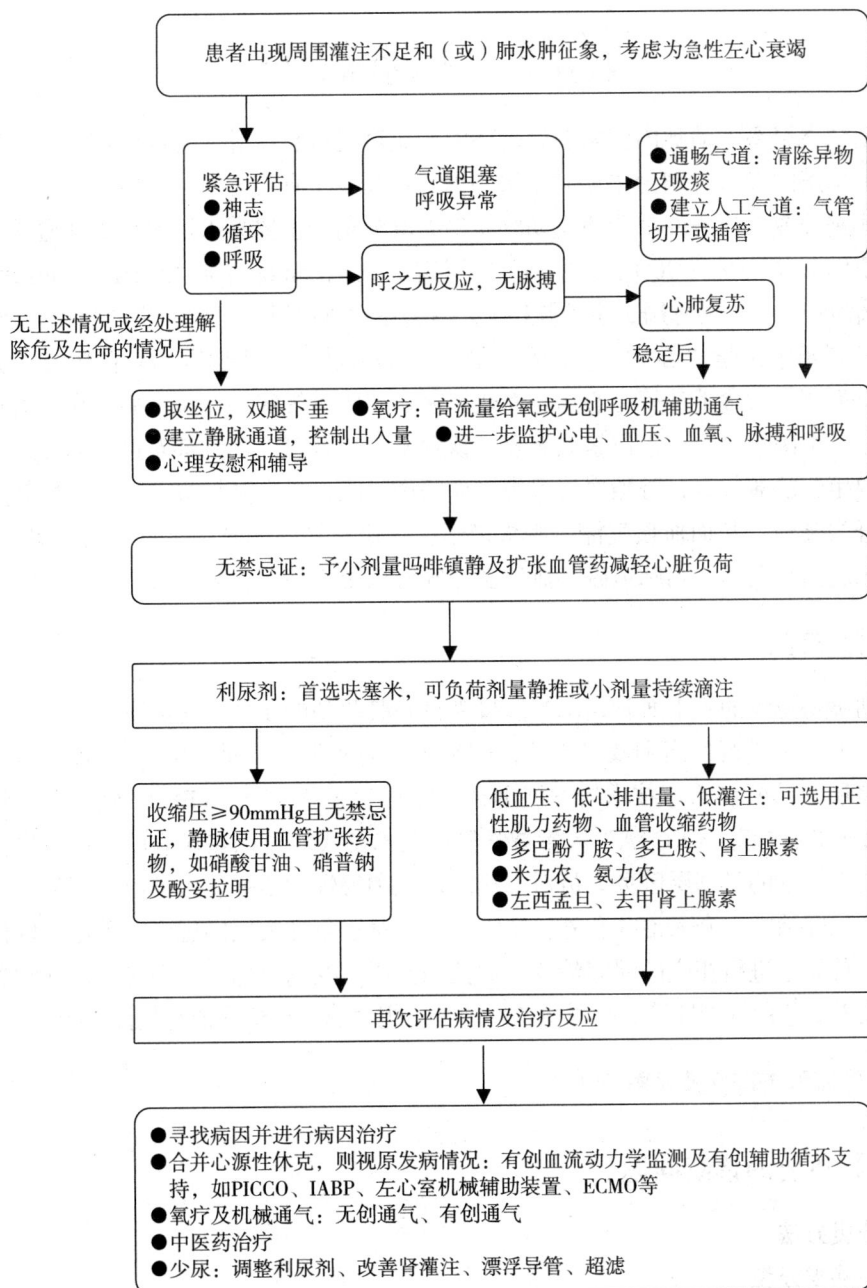

图9-4　急性左心衰竭诊疗流程

第五节　主动脉夹层

主动脉夹层系主动脉内膜撕裂后循环中的血液通过裂口进入主动脉壁内，导致血管壁分层。本病的发病机制为主动脉中层的退行性变，任何破坏中层弹性或肌肉成分完整性的疾病进程或其他条件都能使主动脉易患夹层分离。主要易患因素：①高血压、主动脉粥样硬化，占 70% ～ 90%。②主动脉中层病变：Marfan 综合征、Ehlers-Danlos 综合征。③内膜撕裂：二叶主动脉瓣、主动脉狭窄。④壁中血肿蔓延、妊娠、主动脉炎、创伤等。

本病属于中医学"心痛""心痹""腰痛"等范畴。主要病因为素体阳亢、劳倦内伤、情志失调、饮食不节等。心痛与血热、瘀血和阴亏等密切相关，病因在于血热、瘀血和阴亏。中医学认为，素体暴饮暴食，饮食不节，禀赋虚弱，甚至过食肥甘厚味，引起痰浊内生，郁滞气血；脏腑血气亏虚，而阴虚火旺，导致脉络失养；忧思恼怒，肝脾受损，肝失疏泄，从而血瘀气滞，脾失健运，痰瘀互结；如脉络严重瘀阻，瘀血阻络，而气血无法循脉而行，则脉道破、血外溢，气血双脱，甚至阴阳离决。

【诊疗流程】

主动脉是身体的主干血管，承受直接来自心脏跳动的压力，血流量巨大，出现内膜层撕裂，如果不进行恰当和及时治疗，破裂的机会非常大，死亡率也非常高。近年来，主动脉夹层的诊断和治疗技术均发展迅猛，经食管彩色超声（TEE）、磁共振血管造影（MRA）、CT 血管造影（CTA）等影像学检查技术使我们可以在疾病的早期做出准确的诊断，更为关键的是基层医务人员对本病的认识和警惕性增强。主动脉夹层的治疗手段主要包括保守治疗、介入治疗和外科手术治疗。对于急性夹层的患者，无论采取何种治疗手段，首先应进行相应的保守治疗，如控制血压、控制疼痛等。而对于情况危急的患者，往往需要急诊气管插管、呼吸机辅助呼吸。主动脉夹层诊疗流程见图 9-5。

【诊疗流程中操作技术解读】

（一）重要的诊断问题

1. 分类方法

（1）病理分型

① DeBakey 分型：Ⅰ型，夹层起自升主动脉，累及主动脉弓或以远；Ⅱ型，夹层仅累及升主动脉；Ⅲ型，夹层起自降主动脉，并向远端扩展，罕有逆行累及主动脉弓。

② Stanford 分型：A 型，不论起源，所有累及升主动脉的夹层为 A 型；B 型，未累及升主动脉的夹层为 B 型。

（2）解剖分类：分为近端夹层和远端夹层。近端夹层包括 DeBakey Ⅰ 和 Ⅱ 型或 Stanford A 型；远端夹层包括 DeBakey Ⅲ 型或 Stanford B 型。

（3）病程分类：①急性期：起病 2 周以内为急性期。②慢性期：起病超过 2 个月为慢性期。③亚急性期：主动脉夹层 2 周～ 2 个月以内。未经治疗的主动脉夹层患者，发病第一个 24 小时内每小时死亡率约 1%，半数以上 1 周内死亡；约 70% 的患者 2 周内死亡；约 90% 的患者 1 年内死亡。由此可见，本病为心血管疾病中致命的急症之一。

2. 临床表现

（1）疼痛：主动脉夹层具有多样性、复杂性、易漏诊、易误诊的特点，临床的典型表现有疼痛、出血症状、缺血症状、压迫症状、心功能不全症状。74%～ 90% 的急性主动脉夹层破裂出血患者首发症状为突发性剧烈"撕裂样"或"刀割样"胸痛，持续不缓解。与急性心肌梗死时胸痛呈进行性加重不同，主动脉夹层破裂出血的疼痛往往有迁移的特征，提示夹层进展的途径。疼痛的位置反映了主动脉的受累部位，胸痛可见于 DeBakey Ⅰ、Ⅱ、Ⅲ型主动脉夹层；腹部剧痛常见于 DeBakey Ⅲ型主动脉夹层。

（2）常见并发症：①主动脉瓣关闭不全：突发主动脉反流，是 Stanford A 型主动脉夹层常见并发症。目前认为其发病原因可能系夹层引起瓣环扩大或瓣叶受累，或撕裂的内膜片突入左室流出道所致，易误诊为其他病因所致主动脉瓣关闭不全。②急性心肌梗死：冠状动脉开口受累，导致急性心肌梗死，以右冠多见。这种情况可能掩盖主动脉夹层的诊断，如进行溶栓治疗会引起严重后果，早期死亡率高达 71%，故临床上必须高度重视这种特殊情况。急性心肌梗死尤其是下壁梗死的患者，在进行溶栓或抗凝治疗前，首先要除外主动脉夹层。③心脏压塞：积液可由病变主动脉周围炎性渗出反应引起，也可由于主动脉夹层短暂破裂或渗漏造成心包积血，临床易误诊为心包炎。④休克：多由于 DeBakey Ⅲ型主动脉夹层并发外膜破裂所致，易误诊为消化性溃疡、肝硬化、支气管扩张、肺结核和肿瘤等。⑤神经系统病变：神志异常、昏迷、偏瘫、截瘫及抽搐等，易误诊为脑血管意外。其发病机制为无名动脉或左颈总动脉受累可发生脑血管意外，夹层动脉瘤的夹层阻断了主动脉进入脑脊髓的直接分支开口，或夹层动脉瘤内血肿延伸至主动脉重要分支，引起分支口狭窄、闭塞而致脑脊髓急性缺血。⑥严重的肾血管性高血压、肾衰竭：常见于 DeBakey Ⅲ型主动脉夹层，是由于主动脉夹层动脉瘤病变累及肾动脉或血肿压迫肾动脉引起肾动脉狭窄，造成急性肾衰竭，临床易误诊为其他疾病引起的肾衰竭。

（3）其他罕见的临床表现：声音嘶哑、上呼吸道阻塞、吞咽困难、咳血或呕血等。

3. 重要检查方法

（1）常规无创生命体征监护：如心电监测、血氧监测、血压监测。静脉用药期间，应加强监护，以免造成血压过低，组织器官灌注不足。

（2）主动脉造影：突出优点是确诊主动脉夹层首要、准确、可靠的诊断方法，有报道其敏感性和特异性为 88% 和 95%。缺点是属于有创性检查，有潜在危险性，且准备及操作费时，已少用于急诊。

（3）主动脉 CTA：是目前最常用的术前影像学评估方法，其敏感性达 90% 以上，特异性接近 100%。造影剂过敏、肾功能严重损害患者为禁忌，并注意造影剂相关并发症。

（4）主动脉 MRA：对主动脉夹层的诊断敏感性和特异性与 CTA 接近，扫描时间较长，不适用于循环状态不稳定的急诊患者，而且也不适用于体内有磁性金属植入物的患者。其敏感性和特异性均为98%，目前被认为是诊断主动脉夹层分离的金标准。

（5）经胸腔超声心动图：敏感性为59%～85%，特异性为77%。

（6）食管超声心动图（TEE）：目前认为，TEE是一项能在急诊室完成的快速、准确、简便的诊断方法，且能为心血管外科提供有价值的信息，对评估主动脉夹层是一项易行且成功率高的诊断技术。其诊断主动脉夹层的敏感性达到98%～99%，特异性达77%～97%。

（7）血管内超声：是最近发展的一项新技术，可以确定病变主动脉的解剖细节和夹层分离的范围

（8）心脏超声：适用于所有患者，了解心脏形态及主动脉情况。

4. 诊断要点

（1）高血压患者突发胸背及上腹部撕裂样痛，镇痛剂不能缓解。

（2）疼痛伴休克样表现，血压反而升高或正常或稍降低。

（3）短期内出现主动脉瓣关闭不全和（或）二尖瓣关闭不全的体征，可伴有心力衰竭。

（4）突发急腹症、神经系统障碍、急性肾衰竭或急性心脏压塞等。

（5）X线胸片显示主动脉增宽或外形不规则。

（6）本病确诊有赖于影像学诊断技术。

（二）重要治疗操作

1. 氧疗　适用于所有主动脉夹层破裂出血患者。

2. 机械通气　适用于合并呼吸功能障碍，或需要机械通气改善心肺功能者。

3. 药物治疗

（1）主动脉夹层药物治疗的必要性：药物治疗是怀疑主动脉夹层或确诊主动脉夹层后能立即进行的治疗，对于无并发症的远端夹层疗效明确，不亚于外科治疗。长期适当的药物治疗也是改善慢性夹层预后的重要措施。主动脉夹层的药物治疗有两个主要目标，一是降低血压至患者能耐受的最低水平，使主动脉壁压力尽可能低；二是抑制心脏左室收缩，降低dp/dt，使搏动性张力下降。

（2）药物治疗的种类：较理想的药物为β受体阻滞剂或其他同时具有负性肌力药物、抗高血压作用的药物、钙通道阻滞剂、利尿剂、血管紧张素转换酶抑制剂、血管紧张素受体拮抗剂，另外还要根据患者情况使用镇静剂、通便药，以及对症、支持治疗。

（3）药物治疗指征：①无并发症的DeBakey Ⅲ型主动脉夹层。②稳定的孤立的主动脉弓夹层。③稳定的慢性夹层。④病情已不可能实施手术。

4. 血管内导管介入治疗　急性期应内科治疗，其间若出现主动脉破裂、主动脉进行性扩张、不能控制的胸背疼痛和高血压，则必须立即中转手术。近年来，血管腔内介入技术的迅速发展，使部分DeBakey Ⅲ型患者经血管腔内介入治疗而治愈。

5. 中医治疗　中医学认为，本病属虚实夹杂证，实主要是瘀、痰，少数与湿热有

关，而虚不外乎阴阳气血不足，治疗应以化痰通脉、活血化瘀为主。

平衡针针刺降压穴、胸痛穴可缓解患者症状。

（李志尚 唐光华）

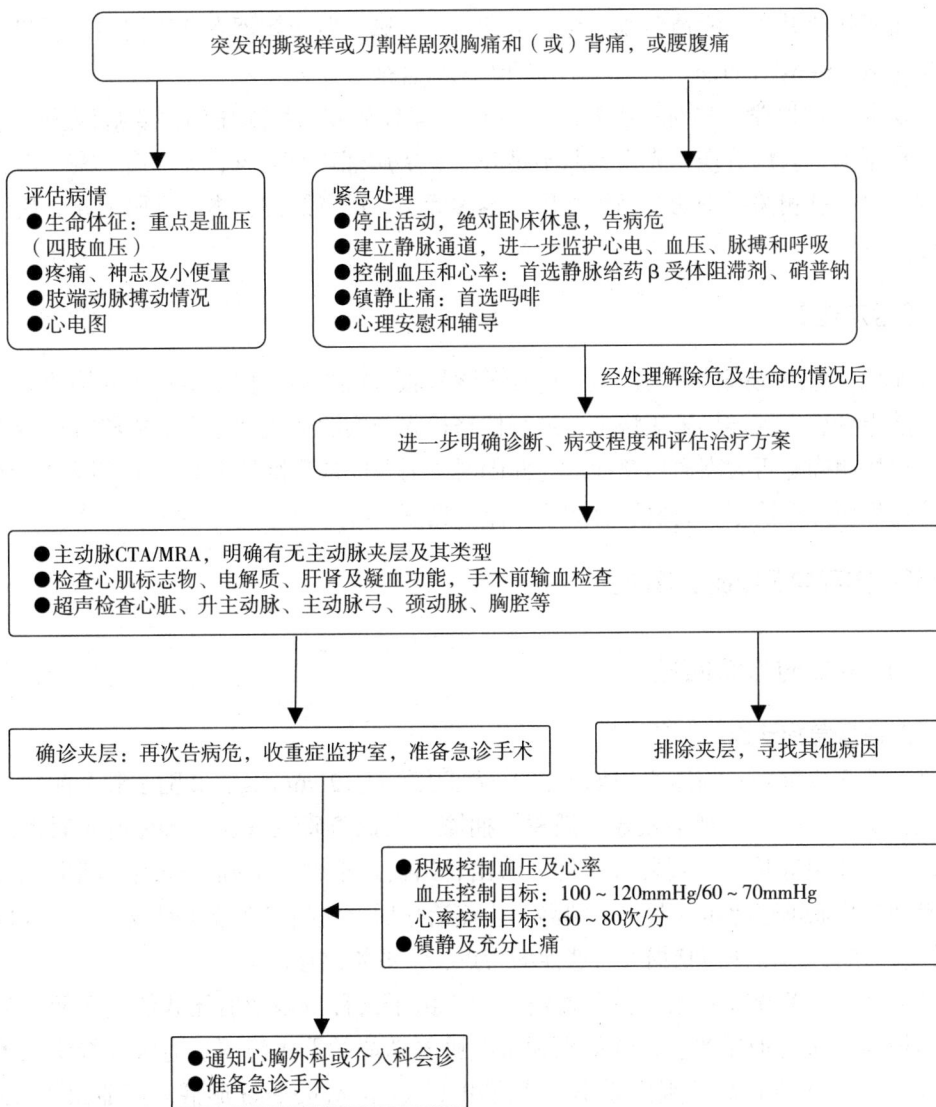

突发的撕裂样或刀割样剧烈胸痛和（或）背痛，或腰腹痛

评估病情
- 生命体征：重点是血压（四肢血压）
- 疼痛、神志及小便量
- 肢端动脉搏动情况
- 心电图

紧急处理
- 停止活动，绝对卧床休息，告病危
- 建立静脉通道，进一步监护心电、血压、脉搏和呼吸
- 控制血压和心率：首选静脉给药β受体阻滞剂、硝普钠
- 镇静止痛：首选吗啡
- 心理安慰和辅导

经处理解除危及生命的情况后

进一步明确诊断、病变程度和评估治疗方案

- 主动脉CTA/MRA，明确有无主动脉夹层及其类型
- 检查心肌标志物、电解质、肝肾及凝血功能，手术前输血检查
- 超声检查心脏、升主动脉、主动脉弓、颈动脉、胸腔等

确诊夹层：再次告病危，收重症监护室，准备急诊手术

排除夹层，寻找其他病因

- 积极控制血压及心率
  血压控制目标：100～120mmHg/60～70mmHg
  心率控制目标：60～80次/分
- 镇静及充分止痛

- 通知心胸外科或介入科会诊
- 准备急诊手术

图9-5 主动脉夹层诊疗流程

第六节　高血压急症

高血压急症（hypertensive emergencies）是指在原发性或继发性高血压发展过程中，短期内血压快速升高，病情急剧恶化，可并发心、脑、肾等靶器官严重损害，引起高血压危象（hypertensive crisis），危及生命的临床综合征。

本病属于中医学"厥证""眩晕""头痛"等病范畴。高血压的主要病因为情志失调、饮食不节、久病劳伤、先天禀赋不足等。主要病理环节为风、火、痰、瘀、虚，与肝、脾、肾等脏腑关系密切。病机性质为本虚标实，肝肾阴虚为本，肝阳上亢、痰浊内蕴为标。

【诊疗流程】

高血压急症患者病情多为严重，应在急诊抢救室或重症监护室治疗，并持续监测血压。接诊患者后，需详尽采集病史，进行体格检查与实验室检查，评估靶器官功能受累情况，尽快明确是否为高血压急症。与此同时，需及时应用降压药物，不应因对患者整体评价过程而延迟治疗。高血压急症诊疗流程见图 9-6。

【诊疗流程中操作技术解读】

（一）重要的诊断问题

1. 高血压急症诊断

（1）高血压脑病：临床表现如下：①舒张压超过 120mmHg。②脑水肿和颅内高压的症状：头痛、呕吐、视力模糊、黑蒙、抽搐、意识障碍及昏迷。③可有暂时性的偏瘫、失语。④眼底检查：视乳头水肿、渗出、出血。根据以上临床表现及辅助检查特征，特别是采取迅速降压、脱水、镇静、止痉治疗后上述症状在数小时或 1 ～ 2 天内明显减轻或消失，不留任何脑损害后遗症的特点，一般不难诊断。

（2）急进型高血压：指高血压发病过程中由于某种诱因使血压骤然上升而引起一系列的神经 - 血管加压效应，继而出现某些脏器功能的严重障碍。通常其舒张压大于 140mmHg，眼底检查显示视网膜出血或渗出（Keith-Wagerener 眼底分级 Ⅲ 级），如不及时治疗，可迅速转为恶性高血压。

（3）恶性高血压：指急进型高血压出现视乳头水肿（Keith-Wagerener 眼底分级 Ⅳ 级），常伴有严重肾功能损害，若不积极降压治疗则很快死亡。

急进型高血压是恶性高血压的前驱，二者的病理改变、临床表现、治疗及预后甚为相似，是高血压病发展过程中的两个不同阶段。恶性高血压可分为原发性和继发性，其基础病因以原发性高血压为主，约占 56.4%；继发性高血压中多以肾脏疾病常见，占 39.9%。临床表现：①多见于青年人和中年人，约 80% 患者的年龄在 30 岁左右，男性居多，多数在发展成恶性高血压前有良性高血压史，以后血压逐渐增高，发展甚快。约20%的患者于发病一开始即为恶性高血压。②血压显著升高，常持续在200/130mmHg以上，特别是舒张压多持续在130mmHg以上。③症状多而明显，头痛占70%且较剧烈，伴视力模糊，有胸闷、心慌气短、恶心呕吐、烦躁多尿，尤其是夜尿增多。④疾病严重阶段可发生DIC、全身出血倾向、女性月经量增多。⑤预后差，一般病程少于2年，多死于急性肾功能衰竭，少数死于脑卒中、心肌梗死或心力衰竭。近年来，由于新的抗高血压药物的不断问世，恶性高血压的治疗效果改善，病程有延长趋势。

（4）高血压合并主动脉夹层

①临床表现：A.多见于中老年男性，最典型症状是胸痛，突发剧烈疼痛，累及胸背部、腹部，可沿脊柱下移，亦可延及上下肢及颈部。累及主要分支时，引起分支口狭窄或闭塞，如肾梗死、脑梗死、截瘫。发生心脏压塞时常导致低血压和晕厥。B.急性心肌梗死，血肿压迫冠脉口，多累及右冠脉。C.左侧喉返神经受压时可出现声带麻痹；D.在夹层穿透气管和食管时可出现咯血和呕血。

②体征：A.夹层压迫上腔静脉出现上腔静脉综合征，压迫气管表现为呼吸困难，周围动脉搏动消失可见于20%的患者，压迫颈胸神经节出现Horner综合征，压迫肺动脉出现肺栓塞体征。B.夹层累及肠系膜和肾动脉可引起肠麻痹乃至坏死和肾梗死等体征。C.胸腔积液，多出现于左侧。D.伴有难控性高血压的急性期患者常出现意识改变等高血压脑病的体征。E.主动脉内膜撕裂时，管壁常从主动脉瓣瓣环开始剥离，出现主动脉瓣关闭不全的体征。

（5）嗜铬细胞瘤危象：嗜铬细胞瘤是起源于肾上腺髓质和交感神经组织的肿瘤。由于肿瘤细胞分泌过量的儿茶酚胺类物质（主要是去甲肾上腺素和肾上腺素），引起以血压持续或阵发性升高为主要表现的综合征。临床表现：常因精神刺激、剧烈运动、体位改变或触摸肿瘤而诱发；多见于年轻人；间断或持续血压升高伴交感神经兴奋（头痛、出汗、瞳孔扩大等）；代谢亢进、糖代谢紊乱（高血糖或低血糖）。

2. 高血压急症的重要检查

（1）头颅CT、头颅MR：当出现神经系统症状或体征时，必须进行影像学检查以排除急性脑血管意外。

（2）眼底镜检查：可见高血压性视网膜病变，视盘水肿、动静脉交叉征、出血和渗血。

（3）心脏超声：适用于所有患者，了解心脏形态及主动脉情况。

（二）重要治疗操作

1. 治疗原则

（1）评价靶器官功能：当怀疑高血压急症时，应行详尽的病史收集、体检和实验室检查，评价靶器官功能受损情况，以尽快明确是否为高血压急症。

（2）严密监测：应收入急诊抢救室或加强监护室，持续监测血压、尿量、生命体征和靶器官功能状况。

（3）药物治疗：应尽快使用合适的降压药物，酌情使用有效的镇静药以消除患者的恐惧心理，并针对不同靶器官损害给予相应的处理。

（4）降压目标：初始目标是数分钟～1小时内将平均动脉压降低不超过25%。在随后的2～6小时内降到安全水平，一般为160～180/100～110mmHg。如能耐受，在以后24～48小时使血压达正常水平。

（5）个体化治疗：充分考虑患者的年龄、病程、血压升高的程度、靶器官损害和合并的临床状况，因人而异制定具体方案。

（6）药物选择：原则上应该选择短效静脉降压药物。静脉用药起效快，数分钟～2小时血压平均下降25%，2～6小时至160～180/100～110mmHg。血压达标后立即治疗原发病及并发症。

2. 降压标准 ①缺血性脑卒中：3～5天不积极降压。②出血性脑卒中：尽快达安全水平。③急性肺水肿、心衰、肾衰竭及子痫：血压＜140/90mmHg。④ACS、糖尿病：血压＜130/80mmHg，心率50～70次/分。⑤主动脉夹层：血压尽量低。

3. 降压原则 按滴定→静脉给药→口服过渡；循证选药，目标治疗；科学评估（效/险、效/价），合理配伍，协同疗效；不良反应互抵；去诱因，控病因，综合调控。

4. 降压药慎用情况 ①支气管哮喘：β受体阻滞剂。②抑郁症：利血平、β受体阻滞剂及中枢性α受体阻滞剂。③糖尿病：大剂量利尿、非选择性β受体阻滞剂。④痛风：噻嗪类利尿剂。⑤肾衰竭：保钾利尿剂。⑥肾动脉狭窄：血管紧张素转换酶抑制剂（ACEI）。

5. 药物选择 各类高血压急症的发病机制、临床表现和靶器官的损害程度都不一样，故在治疗时选择的药物也应有区别。

（1）高血压危象：主要为缩血管的血管活性物质增多，特别是在嗜铬细胞瘤患者。因此，应首选酚妥拉明、压宁定和拉贝洛尔。

（2）颅内出血：早期降压治疗对预防再次出血或减少血管性水肿的价值没有被肯定。最初24小时内迅速降压，病死率高。只对影像学证实有大面积脑出血或血压在210/110mmHg以上的患者非常小心地在6～48小时内将MAP（平均动脉压）维持在130mmHg以下。管理好颅内压比降压更重要。药物包括静脉注射硝普钠、柳氨苄心定、乌拉地尔、fenoldopam。

（3）急性缺血性脑卒中：可以选用的药物有柳氨苄心定、尼卡地平、fenoldopam。硝普钠可使脑内压力增高。避免使用：静脉给药或口服ACEI，口服或舌下含服硝苯地平、肼苯达嗪。

（4）高血压合并主动脉夹层动脉瘤：应力图在15～30分钟将血压降至最低可以耐受的水平，收缩压100～120mmHg，平均动脉压60～70mmHg，心率60～75次/分。治疗应包括联合静脉使用硝普钠＋β受体阻滞剂（艾司洛尔、美托洛尔）、柳胺苄心定、尼卡地平、fenoldopam。禁忌药物：硝苯地平、肼苯达嗪。

（5）急性左心室衰竭和肺水肿：1小时降至正常水平，首选硝普钠、硝酸甘油，次选乌拉地尔。ACEI可能有用。不宜使用能引起反射性心动过速或抑制心肌收缩力的药物。同时给予吸氧，应用利尿剂、吗啡。

（6）高血压脑病：往往于血压下降数小时后症状完全消失，故降压治疗同时起到诊断和鉴别诊断的作用。由于血压下降5%就达到脑自主调节的下限，血压下降50%或超过50%可导致脑缺血甚至脑梗死，因此，第1小时血压下降不应超过30%，24小时血压达到160/100mmHg。治疗首选硝普钠，该药半衰期短，根据血压调节药物剂量。同时使用利尿剂、脱水药。

（7）急进型高血压：早期无并发症一般给予口服降压药治疗，若患者出现高血压脑病、高血压危象、急性左心功能不全时，可用硝普钠或尼卡地平等治疗。

6. 中医治疗 在治疗中要综合调理、平衡体内的各个脏腑器官，重点调理肝、肾功能，让其达到和谐、正常的运作，使气血充足，内在环境改善，体内阴阳达到平衡状态。

（1）血压高而脉洪大、弦紧的患者，可在较长一段时间内服用四逆汤和附子理中汤、金匮肾气丸。先服四逆汤3～5个月，再服附子理中汤半个月或2～3个月，后期附子理中汤、金匮肾气丸两方小剂量交替轮服，用量依据病情轻重而定。

（2）可配合平衡针针刺降压穴、头痛穴。

（李志尚　唐光华）

```
需紧急降压治疗的严重血压升高（可能高达200~270/120~160mmHg）
                            │
                            ▼
                      紧急处理
                      ●吸氧
                      ●呋塞米
                      ●硝酸盐制剂
                            │
                            ▼
            排除应激或其他影响
            ●将患者安置于相对安静环境后重新测量血压
            ●排除引起血压升高的相关因素：疼痛、缺氧、情绪等
                            │
                            ▼
   血压是否有所下降、症状是否缓解  ──是──▶ ●处理原发病
                            │              ●适当处理高血压
                            否
                            ▼
是否有以下任何靶器官损害的证据之一                  按高血压次急症处理
●心血管：胸痛、呼吸困难、双上臂血压差异>30mmHg、      ●卡托普利
  颈静脉怒张、肺部啰音、外周性水肿、腹部包块伴杂音 ─否▶ ●可乐定
●中枢神经：抽搐、局部神经系统体征、意识水平改变、       ●拉贝洛尔
  视野改变、视觉障碍                              ●避免使用短效硝苯地平
●肾脏：少尿、无尿、水肿
●子痫：孕期抽搐
                            │
                            是
                            ▼
按高血压急症处理
●根据受损器官选择速效可滴定药物，同时严密监护
●最初1小时，平均动脉压下降不超过20%~25%
●随后2~6小时降至安全的血压水平，即160~180/100~110mmHg
```

注：各种高血压急症与降压目标
➢高血压脑病：160~180/100~110mmHg。给药开始1小时将舒张压降低20%~25%，但不能>50%，降压防止脑出血
➢脑出血：舒张压>130mmHg或收缩压>200mmHg时会加剧出血，应在6~12小时之内逐渐降压，降压幅度不大于25%；血压不能低于140~160/90~110mmHg。此外，凡脑血管病变急性期有脑水肿、颅内压升高时禁用一切血管扩张药
➢蛛网膜下腔出血：收缩压130~160mmHg，防止出血加剧及血压过度下降
➢脑梗死：一般不积极降压，稍高的血压有利于缺血区灌注，除非血压>200/130mmHg；24小时内血压下降应<25%，舒张压<120mmHg，如考虑紧急溶栓治疗，为防止高血压所致出血，血压达185/110mmHg就应降压治疗
➢高血压性急性左心功能不全：立即降压治疗，凡能降压的药物均可通过降压治疗心衰
➢恶性高血压：在数日内静脉用药及（或）联合多种药物降血压至160/100mmHg
➢急性主动脉夹层：收缩压100~120mmHg，心率60~70次/分。将血压迅速降低到维持脏器血液灌流量的最低水平。常合用减慢心率及扩血管药，如乌拉地尔、尼卡地平+拉贝洛尔等。主动脉根部病变的Stanford A型患者应紧急手术
➢儿茶酚胺过剩：对嗜铬细胞瘤α受体阻滞剂是首选，最好同时合并使用β受体阻滞剂

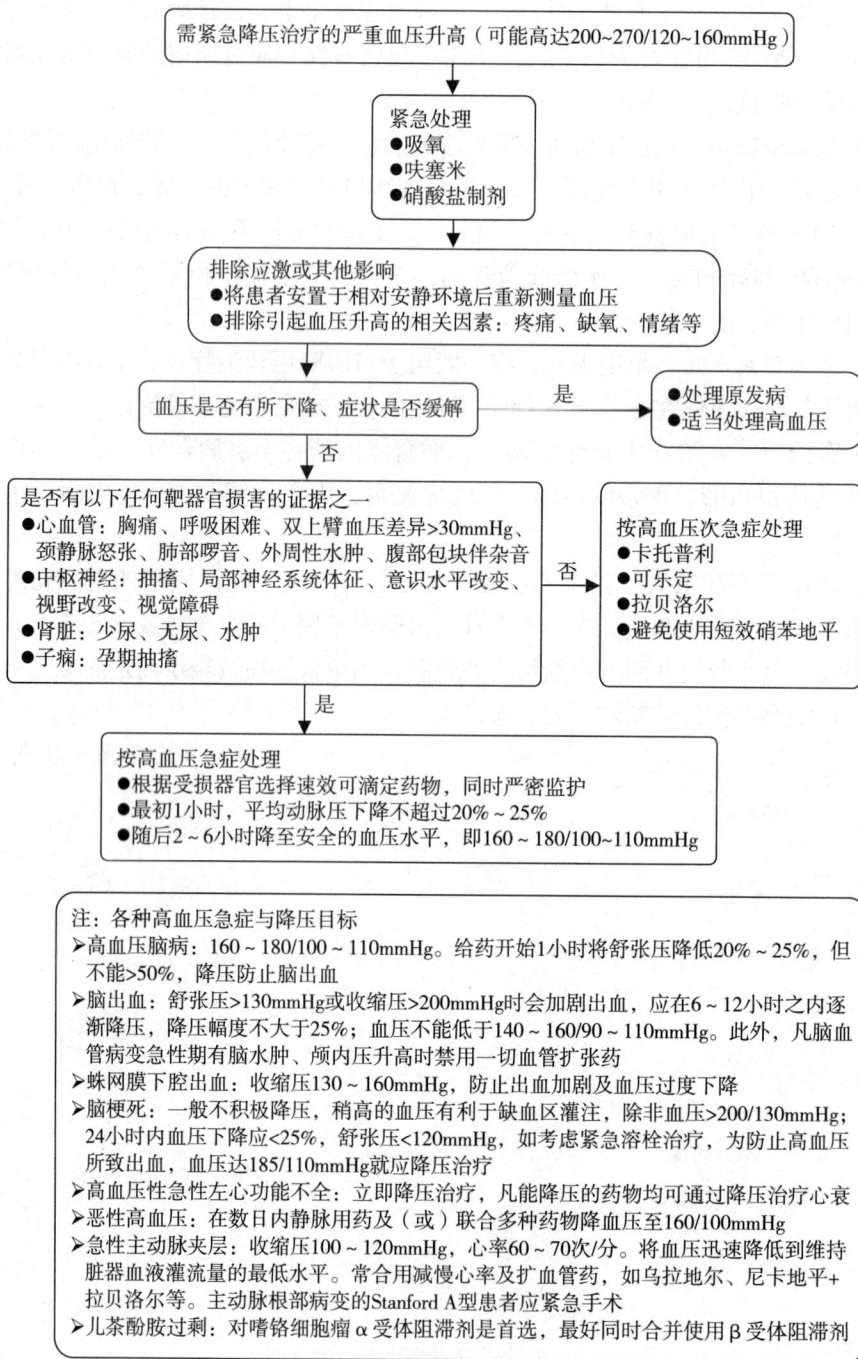

图9-6　高血压急症诊疗流程

第七节　恶性心律失常

恶性心律失常（malignant arrhythmia）通常指恶性室性心律失常（pernicious ventricular arrhythmia），多引起严重血流动力学障碍，包括持续性室性心动过速和心室颤动。恶性心律失常多发生于有明确的器质性心脏病（如冠心病、心肌病、心力衰竭等）患者。恶性心律失常根据心率的快慢，分为快心室率型和慢心室率型。复杂室性心律失常良性者占30%、潜在恶性者占65%、恶性者占5%。

本病属中医学"怔忡""心悸""眩晕""昏厥"等病范畴。中医学认为，本病多因禀赋不足，素体虚弱，或久病伤正，或劳倦伤脾，以致气血阴阳失调而发。病位在心，与肝、脾、肾等脏腑密切相关。病性或本虚（气血阴阳亏虚），或标实（气滞、血瘀、痰湿、寒凝、火郁），或虚实夹杂。

【诊疗流程】

恶性心律失常又称致命性心律失常，也称危险性心律失常，是导致心源性猝死的主要原因。根据血流动力学的稳定与否，本病可选择不同的治疗方案，包括药物治疗、电复律、永久及临时起搏器治疗等。心律失常纠正后，积极查找病因进行原发病的治疗。恶性心律失常诊疗流程见图9-7和图9-8。

【诊疗流程中操作技术解读】

（一）重要的诊断问题

1.恶性心律失常症状　根据心律失常类型的不同，其临床表现各异：①血流动力学稳定的单形性室性心动过速：心悸、胸闷、无或有乏力。②多形性室速：心悸、胸闷、乏力、发作性头晕，重者出现昏厥、休克，甚则猝死。③心室纤颤或无脉性室速、室颤：一旦发生立即出现意识丧失、抽搐等血流动力学障碍的表现，继之循环、呼吸停止。

2.恶性心律失常体征　除基础病的体征外，根据心律失常的类型而不同：①血流动力学稳定的单形性室性心动过速：心率在100～250次/分，心律可规则或略不规则，心尖部第一心音强弱不等并可有心音分裂。②多形性室速：出现血流动力学障碍时血压下降，老年患者可出现意识模糊。③心室纤颤或无脉性室速、室颤：患者意识丧失，血压下降，大动脉搏动和心音消失。

（二）重要治疗操作

1.急诊处理目标　建立快速诊断和处理的流程，以稳定患者，尽快结束"急诊时期"。不稳定的患者准备立即进行心脏复律。

2.治疗对策

（1）积极治疗基础心脏病（心肌梗死最常见），纠正和预防诱发或触发因素。

（2）尽快终止心律失常发作，建立稳定的窦性心律和稳定的血流动力学状态。

（3）积极持久的药物和非药物干预，防止心律失常再发。

3. 治疗方法　分药物治疗和非药物治疗。非药物治疗包括射频消融、电复律、起搏器治疗、ICD（植入型心律转复除颤器）和外科手术治疗。

4. 急救处理

（1）阵发性室上性心动过速的急救处理：可先用简单的迷走神经刺激法，但此种方法在急危重症抢救中受到一定限制，对于无效或效果不良者可采用药物治疗。用药时切忌多种抗心律失常药物同时使用。

1）机械刺激迷走神经的方法：①用压舌板刺激悬雍垂，诱发恶心呕吐。②深吸气后屏气再用力做呼气动作（Valsava 法）。③颈动脉按摩：患者取仰卧位，先按摩右侧5～10秒，如无效再按摩左侧，切忌两侧同时按摩，以防引起脑部缺血。④压迫眼球：嘱患者眼球向下，用拇指压迫一侧眼球上部 10～15 秒，如无效可试另一侧。此法老人不宜，有青光眼或高度近视者禁用。

2）抗心律失常药物的应用：①维拉帕米（异搏定）：5mg 稀释后静脉注射（5分钟），发作中止即停止注射，15分钟后未能转复可重复1次。②普罗帕酮（心律平）：70mg 稀释后静脉注射（5分钟），10～20分钟后无效可重复1次。③三磷酸腺苷（ATP）：为一种强迷走神经兴奋剂，常用 10～20mg 稀释后快速静脉注射，5～10秒内注射完毕，3～5分钟后未复律者可重复1次。④洋地黄：西地兰 0.4mg 稀释后缓慢静脉注射，2小时后无效可再给 0.2～0.4mg。室上速伴有心功能不全者首选，不能排除预激综合征者禁用。

3）电复律：药物无效且发生明显血流动力学障碍者，可考虑同步直流电复律，能量不超过 30J，但洋地黄中毒者禁用。

4）射频消融治疗：成功率 > 95%，为一线治疗方法。

（2）阵发性室性心动过速急救处理

1）应做紧急处理，争取在最短时间内控制发作，在选用抗心律失常药物的同时，应做好同步直流电复律的准备，伴有休克者应予抗休克及必要的病因治疗。

2）药物：①利多卡因：为首选药物，50～100mg 静脉注射，1～2分钟注射完毕，必要时 5～10分钟后再给 50mg，直至心律转复或在总量达 300mg 为止，有效后以1～4mg/min 的速度静脉滴注 24～48 小时。②普罗帕酮（心律平）：以 1～1.5mg/min 静脉滴注维持。禁忌证有重度心衰，严重的心动过缓，窦房、房室、室内传导阻滞等。③普鲁卡因酰胺：100mg 静脉注射（3～5分钟内），每隔 5～10分钟重复1次，直至心律失常被控制或总量达 1000mg，有效后以 1～4mg 静脉滴注维持。在静脉应用过程中，如出现血压下降应立即停止注射。④胺碘酮：3mg/kg 稀释后缓慢静脉注射，或以5～10mg/kg 加入液体 100mL 中于 30 分钟内静脉滴注或至发作停止，一般一日量不超过 300～450mg。主要禁忌证有严重心动过缓、高度房室传导阻滞等。⑤苯妥英钠：最佳适应证为有洋地黄中毒患者，可用 100～250mg 加入注射用水 20～40mL 中缓慢静脉注射（5分钟以上），必要时 10分钟后可重复静脉注射 100mg，总量 2 小时内不宜超过 500mg，一日量不超过 1000mg。禁忌证有低血压、高度房室传导阻滞（洋地黄中毒例外）、严重心动过缓等。⑥溴苄胺：5 ～ 10mg/kg 稀释后缓慢静脉注射（至少 8 分钟），必要时隔 15 ～ 30 分钟重复应用。主要不良反应有恶心、呕吐、严重低血压。禁忌证为严重心衰、休克等。⑦电复律：对室速伴有明显血流动力学障碍、药物治疗无效及室速持续时间超过 2 小时者有指征应用同步直流电复律，初次能量为 5J，转复不成再加大能量至 100 ～ 200J，或先静脉注射利多卡因、溴苄胺后再加大电击能量，转复成功后尚需抗心律失常药物静脉滴注维持以预防复发，洋地黄引起的室速药物无效时宜用低能量电复律。

（3）尖端扭转型室性心动过速（TdP）急救处理

1）对属于获得性病因者（间歇依赖性 TdP）：①静脉补钾和补低钾可使细胞膜对钾的通透性降低，使复极延迟，根据缺钾程度通常用氯化钾静脉滴注方式给予；镁可激活细胞膜上 ATP 酶而使复极均匀化及改善心肌代谢等，予 1 ～ 2g 硫酸镁稀释后缓慢静脉注射，继以 1 ～ 8mg/min 持续静脉滴注，即使血镁正常亦无妨。②异丙肾上腺素：1 ～ 4μg/min 静脉滴注，随时调节剂量，使心室率维持在 90 ～ 110 次 / 分。应用异丙肾上腺素可缩短 QT 间期及提高基础心率，使心室复极差异缩小，有利于控制 TdP 的发作。③TdP 发作时，可试用 Ib 类抗心律失常药物如利多卡因、苯妥英钠，但禁用 Ia、Ic 和Ⅲ类抗心律失常药。④TdP 持续发作时，应按心搏骤停原则救治，有室颤倾向者，可用低能量电复律。⑤对顽固发作伴严重心动过缓、严重传导阻滞者，药物应用有矛盾，宜安装永久调搏器。

2）对属先天性病因者（肾上腺素能依赖性 TdP）：① β 受体阻滞剂为首选药物，常用美托洛尔 25 ～ 50mg，日 2 ～ 3 次口服；或普萘洛尔 10 ～ 30mg，每日 3 次口服。β 受体阻滞剂可使心率减慢，QT 间期因此延长，但 QTc 可能缩短。治疗效果以长期随访不再有晕厥发作来衡量，而 QT 间期可能并不明显缩短。②对上述药物治疗无效的持续性发作者可采用直流电复律或安装永久性起搏器。③患者应避免剧烈体力活动及精神刺激，禁用延长心室复极和儿茶酚胺类药物。

（4）心室扑动急救处理

1）紧急非同步直流电复律为唯一的治疗手段，能量从 200 ～ 360J 进行电除颤，若室颤波甚细，可静脉注射肾上腺素 1 ～ 3mg，使室颤波变粗，有利于除颤成功。

2）在没有除颤设备的情况下，如发生在目击下或 1 分钟之内，应立即单手叩击心前区，并实施心肺复苏术之基本生命支持；同时也可使用药物除颤，但效果不及电复律快捷和确切，用药方法同室速的处理。

（5）预激合并房颤急救处理

1）药物治疗：①主要作用于房室结的药物：通过延长房室结的不应期，终止顺向型折返性心动过速。常用普萘洛尔（3 ～ 5mg 稀释后缓慢静脉注射），ATP（20 ～ 40mg 快速静脉注射，3 ～ 5 分钟后可重复 1 次），洋地黄（西地兰 0.4mg 稀释后缓慢静脉注射，2 小时后无效可追加 0.2mg），维拉帕米（5 ～ 10mg 稀释后静脉注射，30 分钟后可重复 1 次），等等。但对逆向型折返性心动过速和旁路下传为主的房颤，普萘洛尔、

ATP 常无效或可使病情加重，故不用；洋地黄缩短旁路有效不应期，应禁用；维拉帕米也因加速旁路前传和诱发室颤而禁用。②主要作用于旁路的药物：其共同特征是延长旁路有效不应期，主要用于冲动经旁路下传的快速性心律失常如逆向型房室折返性心动过速和房颤。目前认为应首选普罗帕酮（1～1.5mg/kg 静脉注射，20 分钟后可重复）或普鲁卡因酰胺（50～100mg 静脉注射，5～10 分钟 1 次，直到有效或总量达 1000mg）。奎尼丁尚有缩短房室结有效不应期的作用，可用于伴 SSS（病态窦房结综合征）者，用法：0.2g 口服，每 2 小时 1 次，共用 5 次。1～2 天无效，增至 0.3g 或 0.4g，每 2 小时 1 次，共用 5 次。③作用于房室结和旁路的药物：常用 I c 类和 III 类药物如普罗帕酮、氯卡尼和胺碘酮等。其中普罗帕酮抗心律失常谱广，起效快，副作用小，已被列为预激伴快速性心律失常的首选药物。胺碘酮的剂量为 5～10mg/kg 稀释后缓慢静脉注射。

2）直流电复律：是紧急处理预激综合征伴任何类型的快速性心律失常最有效的措施。若伴有明显血流动力学障碍应首选电复律，对药物疗效不佳或缺乏有效药物时，亦可用电复律，电击能量一般选 100～150J。

（6）缓慢性恶性心律失常急救处理：救治原则是尽量高过于缓慢的心率，促进传导，以改善或保证重要器官的血供；同时还要针对病因治疗及消除诱因，包括停用致心动过缓及传导阻滞的有关药物、纠正电解质失调等。

1）药物治疗：①异丙肾上腺素：1～4μg/min 静脉滴注，控制滴速使心室率维持在 60 次 / 分左右。该药适用于任何部位的房室传导阻滞，有较强心脏兴奋作用，增加心肌耗氧量，且可引起快速性心律失常，对心绞痛、急性心肌梗死或心衰者慎用或禁用。②阿托品：予 1～2mg 加入 250～500mL 液体中静脉滴注，也可以 0.5～1mg 皮下注射或静脉注射。临床主要用于迷走神经张力过高引起的心动过缓及各种原因引起的房室传导阻滞。其不良反应有口干、皮肤潮红、排尿困难等，对前列腺肥大的老年人慎用，青光眼者禁用。③糖皮质激素：地塞米松 10～20mg 静脉滴注，用于急性窦房结功能不全或急性房室传导阻滞，有利于病变的恢复。④碱性药物（碳酸氢钠或乳酸钠）：有改善心肌细胞应激性、促进传导、增强心肌细胞对拟交感药物反应的作用，尤其适用于高血钾或伴酸中毒时。

2）心脏起搏器治疗：对急性窦房结功能不全，二度 II 型、三度房室传导阻滞伴晕厥或心源性休克者，应及时给予临时人工心脏起搏。对于经药物治疗无效的各种严重缓慢性心律失常应考虑植入永久性起搏器治疗。

5. 中医治疗 根据急则治其标、缓则治其本的原则，病情急重者首先消除症状与复脉，病情缓者，则补虚扶正、消除病因以治其本。由脏腑气血阴阳亏虚、心神失养所致者，治当补益气血、调理阴阳，以求气血通畅，阴平阳秘，配合应用养心安神之品，促进脏腑功能的恢复。由痰饮、瘀血等邪实所致者，治当化痰、涤饮、活血化瘀，配合应用重镇安神之品，以求邪去正安，心神安宁。临床上表现为虚实夹杂时，当根据虚实轻重之多少，灵活应用益气活血、滋阴温阳、化痰涤饮、行气化瘀、养心安神、重镇安神之法。

（李志尚　唐光华）

心动过速（心率>100次/分）

紧急评估
●神志是否清楚
●有无脉搏，循环是否充分
●有无气道阻塞
●有无呼吸，呼吸的频率和程度

气道阻塞

呼吸异常

●清除气道异物，保持气道通畅：吸痰
●气管切开或者插管

呼之无反应，无脉搏 → 心肺复苏

无上述情况或经处理后
解除危及生命的情况后

●卧床，保持呼吸道通畅
●吸氧，保持血氧饱和度95%以上
●12导联心电图并进一步监护心电、血压、脉搏和呼吸
●建立静脉通道

稳定后

血流动力学情况评估

不稳定 → ●立即行同步电复律
●保持静脉通道通畅
●清醒者给予镇静药，但不能因此延迟电复律

稳定

窄QRS波心动过速（QRS<0.12秒）

整齐 / 不整齐

宽QRS波心动过速（QRS>0.12秒）

整齐 / 不整齐

折返性室上性心动过速

心房纤颤
心房扑动
多源性房性心动过速

室性心动过速或类型不确定
折返性室上性心动过速伴差异传导

心房纤颤伴差异传导
预激综合征伴心房纤颤
复发性多形性室性心动过速
尖端扭转型室性心动过速

●刺激迷走神经法（如屏气、按压眼球、刺激咽部）
●腺苷

控制心率
●地尔硫䓬
●β受体阻滞剂：阿替洛尔、美托洛尔、普萘洛尔、艾司洛尔

●室性心动过速或类型不确定
➤胺碘酮
➤准备同步电复律
●折返性室上性心动过速伴差异传导
➤刺激迷走神经
➤腺苷

●心房纤颤伴差异传导
➤地尔硫䓬
➤β受体阻滞剂
●预激综合征伴心房纤颤
➤胺碘酮（同室性心动过速）
➤避免使用腺苷、地高辛、地尔硫䓬、维拉帕米等
●复发性多形性室性心动过速
➤按心室纤颤治疗（电除颤）
➤寻找并治疗病因
●尖端扭转型室性心动过速
➤硫酸镁

观察有无转复；对转复者观察有无复发

未转复 → 心房扑动
异位性房性心动过速
交界性心动过速

若复发
●腺苷（剂量方法同上）
●钙通道阻滞剂
➤维拉帕米
➤地尔硫䓬
●β受体阻滞剂

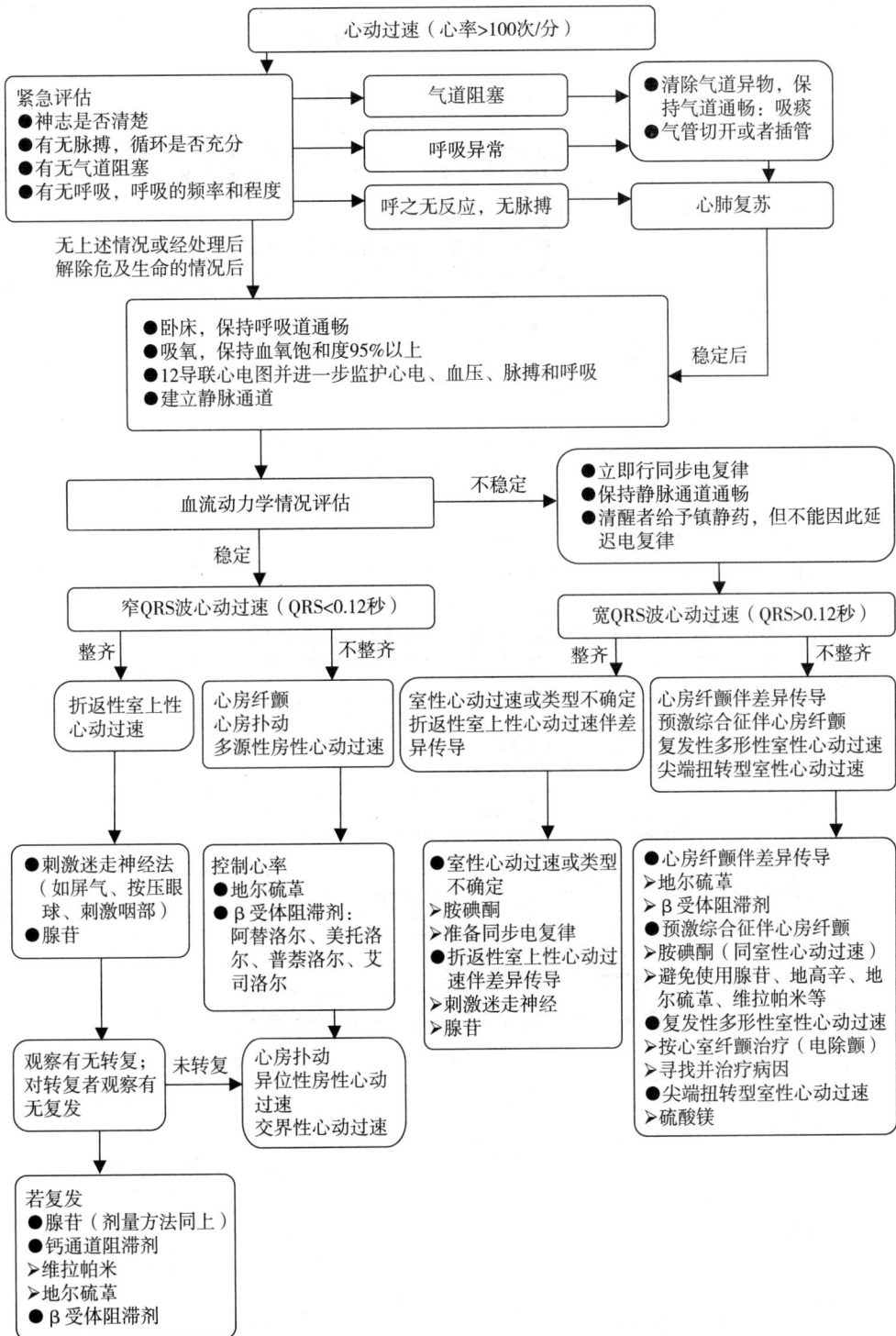

图9-7 恶性心律失常（心动过速）诊疗流程

心动过缓

- 评估ABCs
- 保证气道通畅
- 给氧
- 开放静脉通道
- 行心电监护、无创氧饱和度监测及自动血压监测
- 床边胸部X线摄片检查

- 评估生命体征
- 询问病史
- 体检
- 12导联心电图

心动过缓，绝对（60<次/分）或相对的

有无严重的症状和体征 —— 无 —— 观察

有

症状：胸痛、气促、意识改变
体征：低血压、休克、肺充血、充血性心衰、急性心肌梗死

措施
- 阿托品   ● 如可能经皮心脏起搏
- 多巴胺   ● 肾上腺素   ● 异丙肾上腺素

二度Ⅱ型房室传导阻滞
三度房室传导阻滞

- 准备经静脉心脏起搏
- 用经皮起搏作为过渡

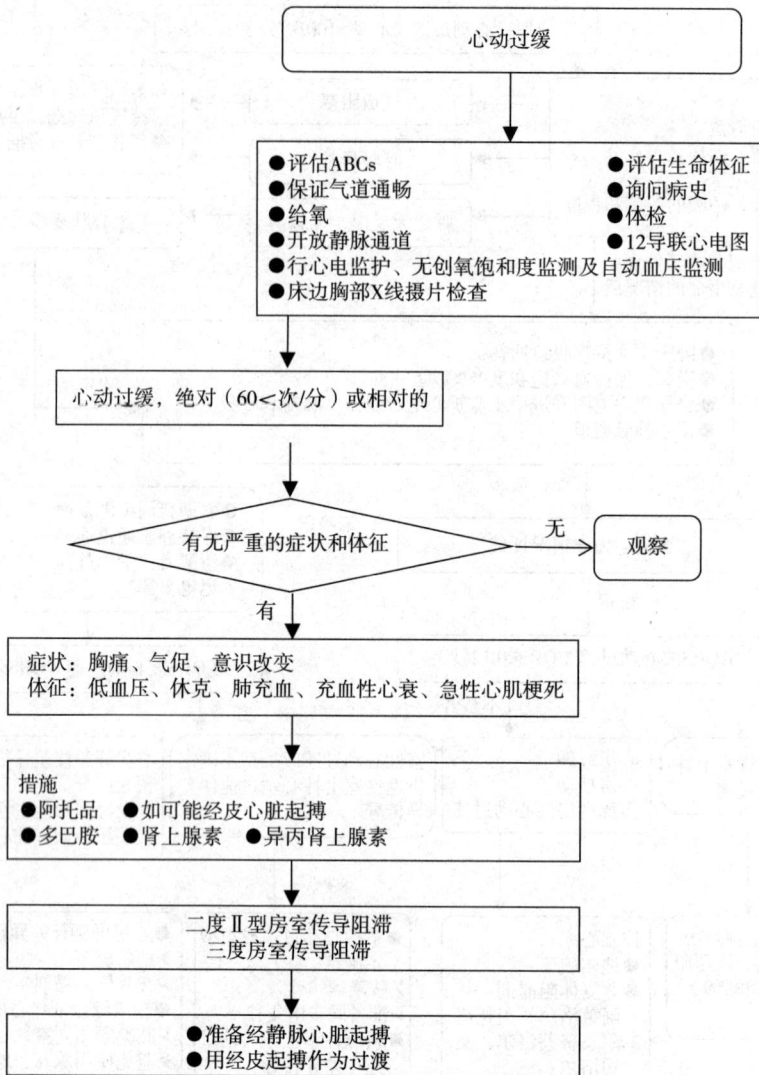

图 9-8　恶性心律失常（心动过缓）诊疗流程

第十章　呼吸系统急症的诊疗流程及解读 ▷▷▷▷

第一节　重症哮喘

支气管哮喘是由多种细胞包括气道的炎性细胞、结构细胞和细胞组分参与的气道慢性炎症性疾病。这种慢性炎症导致气道高反应性，通常出现广泛多变的可逆性气流受限，并引起反复发作性的喘息、气急、胸闷或咳嗽等症状。重症哮喘是在支气管哮喘的基础上，因感染或某些激发因素使哮喘严重急性发作，经常规治疗不能缓解，并继续恶化或伴发严重并发症。

本病属中医学"哮证""喘证"及"喘脱"等病的范畴。中医学认为，宿痰内伏是哮证的主要因素，据体质与宿疾性质有寒化、热化的不同。若长期反复发作，寒痰伤及脾肾之阳，痰热耗灼肺肾之阴，出现肺、脾、肾等脏气虚弱之候。正虚感邪，一旦大发作则每致持续不解，邪实与正虚错综并见，肺肾两亏，痰浊壅盛，严重者肺不能治理调节心血运行，肾虚命门之火不能上济于心，心阳受累，甚则出现喘脱危候。

【诊疗流程】

重症哮喘属于急危重症，临床需及时救治。重症哮喘以静息状态下出现呼吸困难、端坐呼吸、大汗淋漓，常伴焦虑或烦躁，甚至嗜睡、昏睡，可见辅助呼吸肌参与呼吸，甚至胸腹矛盾运动，闻及响亮弥漫的哮鸣音或者呼吸音减弱乃至无等为主要临床特征。急救以解除气道阻塞、纠正缺氧状态、控制感染、治疗并发症、防治并发症为主要目标。重症哮喘诊疗流程见图 10-1。

【诊疗流程中操作技术解读】

（一）重要的诊断问题

重症哮喘的诊断标准

（1）诊断依据：①哮喘严重持续，发作频繁。②频繁的夜间哮喘症状。③因哮喘而体力活动受限，言语不流利。④ PEF（最大呼吸流量）变异率＞30%，或 PEV1（一秒用力呼吸容积）＜60% 预计值。符合其中一项即可诊断。

（2）判断指标：①气急、紫绀、不能平卧，明显出汗伴有三凹征。②脱水，烦躁，全身虚弱，单音讲或吐字不清。③心律失常或奇脉，两肺呼吸音减弱，哮鸣音微弱，出现"沉默胸"。

（二）重要治疗操作

1. 哮喘治疗的目标

（1）最少的哮喘症状，包括夜间症状。

（2）最少的（不常有的）哮喘发作（加重）。

（3）无急诊就医。

（4）最少（或无）需用 β_2 受体激动剂。

（5）无活动受限，包括运动。

（6）PEF 变异率 < 20%。

（7）（接近）正常 PEF。

（8）最少的（或无）药物副作用。

2. 哮喘的治疗

（1）快速缓解用药：速效吸入型 β_2 受体激动剂、短效口服 β_2 受体激动剂、抗胆碱能药物、甲基黄嘌呤类药（茶碱或氨茶碱）、全身性皮质激素、吸入型糖皮质激素、长效吸入型 β_2 受体激动剂、长效口服 β_2 受体激动剂、白三烯调节剂、色甘酸钠/尼多克罗米。

（2）重症哮喘发作的治疗

1）常规治疗方法

①氧疗：适用于所有重症哮喘患者，吸氧浓度一般不宜大于 40%，氧疗的目标是维持患者的血氧饱和度大于 90%。

②建立静脉通道，纠正脱水。

③ β_2 受体激动剂：以压缩空气或氧气为动力的雾化溶液吸入，皮下或静脉用药（尽量少用），经呼吸机的进气管道的侧管雾化吸入，MDI（定量雾化吸入器）+ 储雾罐。

④氨茶碱

A. 负荷剂量：4 ～ 6mg/kg，缓慢静脉注射。

B. 维持剂量：以每小时 0.5 ～ 0.8mg/kg 的速率静脉滴注。

C. 注意事项：a. 老人，幼儿，心、肝、肾功能障碍及甲亢患者慎用；b. 注意甲氰咪胍、大环内酯类和氟喹诺酮类药物等对其清除率的影响；c. 茶碱与糖皮质激素合用有协同作用，但茶碱与 β_2 受体激动剂联用时可能增加心律失常和对心肌的损害。

⑤糖皮质激素：a. 使用原则：早期，足量，静脉给药，短程。b. 紧急治疗："3Ls"原则，即不要太晚使用，不要太低（剂量），不要太长（时限）。c. 短期治疗：炎症加重时。d. 治疗时限（< 10 天）：可以突然停药，不需减撤药，最佳使用剂量 1mg/(kg·d)，每日 1 次，早晨时使用。

2）非常规治疗方法

①肾上腺素或异丙肾上腺素静脉滴注

使用方法：A. 盐酸肾上腺素 1mg 加入 500 ～ 1000mL 葡萄糖注射液内静脉滴注，

每日 1 ～ 2 次。B. 异丙肾上腺素 1 ～ 2mg 加入 500mL 液体中静脉滴注。

注意事项：A. 滴速每分钟 15 ～ 30 滴，密切观察心率、心律与血压；B. 严重缺氧、心律失常及器质性心脏病、甲亢患者忌用；C. 以上两药不宜同时应用；D. 忌与碱性药物配伍。

适应证：年龄＜ 50 岁，无心血管疾病的患者。

②硫酸镁

使用方法：A. 25% 硫酸镁 5mL 加入 40mL 葡萄糖溶液中缓慢静脉注射；B. 25% 硫酸镁 10mL 加入葡萄糖注射液 250 ～ 500mL 内静脉滴注，每分钟 30 ～ 40 滴。

注意事项：A. 静脉滴注速度过快时，可引起心率减慢、颜面潮红、血压降低；B. 可能加重患者的嗜睡症状。

③异氟醚吸入：为新型吸入麻醉剂，对心血管系统影响小，对肝、肾无损害，不易燃烧。

使用方法：以 1.5% ～ 2% 浓度与氧气一起吸入。

④吸入氦（He）- 氧（O_2）混合气体

使用方法：通过呼吸面罩吸入氦 - 氧混合气体，流速为 12L/min。根据低氧血症的严重程度，使混合气体内氧浓度调节在 25% ～ 40%。

3. 机械通气

（1）无创机械通气：适用于无严重意识障碍的有 CO_2 潴留、呼吸肌疲劳的重症哮喘患者，在严密观察前提下可短时间内试用；在无创机械通气治疗初期需严密监测患者的意识状态、生命体征和血气分析，2 ～ 4 小时仍无改善，则考虑更换其他呼吸支持方式。

（2）有创机械通气：适用于严重意识障碍（如昏迷、昏睡、谵妄）、危及生命的低氧血症（$PaO_2 < 50mmHg$ 或 $PaO_2/FiO_2 < 200mmHg$）、$PaCO_2$ 进行性升高、呼吸窘迫进行性加重、气道分泌物多且引流障碍、气道保护功能丧失，以及无创机械通气治疗失败的严重呼吸衰竭的重症哮喘患者。有创机械通气选择时机"宜早不宜迟"，以满足最基本的通气和氧合、减轻动态肺过度充气为目标，以控制性低通气、允许性高碳酸血症为通气策略。

4. 中医治疗　以"实者泻之""虚则补之""客者除之""留者攻之"为治疗原则。实喘治在肺，宜祛邪利气，应区别寒、热、痰、气的不同，寒者温宣，热者清肃；在痰则化痰，在气则降气、理气。虚喘治在肺肾，以肾为主，培补摄纳，补肺、健脾、益肾，同时益气、滋阴、温阳、纳气。虚实夹杂，下虚上实者，分清主次，标本兼治；寒热错杂者，温清并用。至于喘脱重症，则应扶正固脱。

（郑丹文　唐光华）

急诊分诊、重症哮喘识别：哮喘病史，静息状态下的呼吸困难、端坐呼吸、大汗淋漓、喉中哮鸣音、焦虑或烦躁，甚至嗜睡、昏睡，SPO$_2$明显下降（SPO$_2$<90%）

急救处理
1.呼吸支持（氧疗、无创机械通气、有创机械通气），生命体征、血氧饱和度监测
2.简单询问病情，重点查体
3.初步判断病情严重程度，必要时开通静脉通道，采取血标本

初始药物治疗
1.联合雾化吸入短效β$_2$受体激动剂、M受体阻断剂
2.全身使用糖皮质激素
3.视病情静脉使用茶碱类药物或β$_2$受体激动剂
4.非气管插管机械通气情况下，禁用镇静剂

详细评估要点
1.基础疾病史   4.心率、血压变化   7.胸部影像学（X线胸片或胸部CT）异常
2.主要临床表现、体征   5.血氧饱和度变化   8.血常规、降钙素原、C反应蛋白异常
3.体温、神志、呼吸   6.血气分析异常   9.初始治疗后的病情变化

中医辨证治疗
1.气虚或气阴两虚：静脉使用参麦或生脉注射液
2.阳虚或阳虚寒痰：静脉使用参附注射液
3.喘脱危候：静脉使用参附注射液

诱因、合并症、并发症的治疗
1.感染：行相关病原学检查，针对性使用抗生素
2.接触过敏原：避免过敏原的继续接触
3.气胸：视气胸严重程度选择单纯性氧疗、胸腔穿刺排气、胸腔闭式引流
4.脱水：视严重程度给予胃肠、静脉补液治疗
5.水、电解质及酸碱平衡紊乱：视严重程度给予对症治疗
6.其他脏器功能不全：视功能不全的脏器及严重程度给予对应的支持治疗

1~2小时后二次评估

初始治疗疗效良好，无严重的合并症、并发症
1.末次治疗后疗效维持60分钟
2.查体正常
3.无呼吸窘迫
4.血氧饱和度>90%（儿童95%）

初始治疗疗效不完全或存在短时间无法纠正的合并症、并发症
1.病史：高危患者
2.查体：轻~中度体征
3.血氧饱和度无改善

初始治疗疗效差，存在严重的合并症、并发症
1.病史：高危患者
2.症状严重，体征无改善，出现嗜睡、昏睡甚至昏迷
3.PaCO$_2$>45mmHg
4.PaO$_2$<60mmHg

门诊、家庭治疗：口服或药物维持

住院治疗

转入重症监护病房

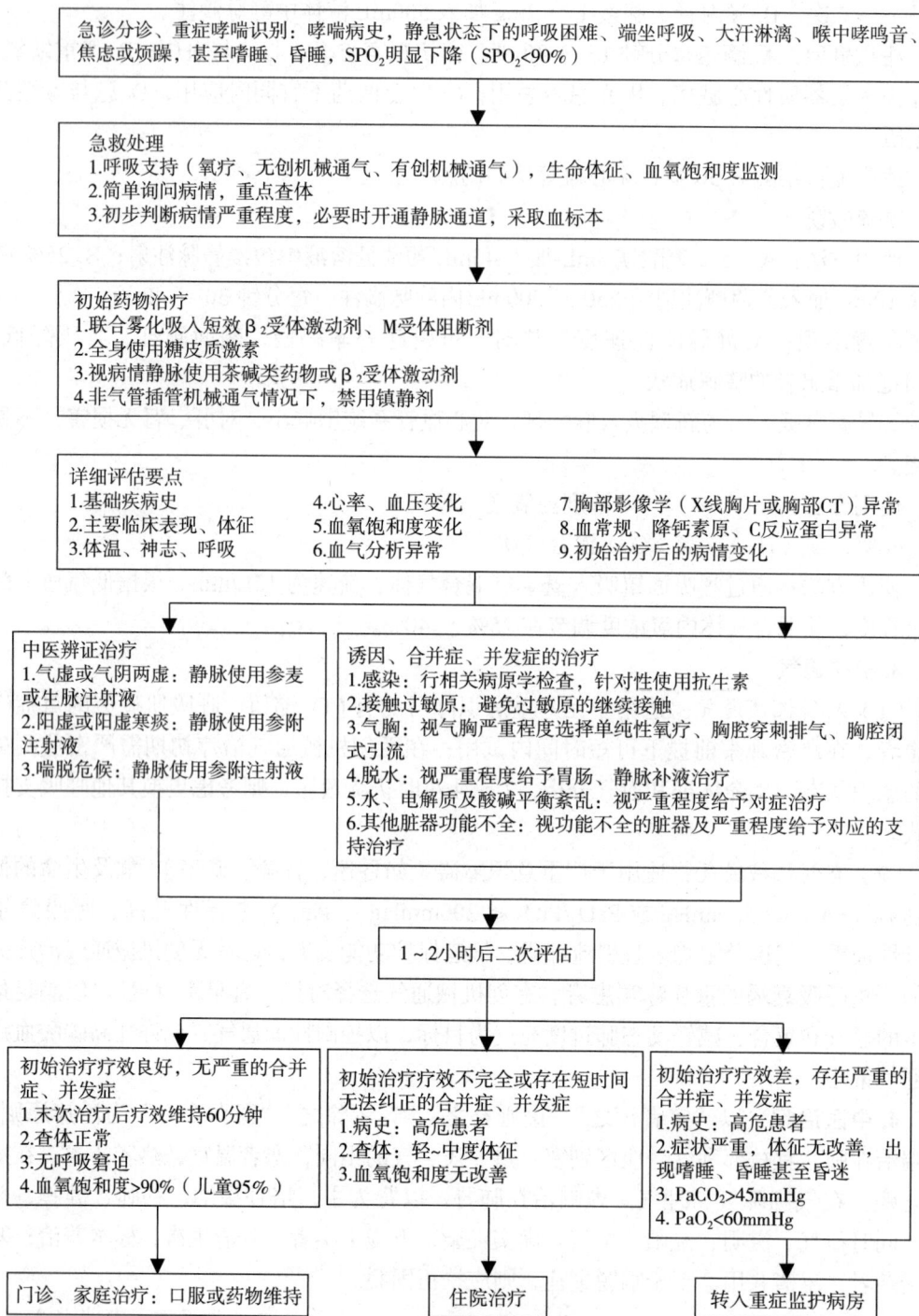

图10-1　重症哮喘诊疗流程

第二节　慢性阻塞性肺疾病急性加重期

慢性阻塞性肺疾病（chronic obstructive pulmonary disease，COPD）是以持续存在的呼吸系统症状和气流受限为主要特征的一种疾病。慢性阻塞性肺疾病急性加重期（acute exacerbation of chronic obstructive pulmonary disease，AECOPD）是慢性阻塞性肺疾病病程中的一个重要事件，频繁发作可以加速肺功能的下降，降低患者生活质量，大大提高死亡率，并产生较重的社会经济负担。AECOPD 的诊断主要根据患者急性起病和加重的临床表现（呼吸困难、咳嗽、多痰）超出了日常变异。

本病一般属于中医学"喘证""肺胀"等病范畴。本病的发生，多因久病肺虚，痰浊潴留，而致肺不敛降，气还肺间，肺气胀满，每因复感外邪诱使病情发作或加剧。

【诊疗流程】

AECOPD 属于急危重症，临床需急救和病情评估同时进行。急救包括呼吸支持和药物治疗，病情评估基于患者病史和临床症状的严重程度。AECOPD 的治疗目标为减轻急性加重的病情，预防再次急性加重的发生。AECOPD 诊疗流程见图 10-2。

【诊疗流程中操作技术解读】

（一）重要的诊断问题

1. AECOPD 的临床表现　喘息、胸闷、咳嗽加剧、痰量增加、痰液颜色和（或）黏度改变及发热等，此外可出现心动过速、呼吸急促、全身不适、失眠、嗜睡、疲乏、抑郁和精神紊乱等非特异性症状。痰量增加及出现脓性痰常提示细菌感染。

2. AECOPD 的诊断　目前 AECOPD 的诊断完全依赖于临床表现，即患者主诉症状的突然变化（呼吸困难，咳嗽，咳痰情况），超过日常变异范围。至今还没有一项单一的生物学标志物可应用于 AECOPD 的临床诊断和评估。

3. 鉴别诊断　如肺炎、充血性心力衰竭、气胸、胸腔积液、肺栓塞和心律失常等。BNP（脑钠肽）水平升高结合其他临床资料，可以将由充血性心力衰竭而引起的急性呼吸困难患者与 AECOPD 患者区分开来。

4. AECOPD 严重性评估　AECOPD 发生后应该与患者加重前的症状、体征、肺功能、动脉血气分析及其他实验室检查指标进行比较，以判断 AECOPD 的严重程度。对于 AECOPD 患者，神志变化是病情恶化和危重的指标，是否出现辅助呼吸肌参与呼吸运动、胸腹矛盾呼吸、紫绀、下肢水肿、右心衰竭、血流动力学不稳定等征象亦有助于判定 AECOPD 的严重程度。

5. AECOPD 严重程度分级　目前常用 2004 年美国胸科学会（ATS）/欧洲呼吸学会（ERS）推出的 COPD 诊断和治疗标准，将 AECOPD 的严重程度分为 3 级：Ⅰ级，门诊治疗；Ⅱ级，普通病房住院治疗；Ⅲ级，入住 ICU 治疗（急性呼吸衰竭）。

（二）重要治疗操作

单用短效 β 受体激动剂或联用短效抗胆碱能药物扩张支气管，全身糖皮质激素和抗菌药物的使用可以缩短恢复时间，改善肺功能和低氧血症，减少早期复发和治疗失败的风险，缩短住院时间。目前不推荐应用抗病毒药物治疗 AECOPD。

1. 氧疗 控制性氧疗适用于所有 AECOPD 患者；氧疗的目标是维持患者的血氧饱和度在 88% ～ 92%。氧疗的目标为 $PaO_2 > 60mmHg$ 或 $SaO_2 > 90\%$ 即可。但吸入氧浓度不宜过高，需注意可能发生潜在的 CO_2 潴留及呼吸性酸中毒。氧疗 30 分钟后应复查动脉血气，以确认氧合满意，且未引起 CO_2 潴留和（或）呼吸性酸中毒。

2. 机械通气支持治疗

（1）无创正压机械通气（NIV）。

（2）有创通气：对于 AECOPD 患者，早期 NIV 的干预明显减少有创通气的使用，但对于有 NIV 禁忌或使用 NIV 失败的严重呼吸衰竭患者，一旦出现严重的呼吸形式、意识、血流动力学等改变，应及早插管改用有创通气。

3. AECOPD 的药物治疗

（1）支气管扩张剂：①单一吸入短效 $β_2$ 受体激动剂或短效 $β_2$ 受体激动剂和短效抗胆碱能药物联合吸入，通常在 AECOPD 时为优先选择。这些药物可以改善临床症状和肺功能。长效支气管扩张剂合并 / 不合并吸入糖皮质激素在急性加重时的治疗效果不确定。②静脉使用甲基黄嘌呤类药物（茶碱或氨茶碱）：该类药物为二线用药。茶碱不良反应较多，仅适用于短效支气管扩张剂疗效不佳的患者及某些较为严重的 AECOPD 患者。如果在 $β_2$ 受体激动剂、抗胆碱能药物治疗 12 ～ 24 小时，病情无改善则可加用茶碱。因为茶碱除有支气管扩张作用外，还能改善呼吸肌功能，增加心输出量，减少肺循环阻力，兴奋中枢神经系统，并有一定的抗炎作用。茶碱可以解除糖皮质激素的耐药或抵抗。由于茶碱类药物的血药浓度个体差异较大，治疗窗较窄，茶碱过量时会产生严重的心血管、神经毒性，并显著增加病死率，故需注意避免茶碱中毒。目前临床上提倡应用低剂量茶碱治疗（茶碱血浓度 ≤ 5μg/mL）。③ $β_2$ 受体激动剂、抗胆碱能药物及茶碱类药物因作用机制不同，药代动力学特点不同，且分别作用于不同大小的气道，故联合应用可获得更大的支气管舒张作用。

（2）呼吸兴奋剂：目前 AECOPD 患者发生急性呼吸衰竭时不建议使用呼吸兴奋剂，只有在无条件使用或不建议使用无创通气时，可使用多沙普仑。

（3）糖皮质激素：AECOPD 住院患者在应用支气管扩张剂的基础上，可加用糖皮质激素治疗以加快患者的恢复，并改善肺功能和低氧血症，还可能减少早期复发，降低治疗失败率，缩短住院时间。推荐使用泼尼松 30 ～ 40mg/d，疗程 10 ～ 14 天。与静脉给药相比较，口服泼尼松应该作为优先的推荐途径。临床上也可单独雾化吸入布地奈德替代口服激素治疗。注意：单独应用布地奈德雾化吸入不能快速缓解气流受限，故雾化吸入布地奈德不宜单独用于治疗 AECOPD，需联合应用短效支气管扩张剂吸入。治疗

AECOPD 雾化吸入布地奈德 8mg 与全身应用泼尼松龙 40mg 疗效相当。

（4）抗菌药物

1）抗菌药物的应用指征：①在 AECOPD 时，以下 3 种症状同时出现：呼吸困难加重、痰量增加和痰液变脓性。②患者仅出现以上 3 种症状中的两种但包括痰液变脓性。③严重的急性加重，需要有创或无创机械通气。

2）抗菌药物的类型：临床上应用抗菌药物的类型应根据当地细菌耐药情况选择。对于反复发生急性加重、严重气流受限和（或）需要机械通气的患者应该做痰培养，因为此时可能存在革兰氏阴性杆菌（如铜绿假单胞菌属或其他耐药菌株）感染，并出现抗菌药物耐药。

3）抗菌药物的应用途径和时间：药物治疗的途径（口服或静脉给药），取决于患者的进食能力和抗菌药物的药代动力学，最好予以口服治疗。呼吸困难改善和脓痰减少提示治疗有效。抗菌药物的推荐治疗疗程为 5～10 天，特殊情况可以适当延长抗菌药物的应用时间。

4）初始抗菌治疗的建议：AECOPD 患者通常可分成两组：① A 组：无铜绿假单胞菌感染危险因素。② B 组：有铜绿假单胞菌感染危险因素。

以下几点提示铜绿假单胞菌感染危险因素，如出现以下几项中的 1 项，应考虑铜绿假单胞菌感染可能：①近期住院史。②经常（＞4 次/年）或近期（近 3 个月内）抗菌药物应用史。③病情严重（FEV1 ＜ 30%）。④应用口服糖皮质激素（近 2 周服用泼尼松＞ 10mg/d）。

若患者无铜绿假单胞菌感染危险因素，选择主要依据急性加重的严重程度、当地耐药状况、费用和潜在的依从性。推荐使用阿莫西林 / 克拉维酸，也可选用左氧氟沙星或莫西沙星。若有铜绿假单胞菌感染危险因素，如能口服，则可选用环丙沙星或左旋氧氟沙星 750mg/24h 或 500mg，每日 2 次。需要静脉用药时，可选择环丙沙星或抗铜绿假单胞菌的 β 内酰胺类，同时可加用氨基糖苷类抗菌药物。

5）初始抗菌治疗的疗效：抗菌治疗既要关注患者的短期疗效，如迅速改善患者症状，改善肺功能，缩短康复时间；又要尽量减少 COPD 患者未来急性加重的风险，减少 AECOPD 的频度，延长两次发作的间期。长期应用广谱抗菌药物和糖皮质激素易继发深部真菌感染，应密切观察真菌感染的临床征象并采用防治真菌感染措施。10%～20% 的 AECOPD 患者可能会对初始经验治疗反应不佳。

治疗失败的原因可能与以下因素有关：①初始经验治疗的药物未能覆盖引起感染的病原微生物，如铜绿假单胞菌、金黄色葡萄球菌（包括耐甲氧西林金黄色葡萄球菌）、不动杆菌和其他非发酵菌。②长期使用糖皮质激素的患者可能发生真菌感染。③引起感染的细菌可能为高度耐药的肺炎链球菌。④进行有创机械通气治疗的患者并发院内感染。对于这部分初始经验治疗失败的患者，还应分析导致治疗失败的其他原因。常见的原因有不适当的药物治疗及其他非感染因素如肺栓塞、心力衰竭等。

通常应采取的处理措施：①寻找治疗无效的非感染因素。②重新评价可能的病原体。③更换抗菌药物,使之能覆盖铜绿假单胞菌、耐药肺炎链球菌和非发酵菌,或根据微生物学检测结果对新的抗菌药物治疗方案进行调整。

4.其他西医治疗措施　注意维持液体和电解质平衡;注意营养治疗,注意痰液引流,积极排痰治疗(如刺激咳嗽、叩击背部、体位引流等方法);识别并治疗伴随疾病(冠心病、糖尿病、高血压等)及并发症(休克、弥散性血管内凝血、上消化道出血、胃功能不全等)。

5.中医治疗　本病邪实正虚,实为六淫疫毒、痰浊水饮、瘀血气滞;虚为气虚、阴虚、阳虚。内有停饮,复感风寒,则可成为外寒内饮证,治以解表散寒,温肺化饮。感受风热,肺气失宣而为风热犯肺证,当疏风散热,宣肺平喘。内有宿痰,脾失运化,肺失肃降则成痰浊壅肺证,给予通阳泄浊、豁痰开结。痰郁化热,夹痰上扰,气逆痰升,发生肢颤、抽搐,痰热迫血妄行,则出血,属痰热闭肺证,应取清热化痰、宣肺平喘。痰浊壅盛,水气凌心证,心神失主,可见喘促气急,痰涎上涌,动则喘咳更甚,尿少肢肿等,当温阳利水。若痰热内扰,蒙蔽心窍,意识蒙眬,甚至昏迷,属痰热蒙窍证,治法宜清热涤痰开窍。病情进一步发展可阴损及阳,阳虚不能化气行水,成为阳虚水泛证;阳虚至极,出现肢冷、汗出、脉微欲绝等元阳欲脱现象。治则方药均应"谨守病机、各随其宜",或清热化痰,或宣肺平喘,或温阳利水,或益气回阳等,论治各有侧重。初期病情轻者应辨证救治,极期病情重者,正虚邪实,当中西医结合综合救治。

(郑丹文　唐光华)

急诊分诊、AECOPD识别：COPD病史，咳嗽、咳痰加重，呼吸困难，或伴紫绀、意识障碍，SPO₂明显下降（$SPO_2 < 90\%$）

急救处理
1.呼吸支持（控制性氧疗、无创机械通气、有创机械通气），生命体征监测
2.简单询问病情，重点查体
3.初步判断病情严重程度，必要时开通静脉通道，采取血标本

详细评估要点
1.基础疾病史
2.主要临床表现、体征
3.体温、神志、呼吸
4.心率、血压变化
5.血氧饱和度变化
6.血气分析异常
7.胸部影像学（X线胸片或胸部CT）异常
8.乳酸变化、心律、心电图、心肌标志物异常
9.血常规、降钙素原、C反应蛋白异常

明确AECOPD，按AECOPD进一步评估和治疗

排除AECOPD
1.神志改变排除代谢性脑病、急性脑血管意外等情况
2.呼吸困难排除心源性和中枢性的呼吸困难
3.排除其他疑似AECOPD可能

1.中医辨证治疗：痰热腑实、痰蒙神窍者可予中药灌肠
2.西医确诊为AECOPD，根据诱因针对性处理，视病情严重程度选择呼吸支持方式和药物治疗

视生命体征、病情严重程度，进行疾病抢救处理

诱因治疗：根据诱因针对性处理

呼吸支持：视生命体征、血气分析情况选择

药物治疗：视病情严重程度选择

1.感染：行相关病原学检查，针对性使用抗菌药物
2.气胸：视气胸严重程度选择单纯性氧疗、胸腔穿刺排气、胸腔闭式引流
3.胸腔积液：视气胸严重程度选择药物治疗或胸腔穿刺引流
4.痰液引流障碍：根据病情选择普通吸痰、气管镜吸痰、气管插管等方式
5.不适当氧疗：调整氧疗方式，严密监测生命体征、血气
6.使用镇静剂：根据镇静剂类型选择使用拮抗药物或呼吸兴奋剂，监测生命体征、血气
7.呼吸肌疲劳：根据病情选择机械通气方式
8.过敏：脱离过敏原，抗过敏治疗
9.误吸：气管镜检查治疗，抗感染

严密监测、短时间内评估

控制性氧疗

无创机械通气

有创机械通气

1.支气管扩张剂：选择短效支气管扩张剂（包括β₂受体激动剂、M受体拮抗剂），单用或联合吸入治疗；如短效支气管扩张剂效果不佳，可选择茶碱类药物静脉给药治疗
2.糖皮质激素：可选择吸入或静脉使用
3.祛痰剂：根据痰量及痰液黏稠程度选择使用

根据病情评估，选择门诊治疗、普通病房住院治疗或重症监护室监护治疗

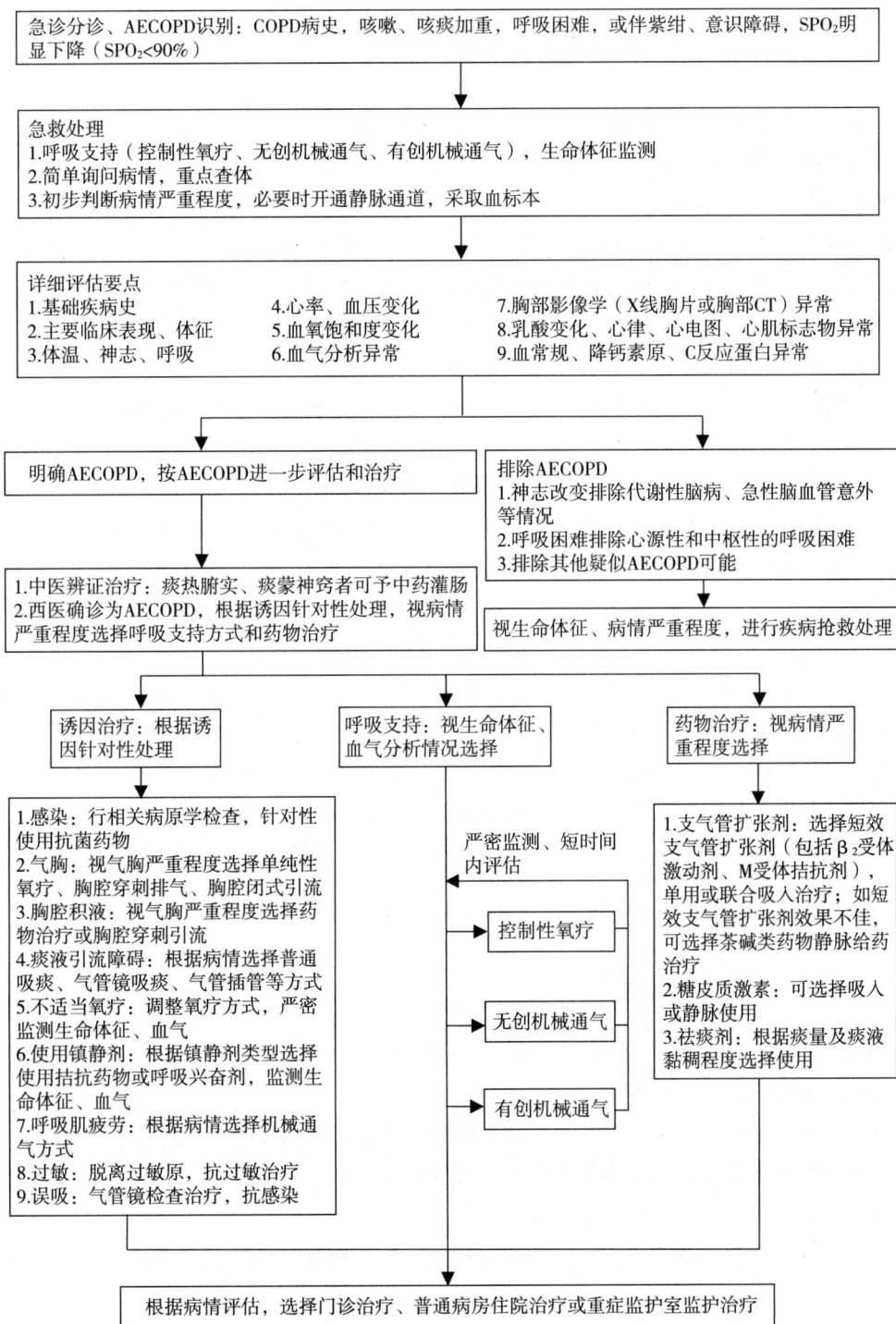

图10-2　慢性阻塞性肺疾病急性加重期诊疗流程

第三节　肺栓塞

肺栓塞（pulmonary embolism，PE）是以各种栓子阻塞肺动脉系统为发病原因的一组疾病或临床综合征，包括肺血栓栓塞症、脂肪栓塞综合征、羊水栓塞、空气栓塞等。肺血栓栓塞症（pulmonary thromboembolism，PTE）为来自静脉系统或右心的血栓阻塞肺动脉或其分支所致疾病，以肺循环和呼吸功能障碍为主要临床特征。PTE 为 PE 的最常见类型，通常所称 PE 即指 PTE。引起 PTE 的血栓主要来源于深静脉血栓形成（deep venous thrombosis，DVT）。DVT 与 PTE 实质上是一种疾病过程在不同部位、不同阶段的表现，两者合称为静脉血栓栓塞症（venous thromboembolism，VTE）。急性肺栓塞指发病时间较短，一般在 14 天以内，新鲜血栓堵塞肺动脉者，若发病时间超过 14 天，在 3 个月以内者为亚急性肺栓塞。

本病属于中医学"喘证""咳血""胸痹"等病范畴。中医学认为，本病的基础是气滞血瘀、痰湿内聚，在风寒湿痹、饮食不节、七情劳欲损伤、久病卧床、排便困难、手术、外伤等各种诱因的作用下，引起痰瘀互结，阻塞脉络，致枢机不利，气机不畅。

【诊疗流程】

PE 是急危重症，发病率仅次于冠心病及高血压，死亡率居第三位，仅次于肿瘤及心肌梗死。临床表现可以从无症状或症状轻微到血流动力学不稳定，甚至发生猝死，而且呼吸困难、胸痛、咯血等症状也非特异性，加上肺栓塞常继发于某些基础疾病，其症状往往重叠、混杂于基础疾病的临床表现中，不易甄别。临床需提高 PTE-DVT 的认识，规范诊断程序，防止漏诊和误诊，实现准确诊断。肺栓塞诊疗流程见图 10-3。

【诊疗流程中操作技术解读】

（一）重要的诊断问题

1. 临床症状　PE 的严重程度取决于栓子性质、栓子大小、栓子阻塞范围；栓塞后释放的液体因子及原心肺功能。

（1）呼吸困难或气促，占 84%，是 PE 的常见症状，其程度与栓塞面积有关。

（2）胸痛，占 74%，大多数表现为胸膜炎性胸痛。

（3）咯血，占 39%，一般量较少。

（4）咳嗽，占 53%，多为干咳和少量白痰，继发感染时可出现脓痰。

（5）晕厥，占 13%，可以是 PE 的首发症状。

（6）可伴有发热，多为低热，少数患者有 38℃以上的发热，由继发肺部感染所致。

2. 辅助检查

（1）血浆 D- 二聚体：对急性 PE 诊断敏感性高，特异性较低，对急性 PE 有较大的排除诊断价值。

（2）动脉血气分析：常表现为低氧血症、低碳酸血症、肺泡 – 动脉血氧分压差增加。

（3）螺旋 CT 造影：能发现段以上肺动脉内的栓子，甚至能发现深静脉血栓，是 PE 的确诊手段之一，但对亚段 PE 诊断价值有限。

（4）磁共振成像（MRI）：对段以上的肺动脉的栓子诊断的特异性和敏感性均较高，有识别新旧血栓的能力，可为溶栓提供依据，且适用于对碘造影剂过敏者。

（5）肺动脉造影：是诊断 PE 的金标准。①直接征象：肺动脉内充盈缺损或血流完全中断。②间接征象：造影剂流动缓慢，局部低灌注，静脉回流延迟。敏感性大于 98%，特异性 90%～98%。

（6）超声心电图：可以提示 PE，并帮助排除其他心血管疾病。

（7）心电图：① $S_I Q_{III}$ 或 $S_I Q_{III} T_{III}$ 图形。② QRS 波电轴右倾。③暂时性或新出现的右束支完全性或不完全性传导阻滞。④右胸前导联 T 波倒置。

（8）下肢静脉超声：适用于所有肺栓塞患者。

（二）重要治疗操作

1. 早期正确给氧　给予鼻导管或面罩吸氧，还应根据缺氧程度、血气分析结果，及时调整给氧的流量、时间和方式，必要时行机械通气。

2. 镇静止痛　肺栓塞患者多有胸痛表现，且疼痛常剧烈。有严重胸痛时可用吗啡皮下注射，但应注意药物副作用，尤其是呼吸抑制作用。休克者避免使用。

3. 内科特异性治疗

（1）溶栓治疗

1）溶栓治疗适应证：目前溶栓治疗主要用于 2 周内的新鲜血栓栓塞，指征是确诊肺栓塞，具体包括大块肺栓塞、肺栓塞伴休克、原有心肺疾病的次大块肺栓塞引起的循环衰竭者。

2）溶栓治疗禁忌证：①绝对禁忌证：活动性出血，近期的自发性颅内出血；②相对禁忌证：大手术、分娩、器官活检或不能压迫的血管穿刺（10 天）出现过胃肠道出血，15 天内发生过严重外伤，2 个月内出现过缺血性中风，控制不好的重度高血压，近期心肺复苏、出血性疾病、肝肾疾病、糖尿病出血性视网膜病等。

（2）抗凝治疗：防止血栓的复发和血栓的再形成，是血流动力学稳定患者的基本治疗方法。常用药物为普通肝素、低分子肝素、华法林。

4. 外科手术治疗　即血栓摘除术，手术风险大、死亡率高，需要较高的手术条件，仅适用于经积极内科治疗无效的紧急情况，如致命性肺动脉主干或主要分支阻塞的大面积 PTE 或有溶栓禁忌证者。

5. 介入治疗

（1）适应证（国内专家共识）：①急性大面积 PE 伴进展性低血压、严重呼吸困难、休克、晕厥、心脏骤停。②溶栓禁忌证者。③开胸禁忌证者和（或）伴有极易脱落的下腔静脉及下肢静脉血栓者。

（2）治疗方法：治疗方法的选择主要取决于 PE 引起的病理生理改变，轻者需一般治疗，重者需急救处理。酌情采用的治疗方法：①碎栓术：导丝、导管碎栓术；球囊扩张碎栓术。②血栓抽吸术。③导管内溶栓术。④球囊血管成形术（PTA）。⑤支架植入术（PTAS）。

临床多 2 种及以上方法联合使用：①碎栓术 + 导管内溶栓术。②碎栓术 + 血栓抽吸术 + 导管内溶栓术。③血栓抽吸术 + 碎栓术 +PTAS。

（3）并发症：①穿刺并发症：皮下血肿，动静脉瘘，小夹层形成。②溶栓后出血，发生率一般为 5%，颅内出血发生率为 0.5 ~ 1%。③导管通过心室出现心律失常，如房早、阵发性室速，一般调整导丝头后即可缓解。④抽栓和取栓术会造成血管内膜损伤，故注意在导管的抽拉中抽吸。

6. 中医治疗

（1）治疗原则：中药以散闭结之肺气、通顺血脉、宽胸除满、行气通便为基本治则。

（2）针灸

1）针刺法：主穴选中脘、气海、关元、足三里、脾俞、膈俞，神志不清、晕厥者配人中、承浆，痰涎壅盛者加丰隆。

2）艾灸法：主穴选神阙、关元，可温针灸百会、素髎、内关、足三里。

（郑丹文　唐光华）

急诊分诊、肺栓塞识别：哮喘病史，静息状态下的呼吸困难、端坐呼吸、大汗淋漓、喉中哮鸣音、焦虑或烦躁，甚至嗜睡、昏睡，SPO_2明显下降（$SPO_2 < 90\%$）

↓

急救处理
1. 呼吸支持（氧疗、无创机械通气、有创机械通气），生命体征，血氧饱和度监测
2. 简单询问病情，重点查体
3. 开通静脉通道，采取血标本
4. 对症支持治疗

↓

详细评估要点
1. 基础疾病史　　　　　4. 生命体征变化　　　　7. D-二聚体异常
2. VTE的主要危险因素　5. 血气分析异常　　　　8. 胸部X线异常
3. 临床表现、体征　　　6. 心电图变化　　　　　9. 心脏超声、下肢静脉超声异常

↓

疑诊：根据临床情况疑诊PTE

临床表现：无特异性，常见呼吸困难、胸痛、咳嗽、咯血、晕厥、烦躁、惊恐甚至濒死、发热，以及下肢肿胀、疼痛、周径增粗、浅静脉扩张、皮肤色素沉着、行走后易疲劳或肿胀加重等下肢DVT的表现

心电图：$S_I Q_{III} T_{III}$，$V_1 \sim V_4$的T波改变、ST段异常，完全或不完全性右束支传导阻滞，电轴右偏，顺钟向转位等

血气分析：常为低氧血症、低碳酸血症，肺泡-动脉血氧分压差增大；部分患者血气分析结果可正常

胸部X线：缺乏特异性，可表现为区域性的血管纹理变细、稀疏或消失，肺透亮度增加，肺局部浸润性阴影，尖端指向肺门的楔形影，肺不张，肺动脉段膨隆，右心室扩大，右下肺动脉干增宽或伴横截征，胸腔积液等

超声检查：①下肢静脉超声：DVT征象。②心脏超声：右心功能障碍（右心室、右心房扩大，三尖瓣反流速度增快，下腔静脉扩张），肺动脉扩张，估测肺动脉压力增高

D-二聚体：①阴性（$\leq 500\,\mu g/L$）：结合临床可能性评估可基本排除PTE。②阳性（$> 500\,\mu g/L$）：结合临床可能性评估进一步检查

↓

确诊：对疑诊PTE合理安排检查确诊

根据患者病情及医院检查条件，选择一种或多种确诊措施结合，包括CT下肺动脉造影（CTPA），核素肺通气/灌注显像，核磁共振肺动脉造影（MRPA），肺动脉造影

↓

求因：寻找PTE的成因和危险因素　　　支持治疗　←　PTE针对性治疗　→　中医辨证治疗

1. 临床相关危险因素
2. 生活、习惯、工作方式
3. 易栓症的指标检测

高危PTE：并发血流动力学不稳定或休克

中危PTE：血流动力学稳定，但出现右心功能不全和（或）心肌损伤

低危PTE：血流动力学稳定，且不存在右心功能不全和（或）心肌损伤

↓

采取相应预防或治疗措施

溶栓治疗
介入治疗
手术治疗

基本治疗——抗凝：肝素类（普通肝素、低分子肝素），华法林，磺达肝癸钠

↓

视临床分型及病因、合并症、并发症的情况，选择住院或转重症监护室治疗

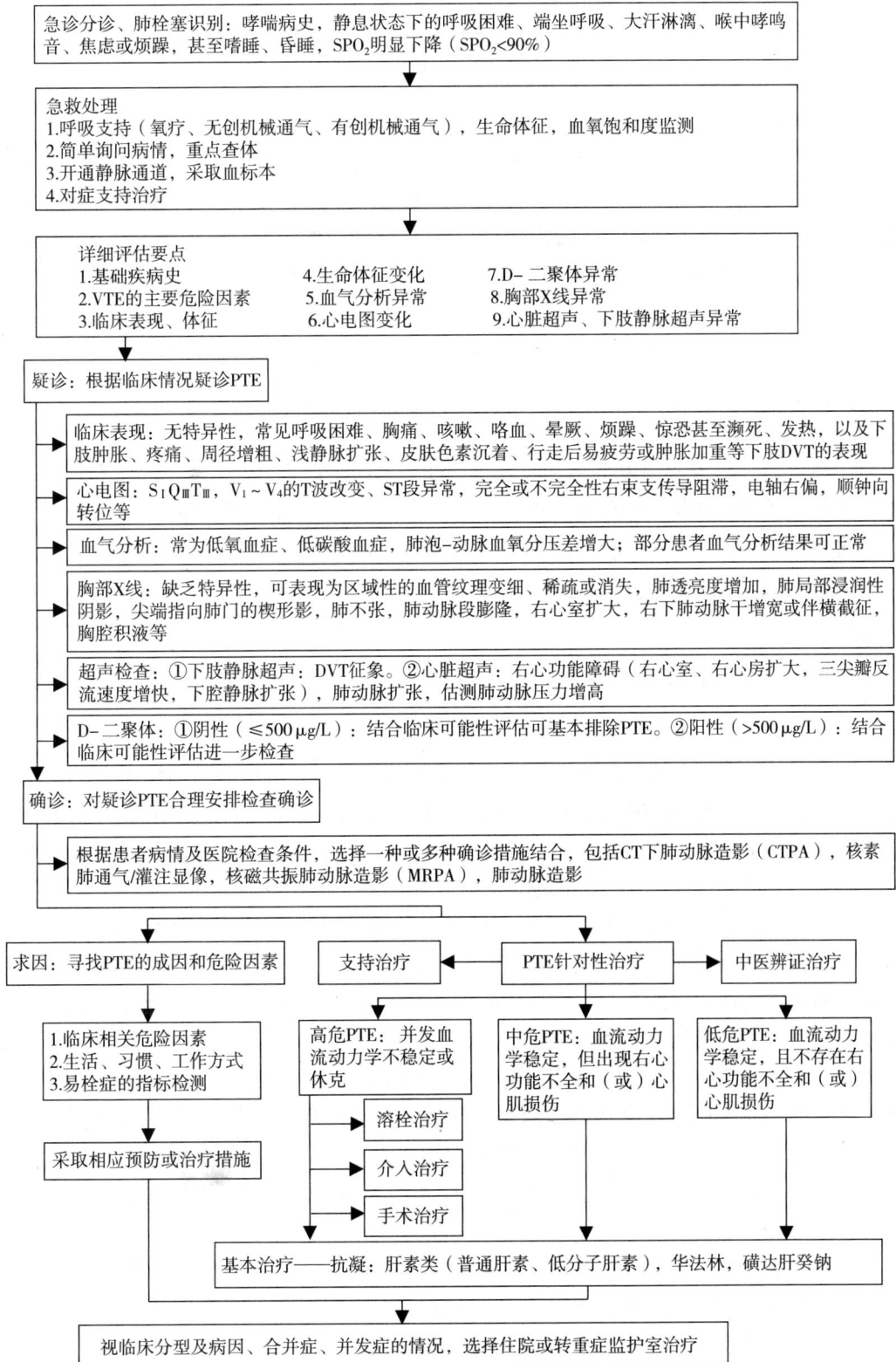

图 10-3　肺栓塞诊疗流程

第四节　血气胸

血气胸指自发性因素或者胸部外伤所造成的胸膜腔积血积气。血气胸可单独发生，也常和其他损伤合并发生。自发性血气胸多由于肺脏结构先天性发育缺陷，形成肺大疱，破裂后造成自发性气胸，引起肺压缩时，致粘连带撕裂，粘连带中的小动脉破裂出血，病情相对较轻。创伤性血气胸多由胸部外伤所致，常常合并其他类型的胸部损伤，如肋骨骨折、纵隔伤、肺挫伤等，病情常常复杂和危重。约70%胸部创伤存在不同程度的血胸。

本病属于中医学"跌打损伤"及"胸胁痛"等病范畴。

【诊疗流程】

小量的血气胸可无明显症状，尤其是单纯小量闭合性血气胸，可观察，待其吸收；但是大量出血或高压积气的严重血气胸，可出现呼吸衰竭、失血性休克，死亡率高，必须尽早识别和处理。血气胸诊疗流程见图10-4。

【诊疗流程中操作技术解读】

（一）重要的诊断问题

1. 气胸

（1）临床症状：常突然发生胸痛，多局限于患侧，呈针刺样或刀割样疼痛，时有向患侧肩部放射，伴有不同程度的胸闷、呼吸困难，程度与患者发生气胸前后的肺基础疾病及肺储备功能状况、发生速度、肺压缩程度和气胸类型有关。若基础疾病严重，肺储备功能差，气胸速度发生快，肺压缩面积大，则出现严重呼吸困难。一般对于青壮年来说，即使一侧肺被压缩＞90%，由于基础肺功能好，也可无明显呼吸困难；而对于基础肺功能差的患者，即使一侧肺被压缩10%～20%，也可见明显的呼吸困难。张力性气胸，胸膜腔内压力骤然升高，肺压缩明显，纵隔移位，对循环功能影响大，可出现严重呼吸困难、大汗淋漓、心悸、血压下降甚至休克。

（2）体征：常见患侧胸廓饱满、呼吸运动减弱，叩诊呈鼓音，心、肝浊音界缩小、活消失，听诊患侧呼吸音减弱甚至消失。气胸量大或张力性气胸时纵隔可向健侧移位，可伴有心率、呼吸频率增快，血压下降和发绀。少量气胸（肺压缩＜30%）时，患者通常缺乏阳性体征，或仅有轻度呼吸音减弱，特别是存在肺气肿时更难以发现气胸的阳性体征。

（3）辅助检查：①X线检查：是诊断气胸的重要方法，可以显示肺脏萎缩的程度、肺内病变情况及有无胸膜粘连、胸腔积液和纵隔移位等。气胸典型的X线征象为肺有一弧形外凸的阴影，阴影以内为压缩的肺组织，而阴影以外为无肺纹的胸腔气体。②CT扫描：对胸腔内少量气体的患者较为敏感，容易发现X线检查不能发现的隐蔽区域，对气胸的诊断优于 X 线检查。

2. 血胸

（1）分类：①少量：＜ 500mL，胸部 X 线检查示肋膈角变钝消失。②中量：500 ～ 1500mL，胸部 X 线检查示液面上界达肺门平面。③大量：＞ 1500mL，胸部 X 线检查示液面超过肺门达肺上野。

（2）病理生理变化：与胸腔内出血量及速度有关：①休克：大量胸腔内出血可引起急性循环血量减少，导致出血性休克。②急性循环、呼吸功能紊乱：胸腔内积血压迫肺组织使其萎陷而减少通气，纵隔移位，影响静脉回心血量，导致急性循环、呼吸功能紊乱。③凝固性血胸：出血量多而出血速度快时，膈肌、心脏、肺组织运动引起的去纤维蛋白作用不完全，则血液可发生凝固，形成凝固性血胸。④脓胸：血液是良好的培养基，经伤口或肺破裂口侵入的细菌，会在积血中迅速繁殖，引起感染性血胸，特别是有穿透伤或异物存留者，最终导致脓胸。

（3）临床表现：①少量：无明显症状及体征。②中量以上：脉搏细弱、血压下降等，体检伤侧呼吸运动减弱，叩诊呈实音，呼吸音减弱或消失。

（4）进行性血胸的诊断：①经输血、补液等抗休克治疗无好转。②胸腔穿刺抽出血液很快凝固。③胸腔穿刺抽血后，很快又见积血增多。④血红蛋白及红细胞进行性下降。⑤胸腔闭式引流量大于 200mL/h，持续 3 小时以上，或第 4 ～ 5 小时仍每小时超过 100 ～ 150mL。

（5）感染性血胸的诊断：①畏寒、高热，血象升高。②蒸馏水试验：抽出积血 1mL，加入蒸馏水 5mL，出现混浊或絮状物，提示感染。③积血：红细胞∶白细胞为 100∶1（正常为 500∶1）。④积血：涂片或培养发现细菌。

（二）重要治疗操作

1. 治疗原则　防治休克，止血，及早清除胸腔内积血，防治感染，及时处理血胸引起的并发症。

治疗目标：胸腔闭式引流以解除胸腔积气对呼吸、循环所造成的障碍，使肺尽早复张，恢复功能，同时也要治疗原发病。

治疗的决策须做到个体化，并且考虑到如下因素：血气胸量、严重程度、基础肺部疾病的表现、并发症、既往气胸病史、患者的依从性、引流气体的多少和持续时间，以及可行的随访监测。

2. 急性气胸的处理

（1）闭合性气胸：肺压缩＜ 20% 者，单纯卧床休息，气胸即可自行吸收；肺压缩＞ 20%、症状明显者，应胸腔穿刺抽气，每日或隔日抽气 1 次，每次 600 ～ 800mL 为宜，一次抽气量不宜超过 1000mL。

（2）开放性气胸：应用胸腔闭式引流排气，肺仍不能复张者，可加用负压持续吸引。

（3）张力性气胸：病情危急，应迅速解除胸腔内正压以避免发生严重并发症，紧急时亦需立即胸腔穿刺排气，无其他抽气设备时，为了抢救患者生命，可用粗针头迅速刺入胸膜腔以达到暂时减压的目的，同时准备立即行胸腔闭式引流或负压持续吸引。

3. 急性血胸的处理

（1）非进行性血胸：胸穿、闭式引流、预防感染。

（2）进行性血胸：抗休克、剖胸探查、抗感染。

（3）凝固性血胸：开胸清除血块，抗感染。

（4）机化性血胸：开胸清除纤维板，抗感染。

胸腔闭式引流适用于出血量大、肺组织压缩明显的血胸的治疗。

4. 外科开胸手术　经内科治疗无效的血气胸可为手术的适应证，主要适用于长期气胸、血气胸、双侧气胸、复发性气胸、张力性气胸引流失败者，胸膜增厚致肺膨胀不全或影像学有多发性肺大疱者。手术目的第一是控制肺漏气，第二是处理肺病变，第三是使脏胸膜和壁胸膜粘连以预防气胸复发。手术治疗是治疗顽固性血气胸的有效方法，也是预防复发的最有效措施。

5. 中医治疗　血气胸是比较常见的急症，起病急骤，症状严重，处理不及时可因急性进行性呼吸衰竭而死亡。中医辨证施治对闭合单纯性气胸及气胸外科手术的康复有重要作用。补肺益气、健脾化痰、活血祛瘀、通腑下气等治疗方法，对本病有一定的疗效，可以加快吸收、帮助肺组织的复张、避免反复发作。

（郑丹文　唐光华）

急诊分诊、血气胸识别：胸部外伤史，胸痛、呼吸困难、咯血，生命体征不稳定

急救处理
1.呼吸支持（氧疗、无创机械通气、有创机械通气），生命体征、血氧饱和度监测
2.简单询问病情，重点查体
3.初步判断病情严重程度，必要时开通静脉通道，采取血标本

详细评估要点
1.有无外伤史　　　　　　4.心率、血压变化　　　　　7.胸部影像学（X线胸片或胸部CT）异常
2.主要临床表现、体征　　5.血氧饱和度变化　　　　　8.血常规、凝血功能异常
3.体温、神志、呼吸　　　6.血气分析异常　　　　　　9.头颅、腹部等其他部位影像学异常

外伤性血气胸

自发性血气胸

失血量动态评估：血液、血容量补充；抗休克治疗

呼吸功能障碍的监测和支持

呼吸功能障碍的监测和支持

胸部损伤、胸腔出血量和肺组织压缩评估
- 观察和动态评估
- 胸腔闭式引流
- 手术治疗

观察和动态评估

胸腔闭式引流

支持治疗

胸腔出血量和肺组织压缩评估

预防感染：清创、引流、抗生素使用

其他合并症、并发症的诊断和处理

其他部位、脏器损伤的判断
- 观察和动态评估
- 支持治疗
- 手术治疗

其他并发症的诊断和处理

根据病情，选择普通病房住院治疗或重症监护室监护治疗

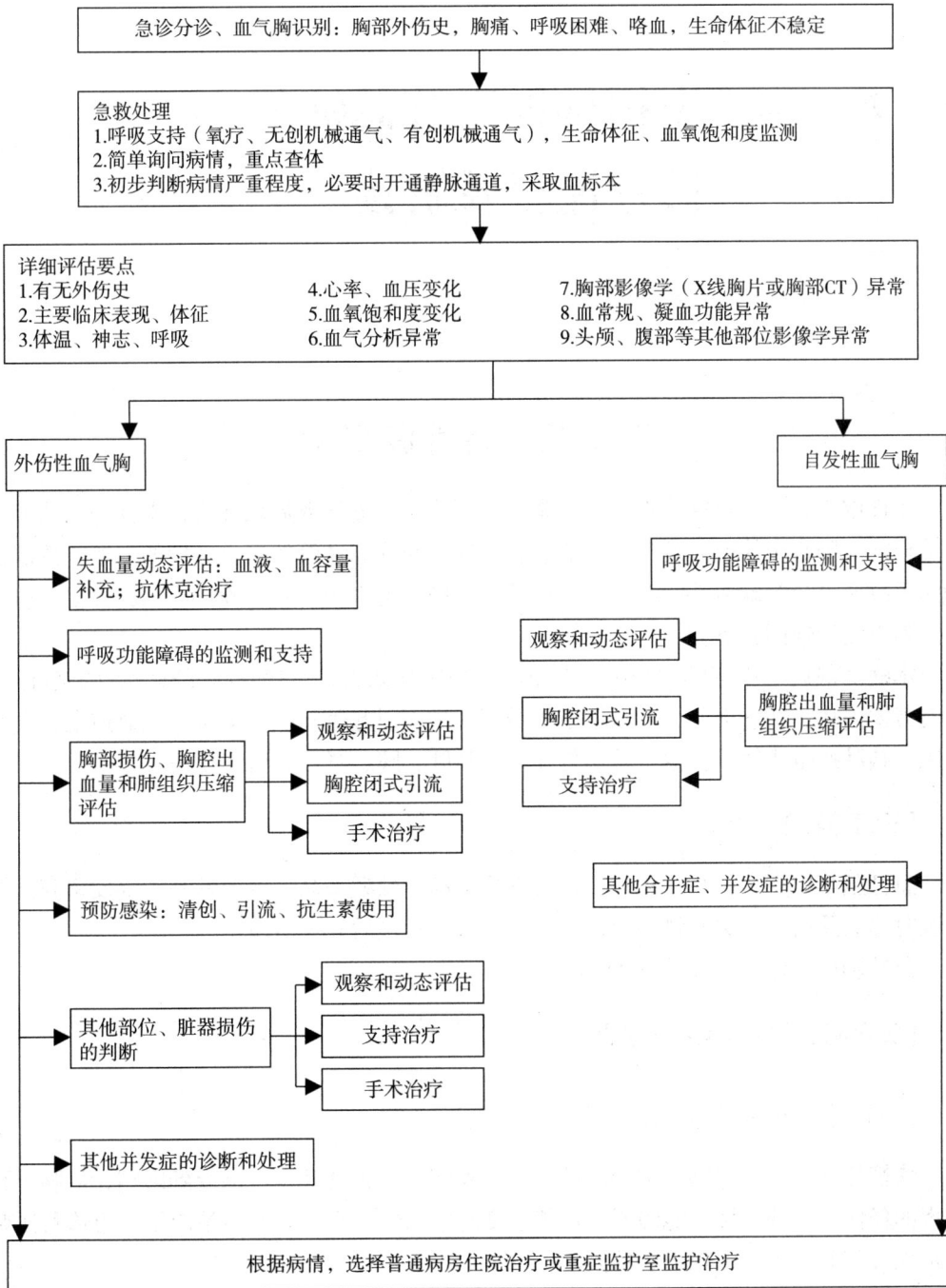

图 10-4　血气胸诊疗流程

第十一章　中枢神经系统急症的诊疗流程及解读 ▷▷▷▷

第一节　急性脑卒中

急性脑卒中又名急性脑血管病，是脑循环障碍迅速导致局限性或弥漫性神经功能缺损综合征。脑卒中能引起局灶性的症状和体征，与受累血管的血供区域相一致。按照脑的病理改变可分为缺血性脑卒中和出血性脑卒中，前者包括脑血栓形成和脑栓塞，后者包括脑出血和蛛网膜下腔出血。

本病一般属于中医学"卒中风"范畴。中医学认为，本病是在元气亏虚的基础上，遇有劳倦内伤、情志失调、饮食不节等诱因，进而引起脏腑阴阳失调，气血逆乱，直冲犯脑，脑脉痹阻或络破血溢。其病位在脑，与肝、脾、肾、心密切相关。

【诊疗流程】

急性脑卒中病情往往比较危急，其发病率高、致残率高、致死率高、复发率高，如能及时诊断及给予相关专科治疗，往往能改善患者预后和生活质量。

急性脑卒中诊疗流程见图 11-1。

【诊疗流程中操作技术解读】

（一）重要的诊断问题

病情评估　在一些迅速进展的神经系统疾病中，正常呼吸可能受到影响，从脑干到肌肉的任何一个神经性功能障碍都可能改变呼吸力学。在这样紧急情况下，急诊科医师是最先接到此类呼吸困难患者的人。

（1）急性呼吸衰竭的临床识别：①呼吸衰竭可导致患者烦躁、憋闷、心动过速（＞100 次 / 分）、呼吸急促（＞20 次 / 分）、胸锁乳突肌或斜角肌收缩、言语断续，有时出现反常呼吸。②口咽肌肉无力患者由于存在唾液的吞咽困难，尤其需要警惕急性呼吸衰竭。口腔大量唾液咽下是导致呼吸衰竭一个重要危险因素，还存在窒息风险，需引起临床重视。③警惕反常呼吸。部分患者可能会出现明显的胸腹不同步。正常吸气时，膈肌下移推动腹内容物向下、向外，肋缘提升向外，举起胸和腹，故腹部和胸部扩张是同步的。出现急性机械性呼吸衰竭时，胸部与腹部扩张不协调，出现反常呼吸或胸腹矛盾呼吸（胸部扩张而腹部塌陷）。此类反常呼吸最常出现在膈肌瘫痪患者。④患者一旦有呼吸窘迫的信号即需转入抢救室；大量口腔分泌物、呕吐、反复咳嗽但力弱者存在误吸危险，尤其是仰卧者。

（2）急诊科快速评估

①脑卒中发作时间 < 3 小时。

② Door-to-CT scan（入科到 CT 检查）< 25 分钟。

③ CT-to-radiologist reading（CT 出结果）< 20 分钟。

④ IV TPA administration < 15 分钟。

⑤ Door-to-needle（入科至用药时间）< 60 分钟。

⑥ Time is Brain（F、A、S、T）：F（face）指突发一侧脸部下垂；A（arm）指突发一侧肢体麻木、动作笨拙、无力；S（speech）指突发说话困难或语言理解障碍、口齿模糊；T（time）指立即呼救，入院治疗。

（3）急诊医生对急性脑梗死的诊断及评估工作应该在 40 分钟内完成，包括询问病史、体格检查、神经功能评分、开具各项检查单等。

1）急性缺血性脑卒中的诊断：可根据《中国急性缺血性脑卒中诊治指南（2018）》的诊断标准：①急性起病。②局灶神经功能缺损（一侧面部或肢体无力或麻木、语言障碍等），少数为全面神经功能缺损。③症状或体征持续时间不限（当影像学显示有责任缺血性病灶时），或持续 24 小时以上（当缺乏影像学责任病灶时）。④排除非血管性病因（脑外伤、中毒、癫痫后状态、瘤卒中、高血压脑病、血糖异常、脑炎及躯体重要脏器功能严重障碍等引起的脑部病变）。⑤脑 CT/MRI 排除脑出血。

2）采集病史、体格检查及神经功能评估三项工作应该在 10 分钟内完成：①病史采集：询问症状出现的时间最为重要，特别注意睡眠中起病的患者，应以最后表现正常的时间作为起病时间。其他病史包括神经症状发生及进展特征，血管及心脏病危险因素，用药史、药物滥用、痫性发作、感染、创伤及妊娠史等。②一般体格检查与神经系统体检：评估气道、呼吸和循环功能后，立即进行一般体格检查和神经系统体检。③用卒中量表评估病情严重程度。

（二）重要治疗操作

1. 氧疗　经鼻吸氧要合理掌握流量，使血氧饱和度达 90% ～ 95% 为宜，同时需注意长时间吸氧可能引起神经肌肉性呼吸衰竭患者 CO_2 潴留，导致高碳酸血症性昏迷或突发呼吸骤停。

2. 口腔分泌物的管理　对不是非常严重的患者，分泌物的管理很重要，需要及时经常清理，可使用杨克式吸引棒，也可以用抗胆碱能药物，如莨菪碱片和三环类抗抑郁药物，两种药物都会在数小时内产生效果。然而，随着症状加重，这些措施的作用只是暂时的。

3. 机械通气　任何呼吸衰竭或氧饱和度下降的患者，必须考虑机械通气，不论是插管还是非侵入性。

4. 急性缺血性脑卒中的急救处理

（1）重要器官的保护。

（2）TPA（组织型纤溶酶原激活剂）的使用。

（3）脑疝急救原则：处理脑疝的抢救要求能早期发现，争分夺秒进行有效的抢救，解除颅内高压，缓解脑疝。①快速静脉注射 20% 甘露醇和呋塞米。②已确定病变和部位，应立即手术。③后颅窝占位病变，可紧急行脑室穿刺引流。④脑疝晚期时，不放弃抢救机会，应积极抢救。

5. 中医治疗

（1）治疗原则：以破血化瘀、泄热醒神、豁痰开窍为基本治法。

（2）对中脏腑闭证患者的救治，理论上分阳闭及阴闭，阳闭用安宫牛黄丸，阴闭用苏合香丸。但在临床实践中，对中脏腑的患者不论阳闭或阴闭均可用安宫牛黄丸或醒脑静（安宫牛黄丸的水剂）。因为中脏腑闭证的病机是风、火、痰、瘀闭阻清窍而发神昏，阳闭见痰热证，阴闭见痰湿证。根据临床观察，安宫牛黄丸醒神开窍疗效最好。所以，中风中脏腑者，出现神昧、神昏、神愦，只要排除脱证，均可使用安宫牛黄丸。窍开神清越快、偏瘫肢体肌力恢复较快，后遗症相对较轻。

（3）体针

1）中经络：①半身不遂：取手足阳明经穴为主，辅以太阳、少阳经穴。一般均刺患侧穴，针对病程较久者，也可采用"补健侧，泻患侧"的治法。主穴为肩髃、曲池、手三里、外关、合谷、环跳、阳陵泉、足三里、解溪、昆仑。病侧经筋屈曲拘挛者，肘部加曲泽，腕部加大陵，膝部加曲泉，踝部加太溪。如言语謇涩，加哑门、廉泉、通里。②口角歪斜：取手足阳明经穴为主。主穴为地仓、颊车、合谷、内庭、太冲。配穴按患处酌情选取牵正、水沟、四白等穴位。

2）中脏腑：闭证取督脉和十二井穴为主。主穴水沟、十二井、太冲、丰隆、劳宫。牙关紧闭配颊车、合谷，言语不利配哑门、廉泉、关冲。

（4）艾灸：脱证取任脉经穴为主，可用大艾炷灸。主穴取关元、神阙（隔盐灸），气血不足者加脾俞、足三里、气海、合谷。

（5）头针：选对侧运动区，配合足运感区，失语者可选择语言区。

（黄满花　唐光华）

```
                                              ┌─────────────┐
呼吸微弱：大动脉搏动未触及  ◄─────────────────  │  测定生命体征  │
                                              └─────────────┘
                                                     │
                                                     ▼
┌──────────────┐      ┌──────────────┐         ┌──────────────┐
│ 抢救室：心肺复苏 │ ───► │  呼吸、循环稳定  │ ──────► │ 体针：百会、内关 │
└──────────────┘      └──────────────┘         │ 平衡针：头痛穴  │
       │                      │                └──────────────┘
       ▼                      ▼
┌──────────────┐      ┌──────────────┐
│ 体针：百会、涌泉 │      │ 简要病史询问（3分钟）│
│ 平衡针：急救穴  │      └──────────────┘
└──────────────┘              │
                              ▼
┌──────────────────────────────────────────────────────────┐
│ 1.吸氧，心电、血压、血氧监护                                    │
│ 2.监测：生命体征+意识、瞳孔、血氧饱和度、尿量、指尖血糖              │
│ 3.查体：瞳孔——神经系统查体（昏迷程度、GCS评分）、一般查体           │
│ 4.建立静脉通道并留取血液标本                                    │
│ 5.心电图                                                     │
└──────────────────────────────────────────────────────────┘
              │                                    │
              ▼                                    ▼
       ┌──────────┐                         ┌──────────┐
       │ 头颅CT阳性 │                         │ 头颅CT阴性 │
       └──────────┘                         └──────────┘
         │      │                                  │
         ▼      ▼                                  ▼
┌────────┐ ┌──────────────┐         ┌──────────────────────┐
│ 脑出血   │ │ 缺血性脑卒中    │         │ 有新发局部神经系统定位体征，考虑早 │
│蛛网膜下腔│ │（可见责任病灶）  │         │ 期缺血性脑卒中            │
│ 出血    │ └──────────────┘         └──────────────────────┘
└────────┘
    │
    ▼
┌────────────────┐      ┌──────────────────────────────────┐
│ 启动绿色通道，专科会诊 │      │ 启动绿色通道，专科会诊，完善头颅MR，进行NIHSS评估 │
└────────────────┘      └──────────────────────────────────┘
    │                            │                        │
    ▼                            ▼                        ▼
┌────────────────┐
│ 保守或急诊手术治疗    │
└────────────────┘
    │
    ▼
┌──────────────────┐ ┌──────────────┐      ┌──────────┐
│ 基底节区中等量以上出血  │ │ 4.5~8小时（后循 │      │ >4.5小时  │
│（壳核出血>30mL，丘脑   │ │ 环可延长至12小 │      └──────────┘
│ 出血>15mL），小脑出血  │ │ 时）之内，则急  │        │      │
│ >10mL或合并脑积水，    │ │ 查DWI后行动脉  │        ▼      ▼
│ 脑室铸型，合并血管畸形、动脉│ │ 溶栓+取栓     │  ┌────────┐┌──────────┐
│ 瘤，可行外科手术，其余均可内│ └──────────────┘  │NIHSS<  ││NIHSS>10，│
│ 科保守治疗            │                     │10，RACE││RACE>5，或进│
└──────────────────┘                     │<5，行静 ││展性梗死，行动│
    │                         │           │脉溶栓   ││脉溶栓      │
    │                         │           └────────┘└──────────┘
    ▼                         ▼                 │          │
┌──────────────────────────────────────────────────────────┐
│                    收入专科病房或重症监护室                       │
└──────────────────────────────────────────────────────────┘
```

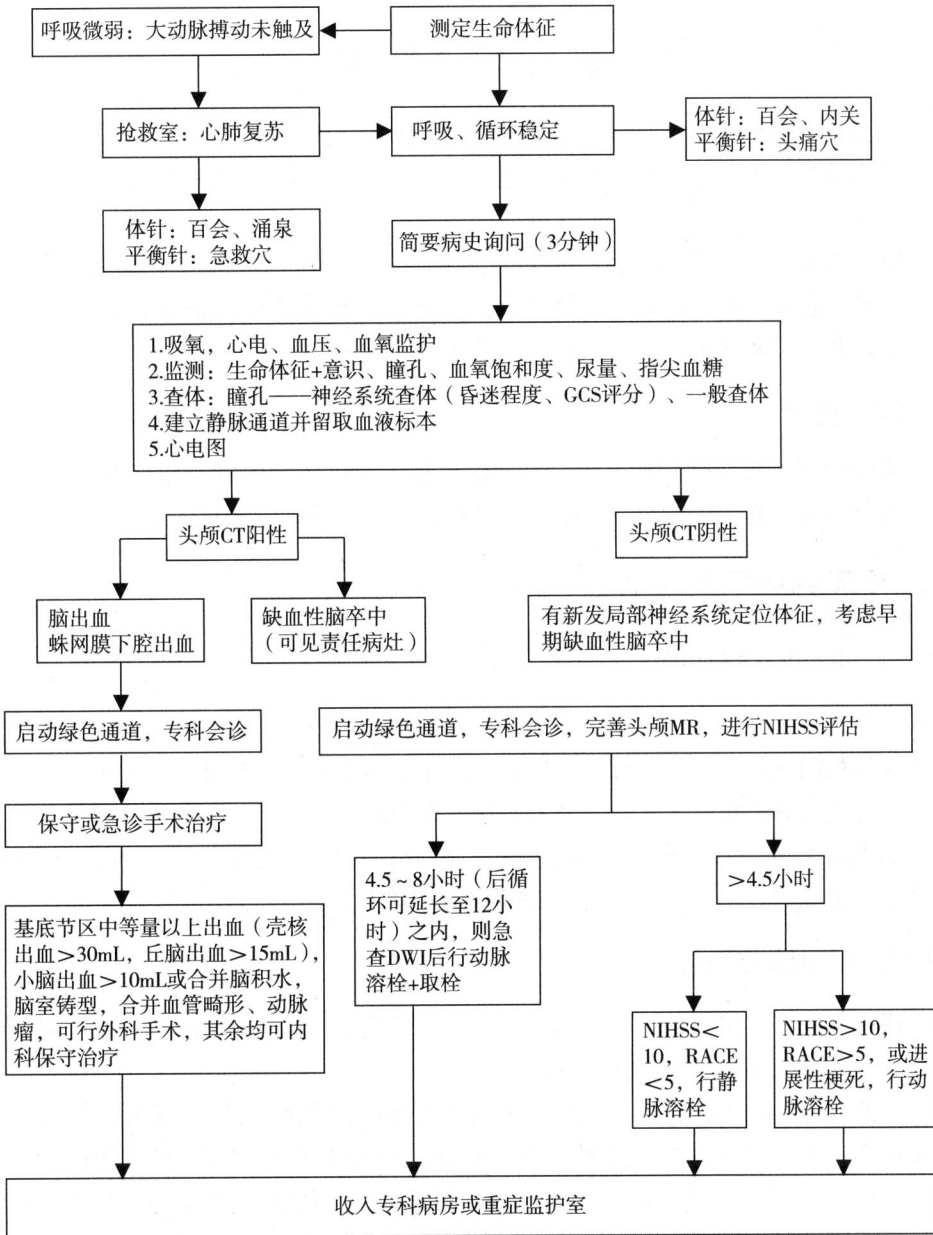

图 11-1　急性脑卒中诊疗流程

第二节 晕 厥

晕厥是由于短暂的全脑组织灌注降低而导致的一过性意识丧失（T-LOC），发作时患者因肌力消失不能保持正常姿势而倒地。以快速发作、短时间和自发性的完全恢复为特点。

本病一般属于中医学"厥证"范畴。其病因可分气厥、血厥、痰厥、暑厥、寒厥、酒厥、色厥、食厥等不同；病位虽涉及五脏六腑，但与肝的关系尤为密切。总的病机为突然气机逆乱，升降失常，气血阴阳不相顺接，发为厥证。

【诊疗流程】

晕厥是短暂的发作性意识丧失的临床综合征，对患者全面系统而重点突出的问诊、查体、理化检查，是明确病因、治疗晕厥的关键。晕厥诊疗流程见图 11-2。

【诊疗流程中操作技术解读】

（一）重要的诊断问题

晕厥发作前常没有症状，良性和致命性的病因都可能是晕厥的原因。因为担心心律失常和猝死的风险，对于表面健康的患者需接受多方面的评估并需经常入院。晕厥最主要原因与心血管系统有关，合并有心脏病、心肌缺血和其他少见的心脏异常死亡率很高。应明确有无增加死亡风险的危险因素：器质性心脏病、心肌缺血、预激、长 QT 间期综合征、Brugada 综合征、儿茶酚胺敏感性多形性室速。

（二）重要治疗操作

1. 晕厥的治疗目标 主要目标为减少复发，降低死亡率。次要目标为防止晕厥复发所导致的意外和创伤，提高生活质量。

2. 神经介导性晕厥的治疗 神经介导性血管性晕厥综合征的治疗策略是，尽可能避免诱发因素。对于反复发作或症状严重的患者，可考虑起搏治疗。对血管迷走性晕厥（VVS）有一系列的药物治疗方案可供选择，但没有一种药物的长期疗效得到明确证实。

3. 起搏器治疗 ACC/AHA Ⅱa 级适应证；心脏抑制性 VVS 反复发作大于 5 次 / 年；或曾有晕厥导致的严重外伤及意外，伴年龄大于 40 岁者。

4. 中医治疗 厥证乃急危之候，当及时救治，以"醒神回厥"为治则，实证予以开窍、化痰、辟秽；虚证予以益气、回阳、救逆。

（1）急救中成药：对脑源性晕厥，属实证、痰证、火证，予清热、化痰、醒神中药针剂，如醒脑静注射液、清开灵注射液、天麻素注射液等；瘀证予活血化瘀中药针剂，但应注意在未明确诊断前，须选用对脑出血、溶栓治疗无禁忌证药物。对心源性晕厥、低血压、血糖过低等属虚证者，予补虚益气中药针剂，如参麦注射液、参附注射液等。

（2）针灸治疗：①体针：主穴取百会、人中、十宣、内关、足三里。方法为先刺人中穴，用强刺激，然后刺内关、足三里，进针后强刺激，每隔 3 ～ 5 分钟行针 1 次，治疗二三次效果不显著者，再加内关、涌泉。②灸法：先灸百会，效果不显著加灸气海。如果阳虚欲脱，灸气海、神阙以温中回阳。③耳针：主穴取心、皮质下、肾上腺、神门，方法为进针后强刺激。

（黄满花　唐光华）

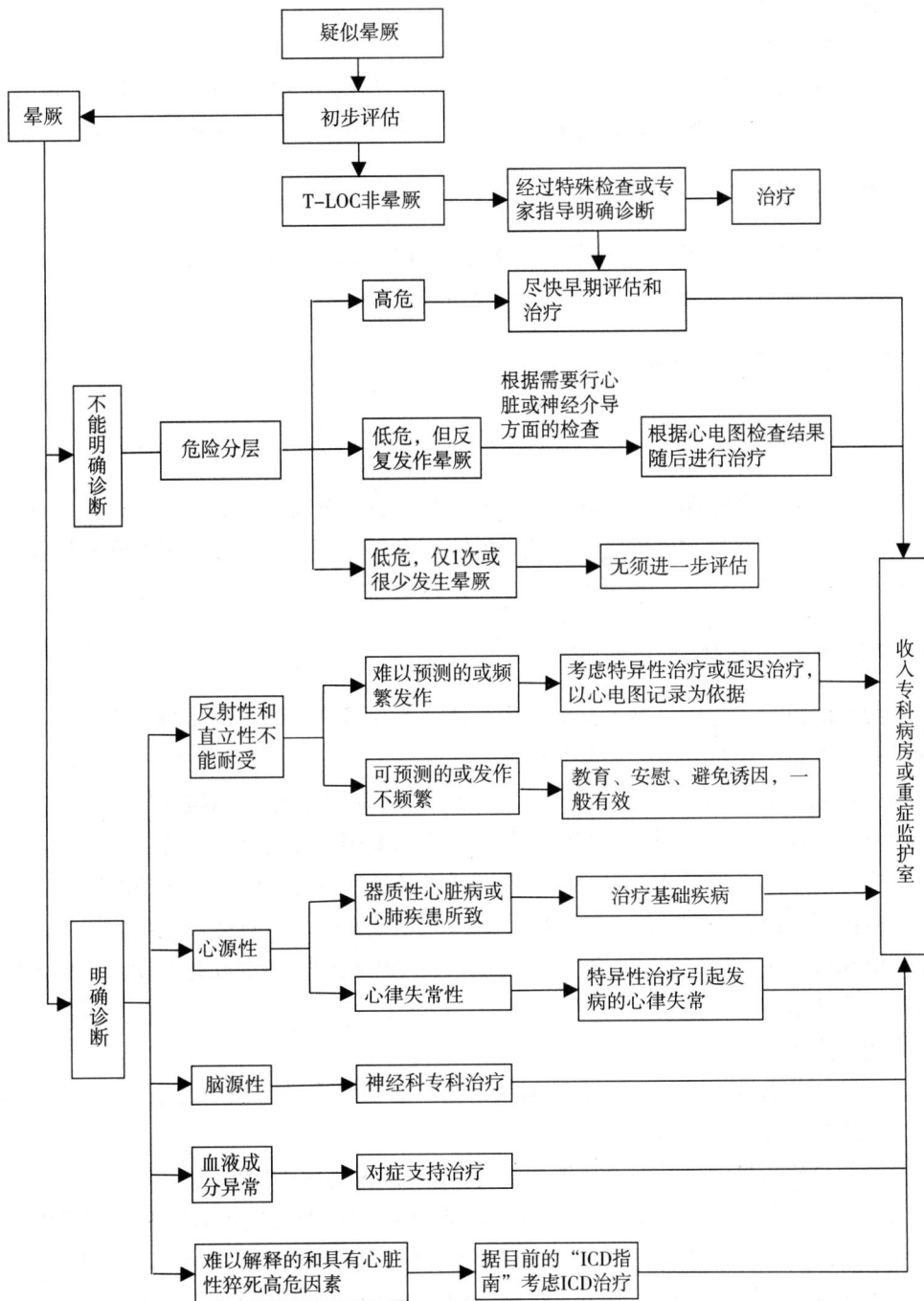

图 11-2　晕厥诊疗流程

第三节 癫 痫

癫痫是慢性反复发作性短暂脑功能失调综合征，以脑神经元异常放电引起反复痫性发作为特征，是发作性意识丧失的常见原因。如癫痫连续发作之间意识尚未完全恢复又频繁再发，或癫痫发作持续 30 分钟以上不自行停止，通常指全身性强直 – 阵挛发作持续状态，又称癫痫持续状态。

本病一般属于中医学"痫证""癫疾"范畴。其基本病机为禀赋不足、七情失调、劳累过度、饮食失节、脑部外伤等致气机逆乱，风、痰、瘀、火阻闭清窍，神机失用。

【诊疗流程】

癫痫持续状态，又称全身性强直 – 阵挛发作持续状态，如不能及时治疗，脑功能受损严重，往往会影响患者预后。癫痫诊疗流程见图 11-3。

【诊疗流程中操作技术解读】

（一）重要的诊断问题

明确癫痫发作和癫痫是不一样的。癫痫发作指具备突发突止、短暂一过性、自限性等特点，脑电图存在异常过度同步化放电的临床发作。而癫痫指以反复癫痫发作为共同特征的慢性脑部疾病状态。癫痫发作并不一定是癫痫。

（二）重要治疗操作

1. 治疗的目标 总体目标为确保癫痫患者拥有尽可能好的生活质量，使他们能够和癫痫及相关的精神和身体障碍和谐共处。

为了达到这个总体目标，必须满足以下 8 个目标：①完全控制癫痫发作。②减少恶性癫痫发作。③避免药物相互副作用。④抑制临床下癫痫样活动。⑤降低发病率和死亡率。⑥避免药物间不良相互作用。⑦避免妨碍患者的生活。⑧阻止癫痫源的发生。

2. 治疗的一般原则 何时开始治疗，总体原则就是癫痫一旦确诊之后，就应该及时地应用抗癫痫药物来控制发作。对于首次发作、发作有诱发因素或者是发作非常稀少的患者，应该酌情考虑。

3. 如何治疗

（1）抗癫痫药物的选择：总的原则就是对于癫痫发作及癫痫综合征进行正确分类，这是合理选药的基础。

（2）药物的使用方法和剂量的调整：目前临床用药的原则是首选单药治疗，特别是对新诊断的癫痫，单药治疗效果比较好，可使 60% 的新发癫痫患者完全控制发作，尤其是特发性癫痫应首选单药治疗。对于剂量的调整，应从小剂量开始，逐步调整到既能控制发作又不产生明显的毒副反应。每种药物，都应该逐渐增加剂量，直到血药浓度达到较高的水平，当达到患者最大耐受程度仍然无效时，才能考虑换用另外一种抗癫痫药物。

4. 中医治疗

（1）中药辨证治疗：首在祛痰，兼以清心开窍、抑肝顺气，先治其标。基本方由涤痰汤化裁而成（法半夏、茯苓、陈皮、竹茹、胆南星、白附子、石菖蒲、钩藤、龙齿）。治本则常用两种金箔镇心丸。一种是用朱砂、竹茹、胆南星、珍珠、牛黄为蜜丸，用于痰浊渐除，邪火已退之际，尚有余痰深潜，络窍阻结未尽，此时已不宜攻逐之剂，只能搜风磨劫，通络开窍，渐化余邪，缓图其功。另一种是用人参、紫河车、茯神、琥珀、珍珠、朱砂、甘草为蜜丸，适于本元虚怯之证。

（2）急救中成药：①痰证、火证给予清热、化痰、醒神之中药针剂，如清开灵注射液、醒脑静注射液等。②瘀证给予活血化瘀之中药针剂，如血塞通注射液、丹参注射液、丹红注射液、脉络宁注射液等，可酌情选用。③虚证给予补虚益气中药针剂，如参麦注射液、参附注射液等。

（3）针灸治疗：①主穴选人中、风池、合谷、十宣、阳陵泉、太冲等。②配穴选内关、曲泽、后溪、颊车、丰隆、下关等。

（黄满花　唐光华）

癫痫发作

紧急评估
1.有无气道阻塞
2.有无呼吸，呼吸的频率和程度
3.有无脉搏，循环是否充分
4.神志是否清楚

→ 气道阻塞

→ 呼吸异常

→ 清除口腔异物，保持气道通畅，吸痰，必要时气管插管或气管切开；使用压舌板防止舌咬伤，防止肢体损伤

→ 无呼吸，无脉搏 → 心肺复苏

无上述情况或经处理解除危及生命的情况后

1.高浓度吸氧，维持呼吸道通畅，清理分泌物，必要时尽早进行气管插管或者气管切开
2.进一步监护心电、血压、脉搏和呼吸
3.建立静脉通道
4.采血查血气、血糖、血常规、肝肾功能、电解质（含钙）、凝血功能和抗癫痫药物浓度等
5.维持内环境稳定，特别是纠正酸中毒
6.初步寻找诱因，尽量去除
7.低血糖者，给予50%葡萄糖注射液口服或者静脉注射

控制发作：首选地西泮10mg或劳拉西泮4mg静脉注射，速度2～5mg/min，如无效，10分钟后再重复1次

发作是否控制 —是→ 1.静脉或者通过胃管给予既往使用的抗癫痫药物（如苯妥英钠、丙戊酸钠和苯巴比妥）
2.口服糖皮质激素
3.入院治疗

↓否

1.苯妥英钠：剂量18mg/kg，以不超过50mg/min的速度静脉滴注（如无此药，可用下述方法）
2.苯巴比妥：剂量15mg/kg，以不超过100mg/min的速度静脉滴注
对低血压、心律失常、老年人和肾脏功能不全者，应该减慢给药速度

发作是否控制 —是→ 入病房观察

↓否

1.在脑电图监护和呼吸支持条件下使用麻醉药物控制发生
2.选择咪达唑仑、丙戊酸钠、苯巴比妥、异丙酚和硫喷妥钠

1.神经内科专家会诊
2.尽快入监护病房
3.用药过程中密切监护心率、血压和呼吸状态
4.出现心跳呼吸停止时，进行心肺复苏

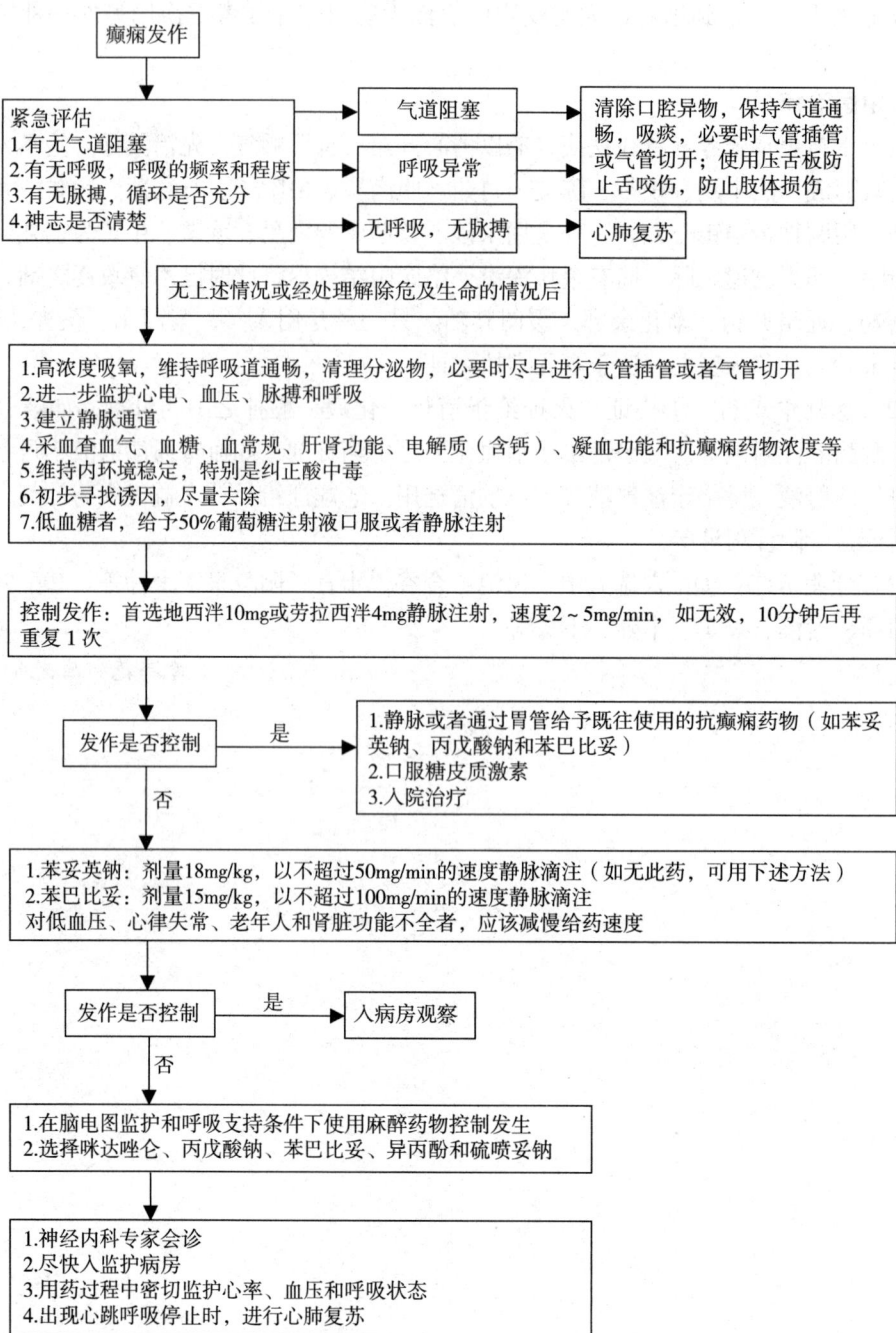

图 11-3　癫痫诊疗流程

第四节　急性眩晕综合征

急性眩晕综合征（acute vertigo syndrome，AVS）指患者突然感觉到自身或外界环境或两者同时旋转、直线运动、倾斜下降，不能站立，同时有恶心、呕吐、面色苍白、出汗、血压脉率改变及平衡障碍。急性眩晕综合征又称急性前庭综合征，通常分为周围性和中枢性两大类。周围性急性眩晕通常被认为是良性的，如梅尼埃病、前庭神经元炎、良性阵发性位置性眩晕（BPPV）等。但中枢性急性眩晕的病因复杂且可能预后差，最常见的原因是脑血管病。预后差可能与中枢前庭通路行程冗长，而且是行走在大脑和小脑，尤其是生命中枢的脑干之中有关。

中医学认为，眩晕是由于情志失调、饮食内伤、体虚久病、失血劳倦及外伤、手术等病因，引起以风、火、痰、瘀上扰清空或精亏血少，清窍失养为基本病机，以头晕、眼花为主要临床表现的一类病症。轻者闭目可止，重者如坐车船，旋转不定，不能站立，或伴有恶心、呕吐、汗出、面色苍白等症状。

【诊疗流程】

眩晕是急诊医学中一种常见症状，需仔细询问病史，了解发作情况、诱发因素、持续时间、体位、伴随症状等。急诊就诊过程中需要快速辨别眩晕、头晕、头昏等，尤其要快速辨别急性眩晕。不同类型的眩晕有不同的处理原则及治疗方案；有些眩晕存在危险因素，不及时分辨，可危及生命。急性眩晕综合征诊疗流程见图 11-4。

【诊疗流程中操作技术解读】

（一）重要的诊断问题

引起中枢性急性眩晕的原因　包括局灶性脑出血、脓毒性休克、脑梗死。最频繁的威胁生命的事件是急性脑衰竭。最常见的导致威胁生命的原因是病灶扩大，包括早期血肿扩大、大面积梗死、脑室出血进展、新缺血灶，其次为脓毒性休克和继发性脓毒症事件。

（二）重要治疗操作

1. 治疗原则　遵循"先治疗、后查因，边治疗、边查因"的原则。首先是稳定生命体征，对症处理，缓解症状；其次是对明确病因的疾病给予病因治疗，尤其是要紧急处理致命性疾病（如恶性心律失常、严重低血糖）及有明确治疗时间窗的脑血管疾病等引起的眩晕。

2. 后循环缺血的治疗

（1）注重血压、血糖、血脂的调控。

（2）抗血小板聚集、抗凝及降纤药物的应用。

（3）溶栓治疗：后循环缺血溶栓治疗时间窗可延长到 72 小时，对于症状持续 30 分钟以上的患者，如无禁忌证者行静脉溶栓或动脉介入治疗协助血管再通，并严密监护各脏器功能及生命体征。

（4）对压迫脑干的大面积小脑梗死患者常规内科降颅内压治疗效果不佳者，尽早请脑外科手术减压处理。

（5）神经保护药物，如胞磷胆碱、依达拉奉等。

3. 小脑出血的治疗

（1）控制血压、体温，维持生命体征稳定。

（2）控制脑水肿、降低颅内压为关键治疗。立即使用脱水剂。甘露醇的疗效最为确切，作用也最快，常用量为 20% 甘露醇注射液 250 ～ 500mL，每 4 ～ 6 小时静脉滴注1 次。可以甘露醇与呋塞米交替使用。对于肾功能不全者，可酌情应用甘油果糖。

（3）由于凝血功能障碍引起脑出血，应同时积极纠正凝血功能。

（4）小脑出血 10mL 以上，或伴神经功能恶化、脑干受压和（或）脑室梗阻致脑积水者，应立即请神经外科会诊，行血肿清除术和（或）重症监护治疗。

4. 良性阵发性位置性眩晕（BPPV）的手法治疗　耳石复位适用于良性阵发性位置性眩晕患者。前庭康复训练主要针对因前庭功能低下或前庭功能丧失而出现平衡障碍的患者，这些平衡障碍往往持续了较长时间，常规药物无效。常用的训练包括适应、替代、习服、cawthorne-cooksey 训练等，其目的是通过训练，重建视觉、本体觉和前庭的传入信息整合功能，改善患者平衡功能，减少振动幻觉。

5. 中医治疗　遵循"急则治其标"的原则，以息风、泻火、化痰、祛瘀为主要治法。

（1）急救中成药：痰火上扰证给予清热、化痰、醒神之中药针剂，如痰热清注射液等。瘀血证给予活血化瘀之中药针剂，但应注意在未明确诊断前，须选用对脑出血、溶栓治疗无禁忌证药物，如丹参注射液等。而对于虚证者可予参麦注射液等。

（2）针灸治疗

1）平衡针治疗：主穴取头痛穴，配穴取升提穴、颈痛穴，呕吐可配胃痛穴，耳鸣耳聋可配耳聋穴。

2）腹针治疗：治以引气归原，取商曲（双侧）、气穴（双侧）。实证刺激略强，或可每隔 5 分钟行针 1 次，以泄其热。胃部胀满、呕吐，加梁门（右侧）；椎 - 基底动脉供血不足，加滑肉门（双侧）；肝阳上亢与痰浊中阻，加调脾气；耳鸣眼花，加气旁（双）。

（3）药枕疗法：取当归、川芎、辛夷花、羌活、藁本、石菖蒲、细辛、白芷、冰片、乳香、没药、葛根等中药各 30g，研为细末，装枕芯，微波炉加热，置于患者颈下，保持热度，每次治疗 1 小时。

（高峰　唐光华）

眩晕 → 导诊台分诊、基础生命监测 → 不稳定：抢救

氧疗、生命体征监测、简单询问病情、重点查体、完成心电图、开通静脉通道、采取血标本

病史情况

- 持续时间：数秒、数分钟、20分钟以上、数天
- 伴随症状：复视、构音障碍、肢体瘫痪、耳鸣、耳聋、头痛、心悸等
- 诱发因素：体位、头位变化、月经、睡眠、声音大小、站立、运动物体
- 发作频率：单次、首次、复发性

体格检查；影像学检查，如CT、MR、DR等

- 有神经系统体征（中枢性眩晕）
- 心源性患者按照心脏疾病治疗
- 无神经系统体征（不包括听力）

根据定位、定性选择：影像、脑脊液

听力、前庭功能（ENG/转椅、VAT等）专科检查

高颈段或后颅窝：血管病；肿瘤；畸形；感染；脱髓鞘

根据病史选择：诱发实验；ABR；内耳影像；血清生化；免疫

根据病史特点

- 必要时转监护室监护治疗，尽快专科会诊及治疗；颅脑疾病按照各专科指南治疗
- 梅尼埃病、迷路炎、突聋、外伤后 1.急性期对症治疗；发作间期可限制钠盐 2.内科治疗无效者，可考虑手术
- 药物性：停药、脱离环境；双侧前庭功能损害者，可行前庭康复训练
- 大前庭小硬化病等免疫病：对症、免疫调节治疗
- 短暂性体位相关Dix-Hallpike试验 → BPPV：根据受累半规管的不同分别以不同的体位法复位
- 血管影像 → 后循环缺血：对起病3~6小时的合适患者可进行溶栓治疗等
- 影像学 → 颈性眩晕或外伤后眩晕：颈部牵引、理疗、推拿、药物治疗、手术等
- 脑电图 → 癫痫性眩晕：原发病药物控制、对症止眩治疗

对症处理后，转专科或门诊进一步检查及治疗

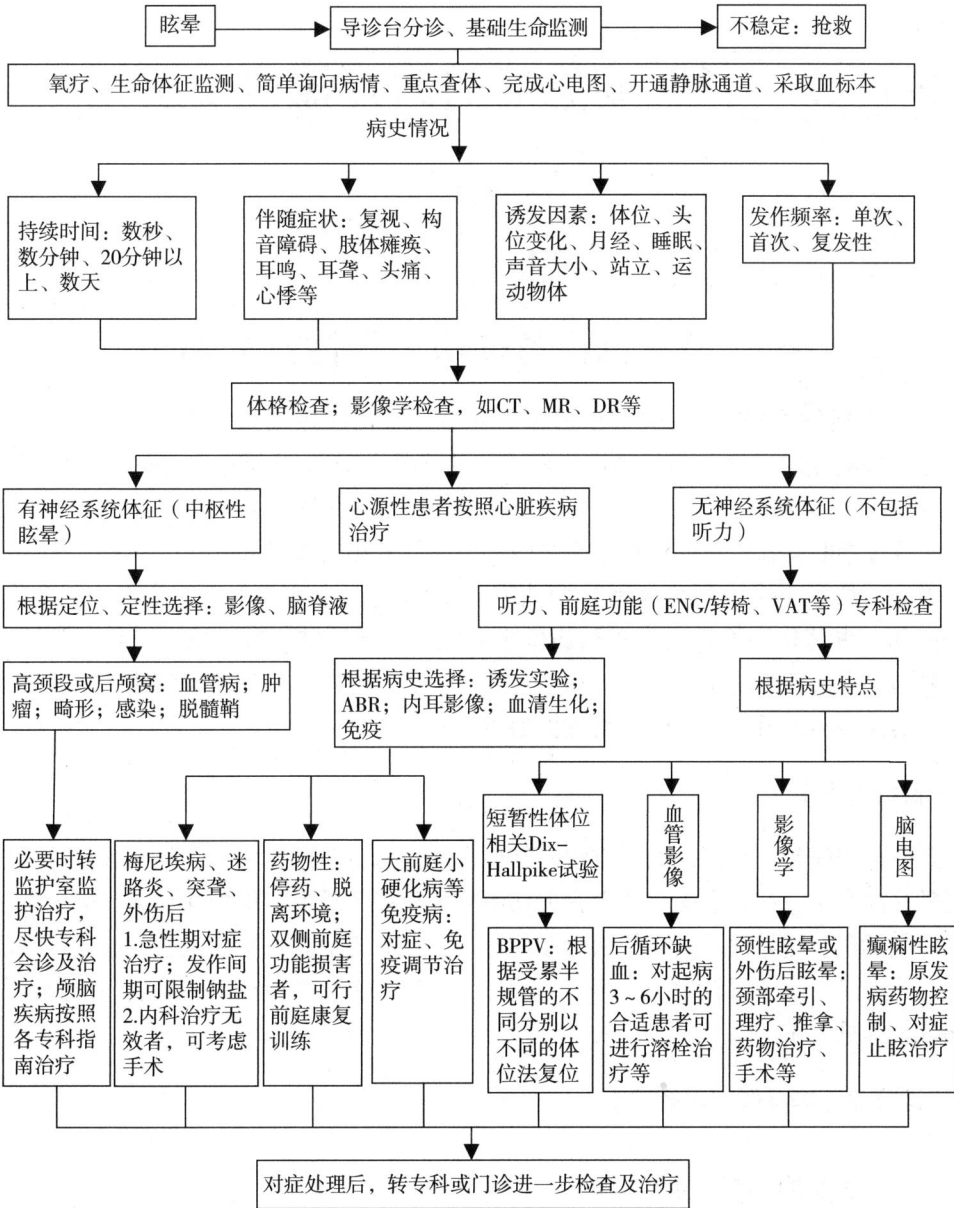

图 11-4　急性眩晕综合征诊疗流程

第十二章 肾脏病急症的诊疗流程及解读 ▷▷▷▷

第一节 急性肾损伤（急性肾衰竭）

急性肾损伤（AKI）是指不超过 3 个月的肾脏功能或结构方面的异常，包括血、尿、组织检测或影像学方面的肾损伤标志物的异常。KDIGO 指南定义的急性肾损伤标准：48 小时内血肌酐（Scr）增高 ≥ 26.5μmol/L；或 Scr 增高 ≥ 基础值的 1.5 倍，且明确诊断或经推断其发生在入院前 7 天之内；或持续 6 小时尿量 < 0.5mL/（kg·h）。

本病一般属于中医学"癃闭""关格"等病范畴。本病多由六淫疫毒、饮食伤害、意外损伤、毒药伤害等致病。本病病位主要在肾，涉及肺、脾、胃、三焦、膀胱，病机主要为水湿浊瘀不能排出体外，初期主要以火热、湿毒、瘀浊之邪壅滞三焦，水道不利，以实证为多，后期主要以脏腑虚损为主。

【诊疗流程】

急性肾损伤是一种复杂的危重症，其原发病因和危险因素各异，临床表现可从轻度血肌酐升高直至急性肾衰竭。急性肾损伤影响危重症的预后，增加死亡率。因大部分患者入院主诉没有特异性，更多是因为疲倦乏力、浮肿等症状，更像是心力衰竭、呼吸衰竭等。此类患者病情可轻可重，需一边治疗，一边完善相关检查以明确病因。急性肾损伤诊疗流程见图 12-1。

【诊疗流程中操作技术解读】

（一）重要的诊断问题

AKI 存在发展至慢性肾脏病的风险 急性肾损伤以前称急性肾衰竭（ARF），国际肾脏病和急救医学界趋向将 ARF 改称为 AKI，其基本出发点是将对这一综合征的临床诊断提前，不要等到肾衰竭时才承认它的存在，而要在肾小球滤过率（GFR）开始下降甚至肾脏有损伤（组织学、生物标志物改变）而 GFR 尚正常的阶段将之识别，及早干预。

（二）重要治疗操作

1. 处理原则

（1）一级防治：指原有或无慢性肾脏病（CKD）患者，没有急性肾损伤（AKI）的证据时，降低 AKI 发生率的临床措施。①尽可能避免使用肾毒性药物。②早期积极补充液体可减轻肌红蛋白尿的肾毒性，预防 ARF/AKI（D 级）。③需要使用造影剂时，高危患者（糖尿病伴肾功能不全）应使用非离子等渗造影剂，静脉输入等张液体降低造影剂肾病（CIN）的发生率（I、B 级），等张碳酸氢钠溶液优于等张盐水（Ⅱ、C 级），但口服效果差（C 级）。④危重患者预防 ARF/AKI 时，胶体溶液并不优于晶体溶液（A 级）。⑤及时有效的 ICU 复苏可降低 ARF/AKI 发生率。

（2）二级防治：指原有一次肾损伤的情况下预防附加二次损伤。初次损伤进展时很难区分初次与二次损伤，预防的目标是防止初次损伤的二次打击，改变初次损伤的自然结果，也是临床常规说的治疗。①必须避免低血压（收缩压＞ 80mmHg），支持心输出量、平均动脉压和血管内容量以保持肾灌注，有利于肾功能恢复，当需要血管加压药逆转全身性血管扩张时（如感染性休克），首选去甲肾上腺素。②选择性改变肾血流量的药物，目前未显示能改变 ARF 的自然后果，包括多巴胺、ANP（心钠肽）、BNP（脑钠肽）等。

2. 肾替代治疗（renal replacement therapy，RRT）　是严重 AKI 的主要治疗措施，方法主要模仿已成形的终末期肾病（ESRD）的 RRT。但 AKI 患者血流动力学更不稳定，分解代谢更旺盛，更需要加强营养治疗，需要更多的液体摄入，这些均需要不同的治疗模式。而且，AKI 不仅要关注患者的短期病死率，还要最大限度地恢复其肾功能，如何进行 RRT 对患者预后有直接影响。关于透析时机、透析剂量、透析方式的选择仍是目前 AKI 临床研究的重点。

3. 中医治疗

（1）中药治疗原则：祛邪扶正是治疗急性肾损伤的重要方法。根据急性肾损伤的病机特点，初期主要为火热、湿毒、瘀浊之邪壅滞三焦，水道不利，以实证居多，治疗重在通腑泻实，利湿解毒，活血化瘀，宣通三焦等；后期兼见正气虚损，宜分气血、阴阳及脏腑亏虚而补之。

（2）针刺法：①伴有休克者针刺人中、合谷、涌泉、足三里；耳针升压点、心、肾、皮质下、内分泌等。②少尿期针刺膀胱俞、中极、阴陵泉；耳针肾、交感、内分泌等。③多尿期针刺肾俞、关元、气海、大椎、三阴交、足三里；耳针肾、膀胱、三焦、内分泌等。

（3）中药结肠透析：①邪实为主者，以生大黄 15 ～ 20g，枳实 20g，芒硝 20g，厚朴 20g，蒲公英 30g，加水 500mL 浓煎至 150mL，调至适温，高位保留灌肠，保留至少 30 分钟，每日 2 次。②阳虚邪实者，以熟附子 20g，生大黄 15 ～ 20g，枳实 20g，芒硝 20g，厚朴 20g，加水 500mL 浓煎至 150mL，调至适温，高位保留灌肠，保留至少 30 分钟，每日 1 次。

（高峰　唐光华）

疲倦乏力、水肿、呼吸困难、腹痛等症状

↓

简要询问病史

↓

急救处理：①氧疗，生命体征监测；②简单询问病情，重点查体，完成心电图；③开通静脉通道，采取血标本；④液体复苏；⑤使用血管活性药物

↓

详细评估要点
①基础疾病；②主要临床表现；③体温、神志、呼吸、尿量变化；④最近服用过可疑药物；⑤心率、血压变化；⑥心律、心电图、心肌标志物异常；⑦失血、失液的病史，皮肤表现；⑧神志情况；⑨血常规、血气、电解质、肾功能、尿常规、肾脏影像学

确定急性肾损伤

肾前性
- 肾血管收缩：①药物：肾上腺素；②高钙血症；③脓毒血症
- 全身血管扩张：①药物；②脓毒症；③肝肾综合征；④过敏反应
- 心排量降低：①心脏疾病；②肺动脉高压、肺栓塞；③正压机械通气
- 有效血容量不足：①出血：外伤、手术、产后；②胃肠道体液丢失：呕吐、腹泻；③肾脏体液丢失：利尿药使用过度、尿崩症；④皮肤黏膜体液丢失：烧伤、高热；⑤向细胞外液转移：胰腺炎、低蛋白血症

评估要点：出血、禁食、呕吐、发热等症状，既往心肺疾病、特殊药物服用史，生化、血尿渗透压、超声、CT等检查
临床治疗：①积极去除病因，止血、抗感染，停用影响肾血流灌注药物，治疗基础疾病；②积极恢复有效血容量，包括留置深静脉、动脉穿刺与动脉血压监测等；③严重出血，如消化道出血等请专科会诊，行急诊胃肠镜，急性肺栓塞请专科会诊，紧急溶栓等；④血流动力学不稳定等，转ICU监护治疗

肾后性
结石、肿瘤、前列腺肥大、肾乳头坏死、血凝块及腹膜后疾病（腹膜后纤维化、结肠癌、淋巴瘤等）

评估要点：结缔组织病症状、病史，近期特殊药物、化学品服用、接触病史等，抗体、补体、彩超、CT等检查
临床治疗：维持水电解质、酸碱平衡，积极防治并发症，根据情况请外科、肾内科会诊，必要时使用糖皮质激素冲击、免疫抑制剂治疗

肾性
- 肾血管疾病：①肾动脉：血栓形成、粥样硬化斑块、主动脉夹层；②肾静脉：血栓形成、静脉受压
- 肾小球疾病、肾脏微血管疾病：①炎症：急性或急进性肾小球肾炎、慢性肾小球肾炎急性发作、狼疮性肾炎；②微血管疾病：溶血性尿毒症综合征、血栓性血小板减少性紫癜、DIC；③血管痉挛：恶性高血压、先兆子痫
- 急性间质性肾炎：①过敏性间质性肾炎：药物、食物、有毒物质；②感染：细菌、病毒、真菌；③肿瘤浸润：淋巴瘤、白血病
- 急性肾小管坏死：①缺血性：肾前性AKI持续发展；②外源性毒素；③内源性毒素
- 肾移植排斥反应

评估要点：肿瘤、结石病史，平素排尿不畅、小便难解症状，生化、超声、CT检查
临床治疗：请泌尿外科、介入科会诊，根据患者实际情况选择外科手术、介入手术、膀胱穿刺等

经积极处理病情均未控制，选择行肾脏替代治疗，如血液透析、腹膜透析

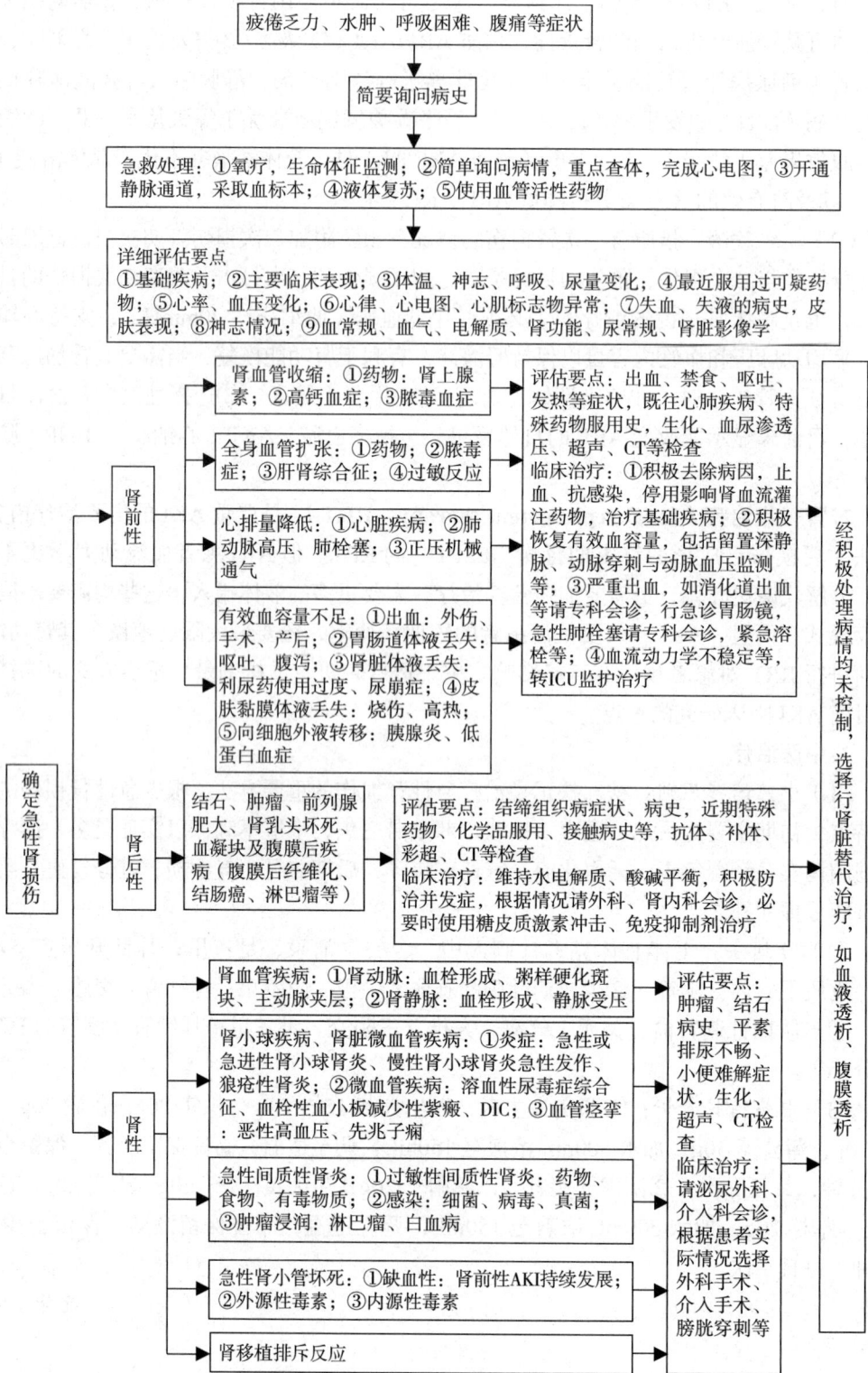

图 12-1　急性肾损伤诊疗流程

第二节　急性尿潴留

急性尿潴留（AUR）指急性发生的膀胱胀满而无法排尿，常伴随由于明显尿意而引起的疼痛和焦虑，严重影响患者的生活质量。急性尿潴留可分为诱发性和自发性。常见引起急性尿潴留的诱因包括全麻或区域麻醉、过量液体摄入、膀胱过度充盈、尿路感染、前列腺炎症、饮酒过量、使用拟交感神经药或抗胆碱能药等。自发性急性尿潴留常无明显诱因。

本病属中医学"闭证"范畴，即小便不通，欲解不能，病势较急。其病因与饮食肥甘、劳倦过度、房室不节、情志损伤，或瘀血、结石、肿块梗阻有关。临床可分为膀胱湿热、肾阳虚衰、中气下陷、水道闭塞等证型。

【诊疗流程】

急性尿潴留发病突然，患者膀胱内胀满尿液却不能排出，十分痛苦。通过详细病史询问和体格检查，配合相应实验室检查和影像学检查，可及时明确病因及诊断，为后续治疗提供依据。具体诊疗流程见图 12-2。

【诊疗流程中操作技术解读】

（一）重要的诊断问题

1. 需引起重视的辅助检查　肾功能、血糖、血电解质、血清 PSA（前列腺特异抗原）、排尿日记、尿流率检查、尿动力学检查、尿道膀胱镜检查、尿道造影、CT 和 MRI 检查。

2. 不推荐检查项目　静脉尿路造影（IVU）检查，主要是为了解上尿路情况，对膀胱、尿道等下尿路情况提供的信息较少，不做推荐。当患者造影剂过敏或者肾功能不全时，禁止行静脉尿路造影检查。

（二）重要治疗操作

1. AUR 的急诊处理，可留置导尿或行耻骨上膀胱穿刺造瘘，采用超声定位可提高操作的安全性。

2. 对需要置管超过 14 天的 AUR 患者，推荐行耻骨上膀胱穿刺造瘘。相对经尿道导尿，膀胱造瘘的不适症状、发生菌尿症或需要再次置管的机会更少。急性细菌性前列腺炎伴 AUR 者也推荐采用耻骨上膀胱穿刺造瘘引流尿液。

3. 对急诊导尿患者不推荐常规应用抗生素，但对于某些感染高危因素的患者（如经尿道前列腺电切和肾移植），可考虑使用抗生素治疗。

4. 推荐 AUR 患者置管后带管回家等待合适的后续诊治，但对肾功能不全、尿脓毒症同时患有其他严重疾病，或难以随访的患者，收治入院是必要的。

5. 推荐第一次发生 AUR 的患者在置管后应用 α 受体阻滞剂，3 ～ 7 天后 TWOC（试行拔除导尿管）。

6. 对反复发生 AUR 的患者，不推荐长期保留导尿管或膀胱造瘘管，如果可能，应采取手术治疗解除 AUR 的病因，亦可酌情试用间歇性自家清洁导尿等治疗。

7. 对发生 AUR 的 BPH（前列腺增生）患者，不推荐在数日内立即手术治疗，推荐在应用 $α_1$ 受体阻滞剂后先行 TWOC，以后再择期手术。

8. 拟副交感神经药物可用于手术后或产后的急性尿潴留，开塞露灌肠对解除产后或术后麻醉所致急性尿潴留有一定治疗效果。

9. 针灸对解除产后或术后麻醉所致逼尿肌收缩乏力的急性尿潴留有一定治疗效果。针刺部位可取合谷、三阴交、足三里等，也可以采用新斯的明穴位注射，效果更明显。

（高峰　唐光华）

```
                    ┌──────────────┐
                    │   排尿困难    │
                    └──────┬───────┘
                           ↓
        ┌──────────────────────────────────────────┐
        │ 急诊分诊、早期识别：膀胱胀满、排尿困难、下腹部疼痛 │
        └──────────────────┬───────────────────────┘
                           ↓
        ┌──────────────────────────────────────────┐
        │ 详细评估要点：主要临床表现；基础疾病史；特殊药物使用情况；│
        │ 腹部CT影像学；心率、神志、呼吸、血压变化、膀胱充盈体征；  │
        │ 肾功能、血糖、电解质、尿常规                        │
        └──────────────────┬───────────────────────┘
                           ↓
                  ┌──────────────────┐
                  │  确认急性尿潴留   │
                  └────────┬─────────┘
                           ↓
        ┌──────────────────────────────────────────┐
        │ 急诊处理                                    │
        │ 1.留置导尿管引流尿液                          │
        │ 2.药物：α受体阻滞剂，拟副交感神经药物          │
        │ 3.其他：针刺合谷、三阴交、足三里等穴位，也可以采用新斯的 │
        │   明穴位注射，效果更明显；开塞露外用            │
        └──────────────────────────────────────────┘
```

病因治疗　｜　置管膀胱减压　｜　手术治疗

病因治疗
1. 包皮嵌顿可行手法复位，如包茎可行包皮背侧切开
2. 尿道外口狭窄闭锁，可行尿道外口切开
3. 尿道结石造成急性尿潴留，可直接经尿道取石或碎石，后尿道结石可行膀胱镜检查将结石推回膀胱，留置导尿管后二期再处理结石
4. 膀胱内血块造成的AUR可能需在膀胱镜下清理血块后再留置导尿管
5. 如因便秘造成AUR，在置管引流膀胱尿液的同时需要通便治疗
6. 尿道外伤所致AUR可行尿道吻合术或会师术，也可先行耻骨上膀胱造瘘
7. 术后AUR在导尿治疗前可先试用新斯的明或针灸治疗
8. 必要时请泌尿外科协助治疗

置管膀胱减压
1. 按创伤程度从小到大依次为留置Foley导尿管、留置Coudé导尿管、耻骨上膀胱穿刺造瘘（SPC）
2. 试行拔除导尿管

手术治疗
请专科会诊

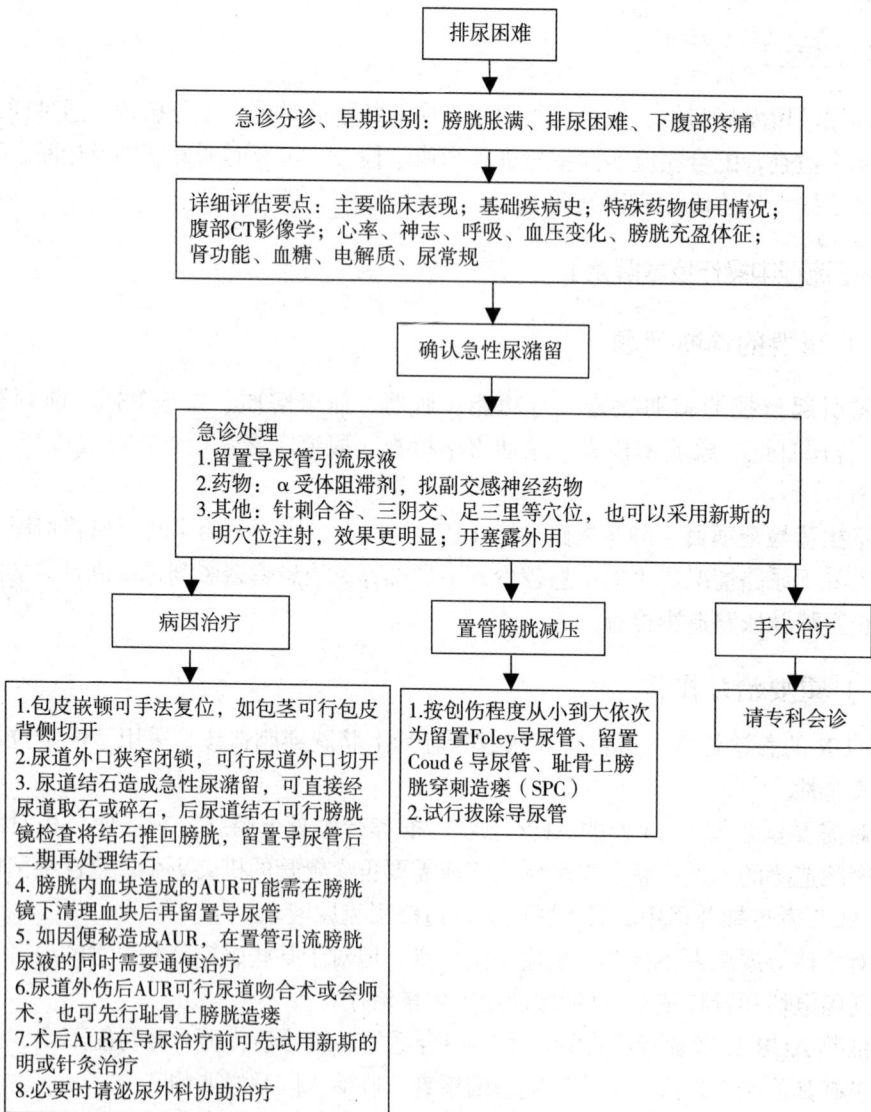

图 12-2　急性尿潴留诊疗流程

第十三章 急腹症的诊疗流程及解读 ▷▷▷

急腹症指发病时间小于1周，可能需要紧急干预，如外科手术的腹腔内病变，包括腹腔外、胸部和系统性病变，以起病急骤、腹痛明显为主要特征，并伴有胃肠功能紊乱或急性全身症状等一系列表现的临床综合征。本病具有起病急、发展迅速、腹痛剧烈、变化快及病因复杂等特点，可涉及内科、外科、妇科、儿科等多学科，包括腹壁、腹腔内脏器出血、损伤、梗阻、穿孔、感染等多个方面；在发病早期，临床表现类似，病因不明，需要结合临床症状、体征、辅助检查结果早期诊断和紧急处理。由于在紧急情况下，有相当一部分病例不能获得明确的诊断，这时需要一个统一的疾病称谓，即统称"急腹症"。以腹痛为主诉到急诊室就诊的患者比例多达5%。考虑到腹痛的产生机制和临床病理生理学基础，应当通过及时和适当的初始干预措施，包括紧急手术，以避免病情加剧。

本病一般归于中医学"腹痛"范畴，《黄帝内经》最早提出腹痛病名，此后各医家从不同角度对其进行论述。按病因不同，本病可分为热痛、寒痛、气滞痛、血瘀痛、伤食痛等。基本病机为脏腑气机阻滞，气血运行不畅，经脉痹阻，不通则痛，或脏腑经脉失养，不荣则痛，多以"通"为治则。

【诊疗流程】

急腹症的临床表现有时极为相似，病情危重时可危及生命，需要及时查明病因，按不同类型腹痛及时予以内科药物或手术等相应处理。由于急腹症需要在一个特定的时限内给予正确的诊断和治疗以防止死亡的发生，因此，需要快速识别和诊断，并做出恰当的紧急处理，以提高急腹症的治疗质量和效果，改善急腹症患者的基本处置和预后，提高生活质量。急腹症诊疗流程见图13-1。

【诊疗流程中操作技术解读】

（一）重要的诊断问题

1. 影响急腹症预后的因素

（1）因心血管疾病所致的急腹症或急腹症导致患者的全身状况不佳和生命体征不稳定，预后普遍较差。并发症和高龄的存在也是不良预后因素。由心血管疾病（心肌梗死、肠系膜动脉闭塞、非阻塞性肠系膜缺血、主动脉瘤破裂）引起的急腹症病例死亡率和并发症发生率较高。

（2）生命体征不稳定的急腹症（如结肠穿孔性腹膜炎）与绞窄性肠梗阻预后不良。

（3）高死亡率和并发症发生率已被证明与以下因素相关：全身情况很差的老年患者、使用类固醇、呼吸或循环系统功能障碍。因为老年患者合并心血管疾病（心肌梗死、肠系膜动脉闭塞、非阻塞性肠系膜缺血、主动脉瘤破裂）及心肺功能障碍的发病率高，在诊断上比其他人群通常更具挑战性，老年急腹症患者有更高的死亡率。

（4）大中心的急腹症患者通常比小中心有更好的结局。

2. 需要急诊血管造影、动脉内灌注或栓塞治疗的腹痛

（1）诊断非阻塞性肠系膜缺血和动脉性腹腔出血应进行紧急血管造影检查。

（2）置入和维持导管灌注药物来控制肝癌破裂出血、肠系膜上动脉（SMA）血栓栓塞或急性胰腺炎，可能需要急诊血管造影。

（3）主动脉夹层、动脉瘤行支架置入和弹簧圈栓塞或内镜下不能止血的消化道出血的止血可能要行急诊血管造影。

3. 疼痛的特点可协助诊断　一般情况下，疼痛的严重程度与疾病的严重程度密切相关。这是急性腹痛发作特别真实的表述。例如，胆结石、肾结石和肠系膜上动脉闭塞所致的绞痛通常非常严重，而胃肠炎的痛苦则没那么强烈。但是，要区分往往是困难的，因为疼痛阈值因人而异，并因患者的性格和痛苦经历不同而有变化。此外，患者的年龄和日常健康状况可能会影响对疼痛的感觉。服用类固醇的患者，常常掩盖疼痛；老年患者疼痛主诉通常不明显。与以前对比通常是有用的。

4. 识别疼痛加重或缓解的因素也是重要的　消化性溃疡的疼痛于进食后缓解，然后几个小时再出现。典型的胰腺炎疼痛通常是坐起缓解和躺卧加重。

5. 临床医生的第一印象在急腹症的诊断中有实用价值　第一印象（表情、面色、呼吸、整体状况和态度等）可提供疼痛部位和腹膜刺激征信息。这个信息可用于评估腹痛的紧迫性和严重性。

6. 重要的体征

（1）心动过速通常与并发症和死亡率增加有关。

（2）低血压者预后差，死亡风险明显增加，尤其是菌血症患者。体位性脉搏增加（≥ 30 次 / 分）可能提示急性失血，比体位性低血压价值更大。

（3）腹膜刺激征在急腹症的诊断中有实用价值：腹膜刺激征表明存在腹膜炎。如果叩痛阳性，不必再引发反跳痛。腹膜刺激征对胃肠道穿孔是敏感的。

7. 实验室检查

（1）降钙素原（PCT）的测量用于非穿孔性阑尾炎诊断的实用价值并不优于 C 反应蛋白（CRP）或白细胞（WBC）计数；然而，PCT 对阑尾穿孔和脓肿形成的诊断具有实用价值。PCT 在评估急性胰腺炎、腹膜炎的严重性有更大的实用价值。PCT 适用于包括急性阑尾炎在内的急腹症的诊断，对阑尾炎并发穿孔、脓肿形成有更高的精确性。

（2）CRP、WBC 和 PCT 在诊断急性阑尾炎的敏感性和特异性的 meta 分析显示，CRP 对所有阑尾炎患者的诊断价值最大；而 PCT 对阑尾脓肿形成和穿孔的诊断价值最大。而且，PCT 与阑尾炎症的严重程度有更高的相关性。

（二）重要治疗操作

1. 急腹症诊断不明时的处理

（1）严密观察、反复检查、边治疗边认真分析。

（2）观察中的必要处理：按具体病情采取禁食，胃肠减压，观测体温、脉搏、血压，纠正水、电解质失调，防治休克等措施。

（3）未明确诊断前，慎用以下措施：①不可轻率应用吗啡类止痛剂。②如不能排除肠坏死和肠穿孔，应禁用泻药和灌肠。

（4）非手术治疗指征：①症状及体征已稳定或好转者。②起病已超过 3 日而病情无变化者。③腹膜刺激征不明显或已局限者。

（5）剖腹探查指征：①疑有腹腔内出血不止者。②疑有肠坏死或肠穿孔而有腹膜炎体征者。③观察或治疗几小时后，疼痛不缓解，腹部体征不减轻，一般情况不好转，或反而加重等。

2. 诊断明确者处理　可按外科原则处理，根据病情轻、重、缓、急掌握手术指征，选择最佳手术时机。

3. 中医治疗　中医急救处理以通腑、行气止痛为主。

（1）内科治疗：大承气汤水煎，口服灌肠。

（2）中医外治：四黄水蜜外敷痛处、中药热奄包或温水袋局部热敷。选用吴茱萸、小茴香、粗盐，布包后加热，温敷中脘、神阙、关元等穴位周围，适于寒证腹痛。

（3）腹针：主穴取中脘、下脘、气海、关元、天枢（双侧）。急性胃炎加水分，急性肠炎加大巨，急性胆囊炎、胆石症加风湿点（患侧）。患者取仰卧位，局部常规消毒后，直刺进针，针刺深度应在皮下浅筋膜，进针 15 ～ 30mm，采用轻捻转、慢提插的手法，每次留针约 30 分钟。

（4）平衡针：主穴取胃痛穴、腹痛穴，胃痛穴位于口角下 20mm，以针刺三叉神经第 3 支后出现的针感为宜，男取左侧，女取右侧，平刺，向对侧口角下进针 25 ～ 40mm，针感以局部酸、麻、胀为主；腹痛穴位于腓骨小头前下方凹陷处，以针刺腓总神经或腓浅神经后出现的针感为宜，采用上下提插针刺手法，直刺，进针 25 ～ 40mm。伴有恶心呕吐者加胸痛穴。胸痛穴以针刺前臂背侧皮神经和骨间背侧神经出现的针感为宜，采用上下提插针刺手法，斜刺，进针 40 ～ 50mm，针感以局部酸、麻、胀为主。获得针感后立即出针，针刺时间在 3 秒以内。

（5）体针与电针：以上脘、中脘、梁门、天枢、气海、关元、足三里、合谷、内关等穴位为主。由于急腹症多属里实热证，故多用泻法。

（6）穴位注射疗法：根据不同病症采用不同的药物与穴位治疗，如胆道蛔虫症，取鸠尾穴，用阿托品 0.5mg 注射；对胆绞痛，取胆囊穴，用维生素 K_3 4mg 注射；阑尾炎，取阑尾穴，用红花注射液 1mL 注射。

（高峰　唐光华）

急性腹痛

1.简要病史询问（3分钟），包括发病时间、腹痛部位、腹痛性质、伴随症状等，女性还包括月经史等
2.腹部查体（视、听、叩、触）

测生命体征 → 生命体征不稳定

生命体征稳定 ← 抢救室急救

平衡针刺：腹痛穴、胃痛穴

育龄期女性，停经（月经过期数天至数周），和（或）伴有阴道出血

病史、症状、体征综合评估（针对性完善辅助检查）

板状腹（腹肌痉挛，明显紧张感，甚至强直硬如木板），和（或）伴肠鸣音异常

完善血/尿HCG、妇科B超检查等

异位妊娠 —否→

是

1.妇科专科会诊（5分钟）
2.密切生命体征监测，迅速开通补液通道，对症处理

完善辅助检查（选择性）
1.检验：血常规、尿常规、大便常规、急诊生化、肝功能、心酶、肌钙蛋白、血淀粉酶、血/尿HCG、CRP等。
2.检查：腹部X线平片、心电图、腹部B超、泌尿系B超、右下腹B超、妇科B超、CT、钡餐、胃镜、诊断性腹腔穿刺等

1.检验：血常规、尿常规、急诊生化、血淀粉酶、肝功、血/尿HCG等
2.检查：腹部X线平片、腹部CT、诊断性腹腔穿刺等

妇科急腹症
1.卵巢囊肿蒂扭转
2.黄体破裂

外科急腹症
1.急性胃肠穿孔
2.急性坏死性胰腺炎
3.阑尾炎穿孔
4.肠梗阻
5.腹腔内脏器破裂

生命体征监测对症急救处理妇科专科会诊（5分钟）

生命体征监测，对症急救处理，专科会诊（5分钟）

结合辅助检查结果，综合评估

专科处理/急诊手术

炎症性腹痛

血管性腹痛

代谢性腹痛

其他原因腹痛

急性阑尾炎：转移性右下腹痛，麦氏征阳性，发热，血象升高，B超/影像学提示阑尾炎

急性胆囊炎：墨菲征阳性，发热，黄疸，血象升高，B超/影像学提示胆囊炎

急性胃肠炎：多不洁饮食史，上腹部/脐周阵发性绞痛为主，或伴呕吐、腹泻、发热

其他：①急性盆腔炎；②急性肾盂肾炎；③胰腺炎；④急性憩室炎；⑤带状疱疹；⑥肺炎；⑦肋软骨炎

主动脉夹层：突发剧烈疼痛，呈撕裂样、刀割样、搏动样，和（或）伴休克及血压异常，双侧上肢血压不对称，CT增强有助诊断

其他：①急性冠脉综合征；②急性肠系膜上动脉血栓形成；③主动脉瘤

1.糖尿病酮症酸中毒
2.尿毒症

泌尿系结石：腰痛，肾区叩击痛阳性，和（或）尿潜血阳性、血尿、泌尿系B超及影像学有助诊断

①消化性溃疡；②痛经；③重金属中毒；④过敏性紫癜；⑤结缔组织病

专科会诊/收住入院，保守治疗/急诊手术

抗感染及对症处理，门诊随诊

抗感染、对症处理等，必要时专科会诊，住院/门诊

控制血压、必要时补充血容量、止痛等急救处理，专科会诊（5分钟），急诊手术/介入治疗

专科会诊（5分钟）

急诊专科处理，收住入院系统治疗

对症处理，专科会诊/门诊随诊

急诊专科处理，收住入院/门诊系统治疗

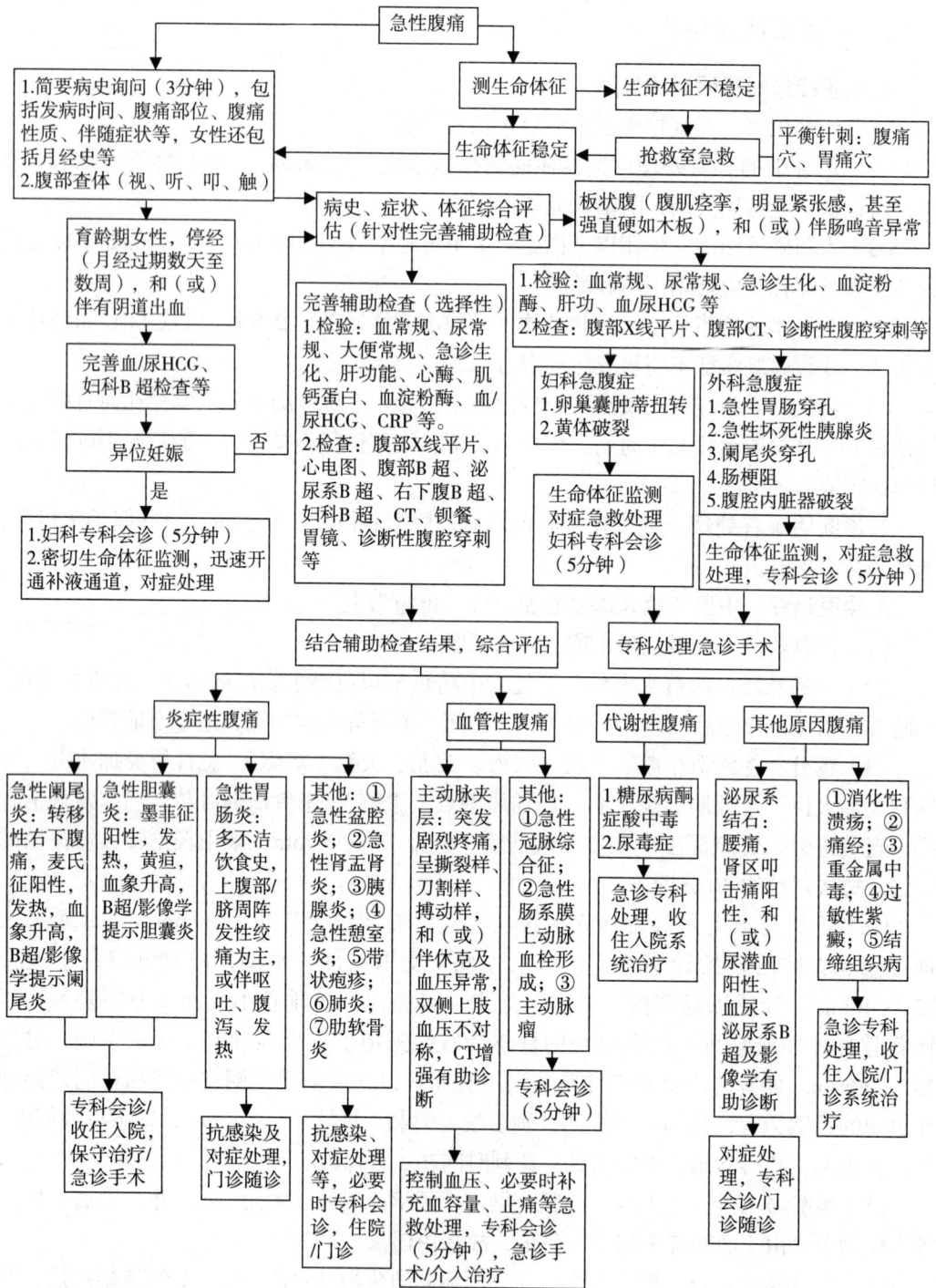

图13-1 急腹症诊疗流程

第十四章 急性上消化道大出血的诊疗流程及解读 ▷▷▷▷

急性上消化道出血指屈氏韧带以上的消化道（食管、胃、十二指肠、胰腺、胆道、胃空肠吻合术后吻合口附近疾患）的急性出血。急性上消化道大出血指在数小时内失血量超出1000mL或循环血容量的20%，患者多以呕血、黑便为主要临床表现，也有以头晕、乏力、晕厥等不典型症状来急诊科就诊。本病为急诊常见病之一，潜在危险大，往往合并肝胆、心脑血管疾病，高龄，恶性肿瘤等高危因素，如不及时诊治，有可能危及生命。本病发病病因分为急性非静脉曲张性上消化道出血（ANVUGH），占80%～90%；急性静脉曲张性上消化道出血（AVUGH），致死率最高。

本病属于中医学"血证""呕血""便血"范畴，病机为火热熏灼，迫血妄行及气虚不摄，血溢脉外。

【诊疗流程】

对于呕血、便血或黑便就诊患者，多能及时明确诊断，积极治疗。对于以头晕、乏力、晕厥等不典型症状就诊的患者，特别是伴有血流动力学状态不稳定、面色苍白及有无法解释的急性血红蛋白降低的患者，应积极明确或排除上消化道出血的可能性，动态评估，再出血风险预测，综合治疗（病因、并发症）。明确上消化道出血后，按照相关病因流程积极治疗。急性上消化道大出血诊疗流程如图14-1所示。

【诊疗流程中操作技术解读】

（一）重要的诊断问题

1. 按出血量判断病情 ①出血量＞400mL，可出现头晕、心悸、乏力、出冷汗等。②出血量＞700mL，上述不适显著，并出现晕厥、肢体发冷、体表静脉塌陷、皮肤苍白、血压下降等。③出血量＞1000mL，可发生休克。

2. 警惕不典型症状 以典型症状就诊的患者，容易诊断（呕血、黑便或血便，伴有周围循环衰竭）。以不典型症状（头晕、乏力、晕厥等）就诊的患者，急诊医师应保持高度警惕，积极明确或排除上消化道出血。

3. 急诊就诊患者大出血比例高于门诊患者 ①门脉高压患者出血更凶猛（6%）。

②部分没有肝病史的食管胃静脉曲张出血（EVB）患者。③上消化道出血患者以消化性溃疡居多。④即使有肝病的患者，70% 为溃疡病出血。

4. 再次评估的问题 因急性上消化道大出血的病情急，来诊后需进行紧急评估（即第一次评估），同时进行紧急处置，等检查结果和治疗一个阶段后需进行再次评估。再次评估与病因治疗大出血患者，在解除危及生命的情况、液体复苏和药物治疗开始后，或初次评估患者病情较轻、生命体征稳定时，开始进行预后评估，全面评估。

5. 上消化道出血的诊断方法

（1）内镜检查：有条件者为首选诊断方法。①作用：定位定性诊断、内镜下治疗。②时机：容量复苏后尽早进行，出血后 24 小时内阳性率 94%。③欧洲消化内镜学会（ESGE）和中华消化内镜学会均推荐检查前 30 ～ 120 分钟临时静脉注射红霉素 250mg 可显著提高内镜可视化，降低二次内镜需要。④要求：仔细观察贲门、胃底部、胃小弯、球部及球后等比较容易遗漏病变区域，若仍未发现出血病变，应深插内镜至乳头部检查；若发现 2 个以上病变，应判定出血性病灶。⑤出血时胃镜检查禁忌：心率 > 120 次 / 分，血压 < 90mmHg，血红蛋白 > 50g/L，昏迷或不能配合者。

（2）影像学检查：①X 线钡餐检查：需出血停止，病情稳定数天后进行。本法无创，但不能发现浅表性病变，不能定性。②选择性腹腔动脉造影：有创检查，要求每分钟出血量 > 0.5mL。适应证：原因不明的急性消化道出血；临床考虑内镜不能到达病变部位；不能接受急诊内镜，又需明确诊断。

（二）重要治疗操作

1. 禁食 ①大量出血时宜禁食，少量可适当进流质（保持胃内 pH 值水平）。②食管胃底静脉曲张破裂：禁食，呕血停止后 2 ～ 3 天进食。③溃疡病出血：有呕血者，禁食，呕血停止后 12 ～ 24 小时进食。④无呕血者，一般不禁食。

2. 容量复苏

（1）血容量补充：快速建立静脉通道，根据出血量多少短时间内输入足量液体。对高龄、伴心肺肾疾病患者，警惕液体输注过多加重脏器负担而出现肺水肿、心衰等。效果评价：①意识恢复。②四肢末梢由湿冷、青紫转为温暖、红润。③脉搏由快弱转为正常有力。④收缩压接近正常，脉压差 > 30mmHg。⑤尿量 > 0.5mL/（kg·h）。

（2）液体的种类和输液量：晶体与胶体均需要，常用 0.9% 氯化钠溶液、平衡液、人工胶体、全血或其他血浆代制品。

多数上消化道出血无须输血，除外以下情况：①收缩压 < 90mmHg，或较基础血压降低幅度 > 30mmHg。②血红蛋白 < 70g/L，血细胞比容 < 25%。③心率增快，超过 120 次 / 分，出现晕厥等。

输血策略：输血过多与输血不足同样有害。限制性输血（血红蛋白 < 70g/L 时输血，目标为血红蛋白达 70 ～ 90g/L）较开放性输血（血红蛋白 < 90g/L 时输血，目标为血红蛋白达 90 ～ 110g/L）可改善患者预后，减少再出血率和降低病死率。输注库存血较多时，每输注 600mL 血时需静脉补充葡萄糖酸钙 10mL。必要时（纤维蛋白

原＜ 1g/L 或 INR ＞ 1.5）输注血浆。

（3）限制性液体复苏与液体控制：对于静脉曲张性消化道出血，血容量恢复要谨慎，过度输血和输液可能导致继续或再出血。避免仅用氯化钠溶液扩容，以免加重或加速腹水或其他血管外液体蓄积。对高龄、伴心肺肾疾病的患者，应防止输液量过多过快，引起急性心功能不全、肺水肿等。对急性大出血患者尽可能进行中心静脉压监测，以指导液体输入量。

（4）血容量充足的判定和输血目标：①血容量指标：收缩压 90 ～ 120mmHg，脉搏＜ 100 次 / 分，尿量＞ 40mL/h，血 Na^+ ＜ 140mmol/L。②临床表现：意识清楚或好转，无显著脱水貌。③输血目标：对大量失血的患者，输血指标为血红蛋白达到 80g/L，血细胞比容 25% ～ 35%，不可过度。

3. 药物治疗 初始药物治疗是急性上消化道出血的首选治疗手段。

（1）血管活性药物的使用：在积极补液扩容的前提下，可适当选用血管活性药物以改善重要脏器的血液灌注：①多巴胺：大剂量使血管收缩，升压，但不良反应较多。②多巴酚丁胺：用于心源性休克，升压不明显。③去甲肾上腺素：感染性休克、失血性休克首选，但需经中心静脉。④肾上腺素：心脏骤停、过敏性休克、感染性休克首选药物。⑤异丙肾上腺素：缓慢性心律失常首选。

（2）抑酸策略——静脉注射、序贯连续注射：①对于低危患者，可常规标准剂量 PPIs（质子泵抑制剂）治疗，如埃索美拉唑 40mg 静脉输注，每日 2 次，简便易行。②对于高危患者，予静脉应用大剂量 PPIs 治疗，如埃索美拉唑 80mg 静脉注射＋以 8mg/h 速度持续输注 72 小时以上，过渡到标准剂量 3 ～ 5 天，改为口服剂量。

（3）生长抑素及其类似物（目前多用）：与血管加压素类控制食管胃静脉曲张破裂出血效果相当，但不良反应明显要少。

（4）抗菌药物：① 20% 左右肝硬化急性静脉曲张出血患者 48 小时内发生细菌感染，预防性使用抗菌药物有助于止血，并可减少早期再出血及感染，提高生存率。②内镜检查前 8 小时预防性应用抗生素可减少菌血症和 SBP（自发性细菌性腹膜炎）发生。③首选喹诺酮类抗生素，但耐药增多，也可用三代头孢类抗生素，一般疗程 5 ～ 7 天。

4. 止血治疗

（1）介入治疗（中下消化道）：①适应证：出血保守治疗（药物、内镜治疗等）效果不佳、外科手术后再发静脉曲张破裂出血或终末期肝病等待肝移植术期间静脉曲张破裂出血。②主要方法：选择性血管造影及栓塞（TAE）、经颈静脉肝内门 – 体静脉支架分流术（TIPS）。TIPS 对急诊静脉曲张破裂出血的即刻止血成功率达 90% ～ 99%，但远期（≥ 1 年）疗效不确定，影响疗效的主要因素是术后分流道狭窄或闭塞。

（2）手术止血：尽管有以上多种治疗措施，但是仍有约 20% 的患者出血不能控制。外科分流手术在降低再出血率方面非常有效，但可增加肝性脑病风险，与内镜及药物治疗相比并不能改善生存率。

5. 中医治疗

（1）治疗原则：针对本病病机变化由气到血，由实到虚，虚实夹杂，寒热互化，故治疗当以急则治标以止血、缓则治本以求因为原则。

（2）中西医结合思路：①在急性上消化道出血稳定期的治疗中，中医药具有比较明确的疗效。根据辨证使用中药治疗，可以明显改善患者的生存质量，提高生存率，降低死亡率。西医在病因诊断方面及治疗急性大出血方面有其优点，病情较危重的中、大量出血以采用中西医结合治疗为宜，即使是大出血，在运用西医方法止血的同时，采用中西药物治疗，能取得相得益彰之效。②急性上消化道出血一般急性期出血吐血时，不适于饮服汤药；当只有黑便或有大出血（吐血）已初步控制的患者，针对其病机，给予中药辨证治疗。轻度出血时，可在辨证基础上用中医药治疗，调饮食，忌辛辣厚味，控制病情。若病情发展至中重度出血，血去气伤，甚则气血衰亡，出现厥证、脱证之危候，则应结合西医治疗，以进一步提高抢救成功率。③出现气随血脱时，及早运用益气固脱法治疗，对防治出血性休克，维持血压稳定有较大帮助，肝硬化合并胃底静脉曲张破裂出血时运用大黄及其制剂，在增强止血效果的同时，既能加速排出肠道积血，又有抑制肠道细菌作用，起到西药无法替代的作用。

（3）针灸及其他外治法：①针刺法：取足三里、中脘、胃俞、内关等穴，如胃热炽盛加肝俞、内庭、行间；脾不统血加关元、气海、隐白；气随血脱加关元、命门、百会。实证用泻法，虚证用补法。②敷贴法：气随血脱证可予人参3g，三七3g，研成细末，醋调成糊状，敷贴脐部。

（高峰　唐光华）

急性上消化道出血（黑便、呕血等情况）

监测生命体征；主要查体（心肺、腹部）；采集血样，开通静脉通道；紧急评估病情

非危重患者（生命体征稳定）

危重患者（生命体征不稳定）

病史询问，高危因素预测，出血量评估

必须检查：①血型、血常规、粪便常规+潜血；②急诊生化、血淀粉酶、凝血功能
可选择检查：①心酶、肝功、D-二聚体；②心电图、X线腹平片；③配血前检查；④腹部CT扫描

紧急处理：①监护，暂禁食；②建立静脉通道1~2条；③快速补液，把握输血指征，备血；④药物治疗：PPI/H$_2$RA抑酸、生长抑素及其类似物、抗菌药物；⑤中成药针剂：参附、参麦、生脉注射液等；⑥中成药口服：云南白药、冰冻紫黄液等

病情二次评估

高危
1.留观或消化科治疗
2.继续药物治疗
3.择期内镜检查

低危
1.监测出血征象
2.收入消化内科
3.急诊内镜检查

监测指标：神志、心率、血压、呼吸、尿量、皮肤

处理：送抢救室，吸氧，保持呼吸道通畅，建立静脉通道2条以上，尽快留置深静脉

急查：血常规、血型、急诊生化、肝功、血氨、凝血、血淀粉酶、心酶、D-二聚体、血气分析、血乳酸

抗休克：快速补充晶体和胶体，必要时应用血管活性药
输血：积极补充血容量

西药：PPI/H$_2$RA抑酸、生长抑素及其类似物、抗菌药物、全身止血药
中成药针剂：参附注射液
其他：三腔二囊管止血

急诊内镜检查（必要时床边）

是否静脉曲张

否
1.药物治疗
2.内镜治疗
3.介入治疗
4.外科手术治疗
5.病因或原发病治疗

是
1.药物治疗
2.内镜治疗（EVL或EIS）
3.介入治疗
4.外科手术治疗

病情三次评估

稳定
消化内科

不稳定
ICU

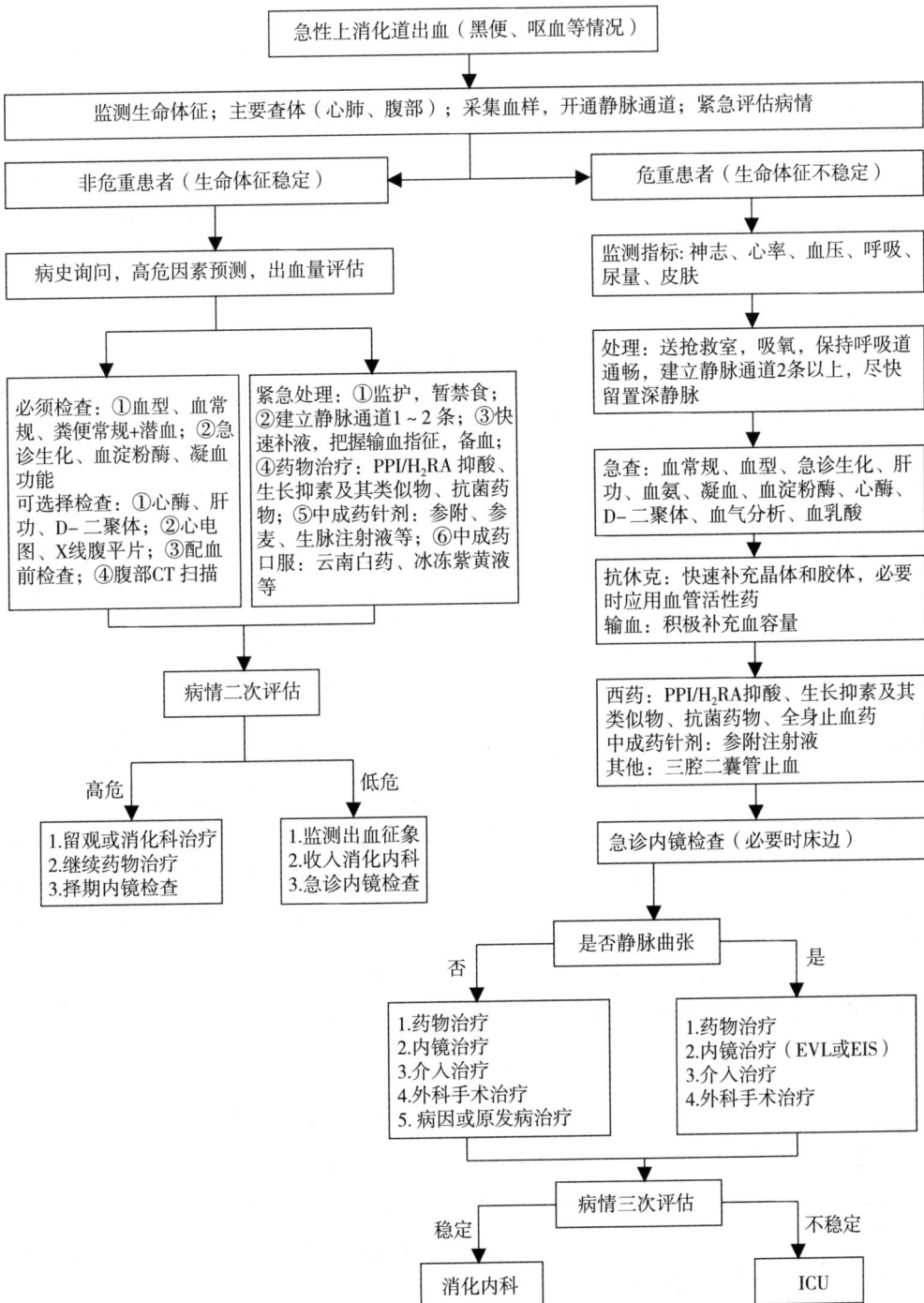

图 14-1 急性上消化道大出血诊疗流程

第十五章 其他急症的诊疗流程及解读 ▷▷▷▷

第一节 急性高热

发热是机体在内、外致热原的作用下或由各种病因导致体温调节中枢功能障碍，体温超出正常范围。急性高热的主要特点是发病迅速，病程在 2 周以内，热势较高，体温常不低于 39.1℃。急性高热在临床上属于急症范畴，需要优先处理。

古代及现代中医学文献中，关于高热的记载及论述很多。本病一般属于中医学"壮热"范畴，有外感发热及内伤发热之分。外感发热因感受六淫之邪及疫疠之气所致；内伤发热多由饮食劳倦或七情变化，导致阴阳失调，气血虚衰所致。

【诊疗流程】

临床上，急性高热是多种疾病的常见症状，大多诊断较易，也有部分发热患者病因复杂而难以确诊，尤其是短时间内难以明确诊断及治疗，是急诊最常见疑难病症表现之一。而对于所有急性高热患者来说，即使不能立刻明确病因，也要及时进行对症处理，以减轻患者的痛苦。而如何执简驭繁，建立急性高热的诊治流程，确立治疗原则，获得最佳治疗时机和治疗效果，是每一位急诊医生应当思考的问题。急性高热患者的快速评估及诊疗流程见图 15-1。

【诊疗流程中操作技术解读】

（一）重要的诊断问题

1. 危险性评估

（1）发热伴生命体征不稳定，病情急速变化，伴意识障碍、惊厥、抽搐。

（2）发热伴呼吸衰竭、中枢神经系统感染、休克、心功能不全、颅内出血、输血反应、甲亢危象、DIC、出血等。

（3）传染病所致发热，传染性强，如 SARS、禽流感、流脑、乙脑等。

2. 诊断流程

（1）询问传染病接触史，结合流行病学特点，判断是传染性或非传染性疾病引起的发热。

（2）感染性发热具有以下特点：①起病急，伴有或无寒战。②血象：白细胞计数

高于 $1.2 \times 10^9/L$ 或低于 $0.5 \times 10^9/L$。③C 反应蛋白测定（CRP）：阳性提示有细菌性感染或风湿热，阴性多为病毒感染。④有其他定位症状或体征。⑤中性粒细胞碱性磷酸酶增高，对细菌性感染有指导意义，需除外妊娠癌肿、恶性淋巴瘤。应用激素后可有假阳性。

（3）明确发热原因：病毒、细菌、支原体、衣原体或其他病原菌引起的感染性发热；结缔组织病、肿瘤性疾病、代谢性疾病、药物热等导致的非感染性发热。

（4）原因不明的急性发热，进一步检查以明确病因。

临床上各种感染性疾病具有不同的热型，在病程进展过程中热型也会发生变化，故了解热型对于诊断、判断病情、评价疗效和预后均有一定的参考意义。但必须注意，由于抗生素的广泛应用或因解热药或糖皮质激素的应用，可使某些疾病的特征性热型变得不典型或呈不规则热型。热型也与个体反应的强弱有关。

（二）重要治疗操作

1. 降温　迅速而有效的降温是治疗高热的关键措施。

（1）物理降温：利用物理原理达到散热目的，是较好的降温方法之一，适用于高热而循环良好的患者。

1）冰帽：戴于患者头部，使脑细胞处于低温环境，以降低脑组织代谢，减少脑细胞耗氧量，保护脑细胞。

2）冰袋：放置在体表大血管处，如颈部、腋下、腹股沟等处，通过传导方式散发体内热量。

3）温水或乙醇擦浴：用柔软的毛巾蘸取 50% 的乙醇或 32℃左右的温水从患者的一侧颈部开始，自上而下擦至足跟部。同样的方法擦另一侧，直至皮肤表面潮红，才能达到有效的降温目的。

4）冰毯：适用于中枢性高热。

（2）药物降温：可防止肌肉震颤，减少机体分解代谢，从而减少机体产热，扩张周围血管，以利于散热。但药物降温应谨慎使用，只有物理降温后体温再次上升或物理降温效果不理想时，或不适宜用物理降温者，才考虑在物理降温的同时使用药物降温。

2. 保持呼吸道通畅　给予吸氧，$2 \sim 4L/min$。高热伴抽搐者给予镇静药，头偏向一侧，以免吸入呕吐物、分泌物，阻塞气管而发生窒息或吸入性肺炎；并可及时吸出口腔内分泌物。

3. 纠正水、电解质与酸碱平衡失调　鼓励患者多饮水或静脉补充水分、电解质，保证组织充足的血液灌注，加快散热。同时应注意纠正酸中毒、低血钾、低血钙、低血镁等。

4. 对症治疗

（1）控制惊厥、抽搐：为防止继续大量产热，减轻脏器功能受损，控制肌肉过度活动和抽搐是十分必要的。止痉药物首选地西泮静脉注射。

（2）控制脑水肿：选用 20% 甘露醇静脉滴注。

5. 病因治疗 高热急救的关键是积极针对病因进行抢救，如感染应早期应用抗生素，晚期恶性肿瘤则选用对症退热和营养支持治疗。如病因不明确者应慎用退热药和抗生素，以免掩盖病情，延误急救时机。

6. 中医治疗 急性发热中医治疗要点为抓虚实、别表里、审标本、辨真假、察传变，治疗原则为祛邪、扶正、退热。

（1）药物擦浴降温：风寒表热证者，以荆芥、薄荷、麻黄、青蒿水煎擦浴；里热证者，以石膏、知母、葛根水煎擦浴。

（2）刺血退热：三棱针点刺百会、人中、大椎、风池、少商等穴放血退热；也可取手三里、曲池、合谷、内关、足三里、阳陵泉、三阴交等穴以泻法针刺。

（3）中药注射液退热、醒神：痰热清注射液 20～40mL 加入 5% 葡萄糖注射液或 0.9 氯化钠注射液 250～500mL 中静脉滴注；醒脑静注射液 10～20mL 加入 5% 葡萄糖注射液 250mL 中静脉滴注。

（4）推拿按摩：适用于小儿发热，常用手法有开天门、推坎宫、推三关、退六腑、揉太阳、拿风池、揉肺俞、分阴阳、清肺经等。

（5）刮痧：适用于外感发热，常用部位为颈部、大椎、肩井、风池、督脉、膀胱经等。

（朱德才　唐光华）

急性高热

评估病情是否稳定：生命体征异常，高龄（年龄大于70岁），体温大于40℃，意识障碍、头痛、颈项僵痛，腹痛+外科体征等

是

留观：监护、建立静脉通道、气道管理、补液、氧疗，必要时呼吸支持

采集病史、接触史（有明确的流行病学接触史，有传染病的临床表现），体格检查

完善相关辅助检查（根据病情选择）
1.三大常规、CRP、PCT、ESR、肝功、肾功、凝血、D-二聚体、心肌酶、肌钙蛋白、BNP、乳酸等
2.流感抗原A+B、登革热核酸抗原抗体、肥达试验、外斐氏试验、嗜异性凝集试验、感染五项、结核抗体、PPD试验等
3.免疫指标：风湿三项、免疫六项、自免十二项、血管炎三项
4.心电图、B超、胸腹X线片
5.心脏彩超、头颅胸腹部CT

有接触史

怀疑传染病

初步隔离，做好防范

根据相应流行病学史、症状及实验室检查综合判断，明确诊断后报传染病报告卡，转送传染病医院或指定救治医院或隔离治疗

感染性发热　　　非感染性发热　　　不明原因发热

病毒感染：流感、病毒性肝炎、乙脑、传染性单核细胞增多症、流行性出血热、巨细胞病毒感染、SARS、AIDS等

细菌感染：社区获得性肺炎、感染性心内膜炎、急性肾盂肾炎、急性胆系感染、败血症、结核病、伤寒、副伤寒等

支原体、衣原体、立克次体感染

结缔组织病：风湿热、系统性红斑狼疮、类风湿关节炎急性期、多发性肌炎、白塞病、系统性血管炎、成人still病、复发性多软骨炎

肿瘤：急性白血病、淋巴瘤、恶性组织细胞病、再生障碍性贫血

代谢性疾病：甲状腺危象、垂体危象、痛风急性发作

栓塞性疾病：肺栓塞、心肌梗死等

药物热

其他如热射病等

处理原则
1.生命体征监测
2.降温：物理降温，给予赖氨匹林、布洛芬、对乙酰氨基酚
3.补液、保护脏器功能、维持内环境稳定
4.流感疑似病例，给予磷酸奥司他韦
5.治疗原发病
6.中药辨证治疗；中医特色疗法，如平衡针、中药擦浴、刺络放血、刮痧、推拿等

病情评估

出观、随访　　　收入专科病房或ICU治疗

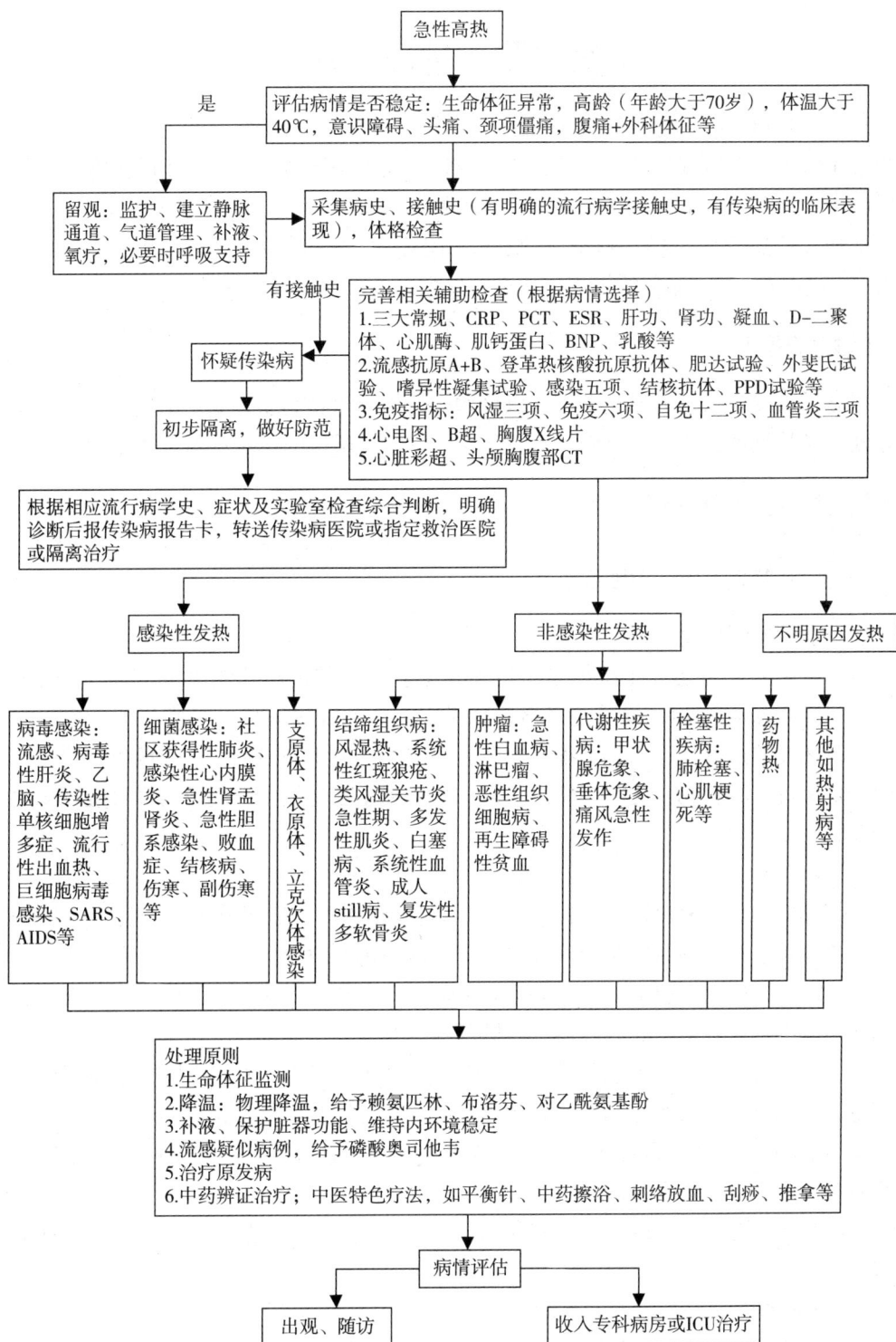

图 15-1　急性高热诊疗流程

第二节 过敏反应

过敏反应指已产生免疫的机体再次接受相同抗原刺激时所发生的组织损伤或功能紊乱的反应。严重者出现过敏性休克，导致以急性周围循环灌注不足为主的全身性速发变态反应，常伴有喉头水肿、气管痉挛、肺水肿等征象。

本病一般属于中医学"厥证""脱证"范畴。厥脱则分为阴脱（亡阴）、阳脱（亡阳）、阴阳俱脱三类，属急危重症，如不紧急救治，常导致死亡。

【诊疗流程】

引起过敏反应的诱因变化多端，以食物、药物与生物制品常见。出现过敏反应应立即处理，尤其是过敏性休克，应立即就地抢救。过敏反应的诊疗流程见图 15-2。

【诊疗流程中操作技术解读】

（一）重要的诊断问题与监护

1. 重要的诊断问题

（1）病因药物分类：①抗生素（特别是注射用青霉素和其他 β 内酰胺）、阿司匹林和非甾体类抗炎药物、静脉注射造影剂是引起致命性过敏反应最常见的药物。②乳胶：乳胶诱发的过敏反应引起了很多关注，但实际上发生相当稀少。③昆虫叮咬：包括蚂蚁、蜜蜂等。④食物：花生、树生坚果、海鲜和小麦是最常引起致命性过敏反应的食物。⑤微生物病原体。

（2）症状和体征

1）皮肤潮红、瘙痒广泛的荨麻疹、血管神经性水肿、紫绀是最早表现，约 20% 患者无皮肤表现。食物导致的全身性过敏反应 80% 无皮肤表现。

2）呼吸系统：①鼻阻、喷嚏或刺激性咳嗽。②喉头堵塞感。③胸闷、气促。④呼吸增快。⑤喉部呼吸音增强或减弱。⑥肺部哮鸣音。

3）循环系统：①心悸、出汗。②面色苍白、脉搏细弱、血压下降、心率增快。在任何皮肤症状出现前可突然出现伴循环衰竭的心动过缓和心跳停止。

4）消化系统：①口腔黏膜肿大和瘙痒。②腹痛、恶心呕吐。③肠鸣音活跃或消失。④少见腹泻。⑤应激性溃疡。

5）神经系统：①恐惧。②烦躁不安和头晕。③意识不清或完全丧失。④抽搐或惊厥。

6）泌尿系统：①尿频。②肾绞痛。

7）眼睛：①瘙痒。②流泪。③红眼。④眼睑水肿。

（3）过敏反应诊断的确立

1）数分钟至数小时内急性发作的皮肤 / 黏膜症状，并伴以下至少 1 种症状：①呼吸道症状。②血压下降或伴终末器官功能不全。

2）接触可能的过敏原后数分钟至数小时内出现以下症状 2 项以上：①皮肤 / 黏膜症状。②呼吸道症状。③血压下降或伴随症状。④持续消化道症状。

3）接触已知变应原后数分钟至数小时出现血压降低，收缩压低于 90mmHg 或比基础值下降幅度＞ 30%。

（4）无皮肤表现的诊断：20% 的患者并无皮肤表现，80% 食物引起的致死性过敏反应患者无皮肤表现，导致临床诊断困难。因此，对于任何急性发生的呼吸窘迫、支气管收缩、循环衰竭、心脏骤停，都应将急性全身过敏反应作为重要的鉴别诊断。

（5）致死性过敏反应：危险因素有未能及时应用肾上腺素、哮喘、心脏病、快速接受静脉抗原。

（6）免疫治疗相关致死性过敏反应：① 90% 的患者＜ 30 分钟。② 30% 的患者由于操作失误。③ 50% 患者未及时使用肾上腺素。④ 50% 患者伴有急性哮喘。⑤ 25% 患者有全身过敏史。⑥ 25% 患者发生在花粉季节。

2. 重要监护

（1）常规无创生命体征监护：如心电监测、血氧监测、血压监测，适用于过敏性休克患者。

（2）深静脉穿刺与中心静脉压监测：适用于过敏性休克经一般药物治疗后效果欠佳者，部位首选颈静脉及锁骨下静脉。

（二）重要治疗操作

1. 基本治疗　①脱离过敏原。②氧疗：适用于所有过敏反应患者。③肾上腺素。④液体治疗。⑤维持循环稳定。⑥抗组胺药。⑦糖皮质激素。

2. 呼吸、心跳骤停　给予规范 CPR，过敏反应的患者常为年轻人或普通人，具有健康的心脏和心血管系统，对于快速纠正循环衰竭反应较好。有效的 CPR 能维持足够的氧供直至过敏反应导致的灾难性效应消失。复苏时间应予延长。

3. 评估呼吸道　①呼吸困难、刺激性咳嗽、咳痰。②发音困难或失声、喉头水肿、声门肿胀，严重的面颈部肿胀和进行性喘鸣。③缺氧体征。

4. 环甲膜穿刺　适用于过敏性休克合并喉头水肿窒息患者的紧急治疗。

5. 气管插管　适用于过敏性休克早期有喉头水肿倾向者。

6. 中医治疗　根据"有形之血不可速生，无形之气所当急固"理论，以益气回阳、救阴固脱、急固其本为原则。

（1）中药注射剂：气脱证、阴脱证者可选参麦注射液或生脉注射液 40 ～ 60mL，用 5% 葡萄糖注射液 250 ～ 500mL 稀释后静脉滴注。阳脱证者选参附注射液 20 ～ 100mL，用 5% 或 10% 葡萄糖注射液 250 ～ 500mL 稀释后静脉滴注。

（2）针灸治疗：适用于所有过敏反应，尤其过敏性休克患者。主穴取人中、涌泉、素髎、水沟、内关。昏迷者，加中冲、涌泉；肢冷脉微者，加关元、神阙、百会。

（朱德才　唐光华）

1
- ●可疑过敏者
- ●接触史+突发过敏的相关症状（皮疹、瘙痒、鼻塞、流涕、眼痛、恶心、呕吐、腹痛、腹泻等），严重者有呼吸困难、休克、神志异常

2
紧急评估
- ●有无气道阻塞
- ●有无呼吸，呼吸的频率和程度
- ●有无脉搏，循环是否充分
- ●神志是否清楚

→ 气道阻塞 → ●清除气道异物，保持气道通畅：大管径吸痰管吸痰
●气管切开或插管

→ 呼吸异常

→ 呼之无反应，无脉搏 → 心肺复苏

无上述情况或经处理解除危及生命的情况后

3
二次评估：是否有休克表现、气道梗阻、胃肠道症状

4
仅有皮疹或荨麻疹表现

具有上列征象之一者

11
- ●留院观察2~4小时
- ●口服药抗过敏治疗（见框9）
- ——H₁受体阻滞剂
- ——H₂受体阻滞剂
- ——糖皮质激素等

5
- ●去除可疑过敏原
- ●建立静脉通道，积极进行液体复苏：快速输入1~4L等渗液体（如生理盐水）
- ●大流量高浓度吸氧，保持血氧饱和度95%以上

← 恶化

6
药物治疗
- ●肾上腺素：首次0.3~0.5mg肌肉注射或皮下注射，每15~20分钟重复给药。心跳、呼吸停止或者严重者大剂量给予，1~3mg静脉注射或肌肉注射，无效3分钟后给予3~5mg，仍无效则4~10μg/min静脉滴注
- ●糖皮质激素：早期应用，氢化可的松或甲泼尼龙琥珀酸钠或地塞米松静脉注射，然后静脉滴注维持
- ●H₁受体阻滞剂：苯海拉明25~50mg或异丙嗪50mg，静脉或肌内注射

有效

7
评估通气是否充足
- ●进行性声音嘶哑、喘鸣、口咽肿胀者，推荐早期气管插管
- ●喘鸣音加重、发声困难或失声、喉头水肿、面颈部肿胀和低氧血症等气道梗阻表现患者，加强气道保护、吸入沙丁胺醇，必要时建立人工气道

有效

8
评估血压是否稳定
- ●低血压者，需快速输入1~2L等渗晶体液（如生理盐水）
- ●血管活性药物，如多巴胺2.5~20μg/（kg·min）静脉滴注
- ●纠正酸中毒，如5%碳酸氢钠100~250mL静脉滴注

有效

9
继续给予药物治疗
- ●糖皮质激素：醋酸泼尼松、氢化可的松、甲泼尼龙琥珀酸钠、氢化可的松琥珀酸钠或地塞米松等
- ●H₁受体阻滞剂：苯海拉明、异丙嗪、赛庚啶、特非那定、西替利嗪、氯雷他定、咪唑斯汀
- ●H₂受体阻滞剂：西咪替丁、雷尼替丁、法莫替丁
- ●β受体激动剂：支气管痉挛者吸入沙丁胺醇气雾剂
- ●其他：10%葡萄糖酸钙注射液10~20mL静脉注射；维生素C、氨茶碱、色甘酸钠等

10
留观24小时或入院

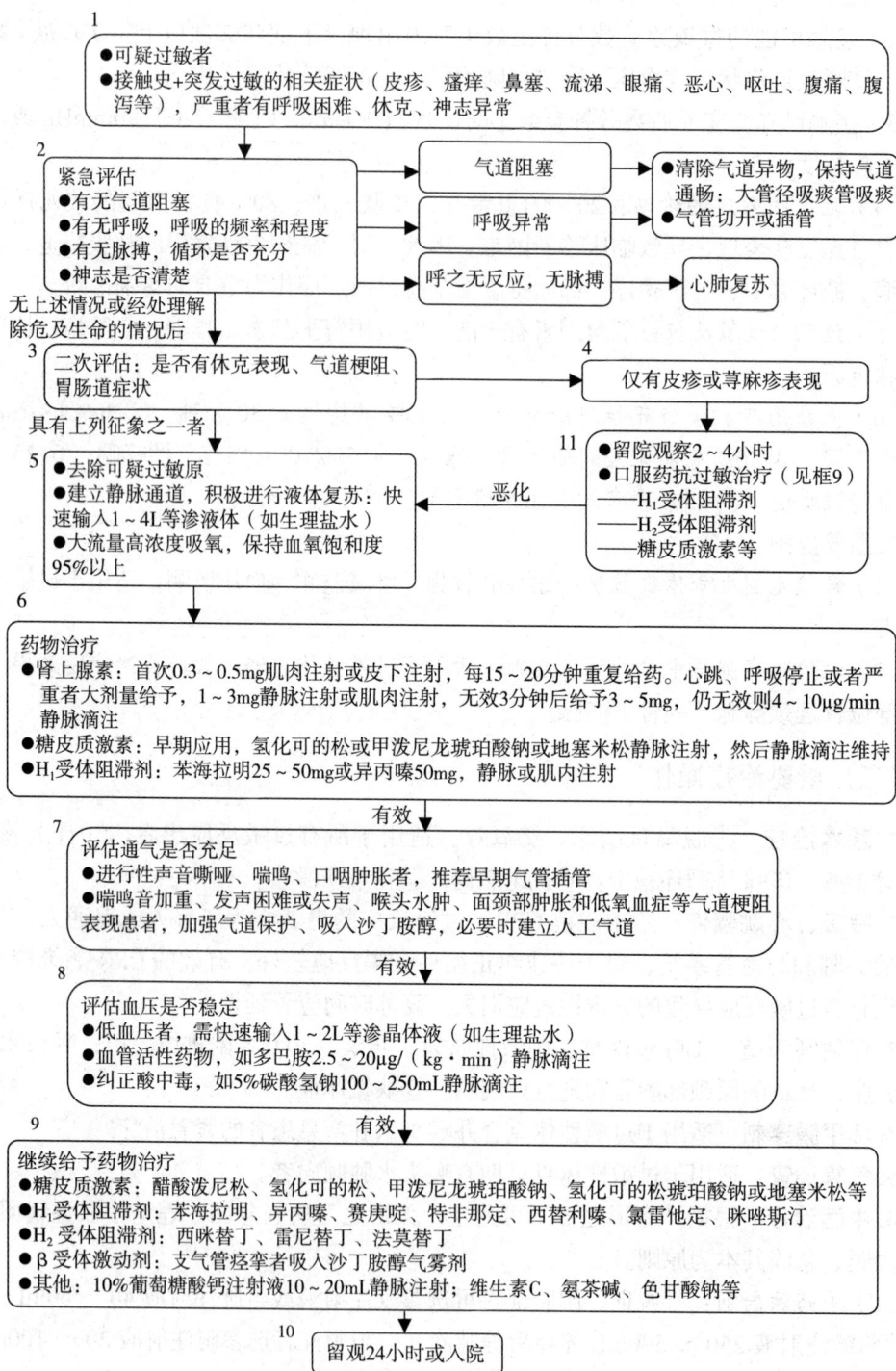

图15-2 过敏反应抢救流程

第三节　糖尿病酮症酸中毒

糖尿病酮症酸中毒（diabetic ketoacidosis，DKA）是由于体内胰岛素活性重度缺乏及升糖激素不适当增高，引起糖、脂肪和蛋白质代谢紊乱，以致水、电解质和酸碱平衡失调，出现高血糖、酮症、代谢性酸中毒及脱水为主要表现的临床综合征，是常见的糖尿病危象之一。

本病属于中医学"消渴病""口臭""呕吐""哆""昏瞆"等范畴。本病是在消渴的基础上因胃热上蒸、外邪犯胃、饮食不节等诱发，甚者浊毒闭窍而见昏瞆不醒，如不及时救治，可危及生命。

【诊疗流程】

作为糖尿病急性并发症，其临床危害不可忽视。该病症有显著增加脑水肿、永久性神经损害和死亡等风险。目前我国有大量糖尿病患者未得到及时诊断，这些患者存在很大风险，尤其是以 DKA 为首发症状而就诊者，若诊疗不及时则有生命危险。标准化 DKA 诊疗方案的实施是降低病死率的重要手段。DKA 诊疗流程见图 15-3。

【诊疗流程中操作技术解读】

（一）重要的诊断问题与监护

1. 糖尿病酮症酸中毒按程度可分为三级　①轻度：仅有酮症而无酸中毒。②中度：有酮症及轻、中度酸中毒。③重度：有酮症酸中毒伴有昏迷者。

2. 糖尿病酮症酸中毒的诊断要点　① DKA 的临床症状。②血糖 > 13.9mmol/L（250mg/dL）。③血 pH < 7.35。④阴离子间隙：增大提示为酸中毒，减低可能为酸性代谢产物增多。⑤血酮体阳性。⑥尿糖、酮体阳性。

（二）重要治疗操作

1. 积极补充液体　充分的液体补充可使血糖下降 25% ～ 50%：①输液量及速度：按体重的 10% 为第一天的补液量，一般为 4000 ～ 5000mL；严重失水者可达 6000 ～ 8000mL，前 2 小时补充 1000 ～ 2000mL，第 3 ～ 6 小时补充 1000 ～ 2000mL。②液体种类：开始输入生理盐水，当血糖下降至 250mg/dL（13.9mmol/L）左右时，开始输入 5% 葡萄糖液或葡萄糖盐水。③注意个体化原则。

2. 静脉补充葡萄糖　目的：①促进酮体的消除。②补充热量。

补充葡萄糖的量：最低需要量为 800kcal/d，或 20kcal/（kg·d），葡萄糖或碳水化合物 150 ～ 200g/d。静脉补充葡萄糖的速度为 8g/h。

3. 胰岛素的应用

（1）静脉滴注法：①当血糖 > 600mg/dL（33.3mmol/L）时，先静脉用冲击量，成人 12 ～ 20U，儿童 0.25U/kg。②静脉输入小剂量胰岛素：成人剂量为 0.1U/（kg·h），降低血糖 2.8 ～ 4.2mmol/h。③如第 1 小时内血糖下降＜ 2.8mmol/L，且脱水已基本纠正，可将胰岛素的剂量加倍。④当血糖浓度降至 250mg/dL（13.9mmol/L）左右时，可在葡萄糖液体中按比例加入胰岛素，如胰岛素：葡萄糖 =1：（2 ～ 4）。⑤保持血糖在 180mg/dL 左右。

（2）使用小剂量胰岛素的理论基础：①正常人进餐或葡萄糖刺激后胰岛素分泌高峰浓度为 50 ～ 100μU/mL，半衰期为 4 ～ 8 分钟；静脉滴注外源性胰岛素 5U/h，其半衰期为 20 分钟，血浓度可达 100μU/mL。② DKA 患者抑制酮体生成所需最高胰岛素浓度为 120μU/mL，其半衰期为 24 分钟。③静脉滴注胰岛素 5U/h 或 0.05 ～ 0.1U/h 既能有效地抑制酮体产生，又能避免血糖、血钾和血浆渗透压降低过快带来的各种危险。

4. 见尿补钾

（1）当血钾≥ 6mmol/L 或尿量＜ 30mL/h 时，可暂时不补钾。

（2）只要患者尿量＞ 30mL/h，血钾＜ 5.5mmol/L，输注胰岛素的同时即可开始补钾。

（3）补钾为 13 ～ 20mmol/h（相当于 1 ～ 1.5g 的氯化钾溶液），24 小时总量 3 ～ 6g。

（4）若以后仍然血钾＜ 5.5mmol/L，每增加 1000mL 液体加 1 ～ 1.5g 钾。

注意：使血钾维持在 3.5mmol/L 以上。监测血钾（心电图监测、血钾测定）。必要时考虑胃肠道补钾。

5. 补充镁离子　无低血钾出现或经治疗低血钾已纠正后，发生室性心律失常的患者，可能有镁的不足。补充镁的方法：可在 100mL 液体中加入 2.5 ～ 5mL 的 50% 的硫酸镁静脉滴注。观察心律失常是否得以纠正。

6. 碱性药物　适当和有必要时补充碱性药物，补充碱性药物的指征为血气分析 pH ＜ 7 时。常用的碱性药物为 5% 的碳酸氢钠溶液，以后根据病情，再决定是否需要补充。

7. 中医治疗

（1）治疗原则：以"实者泻之""留者攻之"为治则，急救处理。辨识本病虚实寒热、邪正盛衰，视其不同证候选方用药。

（2）中医治疗本病，常分为气阴两虚型、热毒熏蒸型、内闭外脱型及阴竭阳脱型。在初期，即酮症发展期和酸中毒代偿期，属气阴两虚型和热毒熏蒸型，胰岛储备不足，胰岛素分泌延缓，症情较轻，可在辨证的基础上用中医药治疗，迅速截断病势，控制发展。当病情进展出现内闭外脱或阴竭阳脱，此时酮症发展到失代偿期，胰岛功能损害严重，病情凶险，应立即配合西药治疗，绝大多数患者可以获益。

（朱德才　唐光华）

1
● 有糖尿病病史（特别是胰岛素依赖型患者）
● 有诱发因素存在：感染、胰岛素治疗中断或不适当减量，饮食不当，创伤手术，妊娠和分娩
● 早期仅有多尿、口渴、多饮、疲倦等糖尿病症状加重或首次出现；进一步发展出现食欲减退、恶心、呕吐，极度口渴，尿量显著增加，并常伴有头痛、嗜睡、烦躁、呼吸深快、呼气含有烂苹果味；后期出现尿量减少，皮肤干燥，弹性差，眼球下陷，声音嘶哑，脉细速，血压下降，脉压差缩小，四肢厥冷，甚至各种反射迟钝或消失、昏迷

2 紧急评估
● 有无气道阻塞
● 有无呼吸，呼吸的频率和程度
● 有无脉搏，循环是否充分
● 神志是否清楚

气道阻塞 → ● 清除气道异物，保持气道通畅：大管径吸痰管吸痰 ● 气管切开或插管

呼吸异常

呼之无反应，无脉搏 → 心肺复苏

无上述情况或经处理解除危及生命的情况后

稳定后

3 快速检测血糖，确认血糖大于300mg/dL → 4 确定诊断
血糖上升，在300~600mg/dL，高时达1000mg/dL以上；血酮体上升，可达50mg/dL以上
尿糖：尿酮体强阳性，水、电解质、酸碱平衡失调
血气pH<7.35

5 急救措施
补液
● Na⁺正常，使用等渗液
● Na⁺大于155mmol/L，用0.45%氯化钠溶液
● 2小时内输入1000~2000mL（注意心功能）；第2~6小时内输入1000~2000mL；第8~12小时内输入2000~3000mL；第一天总量4000~5000mL，严重者可达6000~8000mL，并根据BP、Hb、每小时尿量、末梢循环、CVP情况做调整
● 必要时可给予胶体及其他抗休克措施
● 血糖降至250mg/dL左右时，可开始输入5%葡萄糖溶液（每3~5g葡萄糖加入1U胰岛素）

6 胰岛素治疗：生理盐水加小剂量普通胰岛素静脉滴注，常用量为每小时4~6U，当血糖下降到13.9mmol/L（250mg/dL）时改用5%葡萄糖加胰岛素继续输注，同时相应地调整胰岛素剂量

7 处理诱发病和并发症
● 休克
● 严重感染
● 心力衰竭
● 肾衰竭
● 肺水肿
● 急性胃扩张
● 吸入性肺炎

8 监护及护理
● T、P、R、BP监测
● 注意瞳孔大小和反应
● 注意神志的变化
● 记录出入量
● 清洗口腔、皮肤、预防压疮和继发感染

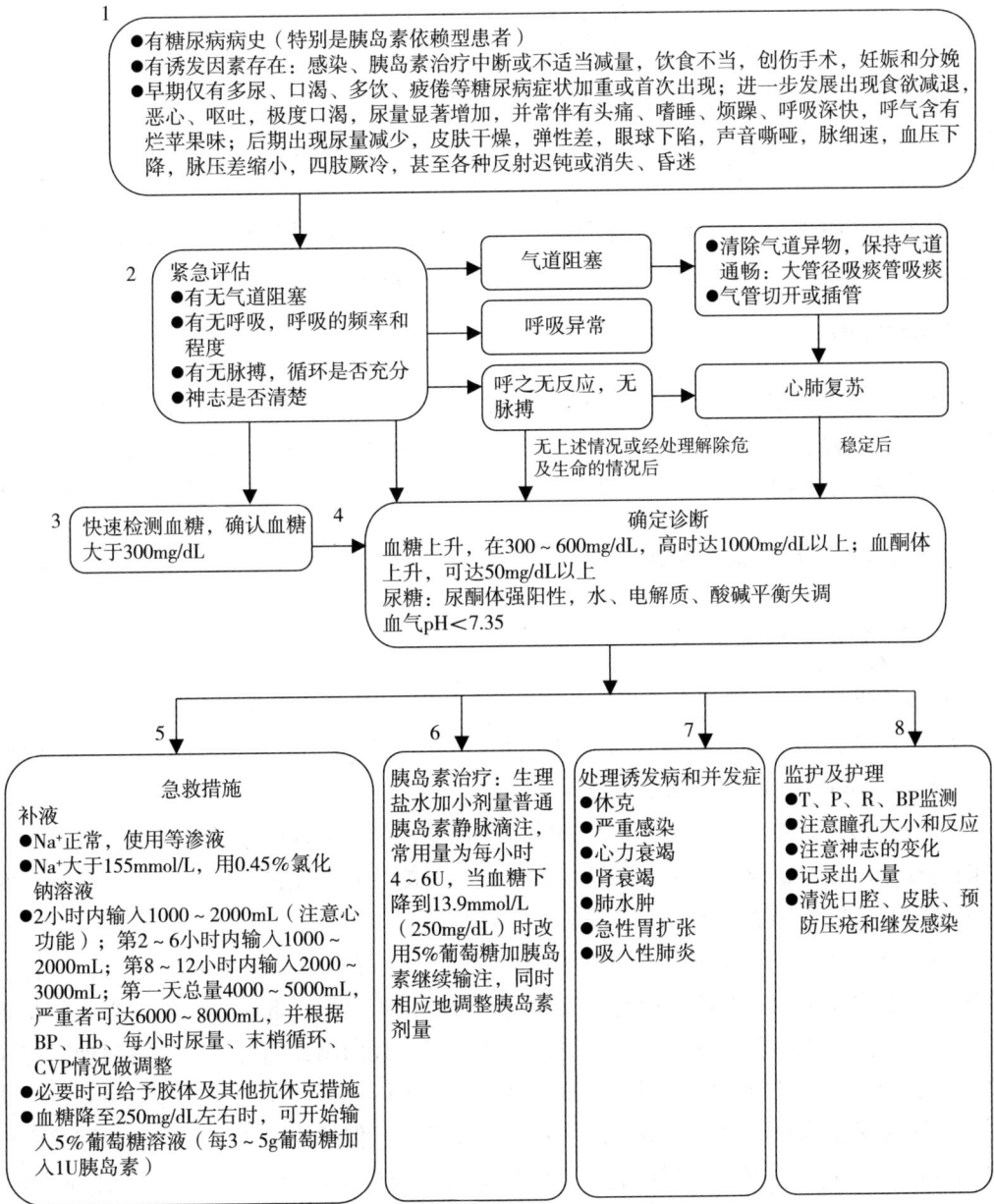

图 15-3　糖尿病酮症酸中毒诊疗流程

第四节　异位妊娠

受精卵在子宫腔以外着床发育称异位妊娠，俗称"宫外孕"。根据受精卵着床部位的不同，异位妊娠包括输卵管妊娠、卵巢妊娠、腹腔妊娠、宫颈妊娠及子宫残角妊娠等。

中医学文献中没有"异位妊娠"和"宫外孕"的病名，属中医学"停经腹痛""妊娠腹痛""少腹瘀血""经漏""经闭"及"癥瘕"等范畴。

【诊疗流程】

异位妊娠中以输卵管妊娠最常见，占 90% ～ 95%。当输卵管妊娠破裂后，可造成急性腹腔内出血，发病急，病情重，处理不当可危及生命，是妇产科常见急腹症之一，临床需抢救、诊断同时进行。异位妊娠诊疗流程见图 15-4。

【诊疗流程中操作技术解读】

（一）重要的诊断问题

1. 危险性评估

（1）证实妊娠的存在：生育年龄的妇女如果出现停经、尿或血 HCG（人绒毛膜促性腺激素）阳性时，都有妊娠的可能。

（2）警惕输卵管妊娠的发生：凡在临床上遇见停经、急性腹痛及阴道出血或突然晕倒的生育年龄妇女，应警惕有输卵管妊娠发生的可能。若妊娠试验阳性，同时有充分的证据证实有腹腔内出血，则应首先考虑异位妊娠。

（3）有无腹腔内出血：①育龄期妇女突然出现下腹痛、头晕、恶心呕吐、里急后重感，甚者出现晕厥、面色苍白时，要警惕有腹腔内出血的可能。②出现下腹腹膜刺激征，但无发热、白细胞增高等感染征象时，要警惕腹腔内出血的可能。③若出现腹部移动性浊音阳性，有证据证明非腹水导致，则必是腹腔内出血。④阴道后穹隆穿刺：如能经后穹隆穿刺抽出暗红色不凝血，说明有内出血存在，但抽不出血液也不能肯定无内出血的发生。⑤动态观察血红蛋白进行性降低而无大量外出血时，应考虑有内出血可能。⑥失血性休克的发生：面色苍白、出冷汗、意识模糊、脉弱而快、血压下降。

（4）输卵管间质部、宫角妊娠或残角子宫妊娠：停经 3 个月左右的孕妇若出现急性下腹痛伴休克征兆时，必须考虑有输卵管间质部妊娠、宫角妊娠或残角子宫妊娠的可能，应引起足够的重视。

2. 典型症状　①停经。②不规则阴道流血：5% 出现大量出血。③腹痛：以突发腹痛就诊者占 90%。④晕厥和休克：程度与出血速度、量有关。

3. 体征　①全身检查：休克体征。②腹部检查：下腹部压痛、反跳痛、肌紧张，移动性浊音（+），与一般感染性腹膜炎不同。③阴道检查：阴道内少量出血，后穹隆饱满、触痛；宫颈举痛或摇摆痛；子宫略大、质软，有漂浮感。子宫一侧或后方可触及包块，触痛明显。

4. 诊断-辅助检查 ①妊娠试验：（倍增缓慢、绝对值低于正常妊娠）早期诊断的较好方法。②超声诊断：正确率为 77% ～ 92%。③阴道后穹隆穿刺：诊断常用方法。④腹腔镜检查：金标准。⑤子宫内膜病理检查：适用于出血多且需排除宫内妊娠者。

5. 鉴别诊断 ①流产。②黄体破裂。③卵巢囊肿蒂扭转。④卵巢子宫内膜异位囊肿破裂。⑤急性盆腔炎。⑥急性阑尾炎。

（二）重要治疗操作

1. 异位妊娠合并休克的紧急处理

（1）纠正休克治疗。

（2）输卵管切除术：可及时止血，挽救生命。

（3）保守性手术：原则上去除妊娠物，尽可能保留输卵管解剖与功能，为日后宫内妊娠创造条件。①伞部妊娠行挤压术。②峡部妊娠行病灶切除、断端吻合术。③壶腹部妊娠行开窗术

2. 异位妊娠无合并休克的处理

（1）药物杀胚治疗：MTX（甲氨蝶呤）作用肯定，疗效确定，不增加以后妊娠的流产率和畸形率。

1）适应证：①生命体征稳定、无活动性内出血。②包块直径 3 ～ 4cm。③血 HCG ＜ 2000U/L。④超声未见胚胎原始血管搏动。⑤肝肾功能及红细胞、白细胞、血小板数正常。⑥无 MTX 禁忌证。

2）用量用法：①单次给药：50mg/m²，肌内注射 1 次，成功率达 87% 以上。②分次给药：0.4mg/kg 肌内注射，每日 1 次，共 5 次。给药期间严密监测血 HCG 及 B 型超声严密监护。

3）用药后随访：用药后 2 周内，每隔 3 日复查血 HCG 及 B 超；血 HCG 呈下降趋势，并三次阴性，症状缓解或消失，包块缩小者为有效；用药后 7 天血 HCG 下降率 15% ～ 25%，B 超检查无变化，可以再次用药；血 HCG 下降 ＜ 15%，症状不缓解反而加重，或出现内出血，应考虑手术；应在用药 2 周后开始每周复查血 HCG 直至正常，个别患者用药后 109 天血 HCG 才降至正常。

（2）局部药物治疗：①超声引导下 MTX 妊娠囊内注射。②腹腔镜直视下穿刺异位妊娠囊，注入药物。

（3）手术治疗：手术方式与休克类型相同。

3. 中医治疗 用于无内出血或 B 超证实内出血少者，主要以活血化瘀、消癥杀胚为治则。注意动态观察病情，参考血 HCG 水平、B 超结合早孕反应和阴道出血情况等判断胚胎存活与否，在有输血、输液及手术准备的条件下应用。

（朱德才 唐光华）

停经、突发性下腹痛、不规则阴道出血

紧急评估
●有无气道阻塞
●有无呼吸，呼吸的频率和程度
●有无体表可见大量出血
●有无脉搏，循环是否充分
●神志是否清楚

气道阻塞 → ●清除气道异物，保持气道通畅：大管径吸痰管吸痰
●气管切开或插管

呼吸异常

呼之无反应，无脉搏 → 心肺复苏

无上述情况或者经过上述处理解除危及生命的情况

●绝对卧床休息，严格限制探视
●建立静脉通道（大静脉建立双通道），必要时建立骨通道
●紧急配血、备血
●大流量吸氧，保持血氧饱和度95%以上
●进一步心电、血压、脉搏和呼吸监护

危险度评估
腹痛、腹腔出血和积血体征、血流动力学状态、血红蛋白、血HCG

低危险度
●卧床休息、观察
●期待疗法
●药物治疗：甲氨蝶呤50mg/m²，肌内注射或静脉注射

补充血容量
●低血容量者，给予快速补液或者血液；早期、快速、足量（补液三原则）
●有凝血障碍可以给予新鲜冰冻血液、血小板、冷沉淀（富含凝血因子的血浆沉淀制品）
●有条件情况下，手术中的自体输血是抢救措施之一

药物止血
●垂体后叶素：3~10U加入0.9氯化钠注射液20mL中10分钟缓慢静脉注射（无效可重复），也可直接加入输液滴壶中，继以每分钟0.2~0.4U静脉滴注。总量<40U/d。老年、心脑血管病者不宜使用
●酚妥拉明：有垂体后叶素禁忌者可选用。0.1mg/min静脉滴注，根据血压调整滴速，最大可至1.5~2mg/min，保证平均动脉压>70mmHg为宜
●凝血功能障碍者或肝功能不全者：鱼精蛋白注射液50~100mg加入0.9%氯化钠注射液40mL中静脉滴注，每日1~2次，连续使用不超过72小时
●其他可选药物：如维生素K₃、立止血、云南白药、硝酸甘油、生长抑素、氨甲环酸及6-氨基乙酸等

手术治疗
●大多数异位妊娠的首选。生命体征不稳定或处于休克状态，应尽可能快送入手术室进行手术

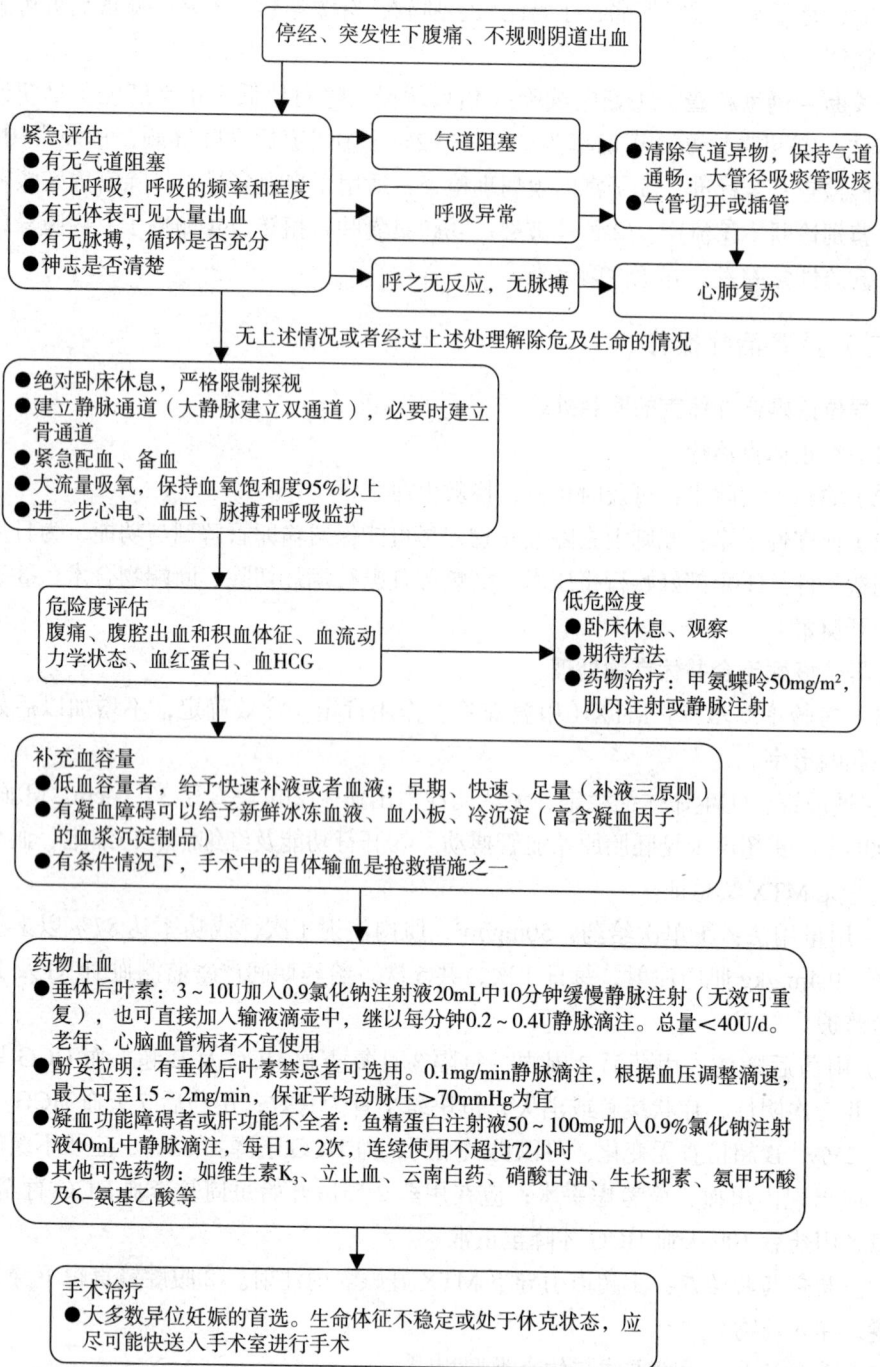

图15-4 异位妊娠诊疗流程

第五节　淹　溺

淹溺又称溺水，是指人淹没或沉浸在水或其他液体中，水与污泥、杂草等物堵塞呼吸道和肺泡，或因咽喉、气管发生反射性痉挛，引起窒息和缺氧，肺泡失去通气和换气功能，使机体处于危急状态，若抢救不及时可造成呼吸和心搏骤停而死亡。缺氧是淹溺者最重要的特点，可引起全身缺氧，可导致心跳呼吸骤停、脑水肿，肺部吸入污水可发生肺部感染。在病程演变中可发生低氧血症、弥散性血管内凝血（DIC）、急性肾损伤及多器官功能障碍综合征等。如淹没于粪坑、污水和化学物贮存池等处时，除淹溺窒息表现外，还会伴有相应的皮肤、黏膜损伤和全身中毒。

中医古籍很早就有关于淹溺的记载。《金匮要略》《诸病源候论》《备急千金要方》等对溺水的急救进行了论述，且大多数的论述均侧重于控水。对于伴有意识不清、呼吸心跳停止或休克的急危重淹溺，大致可属于中医学"闭证""脱证""厥证"等范畴。三者均属急危重症，如不及时救治，很快危及生命。

【诊疗流程】

淹溺是急诊科常见病种之一，由于淹溺持续的时间和开始施救时间的不同，病情的危重程度也不尽相同。临床对淹溺的救治主要包括心肺复苏及并发症的防治，具体诊疗流程见图 15-5。

【诊疗流程中操作技术解读】

（一）重要的诊断问题

1. 临床特点

（1）淹溺 1～2 分钟内：一过性窒息的缺氧表现，神志多清醒，有呛咳，呼吸频率加快，血压增高，胸闷胀不适，四肢酸痛无力。

（2）淹溺 3～4 分钟内：有神志模糊、烦躁，剧烈咳嗽，喘憋、呼吸困难，心率慢、血压降低，皮肤冷、发绀。在喉痉挛期之后，水进入呼吸道、消化道，睑面水肿，眼充血，口鼻血性泡沫痰，皮肤冷白、发绀，呼吸困难，上腹较膨胀。

（3）淹溺 5 分钟以上：神志昏迷，口鼻血性分泌物，皮肤发绀重，呼吸憋喘或微弱浅表、不整，心音不清，呼吸衰竭、心力衰竭，以至瞳孔散大、呼吸心跳停止。

2. 临床表现

（1）院前：①神志不清，面部浮肿，双眼结膜充血。②皮肤黏膜苍白和发绀，四肢厥冷。③血压下降或测不到。④呼吸、心搏微弱甚至停止。⑤口鼻充满泡沫状液体或污泥、杂草。⑥腹部可因胃扩张而隆起。⑦有的甚至合并颅脑及四肢损伤。

（2）院内：在复苏过程中可出现各种心律失常，甚至心室纤颤、心力衰竭和肺水肿。经心肺复苏后，常呛咳、呼吸急促，两肺布满湿啰音。重者可出现脑水肿、肺部感染、急性呼吸窘迫综合征（ARDS）、溶血性贫血、急性肾损伤或弥散性血管内凝血等各种并发症。

3. 实验室检查

（1）淡水淹溺，出现低钠、低氧血症，溶血时可发生高钾血症，尿中游离血红蛋白阳性。

（2）海水淹溺，血钠、血氯轻度增高，并可伴血钙、血镁增高。

（3）血气分析显示低氧血症、高碳酸血症和呼吸性酸中毒，可合并代谢性酸中毒。

4. 肺部 X 线检查　显示肺门阴影扩大和加深，肺间质纹理增粗，肺野中有大小不等的絮状渗出物或炎症改变，或有两肺弥漫性肺水肿的表现。

（二）重要治疗操作

1. 地面急救

（1）畅通呼吸道：立即清除淹溺者口、鼻中的杂草、污泥，保持呼吸道通畅。随后将淹溺者腹部置于抢救者屈膝的大腿上，头部向下，按压背部迫使呼吸道和胃内的水倒出，也可将淹溺者面朝下扛在抢救者肩上，上下抖动而排水。但不可因倒水时间过长而延误心肺复苏。

（2）心肺复苏：对呼吸、心搏停止者应迅速进行心肺复苏，即尽快予口对口人工呼吸和胸外心脏按压。口对口吹气量要大。有条件时及时予心脏电击除颤，并尽早行气管插管，吸入高浓度氧。在患者转运过程中，不应停止心肺复苏。

2. 急诊室抢救

（1）继续心肺复苏：入院初重点在心肺监护，通过气管插管、高浓度供氧及辅助呼吸等一系列措施维持适当的动脉血气和酸碱平衡。间断正压呼吸或呼吸末正压呼吸，以使肺不张肺泡再扩张，改善供氧和气体交换。积极处理心力衰竭、心律失常、休克和急性肺水肿。

（2）防治颅内高压和脑水肿，保护脑组织

1）昏迷或心搏、呼吸停止者，一般均有颅内高压。颅内压持续增高，可致脑血流量减少，加重受损脑组织的缺血性损伤。①可使用 20% 甘露醇 125～250mL 快速静脉滴注或呋塞米静脉注射、白蛋白静脉滴注，不仅有脱水、防治脑水肿的作用，而且也有预防治疗淹溺中常出现的肺水肿的作用。②静脉滴注肾上腺皮质激素，如地塞米松 10～20mg 或琥珀酸氢化可的松等对心跳停止后出现的脑水肿有较好的防治作用，并可减少血管内溶血。另外，也可用高压氧舱治疗，提高血氧张力，增加血氧弥散，使血液和组织氧含量增多，对淹溺造成的组织缺氧，尤其是脑缺氧有较好的疗效。

2）有意识障碍者，可予促进脑组织代谢、保护脑细胞的药物，如辅酶 A、细胞色素 C、三磷酸腺苷、纳洛酮、FDP（1,6- 二磷酸果糖）等；并保持血糖在 11.1mmol/L 以下。

3）脑低温治疗：自 1985 年 Williams 等报道低温治疗心跳骤停的脑缺氧有效后，国内外临床及实验均证实低温可减轻缺血后脑损害。

（3）维持水和电解质平衡：淡水淹溺时适当限制液体摄入，可积极补2%～3%氯化钠溶液；海水淹溺时不宜过分限制液体补充，可予补充5%葡萄糖溶液。静脉滴注碳酸氢钠以纠正代谢性酸中毒，溶血明显时宜适量输血以增加血液携氧能力。

（4）及时纠正血容量异常：淡水淹溺者，如血压基本稳定时，应尽早进行利尿脱水，以减少血容量，减轻心脏负荷，防止肺水肿和脑水肿。血压不能维持又急需脱水者，可输注2%～3%氯化钠溶液500mL或全血、浓缩红细胞悬液、浓缩血浆或白蛋白等纠正血液稀释和防止红细胞溶解。淡水淹溺所致的溶血一般不需要特殊治疗，严重溶血时可采用换血疗法，每次静脉换血量不超过总量的5%～20%，以免发生低血压。

（5）镇静止惊：当淹溺者出现阵发性抽搐时，不仅增加耗氧量，更重要的是由于强直－抽搐性发作可影响复苏过程中呼吸功能的恢复，加重中枢神经系统的缺氧损害。此时可静脉滴注安定并肌内注射苯巴比妥钠等。

（6）抗感染治疗：淹溺时气管内吸入大量污物，加之机体抵抗力下降，发生感染的可能性很大，故应及早选用抗生素防治肺部感染。一般首选较强的广谱抗生素。

（7）注意检查有无其他损伤：对于在浅水中游泳或跳水姿势不当的淹溺者，应注意有无颈椎损伤和颅脑损伤、闭合性腹腔内脏器损伤及骨折的可能，并进行相关体格检查和X线、B超和头颅CT等辅助检查。必要时请相关专科医师会诊，以免漏诊。

（8）其他并发症处理：及时防治肺部感染，体温过低者及时采用体外或体内复温措施，合并颅外伤及四肢伤者亦应及时处理，尤其要提高对急性呼吸窘迫综合征、急性肾损伤、弥散性血管内凝血等并发症出现的警惕性。

3. 中医治疗

（1）中医在本病急救治疗中，可采用强刺激针刺或用指甲掐人中穴、涌泉穴、内关穴、关元穴，或静脉应用中成药参附注射液、参麦注射液以回阳救逆。

（2）平衡针刺急救穴。

（朱德才　唐光华）

- 目击溺水
- 面部肿胀，四肢冰冷，双眼充血，口鼻及气道外溢泡沫液体，上腹膨胀，双肺满布湿啰音

↓

紧急评估
- 有无气道阻塞
- 有无呼吸，呼吸的频率和程度
- 有无脉搏，循环是否充分
- 神志是否清楚

→ 气道阻塞 →
→ 呼吸异常 →

- 清除气道异物，胸部（腹部）冲击法帮助淹溺者排水，保持气道通畅，大管径吸痰管吸痰
- 气管插管或切开

→ 呼之无反应，无脉搏 → 心肺复苏

无上述情况或经处理解除危及生命的情况后

稳定后

↓

- 伴低体温情况，给予保温或升温措施
- 卧床，头偏向一侧，口于最低位，避免误吸
- 保持呼吸道通畅
- 建立静脉通道，抽血行血气分析、血生化、血常规等检查
- 进一步监护心电、血压、脉搏、呼吸及血氧饱和度
- 吸氧，保持血氧饱和度95%以上
- 镇静：烦躁、抽搐者可给地西泮5～10mg或劳拉西泮1～2mg静脉注射（推注速度不宜超过2～5mg/min）

↓

- 淡水淹溺者，可输注5%高渗盐水500～1000mL，如输液后血钠＜100mmol/L，可3～6小时内重复1次，也可输全血或红细胞
- 海水淹溺者，不能给予盐水，用5%葡萄糖液或血浆、全血交替输注

并发症的处理
- 脑水肿：可使用20%甘露醇125～250mL快速静脉滴注
- 急性肺水肿ARDS：吸氧时应加入去泡剂，肌内注射吗啡或静脉滴注毛花苷C、甲泼尼龙琥珀酸钠，若血氧饱和度下降或呼吸困难，及早行机械通气以辅助呼吸
- 急性肾损伤：保留导尿，记录每小时尿量，在血容量充足情况下使用速尿20～40mg静脉滴注
- 溶血性贫血：可能为低温或饮入大量海水所致，积极升温，纠正电解质紊乱，可使用激素如地塞米松10～20mg静脉滴注
- 继发感染：常规使用广谱抗生素预防感染
- 酸碱、电解质平衡失调：根据淡水或海水淹溺，以及检验结果积极纠正酸碱、电解质失衡
- DIC：可适当使用中成药如丹参注射液等静脉滴注进行预防
- 针刺人中、涌泉、内关、关元等穴，有助于复苏

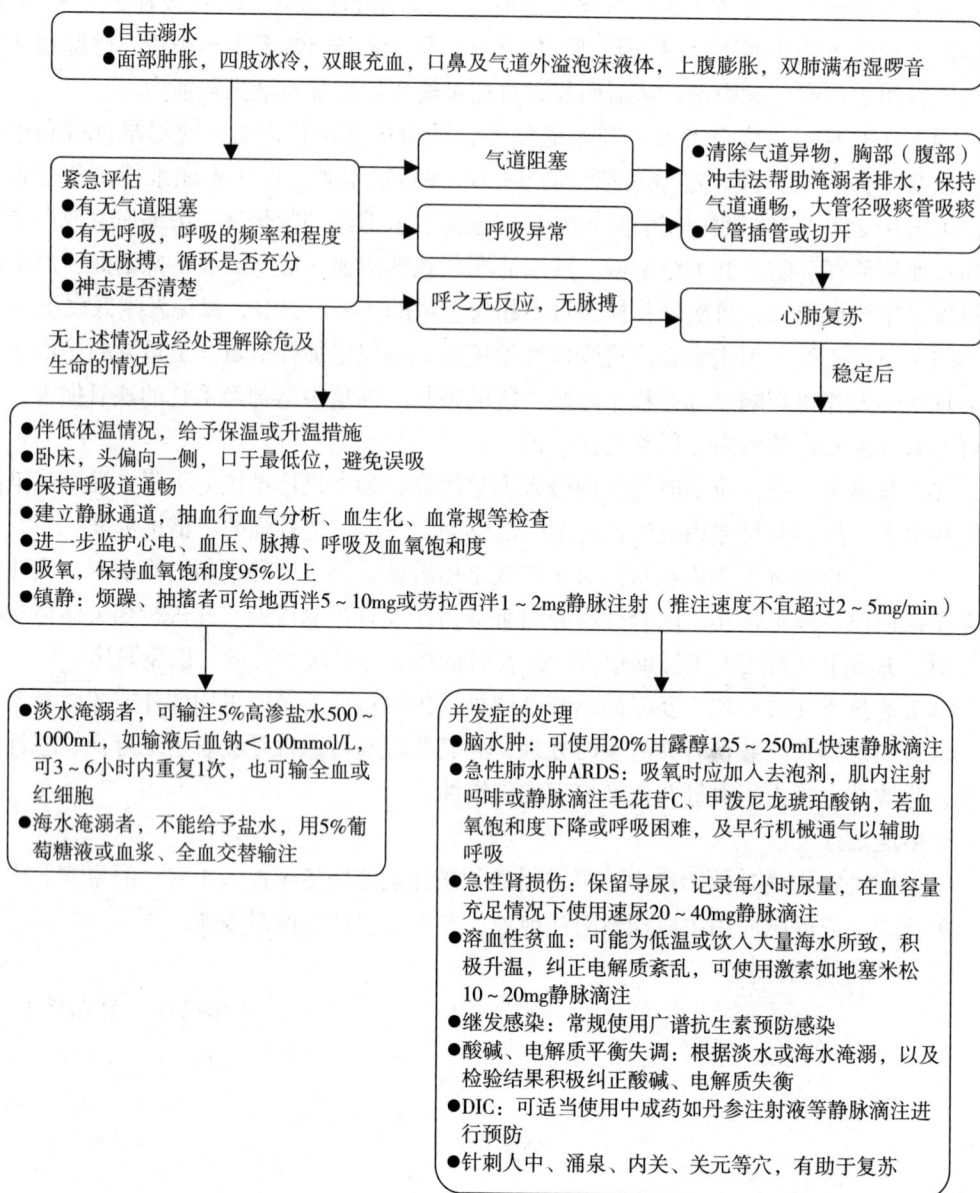

图 15-5 淹溺诊疗流程

第六节　急性中毒

急性中毒指人体在短时间内接触毒物或超过中毒量的药物后，机体产生的一系列病理生理变化及其临床表现。急性中毒病情复杂、变化急骤，严重者出现多器官功能障碍或衰竭，甚至危及患者生命。

本病一般属于中医学"中毒"范畴。"中毒"系内科疾病的变证，属急危重症，如不及时救治，很快危及生命。

【诊疗流程】

急性中毒是威胁人类健康和生命安全的一类特殊疾病。由于科学技术迅猛发展，生存环境日益恶化，人类接触的有毒物质必然日益增多，发生中毒的机会也与日俱增。急性中毒发病急骤，病情变化迅速，对其救治已成为临床医师必须面对的课题之一。急救医护人员及时明确诊断，争分夺秒，紧张有序地救治，才能有效控制中毒症状，降低死率和致残率。急性中毒诊疗流程见图15-6。

【诊疗流程中操作技术解读】

（一）重要的诊断问题

1.重视中毒病史的采集：采集详尽的中毒病史是诊断的首要环节。

2.重视临床表现的分析：①对于突然出现的紫绀、呕吐、昏迷、惊厥、呼吸困难、休克而原因不明者，首先要考虑急性中毒的可能。②对不明原因的昏迷要考虑有中毒的可能性，但诊断思路要宽些，须除外糖尿病酮症酸中毒昏迷、高渗性昏迷、低血糖昏迷，以及中暑、急性脑血管病、颅脑损伤、肝性脑病、肺性脑病所致昏迷。③要特别注意中毒的临床特征性表现即所谓"中毒综合征"，对诊断有重要参考价值。

3.体格检查：①要善于发现及判断危及生命的体征，即时处理。②体格检查的主要内容：基础生命体征，皮肤、黏膜状况，心、肺、脑的功能状态，神经系统及腹部检查，尿色观察等。

4.严密观察病情变化，及时寻找正确诊断的依据，掌握好病情变化，以及患者的预后。

5.重视判断病情危险程度及预后。

（二）重要治疗操作

1.急性中毒的救治原则

（1）切断毒源：使中毒患者迅速脱离染毒环境。

（2）迅速阻滞毒物的继续吸收，及早洗胃、导泻、清洗皮肤和吸氧。

（3）迅速有效地消除威胁生命的毒效应。凡心搏和呼吸停止者应迅速施行心肺脑复苏术（CPCR）；对休克、严重心律失常、中毒性肺水肿、呼吸衰竭、中毒性脑病、脑水肿、脑疝应即时对症救治。

（4）尽快明确毒物接触史：包括毒物名称、理化性质与状态、接触时间和吸收量及方式，若不能立即明确，须及时留取洗胃液或呕吐物、排泄物及可疑染毒物送毒物检测。

（5）尽早足量使用特效解毒剂。

（6）当中毒的毒物不明者，以对症处理为先和早期器官支持为主。

2. 清除尚未吸收的毒物　根据毒物进入途径不同，采用相应的清除方法。

（1）催吐：适用于清醒的口服毒物中毒患者，尤其是小儿中毒患者。

禁忌证：①昏迷（有吸入气管的危险）。②食入腐蚀性毒物。③休克、严重心肺疾病、上消化道出血、穿孔者。

（2）洗胃：原则为越早越好，强调早洗、反复洗、彻底洗。

禁忌证：①食入腐蚀性毒物。②上消化道出血、穿孔者。

（3）吸附剂：如活性炭吸附等。禁忌证为肠梗阻。

（4）导泻：禁忌证有食入腐蚀性毒物、小肠梗阻或穿孔、近期肠道手术。

（5）灌肠：可用中药大黄或大承气汤灌肠。

3. 促进吸收入血液后毒物排泄

（1）强化利尿。

（2）改变尿液酸碱度。

（3）血液净化：常用方法有血液透析、血液滤过、血液灌流、血浆置换；我国以血液灌流为最常用，有条件、有适应证时应尽早进行。

（4）高压氧疗法，是治疗一氧化碳中重度中毒的最重要手段。

4. 中医治疗　中医学认为，中毒是指毒物经人体食管、气道、皮肤、血脉侵入体内，致使气血失调，津液、水精输布功能受阻，甚者损伤脏器的急性病症。实者祛邪解毒，虚者扶正祛邪。

针灸适用于各类中毒，尤其是出现神志改变或胃肠功能紊乱患者，针刺常用穴位有水沟、百会、内关、合谷、太冲、足三里、公孙、风池。

（梁国荣　唐光华）

急诊分诊、临床表现、重点查体、中毒环境、毒物检测

初步判断：急性中毒

评估要点
①首先评估患者生命体征；②快速了解中毒相关资料（中毒时间、毒物种类及中毒量、中毒途径）；③分析中毒的临床表现；④预测病情危重指标（中枢神经系统抑制、中毒性肺水肿、严重心律失常、紫绀、急性肾损伤、中毒性肝损害、烧伤及化学性灼伤）

开放气道、给氧、心电监测、建立静脉通道

①迅速脱离中毒环境并清除未被吸收的毒物；②评估生命体征，及时处理威胁生命的情况；③促进入血毒物清除；④特效解毒药物；⑤对症治疗与并发症处理；⑥器官功能支持；⑦中医药及针灸治疗

常见急性中毒抢救流程

有机磷中毒
评估要点：①有机磷农药接触史；②特异毒蕈碱样症状、烟碱样症状、中枢神经系统症状；③胆碱酯酶活力测定；④呕吐物有机磷浓度测定
临床治疗：①迅速清除毒物；②及早用特效解毒剂（阿托品首选，至阿托品化），胆碱酯酶复能剂；③呼吸支持，防治肺水肿，预防感染；④预防应激性溃疡、对症支持；⑤转入监护室治疗

一氧化碳中毒
评估要点：①了解中毒时环境及停留时间；②患者有头昏、恶心、嗜睡症状；③特异临床表现：两颊、口唇或前胸皮肤呈樱桃红色；④碳氧血红蛋白升高
临床治疗：①迅速脱离现场、开窗通风；②呼吸支持（吸氧或高压氧）；③促进脑功能恢复，防治迟发性脑病；④有脑水肿者予激素及甘露醇等其他脱水药物；⑤对症支持；⑥转入监护室治疗

安眠药中毒
评估要点：①有过量服用安眠药史；②特异性临床表现：针尖样瞳孔；③嗜睡、意识模糊、烦躁、共济失调、昏迷；④呼吸浅、慢或不规则，甚至呼吸衰竭；⑤尿液、胃液药物定性试验或血药浓度测定
临床治疗：①洗胃；②导泻；③保持气道通畅，吸氧，必要时机械通气；④特效解毒药；⑤血液透析或血液灌流；⑥补液支持、脏器功能保护、防治感染；⑦转入监护室治疗

乙醇中毒
评估要点：①有饮酒史；②呼吸或呕吐物有酒味；③临床表现：兴奋期、共济失调期、昏睡期；④血乙醇浓度测定
临床治疗：①监测意识状态，保持呼吸道通畅；②促进乙醇氧化及排出；③促醒脑功能保护；④维持内环境稳定；⑤呼吸支持，血液净化治疗；⑥转入监护室治疗

灭鼠药中毒
评估要点：①有误食或密切接触史；②特异性临床表现（全身广泛出血、意识改变、四肢抽搐或惊厥、消化道症状）；③呕吐物或血液毒物检测
临床治疗：①迅速清除毒物；②特效解毒剂；③控制抽搐，防治脑水肿；④对症支持治疗；⑤血液净化；⑥转入专科或监护室治疗

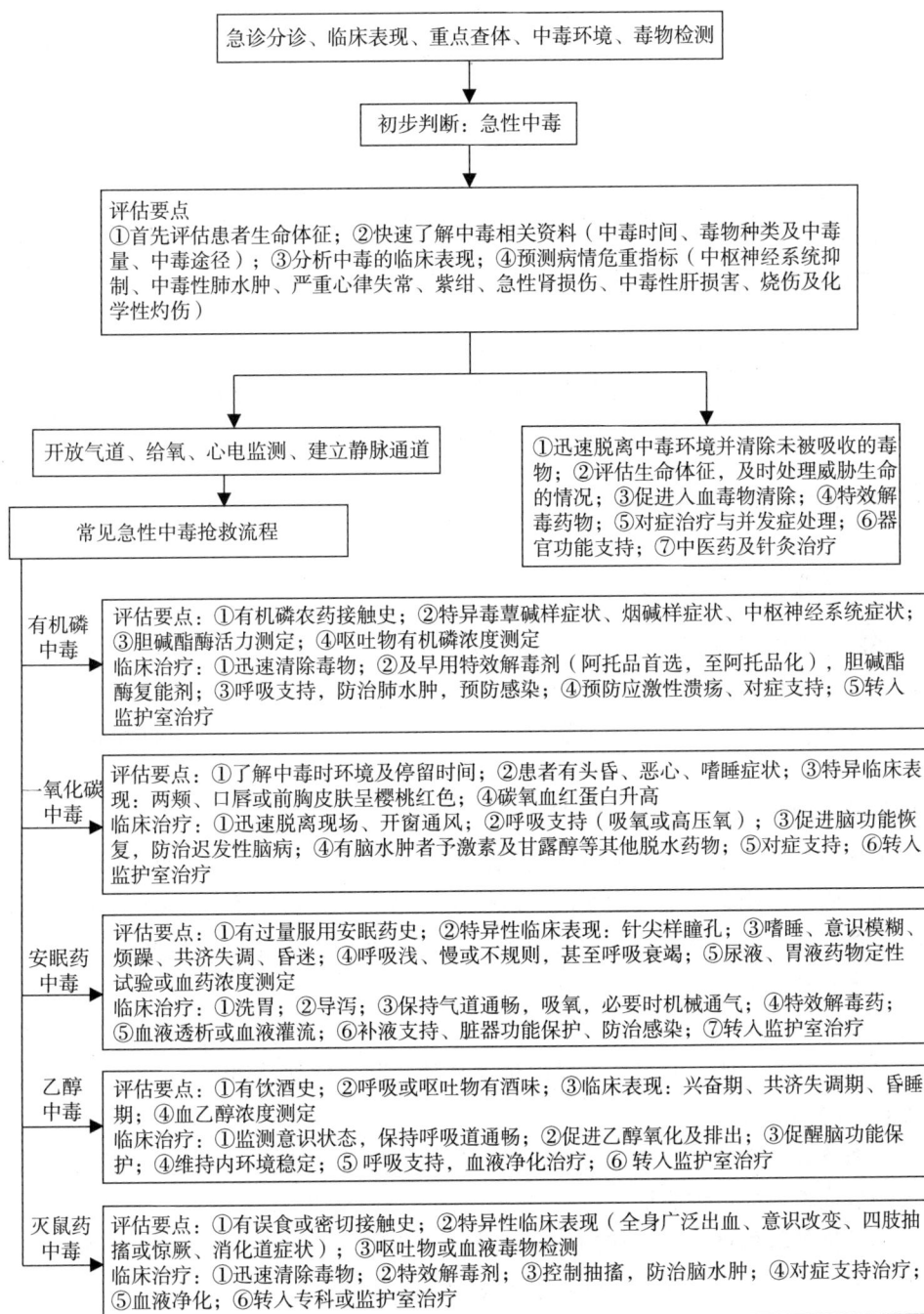

图 15-6 急性中毒诊疗流程

第七节 多发伤

多发伤指由一种致伤因素所造成的人体同时或相继有两个或两个以上的解剖部位或脏器受到严重创伤。多发伤常常导致多系统、多器官组织结构的毁损，使人体生理解剖体系遭到破坏，累及多个重要内脏器官损害或出血，可迅速导致死亡。

【诊疗流程】

多发伤往往伤情复杂，误诊和误治率高，处理重点存在交叉和矛盾，并发症高，死亡率高。对多发性创伤伤员的抢救必须迅速、准确、有效，争分夺秒、准确判断伤情及恰当的救护是抢救成功的基础。多发伤诊疗流程见图 15-7。

【诊疗流程中操作技术解读】

（一）重要的诊断问题

1. 多发伤的临床特点 伤势严重，应激反应剧烈，伤情变化快，其严重程度不是各专科损伤的简单相加，而具有自身的特点。

（1）休克发生率高：多发伤损伤范围广，失血量大，创伤的应激反应剧烈，易发生低血容量性休克，有时可与心源性休克（由胸部外伤、心脏压塞、心肌挫伤、创伤性心肌梗死所致）同时存在，应注意鉴别。

（2）感染发生率高：创伤后机体免疫功能受到抑制，伤口污染严重，肠道细菌移位及侵入性导管的使用，感染发生率高。多发伤的感染多为混合感染，菌群包括革兰氏阳性菌、革兰氏阴性菌及厌氧菌。多发伤感染的另一个特点是由于大量使用广谱抗生素，易发生耐药菌和真菌感染。

（3）易发生多器官功能衰竭，死亡率高：由于休克、感染及高代谢反应，多发伤易并发多器官功能衰竭。其发生的顺序依次是肺、肝、胃黏膜和肾。衰竭的脏器数目越多，死亡率越高。

（4）易漏诊：多数闭合伤与开放伤、明显外伤与隐性外伤、多部位系统的创伤同时存在，多数伤者不能诉说病情。

2. 多发伤的再估计 多发伤的伤情是变化多端的，早期有些体征常不明显，还有部分继发性损伤发生，都应在后期的观察中密切注意。

（1）注意腹膜后内脏的损伤：如十二指肠、胰腺损伤，早期体征不明显。

（2）注意隐性出血：如迟发性血气胸，有人报告发生率为 16.7%。迟发的时间不一，最短者 5 小时，最长者 15 天，1/2 患者发生在伤后 24 小时，出血量大，平均可引出血性液体 1000 ~ 1500mL。

（3）躯干软组织损伤合并附近内脏破裂：如腰背部软组织伤并发腹膜后结肠破裂，早期常无腹部症状和体征，当引起局部蜂窝织炎、败血症时才被发现。

（二）重要治疗操作

1. 治疗原则　关键是气道开放、心肺脑复苏、包扎止血、抗休克、骨折固定及安全运送，使患者能活着到医院。

2. 生命支持　严重多发伤的抢救必须迅速、准确、有效，要有一个抢救计划和处理顺序，即"VIPC"。

（1）ventilation（V），即保持呼吸道通畅及充分吸氧：进行气道处理应放在最优先的地位。颅脑外伤伴昏迷，及时清除口腔内的污物、血块，必要时气管插管或切开；颌面、颈椎或喉部外伤，早期做环甲膜切开或气管切开；胸部外伤、血气胸、张力性气胸，则先胸腔穿刺引流后通气。

（2）infusion（I），即输血、输液、补充血容量：多发伤的休克是有效血容量不足，因此，恢复血容量的重要性仅次于纠正缺氧。应根据血压、脉搏、皮温、面色判断休克及程度，对多发伤患者在 15～30 分钟内快速输入平衡液 2000mL，以求伤情迅速好转。小剂量高张液（7.5% 氯化钠 200mL）能迅速扩张血浆容量，直接扩张血管，改善心血管功能，在休克早期有较好的复苏效果。输全血是抗休克最好的胶体液，晶∶胶比例一般为 2∶1，严重大出血时可为 1∶1。当血容量补足时可用血管活性药物。

（3）pulsation（P），即心功能的监测：多发伤引起的休克除了低容量性休克外，亦要考虑心源性休克，特别是伴有胸部外伤的患者，可因张力性气胸、心肌挫伤、心脏压塞、心肌梗死或冠状动脉气栓而致心泵衰竭。当低血容量休克和心源性休克同时存在时，要监测心电图。

（4）control blooding（C），即紧急控制出血：明显的出血要给予压迫和缝合；下肢开放性骨折伴活动性出血及严重的骨盆骨折伴盆腔大出血休克可以穿抗休克裤，既可压迫止血、固定骨折，又可升高血压。

3. 进一步处理

（1）颅脑损伤的处理：①保证呼吸道通畅。②迅速诊断并清除颅内占位病变（包括血肿和挫伤坏死的组织）。③监测和控制颅内压，改善脑灌注压。④进行脑保护治疗，防止或减少继发性神经元损伤，防治脑水肿：甘露醇＋地塞米松，白蛋白、血浆提高胶体渗透压。

（2）高压氧舱。

（3）手术治疗：①原则是在充分复苏的前提下，用最简单的手术方式、最快的速度修复损伤的脏器，减轻患者的负担，降低手术的危险性，挽救患者的生命。②多发伤的手术处理顺序及一期手术治疗：多发伤患者一般具有两个以上需要手术的部位，顺序选择合理与否是抢救成功的关键。成立创伤抢救小组来进行。严重颅脑外伤伴有胸腹内脏器损伤，则分组同时进行。胸腹联合伤可同台分组行剖胸及剖腹探查术。四肢开放性骨折需急诊手术处理，但需在剖腹、剖胸术后进行。闭合性骨折可择期处理。

4. 损伤控制性复苏　是一种延迟、低压、限制性复苏，是创伤性凝血病的主要救治策略。对合并颅脑损伤的多发伤患者、老年患者及高血压患者应避免控制性复苏。

5. 允许性低血压复苏 是一种延迟的、限制性的液体复苏，应持续到出血控制，并在此期间内保证终末器官灌注，收缩压维持在 80 ～ 90mmHg。

6. 中医治疗

（1）针灸治疗：适用于各类休克，尤其是神经源性休克患者，针刺常用穴位为人中、百会；灸法常用穴位为神阙、关元。

（2）小夹板固定：小夹板固定于四肢骨折处，配合推拿按摩及外用药膏敷贴，促进骨折愈合。

（梁国荣　唐光华）

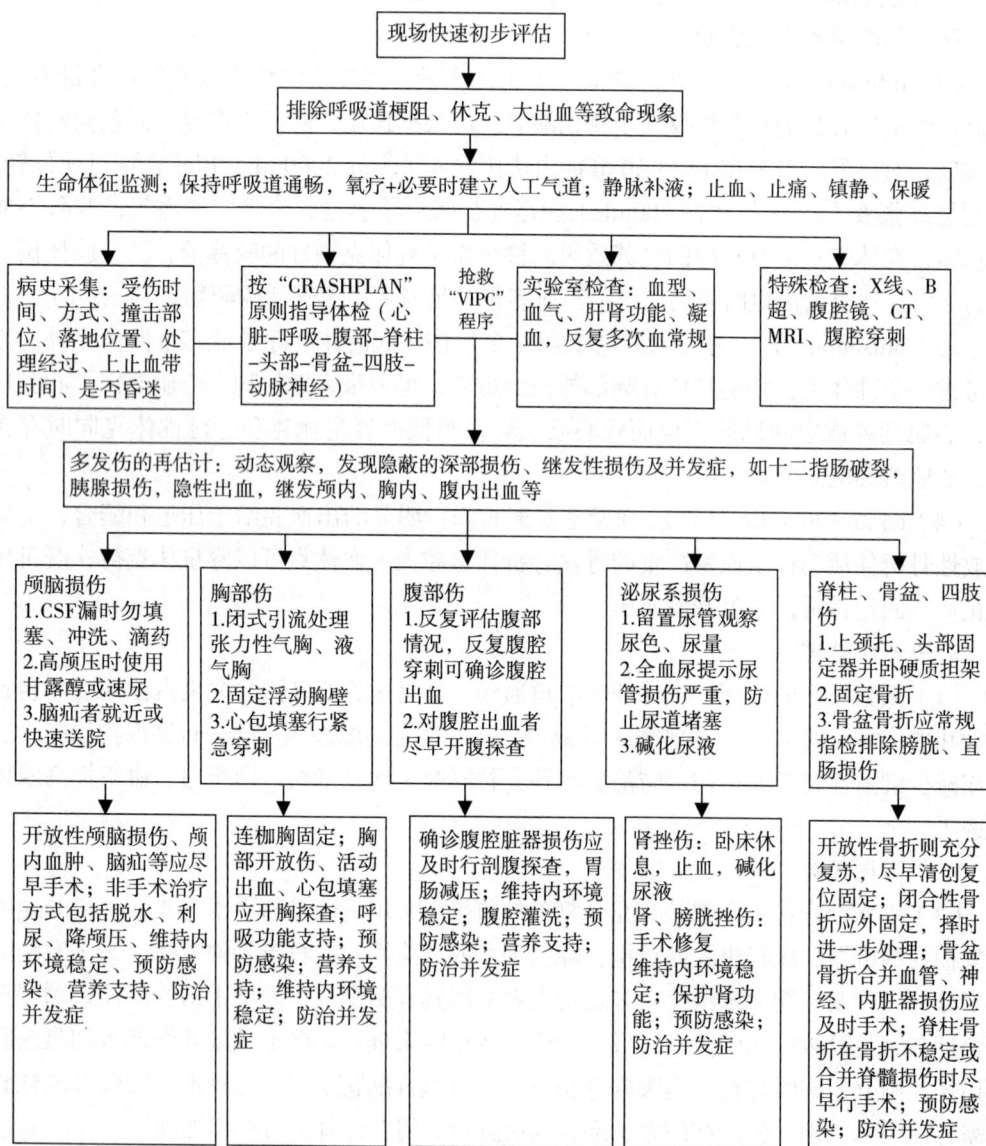

现场快速初步评估

排除呼吸道梗阻、休克、大出血等致命现象

生命体征监测；保持呼吸道通畅，氧疗＋必要时建立人工气道；静脉补液；止血、止痛、镇静、保暖

| 病史采集：受伤时间、方式、撞击部位、落地位置、处理经过、上止血带时间、是否昏迷 | 按 "CRASHPLAN" 原则指导体检（心脏–呼吸–腹部–脊柱–头部–骨盆–四肢–动脉神经） | 抢救"VIPC"程序 | 实验室检查：血型、血气、肝肾功能、凝血，反复多次血常规 | 特殊检查：X线、B超、腹腔镜、CT、MRI、腹腔穿刺 |

多发伤的再估计：动态观察，发现隐蔽的深部损伤、继发性损伤及并发症，如十二指肠破裂，胰腺损伤，隐性出血，继发颅内、胸内、腹内出血等

| 颅脑损伤
1.CSF漏时勿填塞、冲洗、滴药
2.高颅压时使用甘露醇或速尿
3.脑疝者就近或快速送院 | 胸部伤
1.闭式引流处理张力性气胸、液气胸
2.固定浮动胸壁
3.心包填塞行紧急穿刺 | 腹部伤
1.反复评估腹部情况，反复腹腔穿刺可确诊腹腔出血
2.对腹腔出血者尽早开腹探查 | 泌尿系损伤
1.留置尿管观察尿色、尿量
2.全血尿提示尿管损伤严重，防止尿道堵塞
3.碱化尿液 | 脊柱、骨盆、四肢伤
1.上颈托、头部固定器并卧硬质担架
2.固定骨折
3.骨盆骨折应常规指检排除膀胱、直肠损伤 |

| 开放性颅脑损伤、颅内血肿、脑疝等应尽早手术；非手术治疗方式包括脱水、利尿、降颅压、维持内环境稳定、预防感染、营养支持、防治并发症 | 连枷胸固定；胸部开放伤、活动出血、心包填塞应开胸探查；呼吸功能支持；预防感染；营养支持；维持内环境稳定；防治并发症 | 确诊腹腔脏器损伤应及时行剖腹探查，胃肠减压；维持内环境稳定；腹腔灌洗；预防感染；营养支持；防治并发症 | 肾挫伤：卧床休息，止血，碱化尿液
肾、膀胱挫伤：手术修复
维持内环境稳定；保护肾功能；预防感染；防治并发症 | 开放性骨折则充分复苏，尽早清创复位固定；闭合性骨折应外固定，择时进一步处理；骨盆骨折合并血管、神经、内脏损伤应及时手术；脊柱骨折在骨折不稳定或合并脊髓损伤时尽早行手术；预防感染；防治并发症 |

图 15-7 多发伤诊疗流程

第五篇　急救实战动态模拟案例

急诊科是急重症患者集中、抢救任务重的科室，而学生从书本中所获知识的单一性、典型性、稳定性与实际应用中的多样性、复杂性、综合性、多变性之间存在着较大的差距。临床中发现，有些学生虽然注重理论知识的学习，但是在临床却不能用理论指导实践。适应急诊需要，提高应变能力在实施生命救护中的时效性、技术性，对挽救患者的生命和获得良好的愈后至关重要。

课堂教学只是听教师讲授其方法，学生处于理性认识阶段，各种操作只是单项完成，不能综合运用；而传统实习带教模式只能接触有限病种和操作，因此，开发学生的综合评估及判断能力，培养学生的才能，就需要通过模拟急救现场以培养学生的综合应用能力来解决这些问题。急诊科抢救患者的特点是患者病情变化快、临床症状明显，要求抢救、治疗和护理时间短，效率高。因而，采用模拟患者和角色演示的形式进行模拟训练有其明显的优越性，较课堂教学具有更广泛的教学和实践双重意义。

急救实战动态模拟案例教学是以情景模拟患者和角色演示的形式进行急诊临床学生模拟训练。模拟训练前需要学生提前做好充分准备，随着模拟急诊临床情景一幕幕动态演示，让学生处于模拟真实的环境中。当一幕场景出现时首先要即刻对现场情况进行判断，对患者的病情进行评估，对需要采取的处理措施进行思考，并提出应该采取的处理措施和方法。急救实战动态模拟案例将设置急诊科常见的急、危、重症病例进行动态演示，体现突发性、多变性、复杂性的特点，营造紧张的抢救氛围，整个设计、演示需要学生在评估、诊断、治疗和操作时镇静、沉着、敏捷，有一定的竞争意识和承受力、决断力，有利于学生的心理素质锻炼。经过一系列模拟情景训练实践，更能激发学生的学习热情。通过分析和思考，增加学生对抢救过程的感性认识，提高学生的应变能力和抢救能力，强化学生对危重患者的抢救配合能力，增强医护之间的配合，充分体现团队精神，使学生的能力得到全面锻炼，从而为毕业后从事临床医疗工作打下良好基础。

第十六章　模拟情景病案　▷▷▷

第一节　危重症病案

一、猝死病案

案例一

模拟情景 1　你的救护车接到呼救，来到运动场，现场目击者报告一名男子跑步时晕倒，另一名目击者正在进行胸外按压，但没有进行通气，此时你将如何处置？

请你对该病例场景进行分析，并提出处理意见。

模拟情景 2　此时，你发现患者意识不清、无脉搏、呼吸暂停。这时候你将采取何种步骤？

请你对该病例场景进行分析，并提出处理意见。

模拟情景 3　连接监护仪 / 除颤仪后，你将如何处理？

请你对该病例场景进行分析，并提出处理意见。

模拟情景 4　除颤仪上的心电图如下图所示，你将如何处置？

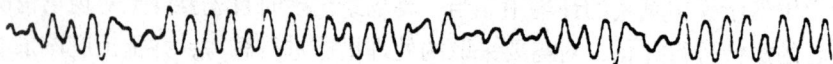

请你对该病例场景进行分析，并提出处理意见。

模拟情景 5　5 个循环的 CPR 或 2 分钟后，胸外按压暂停，再次判断神志、呼吸、脉搏、心电图，心电图仍提示心室颤动（VF），患者仍然没有反应，下一步将如何处置？

请你对该病例场景进行分析，并提出处理意见。

模拟情景 6　经过抢救后，患者恢复自主循环（ROSC），下一步如何处置？

请你对该病例场景进行分析，并提出处理意见。

案例二

模拟情景 1　你的救护车接到呼救，来到现场。现场是一家百货商场，旁观者围在一名男子身边，说该男子突然倒地。当时正在排队付款，患者之前看上去还很好，没有与人发生争执。此时你将如何处置？

请你对该病例场景进行分析，并提出处理意见。

模拟情景 2 此时，你发现患者意识不清、无脉搏、呼吸暂停。这时候你将采取何种步骤？

请你对该病例场景进行分析，并提出处理意见。

模拟情景 3 连接监护仪 / 除颤仪后，你将如何处理？

请你对该病例场景进行分析，并提出处理意见。

模拟情景 4 除颤仪上的心电图如下图所示，你将如何处置？

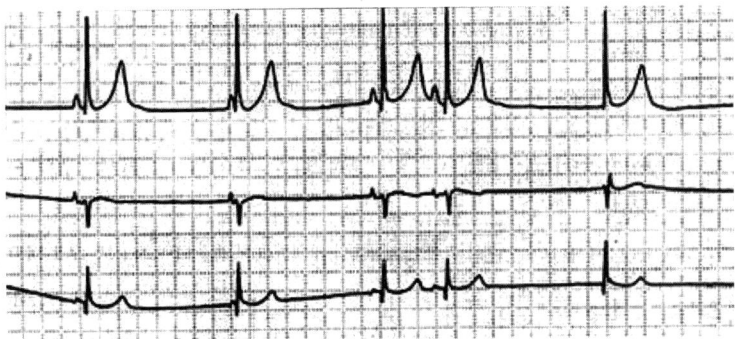

请你对该病例场景进行分析，并提出处理意见。

模拟情景 5 检查发现患者呼吸、脉搏仍未恢复，下一步将如何处置？

请你对该病例场景进行分析，并提出处理意见。

模拟情景 6 经过抢救后，患者恢复自主循环（ROSC）。下一步处置如何？

请你对该病例场景进行分析，并提出处理意见。

二、休克病案

案例一

模拟情景 1 你是一名急诊医生，一名 20 岁女性因"腹痛半天"到急诊科就诊，生命体征为血压（BP）120/65mmHg、心率（P）86 次 / 分、呼吸（R）16 次 / 分，血氧饱和度（SaO₂）96%，述末次月经为 62 天前，下腹部疼痛为主，压痛、反跳痛不明显，余查体无特殊，自测尿妊娠试验阳性，此时你将如何处置？

请你对该病例场景进行分析，并提出处理意见。

模拟情景 2 患者血常规示血红蛋白（Hb）127g/L，余未见明显异常，尿妊娠试验阳性，血 HCG 未查。患者本人诉有生育要求，要求安胎。

请你对该病例场景进行分析，并提出处理意见。

模拟情景 3 患者突发腹痛加重，生命体征为 BP 104/49mmHg、P 81 次 / 分，R 20 次 / 分，SaO₂ 96%，紧急复查血常规示 Hb 120g/L；妇科医生继续予以补液观察。约 30 分钟后，患者腹痛加剧，精神疲倦，面色苍白，冷汗淋漓，头晕乏力，肛门重坠，生命体征为 BP 66/31mmHg、P 86 次 / 分、R 18 次 / 分；SaO$_2$ 97%，血常规示 Hb 91g/L。此时你将如何处置？

请你对该病例场景进行分析，并提出处理意见。

模拟情景 4　B 超提示患者子宫饱满，宫内未见妊娠征，子宫后方可探及混合性包块，直径约 8cm。患者男朋友在现场，告知病情危重，需行手术治疗，男朋友告知无钱手术，无医疗保险；患者本人家属并未到场，未知情。

请你对该病例场景进行分析，并提出处理意见。

案例二

模拟情景 1　你是一名急诊医生，一名 22 岁男性因"胸痛 1 天"到急诊科就诊。接诊台测生命体征为 BP 102/65mmHg、P 96 次 / 分、R 20 次 / 分，SaO$_2$ 96%，候诊期间诉头晕，叫到号后站起来随即坐下，查看面色苍白、冷汗淋漓。此时你将如何处置？

请你对该病例场景进行分析，并提出处理意见。

模拟情景 2　患者诉今晨出现呼吸困难，左侧胸痛，到我院门诊就诊，查 X 线胸片提示左肺气胸，压缩 80%，门诊医生嘱转急诊就诊。查体左胸廓饱满，呼吸音弱，生命体征为血压测不出，P 48 次 / 分，R 30 次 / 分，SaO$_2$ 90%。

请你对该病例场景进行分析，并提出处理意见。

模拟情景 3　胸外科医生都在进行手术，无法第一时间到场；患者一个人就诊，无人陪同。此时你将如何处置？

请你对该病例场景进行分析，并提出处理意见。

模拟情景 4　排气后患者心率、血压逐渐恢复，生命体征为 BP 125/88mmHg、P 85 次 / 分、R 22 次 / 分，SaO$_2$ 90%。科主任到场，接手行胸腔闭式引流术。

请你对该病例场景进行分析，并提出处理意见。

三、气道梗阻病案

模拟情景 1　你是一名 120 急救员，接到 120 指挥中心调度赶往求救现场。报告说现场为一名年轻男性，昏迷，躺在人行道上一动不动。你已经到达现场，此时你将如何处置？

请你对该病例场景进行分析，并提出处理意见。

模拟情景 2　患者无意识，有一些濒死喘息，颈动脉搏动存在，此时，其他医护人员到达急救现场，带来急救药品、AED 及球囊面罩。这时候你将采取何种步骤？

请你对该病例场景进行分析，并提出处理意见。

模拟情景 3　患者生命体征为 BP 120/50mmHg、P 115 次 / 分，R 0 次 / 分（自主呼吸），SaO$_2$ 88%，通气过程感觉有阻力，胸廓起伏不明显。

请你对该病例场景进行分析，并提出处理意见。

模拟情景 4　此时，患者紫绀有所改善，BP 118/65mmHg、P 105 次 / 分，R 10 次 / 分（辅助呼吸），SaO$_2$ 95%，下一步如何处理？

请你对该病例场景进行分析，并提出处理意见。

四、昏迷病案

案例一

模拟情景 1　你是一名 120 急救员，接到 120 指挥中心调度赶往求救现场。报告说养老院一名老年女性，工作人员发现其昏迷。你已经到达现场，此时你将如何处置？

请你对该病例场景进行分析，并提出处理意见。

模拟情景 2　患者气道、呼吸及循环正常，血压、血氧饱和度均在正常范围内，血糖 2.5mmol/L，心电图未见明显异常，既往有糖尿病病史。

请你对该病例场景进行分析，并提出处理意见。

模拟情景 3　给予静脉推注 50% 葡萄糖注射液 80mL 后维持 10% 葡萄糖注射液静脉滴注，患者仍未苏醒，复测血糖 10.8mmol/L。此时你将如何处置？

请你对该病例场景进行分析，并提出处理意见。

案例二

模拟情景 1　你是一名 120 急救员，接到 120 指挥中心调度赶往求救现场。报告说养老院一名老年女性，工作人员发现其昏迷。你已经到达现场，此时你将如何处置？

请你对该病例场景进行分析，并提出处理意见。

模拟情景 2　患者气道、呼吸及循环正常，血压、血氧饱和度均在正常范围内，血糖 22.5 mmol/L，心电图未见明显异常，既往有糖尿病病史。

请你对该病例场景进行分析，并提出处理意见。

模拟情景 3　患者已转运至医院急诊科，完善抽血、X 线胸片、头颅 CT 等检查后，提示患者为糖尿病酮症酸中毒，家属诉近来停用降糖药，此时如何处理？

请你对该病例场景进行分析，并提出处理意见。

模拟情景 4　患者按上述治疗约 2 小时后突然出现呼吸困难、心悸不适，此时可能是什么？如何处理？

请你对该病例场景进行分析，并提出处理意见。

五、癫痫病案

案例一

模拟情景 1　你是一名急诊工作人员，一名青年患者就诊期间突然出现意识丧失、口中尖叫、口吐白沫、双目上视。此时你将如何处置？

请你对该病例场景进行分析，并提出处理意见。

模拟情景 2　转运至医院，患者症状持续约 5 分钟仍未能缓解，BP 140/90mmHg，P 115 次 / 分，R 10 次 / 分，SaO₂ 92%。这时候你将采取何种步骤？

请你对该病例场景进行分析，并提出处理意见。

模拟情景 3 患者症状逐渐转轻，BP 120/60mmHg，P 110 次 / 分，R 20 次 / 分，SaO$_2$ 96%。

请你对该病例场景进行分析，并提出处理意见。

案例二

模拟情景 1 你是一名 120 急救员，接到 120 指挥中心调度赶往求救现场。报告说现场为一名 8 岁女孩，咳嗽、发热 3 天，进食早餐后呕吐 4 次，后突发神志不清，角弓反张，四肢抽搐，双目凝视，牙关紧闭，持续超过 10 分钟。你已经到达现场，此时你将如何处置？

请你对该病例场景进行分析，并提出处理意见。

模拟情景 2 患儿仍无意识，惊厥持续，呼吸、脉搏急促，血小板（PLT）56×10^9/L，四肢欠温，体重 20kg，3 天前出现咳嗽发热，外院诊断为支气管肺炎，今晨出现头痛、畏光，剧烈呕吐 4 次，非咖啡色胃内容物，量多，既往羸弱消瘦，无惊厥、癫痫、产伤、窒息、头颅外伤、服用药物及其他遗传代谢病史，直系家属也无相关病史。此时，其他医护人员到达急救现场，带来急救药品、呼吸面罩及氧气筒。这时候你将采取何种步骤？

请你对该病例场景进行分析，并提出处理意见。

模拟情景 3 患儿静脉通道已建立，惊厥状态持续，生命体征：T 38.7℃，BP 88/60mmHg、P 130 次 / 分，R 35 次 / 分（自主呼吸），SaO$_2$ 84%。

请你对该病例场景进行分析，并提出处理意见。

模拟情景 4 此时，患儿惊厥已解除，但仍昏睡，已建立第二条静脉通道，生命体征：BP 98/72mmHg、P 122 次 / 分，R 32 次 / 分（辅助呼吸），SaO$_2$ 92%，PLT 38×10^9/L，血糖 6.5mmol/L。下一步如何处理？

请你对该病例场景进行分析，并提出处理意见。

模拟情景 5 此时患儿颈项强直，布氏征阳性，巴宾斯基征及奥本海姆征阳性，膝腱反射亢进，瞳孔 2.5mm，双侧等大，余神经系统检查阴性，Glasgow 评分 10 分，上肢及躯干可见散在片状红色丘疹，头颈部、锁骨上、腋下、腹股沟可触及淋巴结肿大，生命体征：T 37.5℃，BP 105/84mmHg，P 104 次 / 分，R 30 次 / 分，SaO$_2$ 98%，PLT 12×10^9/L，四肢肤温可。下一步如何处理？

请你对该病例场景进行分析，并提出处理意见。

六、溺水病案

模拟情景 1 患者张某，男，25 岁。坠江后被水警打捞起来，15 分钟后救护车到达现场。张亮对黄医生说自己呛了好几口水，在水里没有撞到什么地方，现在觉得胸闷，喘不上来气，总是咳嗽，吐很多痰，痰里有血。患者皮肤湿冷，面色苍白，呼吸急促，口唇稍青。

水警在张某身上只找到一个打湿了的手机和 20 元人民币。当水警和医护人员询问其跳江的原因，并要帮助联系家人和朋友时，张某闭口不答。

你是出诊医生，你该怎么办？

请你对该病例场景进行分析，并提出处理意见。

模拟情景 2　医生给张某鼻导管吸氧，并连接了心电、血压、血氧监测。

体格检查：T 36℃，BP 102/75mmHg，P 110 次 / 分，R 36 次 / 分，$SaO_2$90%。神志清，全身皮肤未见明显外伤，无明显局部压痛，呼吸气促，双肺呼吸音粗，双肺可闻及湿啰音，未闻及明显哮鸣音。心率 110 次 / 分，律齐，腹部平软，无明显压痛、反跳痛。四肢肌力、肌张力正常，生理反射存在，病理征未引出。肢体无明显浮肿。下一步该怎么处理？

请你对该病例场景进行分析，并提出处理意见。

模拟情景 3　将张某接回医院急诊科。入院症见神情，气促，少许咳嗽，咳痰色淡红有泡沫，面色苍白，口唇发绀，舌淡红苔白，脉数。

半小时后部分检查结果回复如下。

全血分析：白细胞（WBC）$13.2×10^9$/L，中性粒细胞（N）$9.8×10^9$/L（计数）、百分比 82%，余正常。

血气分析（吸氧浓度为 2L/min）：酸碱度（pH）7.37，动脉氧分压（PaO_2）59mmHg，动脉二氧化碳分压（$PaCO_2$）34mmHg，余略。床边 X 线胸片提示双中下肺部有斑片状模糊阴影，以内、中带多见。

2 小时后监测：BP 92/62mmHg，P 136 次 / 分，R 38 次 / 分，$SaO_2$77%，T 38.7℃。

体格检查（简要）：嗜睡，双肺散在干湿啰音，P 136 次 / 分。立即复查血常规、血气分析、床边 X 线胸片。检查结果如下。

全血分析：WBC $21.8×10^9$/L，N $19.4×10^9$/L（计数）、百分比 89%。

血气分析（吸氧浓度为 8L/min）：pH 7.36，PaO_2 55mmHg，$PaCO_2$ 52mmHg。脑钠肽（BNP）206pg/mL。

床边 X 线胸片：双下肺少量胸腔积液，双中下肺斑片状影。

请你对该病例场景进行分析，并提出处理意见。

第二节　发热性疾病病案

一、小儿发热病案

案例一

模拟情景 1　患儿叶某，女，1 岁 5 个月，因"发热 4 天，皮疹 1 天"于 2013 年 9 月 29 日于我院急诊科就诊。你是值班医生，该如何处理？

请你对该病例场景进行分析，并提出处理意见。

模拟情景 2 患儿家属补充病史：无明显诱因，患儿于 2013 年 9 月 26 日晚开始出现发热，体温 38.5℃，伴打喷嚏、流涕、轻微咳嗽，发热时不伴寒战，就诊于当地医院，诊断为感冒，给予对乙酰氨基酚缓释片、小儿感冒颗粒口服 3 日，体温升至 39～39.5℃，口服退热药体温可暂时下降，咳嗽渐加重，痰多、流涕、流泪，无喘息及呼吸困难，无腹泻、呕吐，无抽搐，昨天于颜面部出现红色皮疹，压之褪色，疹间皮肤正常，渐蔓延至全身，不伴痒感，予抗过敏治疗无好转，仍述高热，出疹后精神较前疲倦，体温最高达 40℃。查血常规提示白细胞低，遂收住院治疗。既往体质一般，有咳喘病史。鸡蛋清过敏。疫苗接种史不详（家属忘记）。否认药物过敏史。1 岁时曾有发热 3 日出疹，表现为热退疹出。胎产史无特殊。

知道了患儿详细的病史，下一步我们该怎么办？

请你对该病例场景进行分析，并提出处理意见。

模拟情景 3 体格检查：T 39.3℃，R 46 次 / 分，P 135 次 / 分，体重 12kg。精神疲倦，麻疹黏膜斑阳性，耳后、颜面、躯干散布暗红色皮疹，疹间皮肤正常，高出皮面，压之褪色，无瘙痒，手足心、鼻尖无皮疹，手足指端无硬肿脱皮，全身浅表淋巴结未扪及肿大，双腿结膜无充血，口唇无皲裂，咽充血（++），扁桃体肿大Ⅱ度，P 135 次 / 分，律齐，R 46 次 / 分，三凹征阴性，双肺呼吸音粗，未闻及啰音，全腹软，肝肋下 1cm，脾肋下未及。舌红，苔黄腻，指纹紫滞于气关。

实验室检查回复如下。

血常规：WBC 3.6×10⁹/L，N 45%，淋巴细胞（L）53%（百分比），嗜酸性粒细胞（E）2%（百分比），Hb 116g/L，PLT 256×10⁹/L。C 反应蛋白（CRP）< 3mg/L。血气、生化未见异常。麻疹抗体 IgM 阳性。胸部 X 线示肺纹理粗多、紊乱。

嘱家属取回疫苗接种本，无关于麻疹疫苗接种记录。近期幼儿园有麻疹发病患儿。

现患儿病史、查体及实验室检查结果齐全，我们应该怎么做？

请你对该病例场景进行分析，并提出处理意见。

案例二

模拟情景 1 你是一名 120 急救员，接到 120 指挥中心调度赶往急救现场。报告说现场为一名 2 岁男孩，发热 2 天，在家休息时突然出现神志不清，四肢强直，双目凝视，牙关紧闭，持续大于 5 分钟，未能缓解。你已经到达现场，此时你将如何处置？

请你对该病例场景进行分析，并提出处理意见。

模拟情景 2 患儿仍无意识，惊厥持续，呼吸、脉搏存在，PLT 38×10⁹/L，四肢肤温可，体重 12kg，鼻塞流涕 3 天，发热 2 天，既往无惊厥、癫痫、产伤、窒息、头颅外伤及其他遗传代谢病史，直系家属也无相关病史。此时，其他医护人员到达急救现场，带来急救药品、呼吸面罩及氧气袋。这时候你将采取何种步骤？

请你对该病例场景进行分析，并提出处理意见。

模拟情景 3 患儿静脉通道无法建立，惊厥状态持续，生命体征为 T 40.2℃，BP 82/60mmHg，P 145 次 / 分，R 36 次 / 分（自主呼吸），SaO₂ 86%。

请你对该病例场景进行分析，并提出处理意见。

模拟情景 4　此时，患儿神志恢复，惊厥消失，精神疲倦，微微汗出，静脉通道已建立，血糖 2.6mmol/L，T 39.5 ℃，P 130 次 / 分，R 30 次 / 分，SaO₂ 94%，BP 78/55mmHg。下一步如何处理？

请你对该病例场景进行分析，并提出处理意见。

模拟情景 5　此时患儿哭闹、汗出。体格检查：咽充血（++），扁桃体Ⅱ度肿大，可见脓性、黄色、点状分泌物，颈部淋巴结可触及肿大，神经系统检查未见异常。

生命体征：T 37.4℃，P 110 次 / 分，R 26 次 / 分，SaO₂ 99%，BP 76/54mmHg。下一步如何处理？

请你对该病例场景进行分析，并提出处理意见。

二、成人发热病案

模拟情景 1　患者陈某，男，35 岁，因"反复发热 18 天，咳嗽气促伴左胸痛 1 天"来我院急诊科就诊。你是值班医生，接诊该患者你会如何做？

请你对该病例场景进行分析，并提出处理意见。

模拟情景 2　患者从 18 天前开始出现发热，曾在外院诊治，接诊医师予以退热药（具体不详）口服后，症状缓解，但时有反复，故到本院住院治疗。入院后发现患者仍发热，体温最高达 39.5℃，伴有咳嗽、气促、咯痰、左侧胸痛，食欲减退，欲呕感，嗳气，无反酸，精神疲倦，睡眠可，大便质软，排出不畅，量少，小便黄，舌淡红，苔黄白腻，脉弦滑数。

查体：咽充血，扁桃体Ⅰ度肿大，双肺呼吸音稍粗，左肺闻及少量湿啰音，心脏及腹部查体阴性。

患者家属希望进行中医治疗，但想知道这种疾病中医治疗效果好还是西医治疗效果好？

请你对该病例场景进行分析，并提出处理意见。

模拟情景 3　血气分析：pH 7.472，PO₂ 86.5mmHg，PCO₂ 31.8mmHg，BE（剩余碱）0.4mmol/L。

血常规：WBC 18.9×10⁹/L，N 87.2%；Hb 111g/L；PLT 144×10⁹/L。

尿常规：白细胞（++），潜血（+），蛋白（++++），酮体（++）。

生化检查：Na⁺（钠）131mmol/L，K⁺（钾）4.2mmol/L，AST（谷草转氨酶）30U/L，TP（总蛋白）64.2g/L，TBIL（总胆红素）14μmol/L，Cr（肌酐）88μmol/L，BNP（脑钠肽）1175pg/ml，血乳酸 1.3mmol/L，酮体 0.2mmol/L，降钙素原 10.4ng/L。

外斐及肥达试验：阴性。

痰涂片：G 阳：G 阴：真菌 =9：1：0。

痰培养及血培养：阴性。

G 试验：阴性。

血管炎 3 项：阴性。

X 线胸片：左下肺轻度感染。

胸部 CT：左肺上叶舌段、下叶基底段及右肺中外叶外侧段、下叶背段阴影，考虑感染、双侧胸腔少量积液。

请你对该病例场景进行分析，并提出处理意见。

第三节　急性冠状动脉综合征病案

一、急性心肌梗死病案

模拟情景 1　你是一名 120 急救员，接到 120 指挥中心调度赶往急救现场。报告说现场为一名中年男性，述胸部及背部压迫感，恶心、头晕。你已经到达现场，此时你将如何处置？

请你对该病例场景进行分析，并提出处理意见。

模拟情景 2　已将患者接回医院，下一步该如何处理？

请你对该病例场景进行分析，并提出处理意见。

模拟情景 3　患者生命体征为 BP 120/50mmHg，P 115 次 / 分，R 0 次 / 分（自主呼吸），SaO_2 88%，通气过程感觉有阻力，胸廓起伏不明显。

请你对该病例场景进行分析，并提出处理意见。

模拟情景 4　此时，患者紫绀有所改善，BP 118/45mmHg，P 105 次 / 分，R 10 次 / 分（辅助呼吸），SaO_2 95%。下一步如何处理？

请你对该病例场景进行分析，并提出处理意见。

二、心绞痛病案

模拟情景 1　患者陈伯伯，男，68 岁。因"反复胸闷痛 2 年，加重 2 周"入院。患者 2 年前开始出现心前区闷痛，经休息或含服"速效救心丸"或"硝酸甘油片"症状可缓解，2 周前症状加重，故到本院住院治疗。

该患者由你接诊，你首先应该怎么做？

请你对该病例场景进行分析，并提出处理意见。

模拟情景 2　四诊资料的收集归纳如下：患者陈伯伯，男，68 岁，2 年前开始上 3 楼后出现心前区疼痛，呈闷痛，伴左上肢酸痛，每次持续数 10 秒至 1 分钟，休息数分钟可缓解，每个月发作 1 ～ 2 次。2 周前开始在用力、情绪激动时出现心前区闷痛，持续达 10 分钟，伴冷汗、头晕、乏力，伴左上肢酸痛不适，心前区疼痛与左上肢疼痛同时发作、消失，有时左上肢疼痛较心前区疼痛先发 1 ～ 2 分钟，经休息或含服"速效救心丸"或"硝酸甘油片"3 ～ 5 分钟方可缓解，每个月发作 5 ～ 6 次。入院见患者胸闷痛，活动后加重，休息时减轻，精神疲倦，乏力，胃纳一般，大便正常。舌暗红，苔薄白，脉弦细。

查体：T 36.6℃，P 78 次 / 分，R 17 次 / 分，BP 164/94mmHg。双肺叩诊清音，无

干湿啰音。心界不扩大,心率 78 次 / 分,心音有力,律齐,各瓣膜区未闻及杂音。腹软,肝脾未扪及肿大。

心电图:窦性心律,V_5、V_6 ST 段水平下移 0.05 ~ 0.15mV,T 波低平。

请你对该病例场景进行分析,并提出处理意见。

模拟情景 3 后续检查结果回复如下。血常规:WBC 5.6×10^9/L,PLT 255×10^9/L,Hb 126g/L。总胆固醇(TC)6.12mmol/L,低密度脂蛋白(LDL-C)3.92mmol/L。肌酸激酶同工酶(CK-MB)13U/L,超敏肌钙蛋白(cTnI)0.01ng/L。尿常规、肝肾功能均正常。X 线胸片提示肺未见病变,心脏向左下扩大。心脏彩超提示 EF60%,左室壁节段性运动异常,心脏呈高血压性改变。平板运动试验阳性。

请你对该病例场景进行分析,并提出处理意见。

第四节 急性脑血管疾病病案

一、急性缺血性脑卒中病案

模拟情景 1 你是一名 120 急救员,接到 120 指挥中心调度赶往急救现场。报告说现场为一名老年女性,今早起床时发现右侧肢体乏力,言语不清。你已经到达现场,此时你将如何处置?

请你对该病例场景进行分析,并提出处理意见。

模拟情景 2 已将患者接回医院,下一步该如何进行?

请你对该病例场景进行分析,并提出处理意见。

模拟情景 3 患者完善头颅 CT 后提示轻度脑萎缩,余未发现明显异常,抽血及心电图检查未见明显异常,下一步该如何进行?

请你对该病例场景进行分析,并提出处理意见。

模拟情景 4 如患者目前需要进行急性期再灌注治疗,血糖、体温正常,血压 190/115mmHg。下一步该如何进行?

请你对该病例场景进行分析,并提出处理意见。

二、急性出血性脑卒中病案

模拟情景 1 你是一名 120 急救员,接到 120 指挥中心调度赶往急救现场。报告说养老院一名老年女性,工作人员发现其昏迷。你已经到达现场,此时你将如何处置?

请你对该病例场景进行分析,并提出处理意见。

模拟情景 2 患者气道、呼吸及循环正常,血氧饱和度均在正常范围内,血压、血糖高,心电图未见明显异常,既往有糖尿病病史。

请你对该病例场景进行分析,并提出处理意见。

模拟情景 3 患者完善头颅 CT 后提示脑出血,抽血及心电图检查未见明显异常。下一步该如何进行?

请你对该病例场景进行分析，并提出处理意见。

第五节 急性呼吸系统疾病病案

模拟情景 1　王女士，38 岁，公司职员，春季夜晚 23 时在丈夫的陪同下来急诊就诊。家属告诉急诊科的李医生患者最近 1 周有些气喘，但不是很严重，使用万托林喷剂，口服感冒药。今天中午开始喘得厉害，伴咳嗽，不能平卧，喉咙发现"嘻、嘻"声，晚上更加严重，面色发白，口唇发青，全身出虚汗，说不出来话。你是值班医生，将如何接诊？

请你对该病例场景进行分析，并提出处理意见。

模拟情景 2　询问患者的病史，有 15 年哮喘病史，每年春季发作 2～3 次，每次吃药并到医院"喷药"，几天就缓解。近 1 个月来因工作特别忙，经常熬夜加班。在询问中了解到，患者的母亲有哮喘病史。患者无高血压、糖尿病病史，无药物过敏史。

医生给王女士做了体格检查：T 38.5℃，R 38 次 / 分，BP 97/62mmHg。精神疲倦，面色苍白，口唇紫绀，皮肤湿冷，喉中痰鸣，胸廓起伏明显，有明显的三凹征，双肺呼吸音粗，可闻及广泛的哮鸣音，双下肺可闻及湿啰音。心率 128 次 / 分，律齐。舌暗红，苔黄厚腻，脉滑。

医生还询问王女士，得知其干咳无痰，口干苦，食欲不振，睡卧不安，大便干结，小便黄。

请你对该病例场景进行分析，并提出处理意见。

模拟情景 3　急诊检查结果如下。

全血分析：WBC 3.8×10^9/L，N 88%，PLT 89×10^9/L。

急诊生化：血钾（K）3.28mmol/L，血糖 4.2mmol/L，余正常。

血气分析（未吸氧状态）：pH 7.32，PaO_2 55mmHg，$PaCO_2$ 28mmHg，余略；CKP 22mg/L；血沉 25mm/h；心肌酶、肌红蛋白、肌钙蛋白、脑钠肽均正常。

心电图：窦性心动过速。

床边 X 线胸片：双下肺及右中肺叶可见斑片状密度增高影。

胸部 CT：双下肺基底段感染。

王女士及家属非常着急，询问医生情况是否严重，会不会有生命危险，该怎么办。

请你对该病例场景进行分析，并提出处理意见。

第六节 急性消化系统疾病病案

一、梗阻性黄疸病案

模拟情景 1　急诊室接诊一位中年女性，自述 3 天前开始出现右上腹疼痛，向肩背部放射，尿黄，身目黄染，今天开始出现身目黄染加重，无呕吐，既往有胆囊结石病史。此时你将如何处置?

请你对该病例场景进行分析,并提出处理意见。

模拟情景 2　50 岁男性患者 1 个月前开始出现身目黄染并进行性加重,无腹痛不适,无发热,无呕吐,小便浓茶色,皮肤瘙痒,近期体重减轻 10kg,饮食欠佳,既往体检无肝炎及胆道结石。面对该黄疸患者你将采取何种处理?

请你对该病例场景进行分析,并提出处理意见。

二、急性上消化道穿孔病案

模拟情景 1　急诊室接诊一位 25 岁男性患者,自述突发中上腹疼痛半天,呈持续性,伴恶心、呕吐少量胃酸,无呕血、黑便,平素饮食不规律,有间断性中上腹隐痛发作病史,未曾行胃镜检查。此时你将如何处置?

请你对该病例场景进行分析,并提出处理意见。

模拟情景 2　患者出现呕吐、腹部绞痛突然加剧,并迅速弥漫至全腹,面色苍白,腹肌紧张,反跳痛明显,生命体征为 T 39℃,BP 80/50mmHg,P 100 ~ 120 次 / 分,SaO_2 88%。这时候你将采取何种步骤?

请你对该病例场景进行分析,并提出处理意见。

三、急腹症病案

模拟情景 1　患者徐女士,30 岁。2005 年 10 月 20 日 23 时初诊。

因“上腹部疼痛伴恶心呕吐、腹泻 2 小时”来诊。患者 2 小时前晚饭后因进食一个雪梨而出现持续性上腹部剧烈疼痛,伴有恶心呕吐,发病以来解大便 3 次,成形,量少。来诊时述上腹部及脐周部疼痛,恶心呕吐,食欲减退,小便有不尽感,但无尿频、尿急、尿痛,无胸闷心悸,无头晕头痛等其他不适。

查体:T 37.8℃,P 100 次 / 分,R 22 次 / 分,BP 120/80mmHg。神志清,急性痛苦面容,前倾弯腰体位,无明显贫血貌,精神疲倦,乏力懒言。心肺听诊阴性。腹部平坦,腹壁未见静脉曲张,上腹部压痛(+),无反跳痛及肌紧张,下腹部压痛,反跳痛(±),右下腹最为明显,肠鸣音 3 次 / 分。肝脾下缘未及,未触及包块,叩诊移动性浊音阳性。其余体格检查未见明显异常。舌红,苔黄腻,脉弦滑。

平时月经规律正常,白带偏多、带有臭味,已生育,平时有避孕措施,末次月经来潮时间为 9 月 30 日,质量均正常。

假设你是这位患者的接诊医生,你如何判断该患者病情的轻重缓急?

请你对该病例场景进行分析,并提出处理意见。

模拟情景 2　血常规:WBC $11.6×10^9$/L,N 80%,RBC(红细胞)$3.68×10^{12}$/L,Hb 120g/L;PLT $230×10^9$/L。急诊生化各项指标正常;床边心电图检查正常。值班医生诊断为急性胃肠炎,急性阑尾炎待排。以抗生素和解痉止痛药治疗,急诊留观。

10 月 21 日 3 时 10 分:患者上厕所时突然出现腹部撕裂样剧痛,伴有腰痛,家属急呼医生及护士。医生看到患者精神极差,面色苍白,大汗淋漓。测 BP 90/60mmHg,

P 110 次 / 分。尿 HCG 阳性。腹部超声示腹腔大量液性暗区，最大面深约 5cm；子宫大小正常，宫腔内可见节育器强回声；节育器位置正常，余未见明显异常。

妇科检查：宫颈举痛阴性，双合诊阴性，经腹部穿刺抽出不凝血，确诊为宫外孕导致右输卵管峡部破裂、失血性休克。

患者来院后的病情变化，是否需要考虑其他诊断？

请你对该病例场景进行分析，并提出处理意见。

模拟情景 3　于 6:00 行急诊手术。术前患者丧失意识，血压为零，术中腹内吸出 2000mL 血液，术后血压和心率很快恢复正常。

请你对该病例场景进行分析，并提出处理意见。

模拟情景 4　患者手术后住院半月余，医生准备安排出院。患者家属以"是医生误诊为急性胃肠炎而导致患者出血 2000mL 并出现休克，耽误了治疗时机，对患者的身体造成严重的损害"而拒付医疗费，要求医院对此承担全部责任，并提出医学鉴定。家属还说"值班护士只是遵医嘱继续输液。家属多次请求，值班医生才来到诊室，但只打了止痛针"。

对患者后续护理和家属提出"拒付医疗费"的要求，医院该如何处理？

请你对该病例场景进行分析，并提出处理意见。

第七节　急性中毒病案

一、急性有机磷农药中毒病案

模拟情景 1　你是一名 120 急救员，接到 120 指挥中心调度赶往求救现场。报告说现场为一名年轻男性，躺在家中昏迷、呕吐、多汗、多涎、肌肉震颤、二便失禁，现场可见有机磷农药瓶。你已经到达现场，此时你将如何处置？

请你对该病例场景进行分析，并提出处理意见。

模拟情景 2　患者无意识、大汗淋漓，查体瞳孔缩小，双肺广泛湿啰音，可闻到患者呼气有大蒜味；此时监测 BP 118/65mmHg，P 56 次 / 分，R 10 次 / 分，SaO$_2$ 95%。这时候你将采取何种措施？

请你对该病例场景进行分析，并提出处理意见。

模拟情景 3　作为接收的转运单位，目前 120 急救中心在 15 分钟内将患者转至该院区急诊。这时候你将采取何种步骤？

请你对该病例场景进行分析，并提出处理意见。

二、急性一氧化碳中毒病案

模拟情景 1　你是一名 120 急救员，冬天的某个晚上 21:00，你接到 120 指挥中心调度赶往求救现场。报告说现场为一名年轻女性，在浴室洗澡时晕倒。你已经到达现场，浴室内煤气味明显、通风不良，此时你将如何处置？

请你对该病例场景进行分析，并提出处理意见。

模拟情景 2 患者昏睡，气道分泌物多，呛咳乏力，多汗，面色呈樱桃红。患者生命体征为 BP 130/60mmHg，P 115 次 / 分，R 30 次 / 分，SaO_2 81%。救护人员带来急救药品、球囊面罩、口咽通气管、气管插管。这时候你将采取何种步骤？

请你对该病例场景进行分析，并提出处理意见。

模拟情景 3 经治疗后，患者意识改善，生命体征稳定，已拔除气管插管，但出现头痛、呕吐、四肢时而抽搐。下一步如何处理？

请你对该病例场景进行分析，并提出处理意见。

（周红　曾瑞峰）

第十七章　模拟情景病案参考答案　▷▷▷

（下面的分析和处理措施不作为学生回答的标准答案，仅供带教老师参考）

第一节　危重症病案

一、猝死病案

案例一

模拟情景 1

［分析］由于患者突然倒地，意识不清，应拟为"急性意识障碍"进行救治。首先检查患者有无面色苍白、皮肤湿冷及出汗情况、双目上翻、牙关紧闭、口吐白沫、肢体强直或抽搐等表现。患者取平卧位，判断患者意识、脉搏和呼吸，若患者无脉搏、无自主呼吸，应马上进行心肺复苏，并检测是否有室颤，若有应进行电除颤。若患者恢复意识，生命体征平稳，则应送至医院进行系统的检查，排除病因；若患者意识仍未恢复，生命体征不稳定，应及时送至医院，以求更高级生命支持与救治。

［处理措施］

1. 确认现场安全：确保现场对施救者和患者均是安全的。

2. 识别心脏骤停：检查患者有无反应，有无呼吸或仅是喘息（即呼吸不正常），不能在 10 秒内明确感觉到脉搏（10 秒内可同时检查呼吸和脉搏）。

模拟情景 2

［分析］由于患者意识不清、无脉搏、呼吸暂停，应马上进行心肺复苏，必要时进行气管插管及呼吸管理。同时建立静脉输液通道，以利于输注抢救药物和提供维持生命的能量。对患者进行心电监测及血压测量，维持患者生命体征平稳并送至医院救治。

［处理措施］

1. 快速按压，保证 100～120 次 / 分的按压速率。

2. 用力按压，保证 5～6cm 的按压深度。每次按压使胸廓充分回弹。

3. 按压：吹气按照 30∶2 的比例进行，同时避免过度通气。

4. 尽量减少中断按压的时间，保证胸外按压时间在整个心肺复苏过程中大于 60%。

5. 为保证按压的质量，应每 5 个循环或者 2 分钟交换按压的人员。

6. 团队的复苏应该由其他成员连接监护仪 / 除颤仪。

模拟情景 3

［分析］连接监护仪 / 除颤仪后，应对患者基本生命体征进行监测，对于异常的生

命体征进行纠正，维持生命体征平稳，重点观察血压、血糖变化，并对患者进行神经系统、心脏、血管检查，判断病因并针对病因治疗。

［处理措施］暂停胸外按压，判断心律，查看是否为可电击心律，再考虑是否实行电击。

模拟情景 4

［分析］该心电图提示患者为心脏骤停中的室颤（VF），治疗上需要进行心肺复苏的同时，进行电除颤，建立静脉输液通道，输入肾上腺素，如来不及建立静脉通道则可心内注射或气管注入。

［处理措施］

1. 负责除颤的医生将除颤仪调节在除颤档，选择双向波，能量 200J（或除颤仪可选择的最大能量）。

2. 擦拭电击区域的皮肤，清理体液、分泌物等。

3. 电击板涂导电糊。

4. 按下充电按钮，充电完毕后，将电极板放置正确，并下达清场指令，嘱咐其他人员离开；勿接触患者身体。

5. 放电。

6. 电击后负责胸外按压的团队成员继续进行 5 个循环心肺复苏（CPR）或 2 分钟的胸外按压。

模拟情景 5

［分析］心肺复苏过程，5 个循环 CPR 或 2 分钟后，患者心电图仍提示心室颤动且没有反应，须再次行除颤。其间继续给予高质量的心肺复苏。团队复苏时可考虑给予药物治疗及建立高级气道，但不应为了以上措施而中断按压。

持续心肺复苏抢救，观察患者心电图，若有室颤则与电除颤处理，助手予气管插管进行辅助呼吸，建立静脉输液通道，维持患者基本生命体征稳定，转运患者到最近的医院继续进行高级生命支持。

［处理措施］

1. 进行 1 次电击，立即继续心肺复苏，持续约 2 分钟（直至 AED 提示需要分析心律）。持续直至高级生命支持团队接管或者患者复苏活动。

2. 若已开通经脉通道，每 3 ～ 5 分钟给予肾上腺素 1mg。

3. 若为顽固性室颤，可使用胺碘酮 300mg，弹丸式推注。

4. 若胸廓起伏良好，可维持球囊面罩通气；若胸廓起伏不佳，需考虑建立高级气道，同时监测呼气末二氧化碳波形图。

5. 顽固性室颤在进行心肺复苏时，需寻找并治疗可逆性的病因，参考"心脏骤停诊疗流程及解读"相关内容。

模拟情景 6

［分析］患者恢复自主循环，需要对患者询问病史、既往史、家族史等，完善相关检查，以确诊患者晕厥的病因并对症治疗。因此，需维持静脉通道滴注，继续维持心电

监测，以防患者出现突发状况，并对患者完善三大常规、心肌酶、生化、离子等理化检查；进行神经系统检查，行颅脑 CT、动态脑电图排除脑源性晕厥及明确有无脑部损伤。

［处理措施］

1. 保持外周血氧饱和度 ≥ 94%。

2. 考虑建立高级气道，并监测二氧化碳波形图。

3. 注意切勿过度通气。

4. 使用血管活性药物。

5. 完善心电图，寻找可逆性病因。

6. 若神志未恢复，考虑进行目标体温管理。

7. ST 段抬高型心肌梗死或高度疑似急性心肌梗死，应立即冠脉再灌注。

8. 转重症监护室进一步治疗。

案例二

模拟情景 1

［分析］

1. 根据旁观者所述初步判断患者为突发性晕厥，首先确认周围环境安全，识别患者，评估其意识状态，启动院外急救应急反应系统。

2. 稳定患者，呼叫助手准备急救用品，评估患者的脉搏及自主呼吸，行进一步的急救处理。

3. 简单询问旁观者关于患者的发病情况，通过患者随身物品寻找有无携带药物，尽快确认其身份并通知家属，了解有无既往史和家族史；同时呼叫旁人协助维持急救环境。

［处理措施］

1. 确认周围环境安全，记录抢救时间，上前识别患者，从其随身物品中确认其基本信息。

2. 将患者转移空旷平地置于平卧位，采用头高脚低姿势，呼叫旁人协助散开，予患者一个通风的急救环境。

3. 检查患者是否有外伤，轻拍并大声呼叫患者。

（1）若患者意识恢复：监测其情况并尽快送回院内进行系统诊查。

（2）若患者意识未恢复：呼叫助手准备除颤仪、面罩、气囊、穿刺包、气管插管工具和相关急救药物准备急救。

4. 若患者意识未恢复，解开患者衣领、裤腰带，于 10 秒内评估患者是否有颈动脉搏动和自主呼吸，观察其胸廓起伏状况。

（1）动脉搏动及呼吸均正常：监测患者生命体征，予醒神中药针剂，并及时送回院内行高级生命支持。

（2）有大动脉搏动而无自主呼吸：充分开放气道，清除口鼻腔分泌物，予人工呼吸或人工面罩 – 气囊给氧，10 ～ 12 次 / 分；若人工通气受阻或患者自主呼吸仍未恢复，予气管插管外接气囊或氧气袋给氧。

（3）大动脉搏动和自主呼吸均消失：对患者进行高质量的心肺复苏。

5. 嘱助手询问旁观者晕厥前患者有无异常伴随症状，晕厥开始至今时长，寻找患者随身物品看是否携带相关基础病的专科用药，协助救援判断；寻求旁人是否认识患者，可否帮忙联系其家属以了解相关既往史。

模拟情景 2

[分析] 发现患者无意识、无呼吸、无脉搏，应即时对患者实施高质量的心肺复苏（C-A-B 模式）。团队复苏时应包括球囊面罩通气、连接监护仪 / 除颤仪，心肺复苏要确保高质量，如果有可除颤的心律，应立即除颤。

[处理措施]

1. 及时进行胸外按压，100 ～ 120 次 / 分，按压深度 5 ～ 6cm；同时助手充分开放患者气道，清除口鼻腔内异物和分泌物，准备好面罩接气囊，检查其气密性，准备人工给氧。

2. 助手每 6 秒予 1 次气囊给氧（一个循环：30 次按压 +2 次人工呼吸），施救者尽量减少胸外按压的中断次数和间歇时长。

3. 每完成 5 个 CPR 循环后评估患者脉搏、自主呼吸是否恢复。

（1）若恢复：停止 CPR，及时转运至院内。

（2）若未恢复：尽早使用除颤仪，检查心律并进行电复律，持续 CPR 至患者自主循环恢复。

模拟情景 3

[分析] 根据监护仪 / 除颤仪显示的心电图了解患者心率、异常波形，以及是否存在室颤、窦性停搏、房室传导阻滞等心律失常类型，判断是否可进行电复律。心脏骤停的生存链第三环是尽早除颤，故连接监护仪 / 除颤仪，在保证高质量心肺复苏前提下，如果有可除颤的心律，应立即除颤。

[处理措施]

1. 心律提示可行电击复律：立即行 1 次电击除颤，后持续 CPR 约 2 分钟，再判断患者脉搏、呼吸、心律，若仍未恢复则重复电复律—CPR，持续至患者转运到院内行高级生命支持管理或患者恢复自主循环、开始活动。

2. 心律提示不可行电击复律：立即继续 CPR，2 分钟后再次评估其心律可否行电复律，持续至患者转运到院内行高级生命支持管理或患者恢复自主循环、开始活动。

模拟情景 4

[分析] 患者心电图提示病态窦房结综合征，初步诊断为心源性晕厥。

1. 患者窦性心律过缓，约 50 次 / 分，心电图示 P 波脱落，考虑为窦性停搏，应及时行电复律，待患者恢复自主循环后及时转运至院内植入起搏器。

2. 心电图见规律出现的宽 QRS 波，提示室性逸搏，室率 50 次 / 分，属于缓慢性心律失常，不稳定更易发生心脏停搏，故应及时行电复律，避免使用抗心律失常药物而使用提高心率药物。

［处理措施］

1. 立即实行电击除颤，擦拭患者皮肤并涂抹导电糊，充电，再次确认患者心电状况，确认旁人离开后行电击复律，后立即行心电监测，自主循环未恢复则持续 CPR 5 个循环后重复电复律—CPR，持续至患者转运到院内行高级生命支持管理或患者恢复自主循环、开始活动。

2. 阿托品 0.5 ～ 1mg 或肾上腺素 0.5mg 静推，监测患者生命体征变化。

3. 尽快转运院内安装心脏起搏器。

模拟情景 5

［分析］有心电活动，但无脉搏，考虑为无脉性电活动（pulseless electrical activity, PEA），处理同心脏停止，给予高质量心肺复苏但不需要除颤。复苏期间，每 5 个循环或 2 分钟评估 1 次，如果为可除颤心律，予以除颤。团队复苏时可考虑给予药物治疗及建立高级气道，但不应为了以上措施而中断按压。

持续电除颤—CPR 抢救，助手予气管插管外接氧气袋，转运患者回医院行高级生命支持管理。

［处理措施］

1. 电复律后未恢复则持续胸外按压，助手行气管插管，外接氧气袋给氧，连接心电监测仪，固定患者，转运。

2. 建立静脉通道，予肾上腺素 1mg 加 5% 葡萄糖溶液混合后静脉滴注。

3. 若胸廓起伏良好，可维持球囊面罩通气；若胸廓起伏不佳，需考虑建立高级气道，同时监测呼气末二氧化碳波形图。

4. 在进行心肺复苏时，需寻找并治疗可逆性的病因（5Hs&5Ts）。

5. 若出现可除颤的心律，按心脏骤停室颤流程处理。

模拟情景 6

［分析］对患者行格拉斯评分（GCS）评估其意识状态，了解既往病史、诱因及晕厥前伴随症状，鉴别晕厥类型；完善实验室检查，寻找晕厥病因行进一步治疗。

恢复自主循环（ROSC）后，应优化通气及吸氧，治疗低血压，考虑进行目标体温管理及冠脉再灌注。

［处理措施］

1. 询问患者有无心脏或其他基础病，既往有无晕厥史，家中是否有类似晕厥患者，近期是否有外伤及服药史。

2. 监测生命体征，持续动态心电图监测，若仍提示病态窦房结综合征表现，及时寻心脏科医生给予患者安装起搏器。

3. 完善三大常规、心肌酶、生化、离子、血气分析、肝功、血糖等理化检查；注意心脏查体及神经系统体格检查，行头颅 MRI、动态脑电图排除脑源性晕厥；行超声心动图检查有无器质性心脏病。

4. 开放静脉通道常规补液，滴注肾上腺素，予果糖二磷酸钠营养心肌；无创呼吸机低流量间断吸氧至心率、呼吸频率、血氧饱和度恢复至正常水平。

二、休克病案

案例一

模拟情景 1

[分析] 患者为年轻女性，因"腹痛半天"就诊。生命体征处于正常水平。患者停经 62 天，妊娠试验阳性，以下腹部疼痛为主，压痛、反跳痛不明显，其他查体无特殊。考虑患者主要为妊娠胎动不安，但不排除为异位妊娠、腹主动脉瘤，以及相关肠道疾病所致的腹痛，故需要完善相关检查。

[处理措施]

1. 予患者完善血常规、急诊生化、血 HCG、腹部 X 线平片、妇科彩超等相关妇科检查。

2. 嘱患者平卧，吸氧，监测生命体征，观察患者意识、神志及尿量。

3. 建立有效静脉通道，输入晶体平衡液（0.9% 生理盐水和乳酸林格液）、胶体液（主要是羟乙基淀粉和白蛋白）等液体复苏治疗；维持血容量，必要时紧急输血。

4. 若妇科彩超提示患者宫内妊娠，腹部 X 线平片无异常，可排除腹主动脉瘤、异位妊娠及相关肠道疾病所致的腹痛，嘱患者休息，治疗以安胎为主。

5. 若患者宫内未见孕囊，妇科 B 超提示宫外孕，其他检查未见异常，提示患者为异位妊娠所致的腹痛。可根据孕囊大小、停经时间长短及患者意愿，行中西医保守治疗或者手术治疗。

6. 若腹部 X 线平片提示患者有腹主动脉瘤，或者是肠道相关疾病，应结合患者妊娠状态及意愿进行手术或者保守治疗。

模拟情景 2

[分析] 患者因腹痛半天就诊，以下腹部疼痛为主，压痛、反跳痛不明显，尿妊娠阳性。Hb127g/L 为正常，余未见异常，血 HCG 未查。主要考虑患者为妊娠所致腹痛，可排除其他肠道疾病。因患者有生育要求，故在排除其他疾病情况下予安胎治疗。

[处理措施]

1. 患者完善妇科彩超等相关妇科检查。

2. 嘱患者平卧，吸氧，监测生命体征，观察患者意识、神志及尿量。

3. 建立有效静脉通道，输入晶体平衡液（0.9% 生理盐水和乳酸林格液），胶体液（主要是羟乙基淀粉和白蛋白）等液体复苏治疗；维持血容量，必要时紧急输血。

4. 若妇科彩超提示患者宫内妊娠，嘱患者休息，继续观察生命体征，治疗以安胎为主。

5. 若患者宫内未见孕囊，其他检查未见异常，进行阴道后穹隆穿刺抽出不凝血，提示为异位妊娠所致的腹痛。则根据孕囊大小、停经时间长短及患者意见，行中西医保守治疗或者手术治疗。

模拟情景 3

[分析] 患者留观后腹痛加剧，血压较之前有所降低，呼吸变快。经过妇科医生补液观察后，患者面色苍白，精神疲倦，头晕乏力，有贫血症状。患者血压大幅度降低，

心率变快，Hb91g/L，以上症状考虑患者存在内出血；患者肛门重坠，考虑阴道后穹隆有不凝血，且患者妊娠试验阳性，有停经史，可初步判断患者为异位妊娠所致的腹痛及内出血。应及时止血，评估患者出血量，进行适当补液支持，防止患者低血容量性休克。

［处理措施］

1. 嘱患者平卧，吸氧，监测生命体征。急查血常规、血型及配血，急诊生化、血气分析、出凝血时间检测。

2. 予患者阴道后穹隆穿刺，完善血 HCG、妇科 B 超检查，评估内出血量。

3. 迅速建立有效静脉通道，输入晶体平衡液（0.9% 生理盐水和乳酸林格液）、胶体液（主要是羟乙基淀粉和白蛋白）等液体复苏治疗，必要时输注血液及新鲜冰冻血浆。

4. 纠正酸中毒，必要时运用血管活性药物。

5. 置中心静脉压监测，维持血流动力学稳定。

6. 若患者有休克或者血压不稳定症状，应及时与患者家属沟通，必要时进行紧急手术处理；若患者生命体征平稳，病情稳定，则根据患者意愿、病情轻重行保守治疗或手术处理。

模拟情景 4

［分析］患者已确诊为异位妊娠，需行手术治疗。患者家属不在现场，无法签署手术同意书，其身边的朋友无法承担手术费用，手术进行存在难度。又因患者病情危重，手术在即，故此时应该马上联系家属，告知患者病情与手术费用；同时立即报告上级医生患者病情及相关情况，并邀请妇科会诊，做好术前各项准备。

［处理措施］

1. 邀请妇科会诊，予患者适当补液支持。

2. 建立术前同意书，做好术前各项准备。

3. 通过患者或其朋友联系患者家属，告知患者病情及手术费用，请其家属立刻到达医院，配合医务人员工作，确保手术顺利进行。若家属不能及时赶到医院，则经家属同意，尝试在电话录音下与家属完成手术知情同意方面的工作，并通过转账等方式缴纳手术费用。待家属到医院后再完成书面手术知情同意书。

4. 报告上级医生患者病情及其相关情况，若无法联系家属，则由上级医生定夺手术时间及突发状况的处理。

5. 待上级医生或家属同意，马上进行手术治疗。

案例二

模拟情景 1

［分析］

1. 危险性评估

（1）生命体征：患者 BP 102/65mmHg、P 96 次 / 分、R 20 次 / 分，神志清楚，生命体征尚属平稳，但血氧饱和度 96%，且胸痛 1 天，伴有头晕、面色苍白、冷汗淋漓，提示呼吸功能下降，并且有休克前表现，评估为危重患者，应立即进行检查治疗。

（2）快速排除高危胸痛：①排除不稳定型心绞痛、心梗：有无心脏病病史，查心电图、心肌酶学、肌钙蛋白、D-二聚体。②排除主动脉夹层：询问患者疼痛是否为剧烈撕裂样疼痛，体格检查是否触及搏动性肿块，行CT检查。若上述有阳性指征，立即行血管造影确诊并行介入治疗。③排除肺栓塞：询问有无造成肺栓塞的病史，如手术、创伤、房颤等，有无典型三联征（胸痛、呼吸困难、咳嗽），行CT检查。④排除气胸：是否有外伤病史，行X线检查。

本例患者为22岁年轻男性，上述高危胸痛皆不能排除，而冠状动脉综合征多发生于中老年人，且患者胸痛已有1天，故患该病的可能性不大，且患者的血氧饱和度轻度下降，考虑多为肺系疾患导致的胸痛，高度怀疑为气胸，但不能排除心血管疾病。需要急查血常规、尿常规、急诊生化、心肌酶、肌钙蛋白，以及行心电图、X线胸片、CT检查。

2.诊断思路

（1）是否为心源性胸痛？

（2）是否为主动脉夹层？

（3）是否为肺部疾病？

（4）是否为胸膜疾病？

（5）是否为食管疾病？是否为膈肌、胸壁等浅表疼痛？有无带状疱疹等其他疾病？

［处理措施］

1.在检查结果出来之前，处理原则为循环支持，稳定生命体征。

（1）监测生命体征，卧床休息，维持呼吸道通畅，吸氧。

（2）建立静脉通道，维持水、电解质平衡。

2.结果出来后，根据诊断采取病因治疗。

（1）若为冠状动脉综合征：若为稳定型心绞痛则舌下含服硝酸甘油，若为不稳定型心绞痛或心梗，则立即经皮冠状动脉介入治疗（PCI）。

（2）若为主动脉夹层，则进行介入治疗。

（3）若为肺栓塞，则予溶栓及抗凝治疗。

（4）若为气胸，则急行胸腔穿刺以排除胸腔积气。

模拟情景2

［分析］该患者的生命体征有血压测不出、心率48次/分，心率增快明显，呼吸30次/分，血氧饱和度90%，生命体征不稳；查体：左胸廓饱满，呼吸音弱，X线胸片示左肺压缩80%，应该是重度的张力性气胸，大量气胸。患者出现呼吸困难，左侧胸痛，X线胸片提示左肺气胸，可确诊为气胸。然而，需判断气胸的危重程度，急救措施的准备才会更到位。还要与胸痛相关疾病进行鉴别，最大可能杜绝误诊。

［处理措施］

1.首先要判断气胸的危重程度

（1）突发一侧胸部针刺样疼痛，伴有严重的呼吸困难、胸闷、烦躁不安，甚至窒息、休克，提示病情危重。

（2）利用 X 线胸片计算肺受压程度，以判断病情危重程度，计算公式（Kircher 公式）：肺萎陷程度 =（AB — ab）/AB×100%。

其中 A 为被压缩侧胸腔的宽径，B 为被压缩侧胸腔的长径，a 为被压缩肺组织的宽径，b 为被压缩肺组织的长径。

1）轻度：肺萎陷程度＜ 20%，少量气胸。

2）中度：肺萎陷程度为 20% ～ 50%，中量气胸。

3）重度：肺萎陷程度＞ 50%，大量气胸。

2. 还要与以下疾病相鉴别

（1）支气管哮喘和阻塞性肺气肿：均有气急和呼吸困难，当呼吸困难突然加重伴有针刺样胸痛时，要考虑并发气胸的可能，X 线胸透可以鉴别。

（2）巨型肺大疱：肺大疱起病缓慢，气急不剧烈，X 线表现为局部透明度增高，疱内有细小纹理，无发线状气胸线，可与气胸鉴别。

（3）急性心肌梗死：亦有急性胸痛、胸闷、呼吸困难、休克等表现，但常有高血压、动脉硬化、冠心病史。体征和 X 线胸透亦有助于鉴别。

（4）肺栓塞：有胸痛、呼吸困难和发绀等酷似自发性气胸的临床表现，但患者常有咯血和低热，并常有下肢或盆腔栓塞性静脉炎、骨折、心房纤颤，或为长期卧床的老年患者，体检、X 线检查、肺血管造影可资鉴别。

3. 具体抢救措施

（1）卧床，限制活动，给予镇咳止痛。

（2）吸氧，上呼吸机。

（3）立即胸腔穿刺排气，同时准备立即行胸腔闭式引流或负压持续吸引。

（4）治疗无效时考虑外科手术。

模拟情景 3

［分析］目前患者存在休克危险，并有加重趋势，需要紧急排气；首先汇报上级医生，请有操作准入的本科室医生或其他科室的备班医生到场；与患者本人沟通，获得书面知情，并与患者家属电话沟通，获得口头知情。紧急情况下，可予以粗针头排气。

［处理措施］

1. 卧床，限制活动，吸氧。

2. 胸腔穿刺，人工抽气。

3. 抗生素预防感染。

4. 电话通知家属。

5. 询问科室里是否有医生懂得胸腔闭式引流操作。

6. 打电话给上级医师请求其他外科医生支援。

模拟情景 4

［分析］患者生命体征平稳，行胸腔闭式引流后需继续观察，待专科会诊后决定下一步诊疗方案。

［处理措施］

1.学习如何行胸腔闭式引流术，为下次遇到重度气胸患者做准备。

2.补写患者病历，完善医嘱。

3.向患者家属交代患者的情况及预后，以及签署手术知情同意书。

4.注意患者的肺功能情况，预防并发症的发生，预防性使用抗生素。

三、气道梗阻病案

模拟情景 1

［分析］

1.观察周围环境有无危险，排除车祸、外伤等情况。

2.确定昏迷程度，通过痛觉、角膜反射、瞳孔对光反射、其他深浅反射、基本生命体征（血压、体温、呼吸、脉搏）、二便等判断。

3.考虑是否为休克、低血糖昏迷、脑出血、酮症酸中毒、心脏骤停等。

［处理措施］

1.首先确定周围环境是否安全，若不安全需马上转移至安全环境中，转移时也要注意患者全身有无骨折，避免搬运造成二次损伤。

2.在确保周围环境安全的情况下，检查患者生命体征，即有无呼吸、脉搏、心跳，是否具有意识，能否被唤醒，瞳孔反射是否存在。

3.若患者呼吸、心跳消失，应立即开始 CPR。

4.5 个循环以后再次检查患者生命体征，若呼吸、心跳恢复，则马上送往医院进行高级生命支持，查清病因，再给予对症治疗；若生命体征仍未恢复，则继续行 CPR，直到送到医院行其他抢救措施。

模拟情景 2

［分析］患者颈动脉搏动存在，提示循环尚可，不需要 AED；濒死呼吸，提示呼吸困难；询问周围家人或群众，了解患者倒地前的情况。

1.是否受外伤，用于排除由外伤导致的气胸。

2.是否有痛苦貌，用于排除主动脉夹层、心包积液。

3.有无喘息进行性加重，用于鉴别是否为哮喘危重状态。

［处理措施］

1.患者无意识、濒死喘息、颈动脉搏动存在，这时候最关键的是维持患者的生命体征，首先开放气道，必要时予以插管，再用球囊面罩通气。

2.再用急救物品维持患者水、电解质及酸碱平衡。

3.连接监测仪，监测患者生命体征，同时进行体格检查以观察患者的呼吸、心率、血压、皮肤、神经系统情况。

4.送至医院后急查三大常规、血气分析、肝肾功能、心电图、脑电图、头颅 CT、MRI 等，以明确病因，再予以对症治疗。

5.待患者症状缓解后转移至相关科室进行专科治疗。

模拟情景 3

［分析］患者舒张压低于正常值（60～90mmHg），心率高于正常值（60～100 次/分），自主呼吸为 0，提示胸腔内高压，血氧饱和度低于正常值（动脉血 98%），通气过程有阻力，胸廓起伏不明显。此时若叩诊呈鼓音，语颤和呼吸音减低或消失，可诊断为气胸。

若听诊为沉默肺，肺部叩诊为过清音，肺下界下移，心浊音界缩小，可诊断为哮喘危重状态。

［处理措施］

1. 若为气胸，则迅速解除胸腔内正压，改善呼吸困难，纠正低氧血症，预防并发症。

（1）休息，氧疗。

（2）胸腔穿刺，根据气胸不同类型适当排出胸腔积气，以解除胸腔积气对呼吸、循环所造成的阻碍，缓解临床症状，使压缩的肺尽早复张，恢复功能，防止复发。

（3）同时治疗并发症和原发病。

2. 若为哮喘危重状态，则尽快解除气道阻塞，纠正低氧血症，控制感染，恢复肺功能。果断行气管插管，机械通气。

模拟情景 4

［分析］患者紫绀改善，血压、心率开始恢复正常，呼吸为辅助通气，血氧饱和度升高，提示救助取得良好效果。

［处理措施］

1. 若为气胸，则需卧床休息，限制活动，可给予镇咳、止痛等对症治疗，有感染存在时应视情况选用抗生素。辨证论治，辅以中药治疗，提高疗效。

2. 若为哮喘，则需控制哮喘发作，保持呼吸道通畅。

（1）静脉用琥珀酸氢化可的松，逐渐减量，然后改口服和吸入剂维持。

（2）白三烯调节剂抗炎，舒张支气管平滑肌。

（3）色甘酸钠及尼多酸钠，预防变应原引起速发和迟发反应，以及运动和过度通气引起的气道收缩。

（4）辨证论治，辅以中药治疗，提高疗效。

四、昏迷病案

案例一

模拟情景 1

［分析］首先要判断患者的危险程度，了解起病情况和既往病史、服药史等，进行简单的体格检查，给出初步的诊断意见；同时给予吸氧、输液等急救措施，并尽快送回医院。

［处理措施］

1. 迅速转移患者到救护车上，连接心电监护仪器。

2. 吸氧，密切监测患者生命体征，保持呼吸道通畅，必要时进行气管插管。

3. 尽早开放静脉通道，建立输液通道，以利于输注抢救药物和提供维持生命的能量。有休克者应迅速扩容，尽快使收缩压维持在 100mmHg 左右；恶性心律失常应及时纠正，心肌收缩力弱者予强心剂；心脏骤停者立即进行心肺复苏。

4. 针刺人中、百会、涌泉等穴位。

5. 联系医院准备好 CT、MR 设备，准备马上做头颅检查。

6. 测指尖血糖。

模拟情景 2

[分析] 患者气道、呼吸及循环正常，血压、血氧饱和度也在正常范围内。但其血糖为 2.5mmol/L，低于 2.8mmol/L，为低血糖昏迷。患者既往有糖尿病病史，怀疑是因为患者服用降糖药不规范而导致的低血糖昏迷。又因患者年纪较大，若不及时纠正低血糖状态会导致脑损伤，故应当积极救治。

[处理措施]

1. 危险性评估

（1）触摸患者颈动脉，注意是否有搏动，观察患者胸廓，观察是否有呼吸运动，用手电筒照射眼睛，观察有无瞳孔对光反射。

（2）测量四大生命体征，并记录。

（3）运用 Glasgow 昏迷量表从睁眼反应、语言反应、运动反应确定患者昏迷程度。

（4）询问工作人员患者的病史及昏迷时的情况。

2. 具体抢救措施

（1）吸氧，因不了解患者的动脉血气情况，暂时用低流量吸氧。

（2）患者昏迷，予静脉输入 50% 葡萄糖注射液 40 ～ 80mL，同时定时测量患者的血糖。

（3）若患者在注射葡萄糖后仍然处于昏迷状态，且昏迷时间超过 30 分钟，则应予 20% 甘露醇 200mL 或地塞米松 10mg，根据情况增减用量。

（4）患者年纪较大，机体免疫力较差，应酌情给予抗生素预防感染。

模拟情景 3

[分析] 患者血糖 10.8mmol/L，血糖已恢复正常水平，但患者仍未苏醒，怀疑有脑水肿的可能。因此，在完善相关检查的同时，应马上脱水治疗，以保护脑细胞，避免造成永久性脑损伤甚至死亡。

[处理措施]

1. 检查患者神经系统功能，完善头颅 CT，了解脑功能损伤程度。

2. 防止脑水肿，对颅内病变引起意识障碍或昏迷伴大面积脑损伤及继发脑水肿患者，进行脱水治疗，20% 甘露醇 20 分钟内快速静脉滴注；合并心功能不全或肾病患者用呋塞米 20mg 静脉注射。

3. 酌情给予抗生素治疗，预防感染。

4. 定时测量患者血糖，复查头颅 CT，监测生命体征。

5. 若明确患者脑水肿情况严重，保守治疗无效，则考虑手术治疗。

6. 保持酸碱、渗透压及电解质平衡。

7. 防止感染和控制高热。

8. 防治急性心力衰竭、急性呼吸衰竭、消化道出血等并发症。

9. 加强营养治疗。

10. 在紧急救治的同时将患者转移至医院，完善相关检查，进行病因治疗。

案例二

模拟情景 1

［分析］首先要判断患者的危险程度，了解起病情况和既往病史、服药史等，进行简单的体格检查，给出初步的诊断意见；同时给予吸氧、输液等急救措施，并尽快送回医院。

［处理措施］

1. 危险性评估参考"昏迷病案案例一"。

2. 具体抢救措施

（1）迅速转移患者到救护车上，连接心电监护仪器。

（2）吸氧，密切监测患者生命体征，保持呼吸道通畅，必要时进行气管插管。

（3）尽早开放静脉通道，建立输液通道，以利于输注抢救药物和提供维持生命的能量。有休克者应迅速扩容，尽快使收缩压维持在 100mmHg 左右；恶性心律失常应及时纠正；心肌收缩力弱者予强心剂；心脏骤停者立即进行心肺复苏。

（4）保持呼吸道通畅，必要时行气管插管术。

（5）针刺人中、百会、涌泉等穴位。

（6）联系医院准备好 CT、MR 设备，准备马上做头颅检查。

（7）测指尖血糖。

模拟情景 2

［分析］患者血糖值高，既往有糖尿病病史，考虑糖尿病酮症酸中毒，不排除高渗性昏迷，两者需尿常规鉴别。尿糖高、酮体升高且伴有烂苹果气味，为酮症酸中毒；尿糖强阳性，尿酮体阴性或弱阳性，为高渗性高血糖状态，发生意识障碍一般需 1 ～ 2 周，且有严重的脱水和神经系统症状。

［处理措施］

1. 一般处理：保持呼吸道通畅，吸氧，注意保暖与口腔、皮肤清洁；严密观察病情变化。

2. 立即开通静脉通道。

3. 寻找血糖升高的原因并积极治疗：如饮食过量、停用降糖药、感染、急性心脑血管疾病、药物应用（如糖皮质激素）等。

4. 胰岛素治疗，纠正高糖血症。

5. 完善血生化、CRP（C 反应蛋白）、降钙素原、X 线胸片、头颅 CT 等检查。

模拟情景 3

［分析］患者明确诊断为糖尿病酮症酸中毒（DKA），则按照降糖、消酮、补液、

动态监测血糖等进行治疗，寻找并处理糖尿病酮症酸中毒的诱因。

［处理措施］

1. 胰岛素治疗：治疗 DKA 的根本措施是迅速补充胰岛素，纠正糖和脂肪代谢紊乱，纠正高酮血症。

2. 补液治疗，迅速扩张血容量，纠正高渗状态；恢复肾脏血流灌注，通过肾脏排泄酮体。

3. 查看检查结果，注意是否有酸、碱电解质紊乱，并予以纠正。

4. 防止脑水肿，对颅内病变引起意识障碍或昏迷伴大面积脑损伤及继发脑水肿患者，进行脱水治疗，20% 甘露醇 20 分钟内快速静脉滴注；合并心功能不全或肾病患者，用呋塞米 20mg 静脉注射。

模拟情景 4

［分析］患者入院后完善相关检查未见明显其他病情，考虑患者在治疗过程中是否存在补液速度过快而导致急性心衰，或者为电解质紊乱等情况。

［处理措施］及时判断是否存在心衰等情况，进行抽血、心电图等检查以明确诊断；此时应注意补液速度，建议在监测中心静脉压（CVP）等情况下给予合理治疗。

五、癫痫病案

案例一

模拟情景 1

［分析］

1. 根据患者症状，怀疑为癫痫发作。

2. 危险性评估：注意患者是否伴有严重意识障碍，是否伴有发热，是否伴有剧烈头痛呕吐，瞳孔大小，抽搐的时间，部位是全身性还是局限性，性质呈持续强直性还是间歇阵挛性。

3. 评估后询问有无曾经发作，另外进行体格检查、理化检查（血气分析、血钙）。

4. 监护下进行辅助检查；再根据患者症状是否强烈考虑是否给予药物解痉治疗，同时给予有效的生命支持。

［处理措施］

1. 患者平卧，防止跌伤或伤人。

2. 将包裹有纱布的金属压舌板放置在患者口腔，防止舌头咬伤。

3. 关节部位垫上软物防止撞伤（不可强压患者肢体）。

4. 监测呼吸、血压、脉搏、体温、血氧饱和度。

5. 根据患者症状，怀疑为癫痫发作，故首先应使患者平卧，松解衣带，让患者头转向一侧，清除口腔分泌物，防止误吸。

6. 解开衣领、腰带，保持呼吸道通畅，吸氧。

7. 若有家属陪同，应询问是否有癫痫发作史，是否有备用应急药物。

8. 再根据患者症状是否强烈考虑是否给予药物解痉治疗，同时给予有效的生命支持。

9. 待病情稍缓解查脑电图、脑脊液及相关影像学检查，了解病因。

10. 再根据检查结果纠正患者水、电解质和酸碱失衡，对症治疗。

模拟情景 2

[分析] 一次全身惊厥性癫痫发作持续 5 分钟以上，或两次以上的癫痫发作而在发作间期意识未完全恢复，即为癫痫持续状态。

[处理措施]

1. 若按照上面的方法，仍不能缓解症状者，则需按难治性癫痫持续状态处理。

2. 应先让患者平卧床上，开放气道，防止气道堵塞，氧疗，维持患者生命体征，纠正水、电解质和酸碱失衡。

3. 同时控制症状，成人癫痫持续状态标准疗法为地西泮 0.15mg/kg，低于 5mg/min 静脉推注，可重复 1 次。或使用咪达唑仑，负荷剂量 0.2mg/kg 静脉推注，维持剂量为 0.05mg/（kg·h）。

4. 如仍持续发作，使用丙戊酸钠 10～25mg/kg，以 200mg/min 静脉推注，然后以 1mg/（kg·h）静脉泵入。

5. 如仍不能控制，则采取重症监护，进行气管插管控制气道，呼吸、循环支持，防治颅内高压。丙泊酚 1mg/kg 静脉推注，每 5 分钟重复 1 次，最大剂量 10mg/kg，1～10mg/（kg·h）维持；异戊巴比妥钠每次 0.25～0.5g。

6. 同时要控制并发症的发生，降低颅内压，防止脑水肿发生。

模拟情景 3

[分析] 患者病情转轻，血压下降，心率下降但未恢复正常，呼吸速率恢复正常，血氧饱和度较正常值低，此次紧急救助取得良好效果。

[处理措施]

1. 用药控制至癫痫症状或脑电图超过 24 小时无发作。

2. 患者癫痫症状缓解，除呼吸较急促外，无其他明显不适，考虑可能是发病时肺内误吸入呕吐物，使肺泡受到不良刺激，导致呼吸急促，可以拍胸部 X 线片明确，排除其他病因。

3. 待确定后可行肺泡清洗，移除病因。

4. 待呼吸恢复正常后转移至相关科室进行专业治疗。

案例二

模拟情景 1

[分析] 对所有患儿，第一步均应评估患儿呼吸、循环情况，并尽快解除惊厥状态，了解患儿情况，启动应急抢救系统。

[处理措施]

1. 让患儿平躺，头向一侧，头下放柔软物品，解开衣领、裤带。

2. 评估患儿呼吸、脉搏、循环情况（10 秒）。

3. 强刺激患儿人中、合谷、十宣、涌泉穴位。

4. 询问患儿家属：患儿体重，简略的发病情况，呕吐情况，既往有无惊厥、癫痫、产伤、窒息、头颅外伤、服用药物及其他遗传代谢病史，以及其直系家属有无相关病史等情况。

5. 启动应急抢救系统并获取抢救设备，如呼吸面罩及氧气袋或氧气筒。

模拟情景 2

［分析］结合患儿症状、病史、发病年龄，考虑颅内感染、中毒性脑病及急性代谢紊乱（如低钠、低血糖、酸中毒）可能性较大，但不能排除热性惊厥。现患儿呼吸、循环不平稳，立即给予吸氧呼吸支持，建立静脉通道，尽快给予补液支持及抗惊厥治疗。

［处理措施］

1. 检查清理口腔异物。

2. 予呼吸面罩中流量吸氧。

3. 立即建立静脉通道。

4. 开始监测生命体征、记录抢救情况等。

模拟情景 3

［分析］患儿虽未见高热，但仍不可排除热性惊厥，需退热处理。静脉通道已建立，立即给予地西泮静脉注射（0.3 ～ 0.4mg/kg）以抗惊厥治疗。由心电监护可知，患儿休克指数约为 1.47，且末梢循环差，存在休克状态，立即建立第二条静脉通道，并给予等张性补液（未能明确患儿渗透压时，予补充等张液处理，且低张补液可增加脑水肿风险），并检测血糖，以排除低血糖所致的惊厥。

［处理措施］

1. 地西泮注射液 8mg 加 5% 葡萄糖溶液 10mL，缓慢静脉注射，惊厥解除则止。

2. 建立第二条静脉通道。

3. 0.9% 氯化钠注射液 250mL 快速静脉注射（> 25mL/min）。

4. 高流量吸氧。

5. 对乙酰氨基酚肛门退热栓 300mg 塞入肛门。

模拟情景 4

［分析］患儿休克状态仍未纠正，继续等张补液抗休克治疗（第一次抗休克补液为 20mL/kg，以后再行评估），同时进行 Glasgow 评分、神经系统及一般体格检查，以排除神经系统相关疾病。

［处理措施］

1. 0.9% 氯化钠注射液 150mL 快速静脉注射（> 15mL/min）。

2. 对患儿进行全身体格检查、神经系统检查及 Glasgow 评分。

3. 再次评估休克情况。

模拟情景 5

［分析］患儿脑膜刺激征及部分锥体束征阳性，Glasgow 评分明显下降，结合症状、病史，考虑患儿颅内感染可能性大，存在颅内高压，用甘露醇利尿、降颅压（0.5 ～ 2g/kg），考虑患儿休克状态刚刚纠正，从低剂量给予，并边补边利；密切关注患儿生命体征及瞳孔情况，防止休克及脑疝出现。考虑患儿惊厥复发可能性大，且地西泮维持只

有 20 ～ 30 分钟，需加用苯巴比妥抗惊厥（首剂 10 ～ 15mg/kg，静脉注射），降低转运风险。告知患儿家属患儿预后及转运风险，同时做好气管插管及呼吸机支持准备，注意转运安全。

［处理措施］

1. 甘露醇 10g 快速静脉滴注。

2. 5% 葡萄糖溶液 250mL+10% 氯化钠注射液 25mL 缓慢静脉滴注。

3. 苯巴比妥注射液 200mg，静脉注射，＞ 5 分钟。

3. 监测患儿生命体征、血糖、心电图，注意患儿惊厥是否复发。

4. 评估转运需要的生命支持设备、物品，转送的地方，需要的时间，同时报告拟转送的单位。

六、溺水病案

模拟情景 1

［分析］

1. 围绕患者溺水时及打捞上岸后的情况，深入分析溺水可能引发的疾病，思考如何抓住院前急救的紧急处理措施的基本原则。

2. 患者身边没有钱，也没有家属在场，就需要开通抢救费用的"绿色通道"，在患者缺乏医疗费用又不配合协助联系家人的情况下，医护人员应行使"救死扶伤"的天职，救命为先，并请水警协助寻找患者家人。

［处理措施］

1. 溺水者被救上岸后，及时有效的现场急救对挽救其生命至关重要。那种上岸后只顾空出吞入胃内的水或争分夺秒转送医院的做法都将贻误最有效的抢救时机。

（1）首先应清除溺水者口中、鼻内的污泥、杂草等异物，取下活动的假牙，以免坠入气管。保持呼吸道通畅。解开紧裹胸壁的内衣、腰带等，使呼吸运动不受外力束缚。这个过程应火速完成。

（2）对于尚有心跳、呼吸，但有明显呼吸道阻塞的溺水者，先行排水处理，方法是救助者一腿跪地一腿屈膝，将溺水者腹部置于屈膝的大腿上，使其余部位下垂，然后拍其背部使口咽部及气管内的水排出。排水处理应尽可能缩短时间，动作要敏捷，如果排出的水不多，绝不可为此多耽误时间而影响其他抢救措施。

（3）如判断溺水者呼吸、心跳已停止，在保持呼吸道通畅的条件下，立刻进行口对口人工呼吸和胸外心脏按压。人工呼吸在最初向溺水者肺内吹气时必须用大力，以便使气体加压进入灌水萎缩的肺内，尽早改善窒息状态。在现场抢救的同时应迅速请医务人员到场参与抢救。经现场初步急救后，应迅速转送附近医院继续心肺复苏治疗。在转送途中口对口人工呼吸和胸外心脏按压不应间断。

2. 经现场急救溺水者心跳、呼吸恢复以后，可脱去溺水者的湿冷衣物以干爽的毛毯包裹全身保暖；如果在寒冷的天气或长时间的水中浸泡，在保暖的同时还应给予加温处理，将热水袋放入毛毯中，注意防止烫伤发生。

模拟情景 2

［分析］

1. 围绕患者体格检查和生命体征监测情况，从气促原因分析引入呼吸窘迫发生的机理，分析为什么需要氧疗及深入学习吸氧的作用机理。

2. 如何对患者病情进行评估及思考后续需做的检查项目。

［处理措施］

1. 西医诊断：①急性肺损伤？ ARDS？ ②急性呼吸衰竭。③吸入性肺炎。④急性左心衰。还需要进一步做心肌酶、肌红蛋白、肌钙蛋白、脑钠肽、心电图、X 线胸片等检查。

2. 选择吸氧浓度：吸氧浓度（%）=21+4× 氧流量（升 / 分）。Ⅰ型呼衰只是缺氧应该是高浓度氧 35%～ 45%；Ⅱ型呼衰缺氧伴二氧化碳潴留应该是低浓度小于 35% 持续给氧。吸氧注意以下 5 点。

（1）密切观察氧疗效果，如呼吸困难等症状减轻或缓解，心跳正常或接近正常，则表明氧疗有效；否则应寻找原因，及时进行处理。

（2）高浓度供氧不宜时间过长，一般认为吸氧浓度＞ 60%，持续 24 小时以上，则可能发生氧中毒。

（3）氧疗注意加温和湿化，呼吸道内保持 37℃温度和 95%～ 100% 湿度是黏液纤毛系统正常清除功能的必要条件，故吸入氧应通过湿化瓶和必要的加温装置，以防止吸入干冷的氧气刺激损伤气道黏膜，致痰干结和影响纤毛的"清道夫"功能。

（4）防止污染和导管堵塞，对鼻塞、输氧导管、湿化加温装置、呼吸机管道系统等应经常定时更换和清洗消毒，以防止交叉感染。吸氧导管、鼻塞应随时注意检查有无分泌物堵塞，并及时更换，以保证有效和安全的氧疗。

（5）各类缺氧的治疗，除了消除引起缺氧的原因以外，均可给患者吸氧，但氧疗的效果因缺氧的类型而异。氧疗对低张性缺氧的效果最好。①由于患者 PaO_2 及 SaO_2 明显低于正常。吸氧可提高肺泡气氧分压，使 PaO_2 及 SaO_2 增高，血氧含量增多，因而对组织的供氧增加。但由静脉血分流入动脉引起的低张性缺氧，因分流的血液未经肺泡直接掺入动脉血，故吸氧对改善缺氧的作用不大。②血液性缺氧、循环性缺氧和组织缺氧者 PaO_2 及 SaO_2 正常，因为可结合氧的血红蛋白已达 95% 左右的饱和度，故吸氧虽然可明显提高 PaO_2，而 SaO_2 的增加却很有限，但吸氧可增加血浆内溶解的氧。通常在海平面吸入空气时，100mL 血液中血浆内溶解的氧仅为 0.31mL；吸入纯氧时，要达 1.7mL%；吸入 3 个大气压的纯氧时，溶解的氧可增至 6mL%。而通常组织从 100mL 血液中摄氧量平均约为 5mL。可见，吸入高浓度氧或高压氧使血浆中溶解氧量增加能改善组织的供氧。组织性缺氧时，供氧一般虽无障碍，而是组织利用氧的能力降低；通过氧疗提高血浆与组织之间的氧分压梯度，以促进氧的弥散，也可能有一定治疗作用。一氧化碳中毒者吸入纯氧，使血液的氧分压升高，氧可与 CO 竞争与血红蛋白结合，从而加速 COHb 的解离，促进 CO 的排出，故氧疗效果较好。

模拟情景 3

［分析］

1.围绕患者做的紧急处理情况，对有关信息资料归纳整理和分析，对进一步病情发展趋势进行分析；对寻找诊断和鉴别诊断证据还需要补充的资料进行讨论；从疾病进展预后方面制定合理的处理方案。

2.围绕患者入院后出现急性肺损伤和急性呼吸衰竭的病情进展情况，需要对患者进行人工通气。

［处理措施］初步治疗：①面罩给氧：8L/min（湿化后）。②心电、血压、呼吸、血氧饱和度监测。③静脉注射呋塞米（治疗急性左心衰致肺水肿）、甲强龙、奥美拉唑。④静脉滴注头孢曲松、奥硝唑。⑤适当补充电解质类。

第二节　发热性疾病病案

一、小儿发热病案

案例一

模拟情景 1

［分析］只有性别、年龄和主诉，诊断发热伴皮疹的疾病的资料太少，故收集病史和进行详细的体格检查很重要。

1.按"小儿发热出疹"的线索总结临床思维路线，并按此归纳该患儿四诊资料。小儿发热出疹的临床思维路线一般分 3 个步骤。

（1）区分感染性皮疹或非感染性皮疹。感染性皮疹即为细菌、病毒、真菌、立克次体和螺旋体等全身感染性疾病，儿童多见麻疹、风疹、幼儿急疹、猩红热、肠道病毒感染、传染性单核细胞增多症；非感染性皮疹，儿童多见药物疹、结缔组织病等。

（2）根据皮疹是否高于皮面和压之是否褪色区分出血性皮疹和非出血性皮疹。出血性皮疹如紫癜、瘀斑等；非出血性皮疹如斑疹、丘疹等。

（3）明确皮疹的病因：根据各种皮疹的特征、伴随症状和体征，借助必要的辅助检查明确病因。对于急性起病、发热病程短的患儿，首先重点排除的是感染性疾病。

2.了解皮疹的类型和发热皮疹常见的疾病类型至关重要。

3.明确小儿发热出疹性疾病的临床诊断思路

（1）急性皮疹性传染病如各类传染病，包括猩红热、风疹、水痘、麻疹、登革热、斑疹伤寒、恙虫病、伤寒、副伤寒、丹毒、野兔热、马鼻疽等。其特点是皮疹多伴有不同形式的发热。由于病种的不同，此类疾病又各有特色。如猩红热的皮疹常于发病第 1～2 天，先出现于胸上部与颈底部，继而迅速蔓延全身，面部发红而唇周苍白，有脱屑现象，发病以急性发热、咽喉炎开始，可伴有白细胞增多及典型的杨梅舌。麻疹的皮疹常发于病后的第 3～4 天，皮疹开始于面部、耳后、发际，逐渐遍布全身，呈斑疹或斑丘疹，后期有脱屑及色素沉着，伴有白细胞减少、上呼吸道感染症状及口腔内麻疹黏膜症状。风疹的皮疹于病后第 12 天，皮疹迅速出现、迅速消退，呈散在性小斑丘疹，由面部向下蔓延，无脱屑及色素沉着，一般病程短而症状轻。水痘的皮疹常于发病数小时或1～2天内分批陆续出现，初为红斑，次为斑疹，再次为丘疹，继后则转为水疱。伤寒在病程中亦出现发热与皮疹，皮疹多表现为玫瑰疹，伴表情淡漠、脉缓、白细胞减少、嗜酸粒细胞为零等。恙虫病皮肤改变表现为局部皮肤出现溃破、焦痂。此外，斑疹伤寒、野兔热也属皮疹伴有发热的传染性疾病，但发病率较低，其典型的发热类型及病史可协助诊断。

（2）结缔组织疾病，如急性播散性红斑狼疮，其典型的皮肤损害为鼻梁或双颊出现蝶形红斑，亦可出现渗出性多形性红斑、丘疹、紫癜、荨麻疹等，同时伴有发热、脾肿大、关节痛等症状。实验室检查可发现血沉加快、血清蛋白降低、抗核抗体试验阳性，皮肤病理活检发现狼疮细胞对此病有确诊意义。变态反应性与过敏性疾病如风湿热、药物热。风湿热患者中约1/3可出现皮疹，最常见的为环形红斑与皮下结节，此病多伴发热、汗多、关节痛及血沉加快等。药物热通常伴有药疹，其发病前有抗生素、水杨酸制剂、苯巴比妥等服用史，多呈对称性分布，常伴有瘙痒感和烧灼感，皮疹类型具有多样性，表现为猩红热样红斑、荨麻疹、麻疹样红斑、固定性红斑等。荨麻疹多数由过敏所致，其特征表现为一过性水肿性皮肤隆起，顶面齐平，常伴有瘙痒和灼热感，通常突然发生，经过数十分钟或数小时后即迅速消失。

［处理措施］

1.测体温，了解患儿目前的体温情况，有利于做出与体温高低相符的处理方法。

2.问病史及预防接种史、过敏史、既往史，了解患儿起病的诱因、刚起病时情况、起病后病情的变化及是否服药等情况。围绕上述诊断思路，进行更加系统的病史采集。针对该患儿，病史采集中重点从以下几方面获取资料。

（1）现病史：起病的诱因，如起病前是否有外出游玩、草地接触史，是否有外感、饮食不洁、胃肠炎等诱因史；起病后的表现，如发热的程度（低热、中度热、高热），发热的类型（稽留热、弛张热等）；发热的间隔、退热药的效果；发热与出皮疹的关系，出疹后发热的情况；皮疹的发病部位，皮疹的出疹顺序；是否伴随瘙痒；是否有伴随症状，如双眼畏光、泪水多、鼻塞流涕、咳嗽、气促、咽痛、肌肉痛、关节痛、头痛、腹痛腹泻等。

（2）其他病史：平素体质情况，是否按时、按计划接种免疫，近期有无感染性疾病接触史，是否过敏体质或有无药物过敏史，有无特殊家族史。

3.参考上述分析的常见发热感染性出疹性疾病，发现上述疾病的发病特点中有部分相类似的特点可供鉴别诊断。如发热与皮疹的关系，皮疹的形态、颜色、出现的时间，出疹的顺序，皮疹出现的部位及出疹后的脱屑与否等特点，对明确疾病的诊断有很重要的参考意义。

模拟情景2

［分析］

1.该患儿的病史已经很详细，但仍需要进行详细的体格检查和实验室检查才有利于明确诊断。

2.因患儿发病以来一直持续高热，可以给予物理降温的方法，要密切观察患儿的神志情况，注意预防高热惊厥的发生。

3.注意给患儿补充水分。

4.可以对患儿的诊断给出初步意见。

［处理措施］

1.查体：注意神志、呼吸、心率等生命体征的变化，注意精神状态，注意皮疹的特点。做血常规、CRP、血气分析、生化、麻疹抗体、胸部 X 线等检查。

2.降温处理：给予患儿发热贴，贴在患儿前额；温水擦浴，必要时给予药物降温。

3.输液：补充水和电解质，注意纠正酸碱平衡失调。

模拟情景 3

［分析］

1.该患儿的中西医诊断基本可以明确：①西医诊断：麻疹；急性支气管炎。②中医诊断：麻疹，见形期；咳嗽（痰热阻肺证）。

2.需要拟定相对应的中西医治疗原则和方法。

3.按照国家传染病法律法规对患儿进行管理，提醒家长给患儿进行相关疾病的疫苗接种。

［处理措施］

1.继续给予物理降温的方法，注意预防高热惊厥的发生。

2.继续注意给患儿补充水分。

3.治疗

（1）一般治疗：合理护理是治疗麻疹的主要措施，忌口、忌洗、忌风，患儿应自由饮水，进食易消化、营养的饮食；保持衣服、口腔、眼部的清洁卫生，防止继发感染；房间要适度通风。保证充足的热量、水、水溶性维生素和脂溶性维生素的摄入，必要时静脉补液。

（2）对症处理：如退热、止咳、化痰及补液维持水、电解质平衡，必要时可丙种球蛋白支持治疗。

（3）中医治疗：①麻疹的证型主要分顺证、逆证。顺证包括邪犯肺卫（初热期）、邪入肺卫（见形期）、阴津耗伤（疹回期）。逆证包括邪毒闭肺、邪毒攻喉、邪陷心肝。按上述证型诊断，此患者拟以清凉解毒，佐以透发之法。方药选清解透表汤加减。患儿症见咳嗽、有痰，可酌加桑白皮、浙贝母以清热化痰，北杏仁以降气化痰。②其他治法：外治法可以有透疹散、柴葛解肌汤外洗。

案例二

模拟情景 1

［分析］

1.患者年龄 2 岁，有发热病史，突发意识障碍及"四肢强直、双目凝视、牙关紧闭"的肢体强直性改变，故初步诊断为小儿热性惊厥。

2. 患儿惊厥持续时间大于 5 分钟且仍未缓解，故按热性惊厥发作急性期和惊厥持续状态进行处理。

3. 询问家长病史

（1）患儿此次发热的诱因和发病过程，体温变化及热峰，其间相关的退热药物使用情况及干预措施；患儿此次惊厥发作前的状况，是否有体温过度升高、药物使用、外伤、周围环境刺激等诱因。

（2）询问患儿的围生期史，是否足月，头围、体重、身长是否达标，是否有产伤、小儿黄疸等；是否有先天性疾病及遗传代谢性疾病，如蚕豆病、贫血等；生长发育状况是否良好，平素喂养状况如何。

（3）询问患儿是否有头颅外伤史，既往是否有惊厥发作病史，家族中是否有癫痫及惊厥发作的情况存在。

［处理措施］

1. 基本生命体征评估：测量患儿体温和血压，计算患儿脉搏、心跳、呼吸频率；大声呼叫患儿判断其意识状态，检查患儿双侧瞳孔状况；检测患儿四肢温度及肢端血运，判定患儿的循环状况。

2. 稳定患儿

（1）保持气道通畅：将患儿置于平卧位，解开衣领和腰带；清除其口鼻腔分泌物，将其头转向一侧，防止呕吐物及分泌物误吸。

（2）防护性措施：保持周围环境安静，避免对患儿刺激；以纱布或毛巾包裹压舌板置于患儿齿间，防止患儿咬伤；患儿背部垫枕头、衣物等软物；以软物对患儿四肢实行防护，嘱家属避免强压患儿四肢，防止骨折、脱臼。

（3）进行简易心电监测，进一步抗惊厥治疗。

3. 抗惊厥药物治疗

（1）用药前询问家长患儿的体重及药物过敏史，是否有蚕豆病史及贫血病史。

（2）尽快开放静脉通道，首选地西泮，每次 0.25 ～ 0.5mg/kg，静脉注射，注意婴幼儿用药每次最大剂量应 ≤ 3mg。

（3）静脉通道无法开放或患儿不配合时选用等量地西泮直肠给药，或 10% 水合氯醛灌肠，每次 50mg/kg。

（4）刺激患儿人中、合谷穴。

4. 若患儿处于高热状态，给予退热治疗：口服退热药；患儿不便给药则选用退热栓剂直肠给药；无急救药物情况下采用冰袋、温水擦身、酒精擦身等物理降温方法。

模拟情景 2

［分析］

1. 患儿 CRT 试验（毛细血管充盈试验）阳性，四肢肤温可，肢端血运可，循环状况良好；患儿有鼻塞流涕病史，可自主呼吸，注意清除口鼻腔分泌物，畅通气道，以防分泌物误吸，给予呼吸面罩接氧气袋持续给氧。

2. 通过患儿既往史可暂时排除癫痫、颅脑损伤及家族遗传疾病，按照热性惊厥急性发作期处理；患儿惊厥仍持续，意识尚未恢复，按惊厥持续状态进行处理。

3. 若首选单药抗惊厥治疗后症状未缓解，考虑更换药物或联合药物治疗。

4. 及时送往医院行高级生命支持及治疗。

［处理措施］

1. 基本生命体征监测：间断测量患儿体温，连接心电监测仪监测患儿血压、脉搏、心跳及呼吸频率。

2. 保持气道通畅：患儿置于平卧位，解开衣领和裤腰带；清除口鼻腔分泌物，将头转向一侧，予患儿呼吸面罩外接氧气袋吸氧。

3. 抗惊厥治疗

（1）开放静脉通道，首选地西泮 1.8mg（0.3mg/kg，患儿体重 6kg），静脉缓慢注射（1mg/min）。

（2）静脉通道无法开放时选用地西泮 1.8mg 直肠给药，或 10% 水合氯醛 300mg（50mg/kg，患儿体重 6kg）灌肠。

（3）用药后患儿惊厥状态仍未停止，则于 20 ～ 30 分钟后重复给药，或采用地西泮联合苯巴比妥用药。

（4）抗惊厥药物有一定的抑制呼吸和降低血压的副作用，用药后应密切监测患儿生命体征，评估其呼吸和循环状况。

（5）针刺患儿人中、合谷、曲池穴予强刺激。

4. 若患儿仍高热不退，可肌内注射解热镇痛药。

5. 及时转运患儿至院内进行综合治疗，进一步完善相关理化检查，寻找病因。

模拟情景 3

［分析］

1. 患儿处于惊厥持续状态，地西泮单药使用未见缓解，在保证正常呼吸功能的条件下，考虑选用作用更强的氯硝西泮，或地西泮与苯巴比妥协同用药；患儿高热，应在抗惊厥的同时行积极退热，去除诱因。

2. 患儿静脉通道无法建立，应考虑直肠灌注等量的抗惊厥药物加快其吸收；退热方面可选择肌内注射解热镇痛药、口服退热剂或直肠给予退热栓，配合物理降温疗法；患儿血压略低（2 岁幼儿血压正常值为 84/56mmHg），可予口服补液盐补液，保证其循环血容量。

3. 患儿心率偏快，呼吸急促，血氧饱和度降低（正常指标：心率 100 ～ 120 次 / 分，呼吸 25 ～ 30 次 / 分，血氧饱和度 93% 以上），为呼吸困难表现，考虑因惊厥持续时间长、呼吸不畅及地西泮使用过多引起的呼吸抑制副作用所致；充分开放患儿气道，予面罩中流量持续给氧，纠正患儿的呼吸功能障碍，预防脑细胞缺氧损伤，同时避免人工插管，以防患儿受刺激后呕吐引起误吸；尽量选用疗效高、副作用小的抗惊厥药物，如氯硝西泮、劳拉西泮。

4. 行床边心电监测和脑电图（ECG）检测，待患儿稳定后完善实验室检查和颅脑

CT、MRI 检查。

［处理措施］

1. 连接床旁心电监测仪：监测患儿血压、心率、呼吸、血氧饱和度，是否出现异常心电波形；进行脑电图检查，观察脑电波波形；注意观察患儿是否出现脱水貌、休克征等急性面容体征。

2. 纠正呼吸困难：患儿平卧，抽吸口鼻腔分泌物，予面罩给氧，外接呼吸机持续中流量给氧。

3. 抗惊厥治疗：氯硝西泮 0.6mg（0.02 ～ 0.1mg/kg，患儿体重 6kg）与 0.9% 氯化钠注射液混合稀释后予直肠灌注，若惊厥未缓解则 15 分钟后重复灌注。

4. 退热治疗

（1）氯丙嗪和异丙嗪 6mg 肌内注射（1 ～ 2mg/kg，体重 6kg），或退热栓剂直肠给药。

（2）口服对乙酰氨基酚混悬液或布洛芬混悬液。

（3）配合物理降温：温水或酒精擦拭体表，冰枕外敷，或生理盐水灌肠治疗。

模拟情景 4

［分析］

1. 患儿惊厥停止，意识恢复，停止现阶段抗惊厥药物的使用，选用苯巴比妥进行预防性治疗。

2. 鉴别热性惊厥和癫痫；完善神经系统体格检查，排除颅脑及神经损伤；进行长程脑电图监测间歇期是否存在异常放电病灶，以鉴别癫痫；完善头颅 CT、MRI 检查，排除颅脑内是否存在原发病灶或脑组织结构、发育异常；腰椎穿刺行脑脊液检查，排除颅内感染。

3. 患儿体温仍处于高值，血压、血糖偏低，考虑因惊厥持续发作和高热不退导致体内体液丢失，水、电解质紊乱，血容量不足，应通过静脉通道大量补液，提升有效循环血容量；维持退热治疗。

4. 患儿心率仍偏快，呼吸急促，辅助呼吸状态下血氧上升但仍偏低，应行平喘治疗。持续面罩中流量给氧，配合雾化吸入抗胆碱药及选择性 β_2 受体阻滞剂，以及口服药物治疗缓解气道反应；若患儿气促仍反复或出现持续低血氧状况，可静脉滴注硫酸镁解痉，或改用鼻导管低流量给氧。

［处理措施］

1. 完善体格检查

（1）神经系统检查：神经系统定位检查，颅神经检查，肌力和肌张力检查，脑膜刺激征，病理反射。

（2）胸部检查：肺部听诊大气道呼吸音是否正常，是否可闻及干湿啰音，干啰音提示患儿的呼吸急促、喘息性支气管炎，湿啰音提示肺部感染；心音、节律是否正常。

（3）头面部检查：是否存在皮肤疖肿等体表感染灶；咽部黏膜充血及分泌物状况，是否存在扁桃体肿大，排除急性咽喉感染和急性化脓性扁桃体炎、口疮等；鼻窦区是否存在压痛，排除鼻窦炎；是否存在淋巴结肿大。

（4）切脉，查看患儿指纹，判定证型；摸四肢体温，腹部触诊判断是否存在肝脾肿大。

2. 退热治疗

（1）规范使用口服退热药。

（2）根据证型选用清热散热类中药方剂灌服以退热，可酌加羚羊角粉。

（3）配合小儿推拿、走罐、刮痧、大椎穴放血的方法协助退热。

3. 补液：通过静脉通道充分补充氯化钠注射液及葡萄糖溶液，滴速 10～15 滴/分，不宜过快；通过离子检验结果、血糖、尿量变化进行相应的补钾、补钠，根据体温和血压变化调整补液量。

4. 惊厥预防性治疗：苯巴比妥 25～30mg（5mg/kg，患儿体重 6kg）肌内注射，每日 1～2 次。

5. 对患儿喘促状况的处理

（1）予面罩中流量间断给氧。

（2）予患儿睡前服用孟鲁司特钠咀嚼片，缓解气道反应。

（3）予患儿雾化吸入硫酸沙丁胺醇（万托林）和异丙托溴铵（爱全乐）解痉平喘；喘促未缓解可联合雾化，或酌加布地奈德雾化吸入，或静脉滴注硫酸镁溶液。

6. 若患儿炎症指标升高，可询问患儿过敏史和个人史后经验性使用广谱抗生素进行治疗。

模拟情景 5

［分析］

1. 患儿体温已降，心率、呼吸次数、血氧饱和度已降至正常水平，可撤去退热治疗和吸氧支持；血压仍略低于正常值，考虑与患儿退热大量体液蒸发相关，可行常规补液治疗，监测患儿离子、心肌酶水平和出入量变化。

2. 患儿神经系统检查未见异常，排除颅脑相关疾病诱发惊厥的可能；考虑小儿惊厥可为癫痫发作的先兆，继续苯巴比妥的预防性治疗；嘱家属出院后观察患儿是否出现惊厥再发，可于发热时予地西泮或苯巴比妥预防，若再发应及时入院处理完善神经系统相关检查。

3. 根据患儿"咽充血（++），扁桃体Ⅱ度肿大，可见脓性、黄色、点状分泌物，颈部淋巴结可触及肿大"的体征诊断其原发病为急性化脓性扁桃体炎。急性化脓性扁桃体炎多为链球菌感染所致，可经验性选用青霉素类或头孢类抗生素治疗，同时取脓性分泌物涂片培养确定病原体；配合喉部雾化、含片和局部喷剂治疗。

［处理措施］

1. 常规静脉通道补充氯化钠注射液及葡萄糖溶液，滴速 10～15 滴/分，配合口服补液盐。

2. 预防性抗癫痫治疗：苯巴比妥 25～30mg（5mg/kg，患儿体重 6kg）口服，每日 1～2 次。

3. 急性化脓性扁桃体炎的治疗

（1）抗感染：静脉滴注抗生素治疗，选用阿莫西林＋克拉维酸制剂；若患儿青霉素过敏，选用阿奇霉素 10mg/kg，每日 1 次口服，吃 3 天停 4 天，连续 3～4 周为 1 个疗程。

（2）配合含片服用和局部喷剂，以及疏风清热中药汤剂服用。

4. 留观监测患儿，生命体征稳定、症状缓解后可出院；嘱家长规范用药，若患儿出现反复高热、抽搐、惊厥或喘促等危急症状应及时就医。

二、成人发热病案

案例一

模拟情景 1

［分析］该患者为青年男性，急性起病，以反复发热为主要特点，病程已 18 天，曾经治疗，但诊治不系统。患者无基础疾病史及特殊个人史。作为发热症状的鉴别诊断，首先排除传染性疾病引起的发热，考虑感染性病原体的潜伏期，仔细了解患者可能的流行病学接触史。通过病史询问，可以基本上排除传染性疾病引起的发热。由于患者有乙肝病史，在下一步的检查中，要评估乙肝相关性指标，从而进一步了解乙肝基础病与本次发热之间的关系。

回到发热的鉴别诊断，首先要判断发热类型和热型，其次是伴随症状。患者急性起病，属于急性发热，一般而言，感染性发热可能性最大。患者发热反复，有高有低，曾经恢复正常，热型属于不规则热。由于患者经过治疗，故要考虑到患者现在表现出来的热型可能受治疗的干扰。根据患者目前的热型不能明确指向何种感染。

从患者的主诉来看，考虑与呼吸道有关的发热性疾病，但因为病史不全，诊断依据不够，因此，需要先收集患者四诊相关资料，再根据情况进一步处理。

［处理措施］

1. 针对发热患者的四诊，一般询问顺序如下：主诉（主要症状），现病史（发病特点、伴随症状等），既往史，个人史，婚育史，家族史等。

（1）西医方面：①发热的热型：热型的不同对疾病的预判有一定的关系。②发热的类型：不同类型的发热，对疾病的发展也有一定的关系。

（2）中医方面：①发热的部位不同：探讨不同的发热部位与其病机之间的关系。②发热种类的不同：中医层面的发热也有多种类型，每种类型的发热表达的病机不同，因而治疗方案也不同。③伴随症状的相关内容：患者伴有胃肠道症状，要除外消化系统感染性疾病，患者纳差欲呕、大便不畅，提示存在中焦湿气阻滞病机。

2. 发热的体格检查

（1）一般状况及全身皮肤黏膜检查：注意全身营养状况，全身皮肤有无皮疹、瘀斑。该患者营养中等，全身皮肤未见皮疹、瘀斑。

（2）淋巴结检查：包括全身浅表淋巴结有无肿大，或局部淋巴结有无肿大，注意肿大淋巴结特点（质软或硬、有无压痛等）。该患者全身浅表淋巴结未见肿大。

（3）头颈部检查：包括眼结膜、咽部有无充血；扁桃体是否肿大，为几度肿大；外耳道是否通畅，有无脓性分泌物；颈部有无阻力等。该患者未见结膜充血，扁桃体Ⅰ度肿大，外耳道未见脓性分泌物，颈部柔软。

（4）心脏检查：主要注意心脏听诊是否有杂音或继发性杂音的改变。该患者心脏各个听诊区未明显闻及杂音。

（5）肺部检查：肺部听诊有无干湿啰音，有无异常呼吸音；肺部叩诊有无浊音，语颤有无增强，气管有无偏倚。该患者双肺呼吸音稍粗，听诊左肺可闻及少量湿啰音，叩诊左肺呈浊音，右肺未见异常。

（6）腹部检查：包括全腹有无压痛及反跳痛；腹肌是否紧张；阑尾点、季肋点、肾区有无压痛等。该患者腹部体格检查未见异常。

（7）四肢与神经系统检查：主要观察四肢关节有无红肿、疼痛；脑膜刺激征检查等。该患者四肢关节正常活动，未见红肿、疼痛。

本患者查体情况：舌淡红，苔黄白腻，脉弦滑数。咽充血，扁桃体Ⅰ度肿大，双肺呼吸音稍粗，左肺闻及少量湿啰音，心脏及腹部查体阴性。病灶考虑呼吸系统可能性最大。就中医而言，综合舌脉、体征及临床表现，当辨阴阳、寒热、表里、虚实，在经、在腑还是在脏等。

模拟情景 2

［分析］

1. 根据目前已知的情况，初步拟定患者可能患病的顺序（按可能性大小排序），并说明其入选的理由，同时根据这些思路提出患者还应该进行何种理化检查。

2. 根据后续的问诊、体格检查及实验室检查的结果，可以确诊大叶性肺炎合并脓毒症，根据这个诊断确定下一步的西医治疗方案。

3. 根据后续分析，考虑患者病情很重，可能会因此感染加重，应该如何与患者沟通。

4. 患者家属提出既然来中医院看病，希望进行中医治疗，但想知道这种疾病中医治疗效果好还是西医治疗效果好，要跟患者家属进行良好的沟通。

5. 患者目前诊断为大叶性肺炎与脓毒症，按照诊疗规范应该使用抗生素治疗。

［处理措施］

1. 诊断与鉴别诊断：此问题主要培训学生的诊断与鉴别诊断能力，一般新收患者后，通过问诊和查体，主管医生需要为新收患者开医嘱。医嘱包括药物方面的医嘱，检查方面的医嘱。检查方面的医嘱如果针对性不强，检查项目少会存在漏诊的风险，检查项目多又存在乱检查、大检查等不良风气，因此，如何安排患者入院后的检查也是年轻医生的基本功之一。而检查项目的设定与诊断思路相关，因此，老师应引导学生将两者结合起来思考。

（1）诊断标准：首先应该明确该疾病的诊断标准，然后依据诊断标准与患者进行比对，以找出其相似度，从而得出疑诊、确诊或排除的诊断，而不能单纯凭症状就做出"我认为"或"我觉得"这样模糊的诊断。

（2）排序原则：在进行疑诊疾病的排序时一定要将最可能的疾病放在前面，这样能够合理安排检查的时间次序，尽快确诊，也可以减少检查的项目，因为一旦确诊，就无须进行后续的检查了。

（3）诊断条件：应该从病史及诱因、临床表现、体格检查、理化检查四个方面进行分析。

1）具有明确的感染灶，如 X 线胸片报告肺炎，尿常规提示尿路感染。

2）该患者符合肺炎的诊断依据：患者发热，伴有咳嗽、胸痛，符合肺炎的症状特点。患者实验室及影像学检查，均符合肺炎的诊断。综上所述，患者肺炎诊断明确。

3）脓毒症的诊断标准：感染已确定存在或高度怀疑，并具备以下情况：①全身情况：发热（体温＞ 38.3℃）或低温（体温＜ 36℃）；心率＞ 90 次 / 分，或超过年龄正常值之上 2 个标准差；呼吸急促（＞ 20 次 / 分）；意识障碍；明显水肿或液体正平衡（24小时超过 20mL/kg）；高血糖症（血糖＞ 7.7mmol/L，既往无糖尿病）。②炎症参数：白细胞增多（＞ 12×10^9/L）或白细胞减少（＜ 4×10^9/L），白细胞计数正常但伴有不成熟细胞＞ 10%，血浆 C 反应蛋白＞正常值 2 个标准值，血浆前降钙素＞正常值 2 个标准值。③血流动力学参数：血压低（收缩压＜ 90mmHg，平均动脉压＜ 70mmHg，或成人收缩压下降幅度＞ 40mmHg，或低于年龄正常值之下 2 个标准差）；混合静脉血氧饱和度（SvO_2）＞ 70%；心脏指数 CI ＞ 3.5L/（min·m^2）。④器官功能障碍参数：急性少尿，尿量＜ 0.5mL/（kg·h）；动脉血氧含量过低（PaO_2/FiO_2 ＜ 300）；肌酐增高＞ 44.2μmol/L；肠麻痹（听不到肠鸣音）；凝血异常（INR ＞ 1.5 或 APTT ＞ 60s）；血小板减少（＜ 100×10^9/L）；高胆红素血症（血浆总胆红素＞ 70μmol/L）。⑤组织灌注参数：高乳酸血症（＞ 3mmol/L），毛细血管再充盈时间延长或皮肤出现花斑。

感染定义为微生物引起的病理生理过程；SvO_2 ＞ 70%，CI3.5 ～ 50.5L/（min·m^2）在小儿均属正常。因此，二者不能用作新生儿及小儿的诊断指标。小儿脓毒症的诊断标准是炎症的表现，伴有高体温，直肠温度＞ 38.5℃，或低体温，直肠温度＜ 35℃，心动过速（低体温患者可能不出现），并至少有以下器官功能障碍表现之一：意识改变、血氧含量过低、血乳酸水平增高或水冲脉。

本患者肺炎诊断很明确，结合其临床表现、炎症反应指标，符合脓毒症的诊断。需进一步完善病原菌培养检查。

4）尿路感染：诊断典型的尿路感染，需结合尿路刺激征、感染中毒症状、腰部不适及尿液改变和尿液细菌学的检查，诊断并不难。若患者有尿路刺激征，须做中段尿培养。本患者虽有发热，但无尿频、尿急、尿痛的症状，尿常规提示有白细胞，并有蛋白尿，须进一步动态观察，并进行中段尿培养，以进一步明确。

2. 按照急性发热诊疗思路以完善相关检查

（1）重点确定是否属感染性发热，如属感染性发热，感染的病原菌是什么；如属非感染性发热，结合患者年龄、急性起病，首先要除外风湿免疫类疾病。

（2）对于患者的一些伴随症状，如胸胁痛，常规除外胰腺炎等疾病。

（3）评估相关器官功能，如呼吸功能、肝肾功能等。

模拟情景 3

[分析]

1.根据检查结果,可以明确患者属于感染性发热,感染病灶在肺,全身炎症反应剧烈,又属于脓毒症范畴。患者尿常规明显异常,要进一步动态观察,属脓毒症的一过性反应,还是肾脏本身的情况。

2.治疗方案的思考与选择

(1)西医治疗方案的思考:根据前期的问诊、体格检查及实验室检查结果,目前可以确诊为大叶性肺炎合并脓毒症。根据这个诊断确定下一步的西医治疗方案。(本问题主要考核学生的搜集资料的能力,可以通过查阅参考书寻找规范的治疗方案,但这里需要的是给予该患者的治疗方案,故需要学生从方案中进行挑选,最终确定符合该患者的治疗方案)

(2)本例患者的病原治疗:在明确病原菌后,根据经验性治疗效果和细菌药敏试验结果调整用药。

[处理措施]

1.针对该患者进行的抗生素选择。

2.由于该患者为大叶性肺炎,属于社区获得性,入院外周血象及降钙素原明显升高,经验性用药要覆盖常见社区获得性病原菌。大叶性肺炎最可能的病原菌属于肺炎链球菌,但要考虑我国肺炎链球菌耐药的问题,另外要考虑覆盖肺炎衣原体、军团菌。患者年轻,急性起病,无特殊用药史,无明显免疫缺陷,故暂不用考虑多重耐药菌,如MRSA(耐甲氧西林金黄色葡萄球菌)、真菌等。由于患者肺炎病灶多、范围大,用药强度要够,防止发展成脓胸、肺脓疡。综合评估患者年龄及肝肾功能,抗生素方案定为头孢哌酮+舒巴坦(舒普深)联合左氧氟沙星(可乐必妥)。

第三节　急性冠状动脉综合征病案

一、急性心肌梗死病案

模拟情景 1

[分析]

1.患者诉胸部及背部有压迫感,恶心、头晕,首先询问患者个人身体状况及以前有无外伤史、手术史、家族史等。

(1)若患者有基础病并随身携带药物,则可先自行服药看是否可以缓解症状。

(2)若患者有外伤史或者手术史,则要了解清楚外伤史或者手术史的原因、部位、性质及处理方式。

2.其胸部及背部有压迫感,原因如下。

(1)原发部位在胸部放射到背部,引起的急性胸痛。而引起急性胸痛并放射到背部,且疼痛性质为压迫感,可能为心脏系统疾病,如心绞痛、急性心肌梗死、急性心脏压塞、主动脉夹层或者瓣膜病变等。

(2)也有可能是肺部疾病,如肺栓塞、肺炎、肺脓肿、气胸等;也有可能是胃部疾病、胸膜疾病等。

（3）又或是原发部位在背部放射到胸部，引起的急性后背痛。而引起这种症状的可能为脊椎病变或者肋骨病变等。

3. 患者出现呕吐、头晕，可能为疾病引起的伴随症状。

[处理措施]

1. 监测生命体征，原地平卧休息，维持呼吸道通畅和吸氧等。

2. 准备进行 CPR 和除颤。

3. 治疗

（1）如血氧饱和度＜94%，开始以 4L/min 的速度吸氧，然后逐步提高流速。

（2）给予阿司匹林 160mg 至 325mg。

（3）硝酸甘油舌下含服或喷雾。

（4）如果硝酸甘油不能缓解不适，静脉注射吗啡。

（5）药物治疗禁忌证

1）阿司匹林：药物过敏、活动性消化性溃疡、出血疾病、严重肝病者禁用。

2）硝酸甘油：①禁用于低血压、严重心动过缓或心动过速但无心力衰竭的患者。②对于下壁心肌梗死和疑似右室受累者，应慎用。③禁用于已使用磷酸二酯酶抑制剂治疗勃起功能障碍的患者。

3）吗啡：低血压患者禁用；疑似低血容量患者慎用。

4. 入院准备：如为 ST 段抬高型心肌梗死，尽快联系导管室等科室准备进行再灌注治疗。

模拟情景 2

[分析]（通过心电图解释）根据患者症状，需排除心肺系统疾病，尤其是急性心肌梗死、主动脉夹层、肺栓塞等危险性疾病；也需排除胸膜病变、椎体病变或者肋骨病变、胃部疾病，马上完善一般检查和相关心肌酶、心电图、超声心电图、动脉血气分析、D- 二聚体等特殊检查，以及 X 线或 CT、MRI 等检查。

[处理措施]

1. 评估（10 分钟内）

（1）检查生命体征。

（2）进行简短、有针对性的病史询问和体格检查。

（3）获得溶栓核查表。

（4）完善血常规、电解质、凝血、心肌标志物等检查，并尽快完善床旁胸部 X 线（30 分钟内）等检查。

2. 联系心脏专科医师开始辅助治疗（包括硝酸甘油、肝素、β 受体阻滞剂、氯吡格雷及糖蛋白抑制剂治疗）。

（1）从入院到球囊扩张（经皮冠状动脉介入）的目标时间为 90 分钟。

（2）溶栓治疗的目标时间为 30 分钟。

3. 高危不稳定型心绞痛 / 非 ST 段抬高型心肌梗死：肌钙蛋白升高或高危患者。

（1）评估：如果出现下列情形，应考虑采取早期有创干预策略：①顽固的缺血性胸痛不适。②复发/持续性ST段偏移。③室性心动过速。④血流动力学不稳定。⑤心力衰竭征象。

（2）根据指征开始辅助治疗：硝酸甘油、肝素、β受体阻滞剂、氯吡格雷及糖蛋白抑制剂治疗。

（3）住院评估风险状况，根据指征继续给予阿司匹林、肝素和其他治疗（血管紧张素转换酶抑制剂/血管紧张素Ⅱ受体拮抗剂、他汀类药物治疗）。

4.低危/中危急性冠状动脉综合征：完善心脏标志物系列，复查心电图，考虑无创诊断性检查。

（1）运用E-C手法，使用球囊辅助通气。

（2）以正确的速率进行通气，每6秒1次人工通气。

（3）应急急救团队到达后，开始监测生命体征、记录抢救情况等。

模拟情景3

［分析］

1.患者收缩压正常，舒张压下降，脉压差为70mmHg，＞40mmHg，表明患者处于低血压状态。

2.心率加快，可能为患者血容量有效灌注不足引起。

3.血氧饱和度88%，提示患者出现缺氧状态，容易发生紫绀、末梢循环缺血。

4.自主呼吸消失，通气过程有阻力，胸廓起伏不明显，提示患者难以自主呼吸，急需人工呼吸机辅助，否则有生命危险，需要紧急救治。

［处理措施］

1.放置口咽通气管或鼻咽通气管。

2.运用E-C手法，使用球囊辅助通气。

3.以正确的速率进行通气，每6秒1次人工通气。

4.继续卧床休息，继续进行心电图、血压和呼吸的监测，除颤仪随时处于备用状态，密切留意心律、心率、血压和心功能的变化。

5.使用人工呼吸机辅助呼吸，持续给氧（根据患者状态实时调控氧流量），同时关注患者四肢末梢循环状态，观察手指、脚趾有无红、肿、皮肤受损或者出现紫绀等。

模拟情景4

［分析］

1.经过人工呼吸机辅助呼吸后，患者紫绀有所改善，血氧饱和度恢复正常。

2.已纠正缺氧状态，但患者仍是低血压状态，心率仍有所加快，提示患者原发病未得到改善，需进一步治疗原发病。

3.根据之前患者胸部及背部出现压迫感，血压下降，心率加快，其他检查未发现其他不适，考虑为急性心肌梗死，而出现呕吐是由于部分心肌梗死导致胃肠道迷走神经兴奋；头晕是由于脑部灌注不足引起的。因此，按照治疗急性心肌梗死的流程对患者进行救治处理。

［处理措施］

1. 继续监护和一般治疗（如模拟情景 3 步骤一）。

2. 补充血容量，防止患者出现休克状态。

3. 解除疼痛，使用硝酸酯类药物。扩张冠状动脉，增加冠状动脉血流量，增加静脉容量。

4. 抗血小板治疗，服用阿司匹林或者波立维，或者两者联合使用。

5. 抗凝治疗，用尿激酶或者链激酶。

6. 灌注心肌治疗，在有手术指征后，起病 3～6 小时内进行介入治疗或者溶栓治疗；若两者无效，可进行紧急冠状动脉旁路搭桥术。

7. 术后服用冠心病相关药物并可配合中药治疗。

二、心绞痛病案

模拟情景 1

［分析］

1. 患者为老年男性，从记录来看，既往可能有冠心病心绞痛病史，但还需要收集更多的四诊相关资料，并且结合心电图、心脏超声，必要时进行冠状动脉造影才能确诊。

2. 可以暂时不给药物，或者服用患者平时在服用的药物，密切观察病情。

［处理措施］

1. 针对胸痛患者的四诊：针对上胸痛患者按以下顺序问诊：主诉（主要症状，此处为胸痛），现病史（发病特点、伴随症状等），既往史，个人史，婚育史，家族史等。

①胸痛部位：胸痛的部位多与病变的部位相关（该患者为心前区）。可引导学生思考胸痛不同部位与疾病之间的关系。

②放射部位：（该患者为左上肢）放射的部位多与病变的原因相关。可引导学生思考胸痛不同放射部位与疾病之间的关系。

③胸痛性质：（该患者为闷痛）胸痛的性质与疾病特点及脏器的生理结构有关。可引导学生思考胸痛不同性质与疾病之间的关系。

④持续时间：对胸痛有举足轻重的鉴别诊断意义，特别是对是否心肌缺血性胸痛的鉴别（该患者胸痛持续数十秒至数分钟）。可引导学生思考胸痛不同的发作时间与疾病之间的关系。

⑤诱发因素：与疾病的发病原因有关（该患者为上楼、用力、情绪激动诱发）。可引导学生思考胸痛不同的诱发因素与疾病之间的关系。

⑥缓解方式：与疾病的发病原因有关（该患者为休息或含服"速效救心丸""硝酸甘油片"缓解）。可引导学生思考胸痛不同的缓解方式与疾病之间的关系。

⑦伴随症状的相关内容：该患者伴冷汗、头晕、乏力，无发热，无咯血，无呼吸困难，无休克，无呕吐。可引导学生思考胸痛不同的伴随症状与疾病之间的关系。

2. 该患者疼痛性质：以心前区为主，呈闷痛，伴左上肢酸痛，应该属于心脏缺血性疼痛伴左上肢牵涉痛。

模拟情景 2

［分析］

1.根据目前已知的情况，初步拟定患者可能患病的顺序（按可能性大小排序），同时根据这些思路提出患者还应该进行何种理化检查。

2.根据后续的问诊、体格检查及实验室检查的结果，可以确诊为冠心病不稳定型心绞痛，根据这个诊断确定下一步的西医治疗方案。

3.根据后续分析，考虑冠状动脉介入手术治疗是最适合患者的方法，做好与患者及家属的沟通工作。

［处理措施］

1.诊断与鉴别诊断（参考《中西医结合内科学》第 2 版）。

（此问题主要培训学生的诊断与鉴别诊断能力，一般新收患者后，通过问诊和查体，主管医生就需要为新收患者开医嘱。医嘱包括药物方面的医嘱，检查方面的医嘱。检查医嘱如果针对性不强，检查项目少会存在漏诊的风险，检查项目多又存在乱检查、大检查等不良风气，因此，如何安排患者入院后的检查也是年轻医生的基本功之一。而检查项目的设定与诊断思路相关，因此，老师应引导学生将两者结合起来思考）

（1）诊断标准：在学生叙述该患者可能是属于何种疾病时，首先应该明确该疾病的诊断标准，然后依据诊断标准与该患者进行比对，以找出其相似度，从而得出疑诊、确诊或排除的诊断。而不能单纯凭症状就做出"我认为"或"我觉得"这样的模糊的诊断。

（2）排序原则：在进行疑诊疾病的排序时一定要将最可能的疾病放在前面，这样能够合理安排检查的时间次序，尽快确诊，也可以减少检查的项目，因为一旦确诊，就无须进行后续的检查了。

（3）诊断条件：应该从病史及诱因、临床表现、体格检查、理化检查四个方面进行分析。

1）诊断：胸痛查因，考虑与以下疾病有关。冠状动脉粥样硬化性心脏病、不稳定型心绞痛、急性心肌梗死、肋软骨炎、食管病变、其他疾病引起的疼痛。

2）具体分析如下

①冠状动脉粥样硬化性心脏病、不稳定型心绞痛：不稳定型心绞痛的诊断标准：根据典型的发病特点及临床体征、含用硝酸甘油后能够缓解，结合年龄等冠心病易患因素，除外其他的原因所导致的心绞痛，即可建立心绞痛诊断。根据疼痛的病史、性质、部位、持续时间、诱发因素及缓解方式，进一步确定心绞痛的分级分型诊断。

同时，如果出现以下的临床体征，将有助于诊断。如伴有心率加快和血压升高；疼痛伴新加强的第四心音；疼痛伴新出现的短暂心尖部收缩期杂音；疼痛伴第二心音逆分裂，而当症状缓解后消失。辅助检查方面，在冠状动脉急性、慢性缺血时，心电图可出现 ST 段和 T 波改变；而如果普通心电图未见明显异常者，则可选择做运动负荷心电图及动态心电图检查进行判断；冠状动脉造影检查能够显示冠状动脉各个血管及分支情况，了解其血管解剖及侧支循环状况，进一步确定冠状动脉病变的部位和狭窄程度，目前被称为诊断冠心病的金标准；同时，超声心动图及冠脉 CT、MR 等检查也可为诊断提供帮助；另外，心肌标志物（如 CK、CK-MB、cTn）也可因为心肌坏死程度出现不同程度的升高。

该患者符合不稳定型心绞痛的依据：患者病史超过 2 年，符合冠心病心绞痛的病程要求。目前有临床症状，符合发作期的表现。患者临床症状以反复胸闷痛发作为主，与活动与情绪激动相关，休息后或含服"速效救心丸"或"消心痛片"缓解，近 2 周症状较前明显加重，与冠心病不稳定型心绞痛的症状相似。患者心电图检查提示有心肌缺血改变，符合冠心病不稳定型心绞痛的诊断标准。综上所述，患者冠心病不稳定型心绞痛的诊断是成立的。

患者诊断为不稳定型心绞痛的疑点：根据患者胸痛发作的特点，仍然未能排除急性心肌梗死的可能，很多时候住院医生会因为一开始的心电图及心肌酶、肌钙蛋白等结果直接判定患者仅仅是心绞痛，并没有动态观察患者的心电图及心肌酶谱变化，从而造成疾病误诊，这一点指导老师应该给予重点强调。需要进一步进行的理化检查：针对胸痛，需要动态观察患者心电图、心肌酶、肌钙蛋白等检查指标，需要完善心脏彩超、平板运动试验检查。

②急性心肌梗死：典型的临床表现为突然出现的剧烈而持久的胸骨后或心前区压榨性疼痛，经过休息及含服硝酸酯类药物不能缓解，伴有出汗、烦躁不安、恐惧或濒死感；具有特征性心电图衍变及血清生物标志物的动态变化。心电图的表现为 ST 段抬高者，可诊断为 ST 段抬高型心肌梗死；心电图无 ST 段抬高者，则可诊断为非 ST 段抬高型心肌梗死。

该患者符合急性心肌梗死的依据：患者有慢性化的病程，近期出现症状加重。心电图提示 ST 段压低。

该患者诊断为急性心肌梗死的疑点：患者没有急性心肌梗死的病史，目前缺乏影像学及实验室检查的结果。

需要进一步进行的理化检查：需要动态观察患者心电图、心肌酶、肌钙蛋白等检查，考虑应该完善冠状动脉造影检查。

③肋软骨炎：主要症状为局部疼痛，痛点较固定，当出现深呼吸、咳嗽、扩展胸壁等引起胸廓过度活动时会使疼痛加剧。常见的病变部位为左侧第二肋软骨，以及右侧第 2 肋软骨和第 3、第 4 肋软骨。表面皮肤未见无红、肿、热等炎症改变，而其受累的相关软骨会出现肿大、膨隆，有明显的自发性疼痛和压痛，在局部无明显红、热改变。

该患者符合肋软骨炎的依据：患者病程超过 2 年，有慢性化的病程，有活动后胸闷痛发作的诱因，部位在胸前区，此点符合。而且目前有临床症状，符合急性发作的特点。

该患者诊断为肋软骨炎的疑点：该患者无固定的痛点，加重因素与牵扯无关，无压痛点。用肋软骨炎不好解释。

需要进一步进行的理化检查：需要进行 X 线胸片的影像学检查，了解肋软骨炎的影响，同时可排除肋骨骨折。

④食管疾病：一般表现为胸骨后疼痛，以进食后、平卧时为甚，呈烧灼感、针刺感，部分患者可伴食管异物感，甚至出现吞咽困难。

该患者符合食管病变的证据：从临床症状来说，患者有胸骨后疼痛，疼痛需要休息或含服药物后缓解。

该患者诊断为食管病变的疑点：患者缺乏理化检查的依据，无烧灼感，进食后无加重，无吞咽异物感，尚无法确诊。

需要进一步进行的理化检查：食管钡餐 X 线平片、胃镜检查对食管疾病的诊断意义最大。

⑤其他疾病引起的胸痛：梅毒性主动脉炎、严重的主动脉瓣狭窄或关闭不全、心肌桥引起冠状动脉狭窄或闭塞、风湿性冠状动脉炎和肥厚型心肌病等均可引起心绞痛，根据其临床表现及相关检查可以鉴别。

需要进一步进行的理化检查：心脏彩超、冠状动脉造影检查的诊断意义最大。

2.通过以上分析，患者下一步需要进行的检查：血常规、肝功能、血脂、心肌酶、肌钙蛋白、心脏彩超、X 线胸片检查及平板运动试验等。

模拟情景 3

［分析］

根据前期的问诊、体格检查及实验室检查的结果，目前可以临床诊断为冠心病不稳定型心绞痛，要根据这个诊断确定下一步的西医治疗方案。

［处理措施］

1.采取的治疗方案选择及理由

（1）药物保守治疗是冠心病治疗的基础，无论是否需要手术治疗，仍需药物的维持，但是不稳定型心绞痛患者症状发作频繁，使用药物治疗难以使已经狭窄的血管完全通畅，因此，采取手术的方法可以明显改善患者的症状。

（2）加强抗血小板及抗凝治疗，但容易增加出血风险，故对于此类患者，应该适当选用质子泵抑制剂以保护胃黏膜。

（3）PCI 介入治疗应该尽早进行，因为患者目前处于不稳定时期，病情容易进展，甚至有发生急性心肌梗死的可能。

综上分析，最适合患者的治疗方案：先给予对症处理，缓解疼痛，尽快进行 PCI 手术治疗。

2.手术治疗方案的风险和沟通：根据前期分析，考虑手术治疗是最适合患者的方法，有关手术风险的问题，如何与患者沟通？

该问题没有标准答案，主要体现医学伦理学的相关知识，在沟通时需要注意几个要点。

（1）利益损害比：任何一种医疗行为同时存在着对患者有利的一面（患者获益）及有害的一面（患者受损），当患者的获益远远超过受损时，医生应该说服患者采取该项医疗措施；当患者的获益远远不及受损时，医生应该尽量说服患者避免该项医疗措施；当两者无法评价时，应该尊重患者的选择。

（2）患者为主体：患者是整个医疗行为的主体，医疗行为的目的是为患者带来收益，因此，患者的选择权是医务人员应该去尊重和维护的。有时患者的选择不仅仅与医疗行为有关，还与经济、家庭甚至民族信仰等有关。这些问题，医生在进行选择时都应该充分考虑。

3. 保守治疗方案的选择和沟通：如果患者家属最终决定不做手术，并提出希望进行中医治疗，但想知道中医治疗效果好还是西医治疗效果好。此时如何与患者沟通？

（1）冠心病心绞痛是本虚标实的病症。本虚包括心气亏虚、心阴不足、心阳虚衰、心肾两虚等；标实则包括心血瘀阻、痰阻心脉、阴寒凝滞等。在心绞痛的发生、发展过程中，自始至终存在着病机（因）与症状（果）之间相互的转化，并且随着疾病的发展，两者之间可以相互影响、相互转化、共同作用。如阳虚与痰饮之间，体内津液的运行、布化有赖于阳气的温煦、推动。若阳气虚弱，温煦气化无力，则体内的津液代谢障碍，津积为饮，液停为痰，显然，此时阳虚为因，痰饮为果；而痰饮停积体内，又可损伤阳气，妨碍阳气运行，促使阳虚进一步加重，则痰饮又由果转化为因。因此，在辨证的时候，应辨别因果，动态观察，及时调整辨证及用药，确实做到辨证准确，用药得当。

在冠心病心绞痛的辨证治疗中，遵循"急则治其标，缓则治其本"的治疗原则。心绞痛急性发作期以实证为多，治疗以化痰泄浊、活血化瘀、疏通心脉为主。但本病以年老体弱者居多，其脏腑功能失调，且患病日久，心气易受其累，心气不足，阳气亏虚，帅血无力，血脉滞涩，以致瘀血、痰浊阻遏，加之久病及肾，故亦要注意温养心肾，通补兼施。心绞痛缓解期则应益气、养阴、温助心阳以固根本，防止心绞痛复发。在治疗上，做到"扶正而不敛邪，祛邪而不伤正"，攻补兼施，切实做到有效预防与治疗心绞痛。

（2）本案中医辨证：从契合度来说，契合度最高的是心脉痹阻证，故该患者应该诊断为心脉痹阻证。但心脉痹阻证无法完全解释患者的所有症状，故根据临床证候特点及契合度总体分析，患者应该属于心脉痹阻兼夹脾虚证。

（3）治法与选方：法由则立，治疗的方法是治疗原则的具体体现；法依机成，该患者的关键病机是气虚血瘀，痹阻心脉。因此，其治法为健脾益气、活血通脉。该证的主方可选血府逐瘀汤，配合脾虚证则合用四君子汤。

（4）介入性技术与中医药治疗结合：目前，对于心绞痛的治疗，西医学已有一套较为完善的治疗体系。但是，诸多研究表明，中西医结合治疗心绞痛可达到更好的治疗效果。

通过与患者家属的分析与沟通，患者及家属最终决定手术治疗。手术后，为减少患者症状反复，可通过中西医结合的方法，包括饮食调摄、体质调摄、药物治疗等多方面入手。

第四节　急性脑血管疾病病案

一、急性缺血性脑卒中病案

模拟情景 1

[分析]

1. 患者为老年女性，出现突发的一侧肢体无力伴言语不清，初步考虑为急性脑血管疾病（ACVD）；患者年龄较大，考虑高血压、冠心病、糖尿病等常见中老年基础病与急性脑卒中发生的相关性。

2. 到达现场后确认周围环境并记录时间，予患者心电监护，监测基本生命体征，评估其呼吸、循环功能和意识状态，初步评估患者危重程度。

3. 尽快开放静脉通道，但要避免大量补液或滴速过快；关注患者呼吸次数和血氧饱和度，呼吸功能障碍条件下充分开放气道，予吸氧处理以保护心肌细胞和脑细胞；关注患者心率及血压，对于严重高血压予紧急降压处理，同时防止患者血压过低；快速测量患者血糖，注意非低血糖患者不可输注糖溶液。

4. 若患者于自家外发病，应及时联系并告知其家属，获取患者简要病史；向旁人或家属询问患者的起病时间和发病时有无异常表现。

5. 尽快将患者转运至附近有条件行急诊 CT 检查、有条件完成溶栓治疗和急性期再灌注治疗的医院，并联系院内急救人员准备好相关急救物品；转运过程中以担架固定患者，尽量平稳移动，避免颠簸和撞击。

[处理措施]

1. 到达现场后确认周围环境安全并记录时间，与患者进行简单对答，查看其双侧瞳孔，分别检查其患侧及对侧肢体的肌力和肌张力，简单评估患者的意识状态。

2. 建立静脉通道，连接监护仪观察患者基本生命体征，并用电子血糖仪测量患者血糖，行相关急救处理。

（1）观察患者有无贫血貌、休克面容及其他特殊面容，近身有无特殊气味，四肢体温和血运状况，有无外伤、脊柱和骨关节损伤。

（2）循环功能：关注其心率、血压和心电图；若患者心率慢，血压过低，提示循环血容量及灌注压不足，予常规补液和静脉滴注西地兰；若患者血压过高，予降压药物如硝苯地平缓释片、美托洛尔、依托普利等。

（3）呼吸功能：关注其呼吸次数和血氧饱和度，是否出现胸壁吸气性凹陷，气管是否居中，胸廓运动是否对称；若患者出现呼吸急促、血氧偏低甚至见三凹征，尽快开放患者气道，清除口鼻腔异物，予面罩或喉罩给氧；若吸氧后患者指标仍未恢复或出现明显的通气障碍，予气管插管后外接氧气袋给氧。

（4）评估患者血糖水平，7.7 ～ 10mmol/L 属正常范围：若患者血糖＞ 10mmol/L，予静脉滴注胰岛素降血糖；若患者血糖＜ 3.3mmol/L，予静脉滴注葡萄糖溶液；对于非低血糖患者不可输注糖溶液。

3. 简单询问病史

（1）患者此次起病时间，起病前有无头痛、头晕、心悸、胸闷痛等伴随症状。

（2）患者有无基础病史，既往有无类似脑卒中的发病史，近期有无外伤史、服药史和突然停药史。

4. 尽快转运患者至院内诊治

（1）患者处于平卧位，固定好头颈部及四肢，避免过多移动；转运过程中尽量平稳转移，避免幅度较大的颠簸和撞击。

（2）嘱院内急救人员准备好急救物品、溶栓治疗和急性期再灌注治疗的相关药物，通知影像科做好急诊 CT、MRI 检查的准备，请求神经科医生协助会诊。

模拟情景 2

［分析］

1. 完善全身体格检查，排除非血管性疾病，重点关注神经系统体格检查；完善基本的理化检查；行急诊脑部 CT 和腰椎穿刺脑脊液检查，寻找脑卒中病因，鉴别是缺血性脑卒中还是出血性脑卒中；行心电图和超声心动图检查，查找是否存在心脏基础疾患，如与急性脑卒中发作相关的高血压、冠心病、房颤等。

2. 持续监测患者的生命体征

（1）行常规 24 小时动态心电图监测。

（2）重点关注患者体温、血压、血糖水平变化。

（3）请求神经科会诊，评估患者脑卒中严重程度。

3. 建立静脉通道，予患者常规补液和营养支持；吸氧或无创呼吸机通气，保证呼吸道通畅，避免心肌细胞和脑细胞的缺氧损伤；予脑细胞营养药物。

［处理措施］

1. 患者绝对卧床，禁食，连接床旁心电监测仪持续监测生命体征；行 24 小时心电图监测心律变化；密切监测患者体温、血压、血糖等脑卒中相关指标的动态变化。

2. 完善体格检查

（1）神经系统检查：神经系统定位检查，颅神经检查，肌力和肌张力检查，脑膜刺激征，病理反射；是否有颅内高压表现；初步诊断发生病变的脑组织部位。

（2）心脏听诊是否有心音异常或病理性杂音，心律齐否；肺部听诊是否存在干湿啰音以排除大气道阻塞和肺部感染，气管是否居中，胸廓是否对称，以排除气胸和胸腔积液；腹部是否有压痛、反跳痛及肌紧张，以排除腹部感染及器质性病变。

3. 抽血急检，完善三大常规、急诊生化、肝功能、离子、心肌酶检查，抽动脉血气分析，评估患者是否存在水、电解质和酸碱平衡紊乱，行针对性的补液治疗。

4. 对患者进行 GCS 评分和神经功能缺损量表评估，判断患者的脑卒中严重程度。

5. 予患者一定的吸氧支持，气道通气功能障碍时行气管插管和辅助呼吸机治疗，保证血氧饱和度 93% 以上，避免脑细胞缺氧损伤；保证患者血压水平稳定，对应处理措施同"模拟情景 2"；控制患者血糖处于 7.7～10mmol/L 水平，对应急救措施"模拟情景 2"。

6. 行急诊头颅 CT 和脑脊液检查，鉴别是缺血性脑卒中还是出血性脑卒中，观察是否存在颅内占位、脑实质病变或脑血管畸形异常。

（1）缺血性脑卒中：如脑梗死、脑栓塞，多无颅内高压和脑膜刺激征，脑脊液多无异常，早期 CT 表现不明显，偶见高密度灶，多于发病 24 小时后出现低密度影。

（2）出血性脑卒中：如急性脑出血、蛛网膜下腔出血，多有颅内高压征和脑膜刺激征的表现，可见压力较高的血性脑脊液，CT 可见出血灶的高密度影，诊断价值高。

模拟情景 3

［分析］

1. 头颅 CT 对出血性脑卒中的诊断效率较高，可见明显高密度出血灶；对于缺血性脑卒中如脑梗死和脑栓塞的诊断延迟，多于起病后 24 ~ 48 小时才可见病灶处低密度影，出血性脑梗死才可见高密度影。因此，头颅 CT 正常仅是初步排除出血性脑卒中，仍需完善头颅 MRI、脑脊液检查、脑血管造影以鉴别是否存在脑梗死或脑栓塞，或是出血量及血肿较小的急性脑出血，确定相应病灶，并可为进一步的溶栓治疗做准备。

2. 心电图未见异常，初步排除心肌梗死、心律失常及心脏器质性病变。

［处理措施］

1. 完善头颅 MRI，看是否存在颅内的脑梗死灶，或是出血量血肿较小的急性脑出血或脑出血后机化血块形成；行脑血管数字减影技术（DSA）检查，看是否存在动脉硬化、血块栓塞引起的局部断流，相应脑组织缺氧，或是动脉狭窄、畸形、异常交通支形成、脑动脉瘤形成并破裂出血造成的脑卒中。

2. 腰穿抽取脑脊液培养，看是否存在颅内感染。

3. 若明确为急性脑出血，应予甘露醇合呋塞米缓解脑水肿，降低颅内压，控制血压至平稳后及时行外科血肿清除术；若为脑栓塞和脑梗死，应控制血压，减轻脑水肿，防止脑疝，口服氯吡格雷抗血小板，肝素抗凝，及时行溶栓和再灌注治疗。

模拟情景 4

［分析］

1. 患者体温、血糖正常，但血压过高，不利于脑动脉循环的恢复，为脑卒中急性加重的危险因素，不利于脑卒中急性期的治疗。若在高血压的状态下行再灌注治疗，会加重心脏负荷，易引起心衰甚至多器官功能障碍（MODS）；同时前循环和后循环的压力同时升高，容易引起脑血管压力急剧升高而再次破裂出血，加重脑水肿和颅内高压，增加脑疝发生的危险。

2. 处理方向如下

（1）分级降低血压至稳定后再行急性期再灌注治疗，治疗后待血压降至正常水平后维持常规高血压治疗。

（2）控制脑水肿，降低颅内压。

（3）抗血小板和抗凝治疗，预防血栓形成。

［处理措施］

1. 降压治疗：脑卒中急性期目标血压为收缩压 ≤ 160mmHg，舒张压 ≤ 100mmHg。

（1）口服拜新同或静脉注射乌拉地尔、拉贝洛尔；避免使用硝普钠等扩血管药物以防加重颅内高压。

（2）密切监测血压，不可下降过快；若出现低血压及时泵入多巴胺。

2. 控制脑水肿，降低颅内压：快速静脉滴注甘露醇，可与呋塞米 20 ～ 40mg 混合生理盐水静脉滴注交替使用；或静脉输注白蛋白。应用脱水剂和利尿剂时注意复查离子、生化，观察是否出现水、电解质和酸碱平衡紊乱，以及肾功能损伤。

3. 抗血小板和抗凝治疗

（1）抗血小板：口服氯吡格雷或阿司匹林。

（2）抗凝：口服华法林或皮下注射低分子肝素，但有急性脑出血或颅内梗死灶再出血风险时应禁止使用。

二、急性出血性脑卒中病案

模拟情景 1

［分析］首先要对患者进行危险性评估，运用 Glasgow 昏迷量表从睁眼反应、语言反应、运动反应确定患者昏迷程度。询问工作人员患者的病史及昏迷时的情况。初步分清是颅内病变还是全身性疾病。

［处理措施］

1. 迅速转移患者到救护车上，接上心电监护。

2. 维持循环功能，尽早开放静脉通道，有休克症状迅速扩容，心脏停搏立即进行心肺复苏，恶性心律失常立即除颤。

3. 保持呼吸道通畅，必要时行气管插管术；吸氧。

4. 针刺人中、百会、涌泉等穴位。

5. 联系医院准备好 CT、MR 设备，准备马上做头颅检查。

6. 测指尖血糖。

模拟情景 2

［分析］患者血糖值高，既往有糖尿病病史，考虑糖尿病酮症酸中毒，不排除高渗性昏迷。两者需尿常规鉴别，尿糖高，酮体升高为酮症酸中毒，且伴有烂苹果气味；尿糖强阳性，尿酮体阴性或弱阳性为高渗性高血糖状态，且发生意识障碍一般需 1 ～ 2 周，有严重的脱水和神经系统症状。

［处理措施］

抽血查急诊生化、血酮体、尿常规。

模拟情景 3

［分析］患者明确诊断为糖尿病酮症酸中毒，则按照降糖、消酮、补液、动态监测血糖等治疗，寻找并处理其诱因。患者头颅 CT 存在脑出血，立即通知卒中组进行下一步治疗策略。

［处理措施］

1. 神经专科医师确定下一步治疗策略。

2. 止血、降低颅内压等综合治疗。

第五节　急性呼吸系统疾病病案

模拟情景 1

[分析]患者半夜就诊说明病情较重。该患者属于呼吸系统急诊，从描述的症状来看，像是哮喘类的疾病。

[处理措施]

1. 应该边问病史边给患者吸氧。

2. 取半坐卧位。

3. 进行针对性的体格检查。

4. 嘱护士开通静脉通道，抽血做血常规、急诊生化、C反应蛋白等检查，做血气分析，等病情平稳一些做胸部 X 线检查。

5. 明确气喘、气促和呼吸困难有什么不同，有哪些原因可以引起呼吸困难。

模拟情景 2

[分析]

1. 该患者有支气管哮喘病史，其母亲也有支气管哮喘病史，说明是有家族遗传史。

2. 本次发病病因为劳累加半夜工作受凉。

3. 从体格检查来看，患者气喘非常重，出现三凹征，说明呼吸困难非常严重，支气管痉挛伴有严重缺氧，属于重症哮喘持续状态。

4. 双下肺可闻及湿啰音，心率 128 次 / 分，说明已经出现了急性左心衰竭的情况。

[处理措施]

1. 中流量给氧：4L/min（湿化后），血气监测（$SaO_2$94%）。根据血气分析的结果，了解患者的缺氧程度和是否伴有二氧化碳潴留，并给予恰当的氧疗，注意吸氧浓度和方式。

2. 解痉平喘：静脉滴注氨茶碱、静脉注射甲强龙。射流雾化沙丁胺醇、异丙托溴铵雾化液、布地奈德气雾液等。

3. 加强抗感染：静脉滴注左氧氟沙星（广谱抗生素，不良反应较少，对下呼吸道感染有效）。

4. 保暖。

5. 动态观察血气分析，还需要做痰液、血常规、心电图、X 线胸片检查。

6. 病情稳定后需要做肺功能、心脏彩超检查。

7. 特异性过敏原检测。

8. 该患者是热哮与喘脱并见，虚实夹杂，考虑以热哮、实证为主。哮喘急性期辨证考虑热哮实证，治以化痰清热为主。

9. 注意区分中西医治疗的优劣势。中医疗法可减少西药的副作用，如中药汤剂、针灸及其他特色疗法。缓解期以中医治疗为优，急性期可予针灸、推拿等，用以调节血压、脉搏；中药治以益气宣肺化痰法，但需与西医治疗综合使用。

模拟情景 3

［分析］

1. 综合急诊检查结果，诊断为重症哮喘、肺炎，I 型呼衰。（诊断排序为原发病、继发症状，还要考虑危重程度）

2. 目前对王女士的病情如何判断？如何回答王女士及家属的问题？

［处理措施］

1. 病情判断：①分期：重症哮喘。②严重：I 型呼衰，$PaO_2$55mmHg，WBC、PLT 均下降。

2. 与患者、家属沟通时需注意的问题

（1）理解患者及家属，鼓励积极治疗。

（2）保护自己，不能说得太绝对。

（3）与患者沟通病情，书面告病重。先了解患者平时的基础情况，拉近医患之间的距离，注意对方接受程度。安抚鼓励患者，稳定其情绪。

3. 重症肺炎抗生素使用的疗程把握：疗程视不同病原细菌、病情轻重程度及有无菌血症存在等而异。肺炎链球菌 7～10 天；流感嗜血杆菌 14 天左右；葡萄球菌，尤以耐甲氧西林金黄色葡萄球菌、耐甲氧西林表皮葡萄球菌宜适当延长，平均 28 天；肠杆菌 14～21 天；铜绿假单胞菌 21～28 天。王女士为社区获得性肺炎，肺炎链球菌感染抗生素疗程为 7～10 天。针对本病例，应先予冲击疗法，再降阶梯疗法，即首先应足量应用抗生素，再由广谱改为窄谱，大量减为少量，即降阶梯。

降阶梯疗法：（肺炎链球菌）及早用药＜ 8 小时；疗程 7～10 天转口服；48～72 小时使用窄谱。停药指征：T ＜ 37.8℃；P ＜ 100 次 / 分；R ＜ 24 次 / 分；收缩压 ＜ 90mmHg；精神正常；可口服。

4. 中医辨证治疗：气阴两伤证，用竹叶石膏汤益气养阴。

第六节　急性消化系统疾病病案

一、梗阻性黄疸病案

模拟情景 1

［分析］对黄疸的患者，第一步应考虑引起黄疸的原因，鉴别肝细胞性黄疸、溶血性黄疸还是肝内外胆道系统阻塞引起的黄疸，是否需要外科手段介入，解除梗阻，对于胆道梗阻引起的黄疸，需要进一步检查明确梗阻原因，决定下一步治疗方案。

1. 病史：患者有胆囊结石病史。

2. 症状：有右上腹疼痛，向肩背部反射的典型胆绞痛症状，并出现身目黄染加重的黄疸表现。

因此，高度怀疑该患者胆结石急性发作，结石堵塞肝外胆管造成胆红素淤积入血，从而导致黄疸。

［处理措施］

1. 体格检查：是否有墨菲征阳性，是否触及肿大的胆囊，是否有肝区叩击痛。

2. 实验室检查：查肝功能、血清胆红素。

3. 影像学检查：B 超、CT、ERCP（经内镜逆行性胰胆管造影）。

4. 一般治疗：休息，流质或半流质饮食，必要时胃肠减压。

5. 西医：抗感染、解痉止痛（阿托品）、溶石（口服熊去氧胆酸）。

6. 中药、针灸保守治疗。

7. 内镜行十二指肠乳头切开取石。

8. 若保守治疗无效，考虑手术治疗。

模拟情景 2

［分析］患者出现身目黄染并进行性加重，小便浓茶色（尿胆原升高），可确定为黄疸。患者无腹痛不适，无发热，无呕吐，小便浓茶色，既往无胆道结石病史，可排除梗阻性黄疸（梗阻性黄疸尿胆原不升高）。患者既往有肝炎病史，且无贫血、血红蛋白尿，暂不考虑为黄疸型肝炎及溶血性肝炎。患者近期体重减轻 10kg，饮食欠佳，有恶病质，高度怀疑肝癌。考虑患者为无痛性黄疸，明确有无胆道结石、肝炎等肝脏疾病病史，或者肿瘤等胆道占位引起的梗阻，解除梗阻。

［处理措施］

1. 详细询问病史，进行腹部体格检查，看有无阳性体征。

2. 进一步进行血常规、肝功能、血生化、肿瘤指标检查，安排腹部 CT/MR 平扫或增强检查。

3. 若血总胆红素超过 100μmol/L，持续黄疸不退，未明确病情及具体治疗方案前，可先行经皮肝内外胆管引流术或内镜下鼻胆管引流术，予暂时减黄。

4. 若行相关检查发现肿瘤指标升高、影像学检查提示胆道肿瘤占位，需进一步转至肝胆外科进行专科治疗，明确手术指征，术前护肝、抗生素应用治疗。

二、急性上消化道穿孔病案

模拟情景 1

［分析］对急腹症患者，第一步均应判断病情轻重，鉴别危急重症，区分是否需要紧急外科手术处理。怀疑上消化道穿孔疾病，先观察一般生命体征情况（血压、脉搏、体温、呼吸），检查腹部体征（压痛、反跳痛、腹部形态等），完善相关血液检验、腹部影像学检查，以了解腹部情况。

［处理措施］

1. 观察患者全身基础状态，是否意识清醒，重视自身症状的详细描述。

2. 检查腹部情况（有无阳性体征），明确腹痛性质。

3. 询问、了解既往病史及腹痛发作过程。

4. 进一步血液常规检查及腹部影像学（首选腹部 X 线平片）检查。

5. 禁食禁饮，抑酸，应用抗生素，必要时胃肠减压，维持水、电解质、酸碱平衡。

模拟情景 2

［分析］患者腹痛加剧，面色苍白，腹肌紧张，出现反跳痛，体温升高，血压下降，心率加快，血氧饱和度低于正常值，经过观察及体征检查，怀疑患者有胃十二指肠

穿孔、急性胰腺炎或急性阑尾炎等引起的急性腹膜炎表现。患者生命体征不稳定，有休克的表现，应尽快采用绿色通道，行紧急血液检查、腹部 X 线平片检查、腹部 CT 检查等，做好急诊手术的准备。

［处理措施］

1.根据患者症状表现，呕吐、腹部绞痛且迅速弥漫全腹、腹膜刺激征阳性、体温升高、血压下降、血氧饱和度降低，怀疑为消化道穿孔和继发的急性弥漫性腹膜炎，迅速检查呼吸、神志。

2.予心电监测吸氧、监测血糖、放置胃管。

3.急查血常规、生化、血气等指标，行腹部 X 线平片检查，有条件可行腹部 CT 检查。

4.快速开通静脉通道，补充血容量，抗休克。

5.行相关检查并请外科总值班医生协助诊疗，与患者家属交代病情，采取下一步手术相关治疗方案。

三、急腹症病案

模拟情景 1

［分析］

1.作为接诊医生首先要评估患者的危急程度。急诊患者病情分级如下。

一级（急危症）：患者情况有生命危险，需即刻抢救，如心搏骤停、呼吸停止、严重呼吸困难、剧烈胸痛、严重持续性心律失常、重度创伤大出血、持续性内脏大出血、老年复合伤及急性中毒。

二级（急重症）：患者情况有潜在的生命危险，病情有可能急剧恶化，如心脑血管意外、突发剧烈头痛、严重骨折、开发性创伤、腹痛进行性加重并持续 36 小时以上、儿童持续高热等。

三级（亚紧急）：患者生命体征稳定，急性症状不能缓解，如儿童腹泻、呕吐、高热、轻度腹痛、轻度外伤等。

四级（非紧急）：患者病情尚稳定的非急诊患者。

该患者生命体征尚稳定，但症状较为严重，腹痛合并呕吐、发热、腹泻等较多伴随症状，介于二级、三级之间。

2.应该明确引起腹痛的原因，分清腹痛的疼痛性质（该患者初诊时为剧烈上腹部疼痛）及腹痛不同性质与疾病之间的关系，了解腹痛的性质与疾病特点及脏器的生理结构有关。

3.了解发作时间与疾病的病理特点有关。

4.了解腹痛不同的诱发因素与疾病之间的关系。

5.腹痛与体位的关系（该患者病情变化与体位无关）：体位因素与病变脏器的解剖有关。

6.腹痛不同的伴随症状与疾病之间的关系。

该患者伴见轻度发热，无恶寒，无黄疸，有呕吐，无反酸，大便次数增多，小便不尽感，无肉眼血尿。

[处理措施]

1. 做血常规、急诊生化，了解是否因腹部感染而引起的腹痛。

2. 因患者呕吐，了解是否有电解质紊乱。

3. 输液补充液体。

4. 留院观察生命体征的变化和腹痛程度的变化。

模拟情景 2

[分析]

1. 妇科急腹痛常见哪些疾病？这些疾病的诊断标准是什么？结合该病例情况对其诊断进行分析，并将这些疾病的危险程度进行排序。

2. 急腹痛患者需要做哪些理化检查？

3. 宫外孕的 B 超检查和妇科检查需与哪些疾病相鉴别？

4. 本病例最终诊断考虑宫外孕破裂出血，如何解释其中疑点？

[处理措施]

1. 若考虑诊断是异位妊娠

（1）盆腔检查：由于血液加重对腹膜的刺激，子宫颈可有明显举痛或摇摆痛，阴道后穹隆因血液聚集而饱满，有触痛。内出血严重时，子宫浸于血液之中，检查子宫有漂浮感。

（2）腹腔诊断性穿刺或经后穹隆穿刺：是明确诊断有无内出血最简便可靠的方法。特别是后穹隆诊断性穿刺，出血量在 100mL 左右多数可获得阳性结果。抽出暗红色不凝血液，可明确有血腹症存在；若抽出小块或不凝固陈旧性血液，则为陈旧性宫外孕。必须指出，任何腹腔内出血，阴道后穹隆诊断性穿刺可表现为阳性结果，而非异位妊娠所独有；穿刺结果为阴性患者也不能绝对排除异位妊娠的可能。

（3）必须详细询问病史，严密观察症状、体征的变化，并采取其他辅助诊断的措施，其中包括以下检查。

①血 HCG 测定：是早期诊断异位妊娠的重要方法，只有 2/3 的病例是阳性结果，应用近代放射免疫法测定 HGG，则阳性率可以提高。妊娠试验的结果，仅有参考价值。滴定度高时宫内孕可能性大，滴定度低时则难以区别流产与异位妊娠，滴定度阴性时也不能排除异位妊娠的可能。

②B 超检查：若宫腔内空虚，宫旁出现低回声区，其内探及胚芽及原始心管搏动，异位妊娠可明确诊断。如输卵管内已积聚大量血液或凝血块，则往往掩盖胚胎的影像而混淆诊断。

③腹腔镜检查：是诊断早期尚未流产或破裂的异位妊娠最为直接的方法，如能在镜检时看到一侧膨大充血的输卵管，表面紫蓝色，并在伞端看到滴血或凝血块即可确诊。但有大量腹腔内出血或伴有休克患者，禁做腹腔镜检查。

2. 若考虑是急性盆腔炎，需要进一步进行血常规、尿常规、大便常规、妊娠试验、影像学检查（包括 B 超、CT 检查）。

（1）需同时具备下列 3 项：①下腹压痛伴或不伴反跳痛。②宫颈或宫体举痛或摇摆痛。③附件区压痛。

（2）下列标准可增加诊断的特异性：宫颈分泌物培养或革兰氏染色涂片淋病奈瑟球菌阳性或沙眼衣原体阳性；体温超过 38℃；血白细胞总数 > 10×10^9/L；后穹隆穿刺抽出脓性液体；双合诊或 B 超检查发现盆腔脓肿或炎性包块。

（3）由于临床诊断急性输卵管炎有一定的误诊率，腹腔镜检查能提高确诊率。在作出急性盆腔炎的诊断后，要明确感染的病原体，通过剖腹探查或腹腔镜直接采取感染部位的分泌物做细菌培养及药敏结果最准确，但临床应用有一定的局限性。宫颈管分泌物及后穹隆穿刺液的涂片、培养及免疫荧光检测虽不如直接采取感染部位的分泌物做培养及药敏准确，但对明确病原体有帮助，涂片可做革兰氏染色，若找到淋病奈瑟球菌可确诊，除查找淋病奈瑟球菌外，可以根据细菌形态及革兰氏染色，为选用抗生素及时提供线索；培养阳性率高，可明确病原体；免疫荧光主要用于衣原体检查。除外病原体的检查，根据病史、临床症状及体征特点对病原体可做出初步判断。

3.本病例最终诊断考虑异位妊娠破裂出血，如何解释其中疑点？

（1）为何以上腹部疼痛来诊？下腹部疾患经常可表现出上腹部不适来诊，属于牵涉痛的腹痛机制（如前所述）。

（2）为何出现呕吐、腹泻的消化道症状？早孕反应一般发生于怀孕后 3 个月左右，患者尚未到达早孕反应的时期，出现呕吐也是属于下腹部疾患的一种神经反射。本患者实际并非真正意义上的腹泻，仅仅是大便次数增多而已，盆腔一旦出现炎症、占位或者积液，就可以出现直肠刺激征，表现为里急后重、频频如厕，但大便通常是成形而量少的。

（3）非感染性疾病为什么会出现发热？发热是由于致热原的作用使体温调定点上移而引起的调节性体温升高（超过正常体温 0.5℃），称为发热，可有感染性发热及非感染性发热。感染性发热是由致病的病原体感染所致，而本例患者发热可能属于非感染性发热所致。另外，患者有带下异常，不排除同时存在盆腔炎的可能。

（4）有避孕措施为何还能受孕？本患者采取的避孕措施为置入宫内节育环，上环还会怀孕通常由以下原因造成：位置放置不准；放环后做了蹲位的体力劳动，或因性生活使节育环移位脱落，导致避孕失败；环放置过久未及时更换，造成脱环或下移；型号选择不当，如子宫较大，而环的型号较小，造成环在子宫内移位或脱落，不能发挥避孕作用。

（5）为何存在规律的月经？女性患者的月经并不能完全相信，本患者所谓的月经可能是一种不正常的阴道出血而已。

模拟情景 3

［分析］

1.妇科急腹痛是由于女性盆腔器官的某些疾病引起的急性症状，这些疾病尽管临床表现多种多样，而其共同的特点就是常常需要紧急的手术治疗，但由于早期宫内妊娠流产或一些晚期妊娠并发症所造成的腹痛不包括在内。

2.根据后续的病情进展，可以确定患者出现了休克的并发症。根据休克并发症确定下一步的治疗方案。

3.患者的诊治过程中中医药何时可以介入？如何介入？

[处理措施]

1.异位妊娠的处理：少数输卵管妊娠有可能发生自然流产或被吸收，症状轻微，出血量少，无妊娠破裂证据而无须手术或用药物治疗。嘱患者卧床休息，严密观察病情变化，同时配合中药辨证施治，治以活血行气化瘀、益气补血、补益正气。在严密观察期间应做好术前准备。

大多数输卵管有明显内出血征象，甚至有出血性休克的临床表现，必须及时采取手术治疗。准备手术的同时应首先静脉输液，补充循环血容量，必要时紧急输血或血浆替代品。血源困难而病程较短患者，可在术中收集腹内积血行自体输血。手术主要为剖腹或腹腔镜下切除患侧输卵管。对于有生育要求的年轻妇女，尤其是对侧输卵管已切除或有明确病变患者，可采取保守手术。如对侧输卵管有粘连、闭塞，可同时行整形手术，尽可能为日后受孕创造有利条件。

2.在这个环节应重点考查学生对休克的判断及休克类型的分析，突出早干预的治疗思路。

（1）病因治疗：可根据临床表现、原发病灶等推断最可能的病因，结合老年人生理、病理、免疫和药代动力学特点，选用适合的方式解除休克病因，如解除梗阻、抗感染等方法。

（2）抗休克治疗：对休克前驱症状应早发现、早处理。机体有效循环血量的减少、供氧不足和需氧量增加是感染性休克的本质，因此，扩容治疗及增加机体有效循环血容量是抗休克的基本手段。选用液体应包括胶体和晶体的合理组合。纠正酸中毒是纠正休克的重要措施。血管活性药物应在充分扩容的前提下应用。而老年患者在选用药物时尤其注意安全性，如异丙肾上腺素对心肌刺激作用强，可使心肌耗氧量增加，加重心肌缺血，易诱发心动过速和心律失常，老年患者应慎用，高龄患者禁用。多巴酚丁胺对心肌收缩力增强的作用比多巴胺大，但其诱发心动过速和期前收缩的作用比多巴胺小，对老年人感染性休克治疗效果好，由于有些高龄者在使用儿茶酚胺时，常诱发严重的心律失常，故在治疗时应从小剂量开始，而且必须进行严密的心电图监护。缩血管药物仅提高血液灌注压，而使血管直径缩小，应严格掌握应用时机。

（3）保护重要脏器功能，防治多脏器功能衰竭：对老年败血症的治疗要特别注意维持重要脏器的功能，包括强心药物的应用；维护呼吸功能，防治呼吸窘迫综合征（ARDS）；防治急性肾衰竭；防治脑水肿；防治弥散性血管内凝血（DIC）和纠正水、电解质平衡紊乱。

（4）肾上腺皮质激素的应用：在有效抗菌药物的治疗下，可给予短程和适量的糖皮质激素，有助于提高机体的应激能力，改善预后，降低病死率。

（5）其他：输注新鲜冰冻血浆可提高纤维蛋白水平，增强机体的免疫防御功能和保持血管壁的完整性。纳洛酮对β内啡肽有生理性拮抗作用，可使患者收缩压上升，在抗休克治疗中有一定作用。

（6）治疗原发病：抗休克的同时，要积极治疗原发病。有原发感染病灶或迁徙病灶者应彻底清除。

3.急腹症患者病情急骤，常常需要手术介入，或者存在严重的消化道症状，所以，内服中药显然不太现实。对于保守治疗患者，则可发挥中医药优势，内外兼施，中西合璧，取得事半功倍的效果。而对于需要手术治疗的患者，术前主要是以外治法介入，如针刺、灸法、火罐或中药外治，我院自制常用外治中药有以下几种。

（1）吴茱萸外敷，可达温经通络、行气止痛的目的。

（2）四黄水蜜外敷，可达到清热祛湿、散瘀止痛的目的。

中医药在围手术期的应用更加凸显优势，特别是在协助胃肠功能恢复、扶助正气、调节免疫等方面有一定的地位。

4.初步拟定辨证处方

中医证型：患者有发热，带下多而色黄，带有臭味，舌红，苔黄腻，乃一派湿热之象，考虑湿热侵袭，流注于下焦，导致气机不畅，血行瘀滞，不循经而行，溢于脉外。腹痛乃不通而痛，出血乃血溢脉外，辨证考虑湿热瘀阻，属于实证。

治疗原则：本患者辨证为实证，且病程短，故治疗应以祛邪为主。中医有"急则治标"的原则，手术也是祛邪的手段，因此，如果病情急重，应即刻手术祛邪。但手术是双刃剑，既可祛邪也可伤正，故在可使用中医治疗的情况下，应积极使用中医药协助治疗，以祛邪不伤正。

治法：本患者的关键病机是湿热瘀阻，故治法为清热祛湿活血。

处方选择：具体的方药选择可以让学生讨论，老师可以进行记录，但无须过于干涉，只要将前面规范的方药点明即可。

模拟情景4

[分析]医生初步诊断为急性胃肠炎、急性阑尾炎待排，不属于误诊，是疾病发展早期阶段的不典型表现，并且急诊科一直给患者相应的治疗、动态观察病情变化。患者的手术时机把握得很好，并没有给患者带来不良后果。

1.医学诊断大致有3种分类方法：①根据获得临床资料的方法分类，有症状诊断、体检诊断、实验诊断、超声波诊断、X射线诊断、心电图诊断、内窥镜诊断、放射性核素诊断、手术探查诊断和治疗诊断等。②根据诊断的确切程度分类，有初步诊断和临床诊断。初步诊断又分为疑似诊断（又称意向诊断或印象诊断）、临时诊断、暂定诊断；临床诊断即确定诊断。③按诊断内容分类，有病因诊断、病理形态诊断、病理生理诊断。此外，还可分入院诊断、出院诊断、门诊诊断、死亡诊断、剖检诊断等。

2.误诊，即错误的诊断，对疾病的判断与实际病情不相符合。诊断的目的在于确定疾病的本质，并随之选择有针对性的治疗，使病情向好的方面转化。因此，将不正确的、不及时及不全面的诊断称误诊。

3.本例的初步诊断确实与临床诊断（或称确定诊断）不相符合，但初步诊断是存在疑问的诊断，允许一定的不准确性，有了初步诊断才有下一步的检查、治疗措施，最终确定诊断。而确定诊断则是不允许错误的。

4.异位妊娠误诊带来的后果是相当严重的。首先，患者及其家属可能由于不接受、不理解，给后续的诊疗带来不必要的麻烦，使医患关系紧张、恶化，甚至出现医疗纠纷、刑事纠纷等；其次，由于误诊，没有及时给予适当治疗措施，导致本来可能可以保守治疗的患者需要接受手术治疗，甚至面临生殖器官切除，最终丧失日后的生育功能；最后，较为严重的病例，如本病例，出现休克的严重并发症，一旦处理不当，将危及生命；而一切的误诊、误治，最直接的后果则是导致医疗费用增加、医疗资源浪费。

［处理措施］

1.向患者及家属耐心做好解释工作，告知在异位妊娠的早期症状不典型时初步诊断为最常见腹痛疾病是急诊科的诊断流程中比较规范的做法，并且医生自始至终都是负责地诊断、治疗，并随时观察病情变化，注重学科合作，请相关专科会诊讨论，适时进行了手术治疗，杜绝了造成患者更大的伤害。

2.如果患者的工作做不通，可让患者走法律途径。

第七节　急性中毒病案

一、急性有机磷农药中毒

模拟情景1

［分析］根据患者有机磷农药接触史，毒蕈碱样表现（平滑肌痉挛、腺体分泌增加）、烟碱样表现（肌纤维颤动、横纹肌痉挛麻痹）及中枢神经系统症状三大表现，可初步考虑有机磷农药中毒。

［处理措施］

1.迅速查看男性患者口中及体表是否仍有农药残留，若有，则马上清除口腔毒物，保持呼吸道通畅；脱去污染衣物，用大量清水或肥皂水清洗被污染皮肤。

2.监测患者的生命体征：呼吸、脉搏、体温、血压。若自主呼吸消失，则马上用鼻导管低浓度、低流速吸氧或者面罩吸氧。若脉搏也消失，则马上进行胸外按压、心肺复苏。

3.待呼吸、循环功能恢复后，马上将患者送往就近医院进行下一步救治。

4.在急救车上检查患者瞳孔大小，对光反射有无，有无呼出特殊气味。

模拟情景2

［分析］中毒程度临床分为3级。

1.轻度中毒：毒蕈碱样表现、中枢系统症状；胆碱酯酶活力值70%～50%。

2.中度中毒：以上症状、烟碱样表现，意识清；胆碱酯酶活力值50%～30%。

3.重度中毒：除以上症状外，患者出现无意识、昏迷；双肺广泛湿啰音，提示脑水肿合并肺水肿；心率加快，提示心动过速；呼吸频率缓慢，血氧饱和度正常，提示出现呼吸肌麻痹。胆碱酯酶活力值在30%以下。

［处理措施］

1.马上使用鼻导管或者面罩低浓度、低流速吸氧。

2. 开放静脉通道，做血及尿常规、急诊生化、肝肾功能、电解质、凝血功能、纸质版心电图等检查，做好相关术前准备，必要时呼吸机人工辅助。

3. 送入手术室，马上进行洗胃，用清水、2% 碳酸氢钠（敌百虫禁用）或者 1∶5000 的高锰酸钾（对硫磷中毒禁用）反复洗胃，直至洗净为止。由于毒物不易排净，留置胃管，术后定时反复洗胃。

4. 及时应用足量阿托品，$3 \sim 10mg$ 静脉注射，每 $10 \sim 30$ 分钟 1 次，尽快达到阿托品化（临床出现瞳孔较前扩大、口干、皮肤干燥、颜面潮红、肺湿啰音消失、心率加快等）。

5. 肌内注射解磷定 $6 \sim 8g$，连用 $3 \sim 5$ 天，3 天后减量应用。

6. 若脑水肿症状仍未缓解，则应用脱水剂和肾上腺糖皮质激素，肌肉震颤仍未改善则用苯巴比妥。

7. 治疗过程中注意营养支持与水、电解质的平衡，注意对症治疗，吸痰、护肝、激素，必要时血液灌流和透析。

若患者仍在现场，则进行上述第 1 步及继续监测生命体征后，马上送往就近医院进行上述所有步骤。

模拟情景 3

［分析］

1. 考虑患者为有机磷农药重度中毒。出现意识不清、昏迷等状态适合马上手术洗胃，清除体内毒物。

2. 需要尽早足量反复使用阿托品，减轻呕吐、流涎、多汗、二便失禁等毒蕈样表现，使用胆碱酯酶复活剂如碘解磷定解除肌肉震颤的烟碱样症状。若有脑水肿经治疗无效及时应用脱水剂和注射肾上腺素。

［处理措施］

1. 马上准备好人工呼吸机、除颤仪等机器。

2. 准备好可进行洗胃的手术室。

3. 将阿托品、碘解磷定等救急药物和注射剂及相关仪器准备妥当。

4. 准备好开放绿色通道和手术知情同意书等，患者及其家属到达，马上签字进行手术。

二、急性一氧化碳中毒病案

模拟情景 1

［分析］

1. 患者为年轻女性，洗澡时昏倒，浴室内煤气味明显，通气不良，有一氧化碳中毒的环境条件。因此，主要考虑患者是因洗澡时间长，浴室内一氧化碳浓度过高导致的一氧化碳中毒，但不排除其他原因引起的昏厥。

2. 患者年纪较轻，应结合既往史。若患者平素比较紧张，工作压力大，又正值月经期间，可考虑为反射性晕厥；若患者平素站立时头晕，平躺缓解，考虑为直立性低血压引起的昏厥；若患者平素有心脏、脑功能方面疾病，可考虑心源性、脑源性昏厥。

［处理措施］

1. 关闭患者家中的煤气灶，将其搬运到家中其他通风、空气清新处，平卧，头低脚高姿势，保证脑部供血。

2. 检查患者意识状态、瞳孔变化、肌力改变情况；监测患者的生命体征。若患者神志恢复，嘱患者呼吸新鲜空气；若患者血压较低、心率快，及时给予患者补液支持；给患者进行心电图检查以排除心源性疾病。

3. 若患者仍昏迷、呼吸停止，及时给患者开放气道，进行气管内插管，进行机械通气；同时密切监视患者意识状态及生命体征。

4. 积极进行高压氧治疗，促进体内一氧化碳清除。在 0.2 ～ 0.25MPa 下，给予患者吸氧 60 分钟。

5. 若上述措施治疗后，患者意识仍未恢复，则立刻将其运往医院行高级生命支持及完善各项检查。与此同时，积极预防治疗脑水肿，促进脑细胞恢复，进行脱水治疗。

（1）50% 葡萄糖溶液 50mL 静脉滴注。

（2）20% 甘露醇 1 ～ 2g/kg 静脉滴注，6 ～ 8 小时 1 次。

（3）症状缓解后减量或者呋塞米 20 ～ 40mg 静脉注射，8 ～ 12 小时 1 次。

6. 促进脑功能恢复：应用三磷酸腺苷、辅酶 A、维生素 C 等。地塞米松 10 ～ 20mg/d，疗程 3 ～ 5 天；抽搐者地西泮 10 ～ 20mg 静脉注射。

7. 若患者意识恢复，嘱其前往上级医院完善相关检查，针对病因治疗。

模拟情景 2

［分析］

1. 一氧化碳中毒程度临床分为 3 级。

（1）轻度中毒：COHb 浓度 10% ～ 30%，头晕，头痛，乏力，心悸或短暂晕厥。

（2）中度中毒：COHb 浓度 30% ～ 40%，面色潮红，多汗，烦躁，昏睡，口唇呈樱桃红色。

（3）重度中毒：COHb 浓度大于 40%，迅速进入昏迷状态，面色樱桃红色，并出现大汗淋漓、四肢厥冷、血压下降等休克表现。

2. 治疗原则：保持呼吸道通畅、氧疗和防治呼吸衰竭是治疗重点。应用高压氧治疗可促进一氧化碳清除，缩短病程，降低死亡率，预防迟发性脑病的发生。

3. 患者洗澡时昏倒，浴室内煤气味明显，明显通风不良。现场患者昏睡，气道分泌物增多，多汗，面色呈樱桃红，血压正常，心率加快，呼吸增快，血氧饱和度正常，可确定为急性一氧化碳中毒，应马上给予抢救处理。

［处理措施］

1. 紧急撤离中毒环境，关闭家中煤气灶，将患者转移至其他空气清新的地方，平卧。

2. 患者昏睡，及时给患者气管内插管，进行机械通气，同时密切观察患者意识状态及生命体征。

3. 积极氧疗，利用面罩吸氧，促进体内一氧化碳清除。

4. 积极预防和治疗脑水肿，促进脑细胞恢复，进行脱水治疗。

（1）50% 葡萄糖溶液 50mL 静脉滴注。

（2）20% 甘露醇 1 ～ 2g/kg 静脉滴注，6 ～ 8 小时 1 次。

（3）症状缓解后减量或者呋塞米 20 ～ 40mg 静脉注射；8 ～ 12 小时 1 次。

5. 促进脑功能恢复：应用三磷酸腺苷、辅酶 A、维生素 C 等。

6. 地塞米松：10 ～ 20mg/d，疗程 3 ～ 5 天。

7. 抽搐者予地西泮 10 ～ 20mg 静脉注射。

8. 紧急将患者转移至上级医院进行高级生命支持，以及完善相关检查。

模拟情景 3

［分析］患者生命体征平稳。出现头晕、呕吐，为颅内高压的表现，考虑患者出现脑细胞损伤等病变，应紧急处理；患者四肢间中抽搐，为神经系统损伤可能，应给予药物治疗。

［处理措施］

1. 完善患者神经系统检查，如头颅 CT，以了解患者神经系统及脑细胞损伤情况。

2. 给予患者 50% 葡萄糖溶液 50mL 静脉滴注；呋塞米 20 ～ 40mg 静脉注射，8 ～ 12 小时 1 次，为脱水治疗；同时给予患者促进脑功能恢复的药物，如三磷酸腺苷、辅酶 A、维生素 C 等。

3. 予患者地西泮 10 ～ 20mg 静脉注射，以防止抽搐。

4. 若患者脑水肿损伤严重，保守治疗无效，则考虑手术治疗。

（周红　曾瑞峰）

第六篇　综合性中医院应对公共突发事件应急预案

第十八章　概　述 ▷▷▷▷

任务来源

《综合性中医院应对公共卫生突发事件应急预案》(简称《预案》)是根据评估分析或经验,对综合性中医院潜在的或可能发生的突发危机类别和影响程度而事先制定的应急处置方案。从文种性质来讲,它属于工作计划的一类,但具有方案的专一性、专业性、周密性、时限集中性等要求,属于应用写作研究的范畴。本《预案》适用于所有综合性中医院面对突发事件如自然灾害、重特大事故、环境公害及人为破坏的应急管理、指挥、救援计划等。它一般应建立在综合防灾规划上,形成统一指挥、运转高效、保障有力的突发公共卫生事件中医药应急体系。其几大重要子系统为完善的应急组织管理指挥系统;强有力的应急工程救援保障体系;综合协调、应对自如的相互支持系统;充分备灾的保障供应体系;体现中医药特色和优势综合救援的应急队伍等。目前尚无综合性中医院应对公共突发事件应急预案的国家标准、行业标准和地方标准。本《预案》是根据我国综合性中医院的实际情况,结合法律、法规、规章需求制定,以健全中医医疗机构与其他医疗卫生机构协同作战机制、加强医院管理及保障医疗安全为前题,为综合性中医院应对公共突发事件危机处理而设立依据。

编制背景、目的和意义

1. 编制背景　根据国家标准化管理委员会办公室《社会管理和公共服务标准化工作联席会议办公室关于下达第一批社会管理和公共服务综合标准化试点项目的通知》(标委办服务【2014】84 号)和国家标准化管理委员会联合二十五家部委发布的《关

于印发〈社会管理和公共服务综合标准化试点细则（试行）的通知〉》（国标委服务联〔2013〕61号）文件精神，结合广东省中医院实际，经院内外专家论证，拟定广东省中医院作为综合性中医院公共服务标准化试点实施方案。

作为基础性行业标准，《综合性中医院应对公共突发事件应急预案》有着特殊性和不可替代的重要作用，鉴于此，特别将其编制思路、基本内容进行解读和释义，以期帮助综合性中医院对其有更加深刻的理解，为行业标准的宣贯工作提供帮助。

2. 目的和意义　综合性中医院也是应对公共突发卫生事件的关键机构。原卫生部副部长、国家中医药管理局局长王国强在全国中医药应急工作会议讲话中要求，从保持发挥中医药特色优势入手，努力提高中医药应急工作能力。有效的工作机制能够为中医药应急工作提供强有力的组织保障，中医药的早期介入能够进一步提升应急救治效果，临床医疗、科研相结合的模式能够进一步提高中医药防治水平，在新发、突发传染性疾病等公共卫生事件应急救治方案中加入中医药内容能够进一步提高中医药应急工作的主动性。因此，根据综合性中医院突发公共卫生事件的形势变化和实施中发现的问题及时制定职责范围内的危机处理预案势在必行，并且可以解决各家综合性中医院由于编制"预案"或"流程"的技术口径不一致的问题。

编制思路和原则

1. 编制思路　虽然我国综合性中医院医教处和急诊科均编写制定了对能演变成大灾难事故的突发公共卫生事件的应急计划即预案或流程，但这些"预案"文件内容没有根据形势情况变化和实施中发现的问题及时更新、修订和补充，书写质量粗糙，与中医院实际情况脱节，医护人员对"预案"的知晓度低，遇到突发公共卫生事件时无法参照"预案"进行处置。由于目前国内外尚缺乏综合性中医院应对突发公共卫生事件指导性强的规范化处置指南，实际工作中存在对应急救援可能导致的严重危害情况评估不足及缺乏统一的处理预案与流程等问题，从而影响应急救援迅速、高效、有序地开展。本次将按照中医药标准化文件制定要求，结合基础调研、文献研究等循证医学的方法，将我国现有的综合性中医院及广东省中医院各分院急诊科已有的各种"公共突发事件应急预案"文件进行整理，编制并优化《综合性中医院突发公共卫生事件应急预案》，并预先在广东省内发布、宣传和应用推广。

2. 编制原则

（1）"预案"编制必须严格遵守《中华人民共和国突发事件应对法》《中华人民共和国传染病防治法》《中华人民共和国食品卫生法》《中华人民共和国执业医师法》及国务院《突发公共卫生事件应急条例》等国家有关安全生产的法律、法规、标准、规程和相关技术规范。

（2）必须坚持"安全第一、预防为主"的方针，积极推广使用标准化管理手段，不断提高突发公共卫生事件危机处理的管理水平。

（3）各综合性中医院在突发公共卫生事件发生时，必须严格按照"预案"的基本原则启动应急响应或终止响应，组织协调现场救援等工作。

（周红　黄桃）

第十九章　综合性中医院应对突发公共卫生事件总体应急预案　▷▷▷▷

总　则

1.编制目的　为确保新发或重大传染病疫情、群体性不明原因疾病、动物疫情、食品安全和职业危害及其他严重影响公众健康和生命安全的突发公共事件（以下简称突发公共事件）发生后，能指导综合性中医院迅速、高效、有序地开展各类突发公共事件医疗救治应急工作，为在医疗救治过程中充分发挥中医药特色优势，最大限度地减少突发公共事件所致人员伤亡和健康危害，保障人民群众身体健康和生命安全，维护社会稳定，制定本预案。

2.编制依据　根据《中华人民共和国突发事件应对法》《中华人民共和国传染病防治法》《中华人民共和国食品卫生法》《中华人民共和国职业病防治法》《中华人民共和国放射性污染防治法》《中华人民共和国安全生产法》《中华人民共和国执业医师法》，国务院《突发公共卫生事件应急条例》《医疗机构管理条例》《国家突发公共事件总体应急预案》《国家突发公共事件医疗卫生救援应急预案》《卫生部 国家中医药管理局关于在卫生应急工作中充分发挥中医药作用的通知》（国中医药发〔2009〕11号），以及《广东省突发公共事件总体应急预案》等有关法律法规及指导性文件而制定。

3.适用范围　本预案适用于综合性中医院应对突然发生，造成或者可能造成社会公众身心健康严重损害的重大传染病、群体性不明原因疾病、重大食物和职业中毒及因自然灾害、事故灾难或社会安全等事件引起的严重影响公众身心健康的公共事件的医疗救治应急工作。

4.工作原则

（1）预防为主，常备不懈：提高医院对突发公共卫生事件的防范意识，落实各项防范措施，做好人员、技术、物资和设备的应急储备工作。对各类可能引发突发公共卫生事件的情况要及时进行分析、预警，做到早发现、早报告、早处理。

（2）统一领导，各负其责：在各级政府相关部门的统一领导下，按照预案的有关规定，医院各相关部门在各自的职责范围内做好突发公共事件应急处理的有关工作。

（3）突出特色，发挥优势：在突发公共事件医疗救治过程中，中西结合，积极应用中医药技术和方法，充分发挥中医药特色和优势。

（4）依法规范，科学应对：各级中医医院完善突发公共事件应急体系，建立健全系统、规范的突发公共事件应急处理工作制度。充分尊重和依靠科学，对突发公共事件和可能发生的公共事件做出快速反应，及时、有效开展监测、报告和处理工作。

5. 突发公共卫生事件定义及事件分级

（1）定义：突发公共卫生事件是指突然发生，造成或可能造成社会公众健康严重损害的重大传染病疫情、群体性不明原因疾病，重大食物和职业中毒及其他严重影响公众健康的事件。

（2）事件分级：根据突发公共卫生事件性质、危害程度、涉及范围，突发公共卫生事件划分为特别重大（Ⅰ级）、重大（Ⅱ级）、较大（Ⅲ级）和一般（Ⅳ级）4 级。

1）下列情形之一的为特别重大突发公共卫生事件（Ⅰ级）。

①一次事件出现伤亡 100 人以上人员伤亡，且危重人员多，或者核事故和突发放射事件、化学品泄漏事故导致大量人员伤亡，事件发生地省级人民政府或有关部门请求国家在医疗卫生救援工作上给予支持的突发公共事件。

②跨省（区、市）的有特别严重人员伤亡的突发公共事件。

③国务院及其有关部门确定的其他需要开展医疗卫生救援工作的特别重大突发公共事件。

2）有下列情形之一的为重大突发公共卫生事件（Ⅱ级）。

①一次事件出现伤亡 50 人以上、99 人以下，其中，死亡和危重病例超过 5 例的突发公共事件。

②跨市（地）的有严重人员伤亡的突发公共事件。

③省级人民政府及其有关部门确定的其他需要开展医疗卫生救援工作的重大突发公共事件。

3）有下列情形之一的为较大突发公共卫生事件（Ⅲ级）。

①一次事件出现伤亡 30 人以上、49 人以下，其中，死亡和危重病例超过 3 例的突发公共事件。

②市（地）级人民政府及其有关部门确定的其他需要开展医疗卫生救援工作的较大突发公共事件。

4）有下列情形之一的为一般突发公共卫生事件（Ⅳ级）。

①一次事件出现伤亡 10 人以上、29 人以下，其中，死亡和危重病例超过 1 例的突发公共事件。

②县级人民政府及其有关部门确定的其他需要开展医疗卫生救援工作的一般突发公共事件。

应急救援体系

1. 领导小组

组长：医院院长、党委书记。

成员：医院各副院长、党委副书记等院级领导、各职能部门负责人。

职责：①负责指挥突发公共事件卫生救援全面工作。②负责管理、协调及调动各救援小组成员。③负责制定相关救援预案，落实包含中医药的救援措施，保障医疗安全。④负责突发公共事件救援物资、药品及器械储备和供应。⑤负责维持院内秩序和保卫工作。

2. 救治专家组

组长：主管医疗院长。

成员：各类医疗技术专家、急诊科主任、重症病专家及有中医药背景的各专科专家。

职责：①负责全院医疗救治工作的技术指导，疑似病人的诊断，疑难危重病人的会诊及治疗方案的确定，中医药预防及防治工作方案的论证。②负责突发公共事件的确定、评估和审查救援方案。③负责指导突发公共事件病例的诊治和护理。

3. 医疗救治指挥组

组长：主管医疗院长。

副组长：医务部门负责人。

成员：医务、护理、药学等部门负责人及指定人员。

职责：负责医疗救治工作的组织实施、疫情监控与报告、各项管理制度的制定和监督落实、组织疑难病例的会诊及转诊、组建医疗救治队伍、人员培训等。

4. 医疗救援队

队长：由主管医疗院长指定的有关专家担任。

成员：传染病、急诊、重症医学、内科、外科、儿科、骨伤、麻醉、感染等具有中医药相关专业临床医护人员。突发性传染病发生时原则上医院应建立不少于2支的医疗救治梯队。

职责：①负责伤病员的诊断、治疗、护理及医学观察。②负责制定危重病员的中西医诊疗方案，组织会诊，决定转诊等。③负责伤病员的转运工作。任何科室、医务人员不得拒绝因突发公共事件所致伤员的救治。

5. 院感防控组

组长：主管医疗院长。

副组长：医院感染管理部门负责人。

成员：医院感染管理、护理、后勤保障等部门负责人及指定人员。

职责：负责有关疫情监控、消毒隔离技术指导及实施，配合开展流行病学调查等。

6. 后勤保障组

组长：主管后勤院长。

副组长：后勤保障部门负责人。

成员：总务、器械、药学、保卫、财务、工会等部门负责人及指定人员。

职责：负责后勤物资（被服、防护品、设备等）、药品、医疗器械的筹措、调集、维修；隔离区域的维护、安全保卫、人员出入管理；伙食、生活用品的保障供给等；保证水、暖、电、气供应及通讯畅通。

7. 宣传信息组

组长：党委副书记。

副组长：党院部门负责人。

成员：党院办、团委、宣传、信息等部门负责人及指定人员。

职责：负责宣传动员和新闻报道、指示标牌的设立、医院情况的公示、医院信息的收集与整理等。

8. 科学研究组

组长：主管科研院长。

副组长：科研部门负责人。

成员：科研部门人员、临床专家等。

职责：负责中医药临床研究方案的设计、论证、组织实施等。

应急反应和终止

1. 分级响应 根据医疗卫生救援的事件级别，启动相应级别的突发公共事件医疗救援应急响应；上级医疗卫生救援应急预案启动，医院《突发公共事件医疗卫生救援应急预案》自然启动。突发公共事件医疗卫生救援应急预案启动后，医疗卫生救援领导小组及装备等必须在规定时间内集结到位。

（1）医疗卫生救援特别重大事件（Ⅰ级）的响应：医院接到医疗卫生救援特别重大事件的指示、通报或报告后，立即启动医疗卫生应急救援领导小组工作，在上级卫生行政部门或其医疗卫生救援领导小组的统一领导和指挥下，迅速组织应急医疗卫生救援队伍和相关人员到达现场开展救治，分析事件发展趋势，综合评估伤病员救治情况，提出应急处理工作建议，及时向卫生行政部门医疗卫生救援领导小组报告有关处理情况。

（2）医疗卫生救援重大事件（Ⅱ级）的响应：医院接到医疗卫生救援重大事件的指示、通报或报告后，立即启动医疗卫生应急救援领导小组工作，在上级卫生行政部门或其医疗卫生救援领导小组的统一领导和指挥下，迅速组织应急医疗卫生救援队伍和相关人员到达现场开展医治，分析事件发展趋势，综合评估伤病员救治情况，提出应急处理工作建议，及时向卫生行政部门医疗卫生救援领导小组报告有关处理情况。

（3）医疗卫生救援较大事件（Ⅲ级）的响应：医院接到医疗卫生救援较大事件的指示、通报或报告后，立即启动医疗卫生应急救援领导小组工作，迅速组织应急医疗卫生救援队伍和相关人员到达现场开展医疗救治并组织专家对伤病员及救治情况进行综合评估，提出应急处理工作建议，及时向突发公共事件应急指挥部报告有关处理情况；根据应急医疗卫生救援的需要请求卫生行政部门提供技术和专家队伍支援。

（4）医疗卫生一般事件（Ⅳ级）的响应：医院接到医疗卫生救援指示、通报或报告后，应立即启动医疗卫生应急救援领导小组工作，迅速组织应急医疗卫生救援队伍和相关人员到达现场开展医疗救治、调查确认等现场处理和评估工作，及时向突发公共事件应急指挥部报告有关处理情况；根据应急医疗卫生救援的需要请求卫生行政部门提供技术和专家队伍支援。

2. 救援及指挥 突发公共事件医疗救援队接到命令后要及时赶赴现场，全力开展医疗卫生救援工作并接受其统一指挥和调遣。根据分级响应原则，突发公共事件医疗卫生应急救援队的负责人要赶赴救援现场指挥，减少环节，提高效率，正确及时处理。医疗救援人员要明确责任、各司其职，注重自我保护和安全。

（1）现场救援：到达现场的医疗救援队要迅速将伤员转送出危险区，本着"先救命后治伤、先救重后救轻"的原则开展工作。按照国际统一的标准对伤病员进行检查伤分类，分别用蓝、黄、红、黑4种颜色对轻、重、危重伤员和死亡人员做出标志（分类标记用塑料材料制成腕带），扣系在伤病员的手腕或脚踝部位，并将救护救治的伤病员的情况、注意事项等填写在伤病员情况登记表上，以便后续救治辨认或采取相应的措施。

（2）转送伤员：当现场环境处于危险或在伤病员情况允许时，要尽快将伤员转送并做好以下工作。

1）对已经检查分类待送的伤病员进行复检。对有活动性大出血或转运途中有生命危险的急危重症病人，应就地先予抢救、治疗，做必要的处理后再进行监护下转运。

2）认真填写转运卡，以便提交接纳的医疗机构，并报现场医疗卫生救援指挥部汇总。

3）在转运中，医护人员必须在医疗仓内密切观察伤病员病情变化并确保治疗持续进行。

4）在转运的过程中要科学搬运，避免造成二次损伤。

5）合理分流伤病员或按现场医疗卫生救援指挥部指定的地点转送。

3. 报告与发布 发生突发公共卫生事件时，应按照有关规定上报当地卫生健康委员会、中医药行政管理部门。发生特别重大突发公共事件时，在报告当地卫生健康委员会、中医药行政管理部门的同时，要及时报告国家中医药管理局，最迟不得超过4小时。应急处置过程中，要及时续报有关情况。

4. 应急响应终止 突发公共事件现场医疗卫生救援工作完成，伤病员在医疗机构得到救治，经本级人民政府或同级突发公共事件应急指挥部批准，或同级卫生行政部门批准，应急领导小组可宣布医疗卫生救援应急响应终止并向同级卫生行政部门报告终止信息。

应急保障

医院应当遵循"平战结合、常备不懈"的原则加强突发公共事件医疗卫生救援和队伍的建设，组织对医疗卫生救援应急队伍的培训，储备救援物资并与相关部门密切配合，保证突发公共事件医疗卫生救援工作的顺利开展。

1. 物质储备 医院应建立突发公共卫生事件医疗救治的物资、药品（包括中成药、中药饮片、西药）、设备设施等的储备保障机制。发生突发公共卫生事件时，应根据医疗救治工作需要调用。应急储备物资使用后要及时补充。

2. 运输保障　要保证紧急情况下应急交通工具的优先安排、优先调度、优先放行，确保运输安全畅通；要依法建立紧急情况社会交通运输工具的征用程序，确保抢险救灾物资和人员能够及时、安全送达。根据应急处置需要，对现场及相关科室和部门开设应急救援"绿色通道"，保证应急救援工作的顺利开展。

监督管理

1. 救援评价　医疗卫生救援终止后要对医疗卫生救援过程和结果进行总结、评价，写出书面总结报告，通过总结和科学评估提出医疗卫生救援工作的改进意见和建议。

2. 预案演练　医院要采取定期和不定期相结合的形式，组织开展突发公共卫生事件的应急演练，每年不少于 2 次，并有详细记录。

3 责任与奖惩

（1）突发公共事件医疗卫生救援工作实行责任制和责任追究制。

（2）医院对突发公共事件医疗卫生救援工作作出贡献的先进科室和先进个人给予表彰。

（3）对失职、渎职的有关责任人，要根据有关规定严肃追究责任，构成犯罪的，移交公安机关，依法追究刑事责任。

预案管理

预案制定与更新：医院根据实际情况，依据预案制定医院突发公共卫生事件医疗救治应急预案，并根据突发公共卫生事件的变化和实施过程中发现的问题及时进行更新、修订和补充。

应急预案工作流程

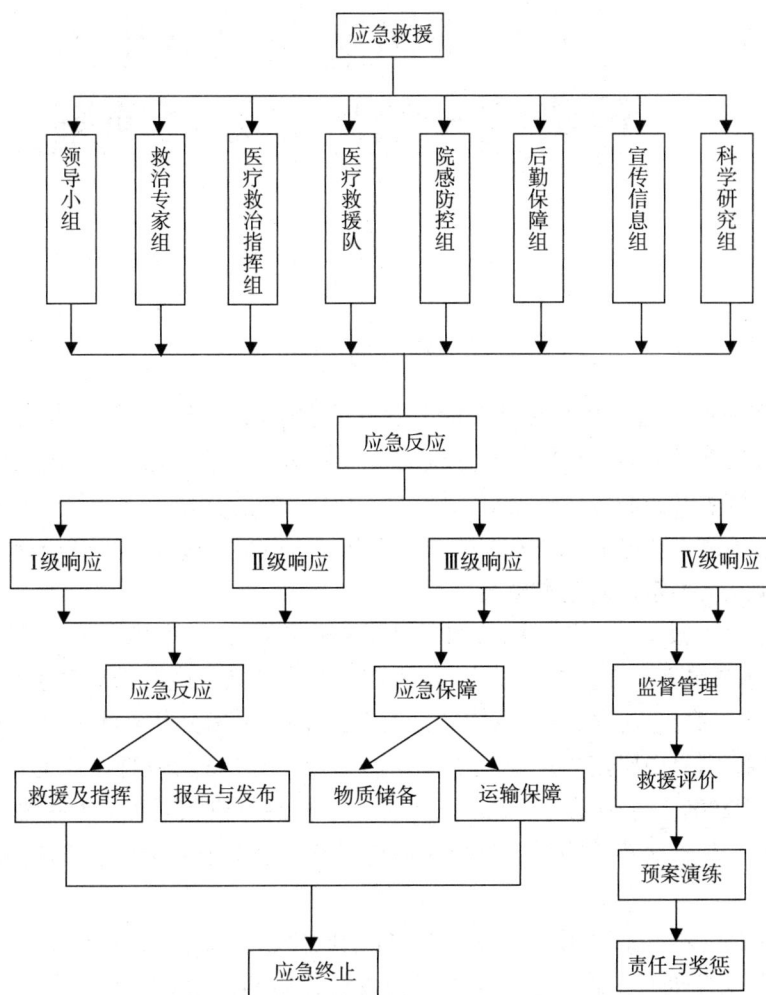

```
                          ┌──────────┐
                          │ 应急救援  │
                          └──────────┘
     ┌──────┬──────┬──────┬──────┬──────┬──────┬──────┐
  ┌────┐ ┌────┐ ┌────┐ ┌────┐ ┌────┐ ┌────┐ ┌────┐ ┌────┐
  │领导│ │救治│ │医疗│ │医疗│ │院感│ │后勤│ │宣传│ │科学│
  │小组│ │专家│ │救治│ │救援│ │防控│ │保障│ │信息│ │研究│
  │    │ │组  │ │指挥│ │队  │ │组  │ │组  │ │组  │ │组  │
  │    │ │    │ │组  │ │    │ │    │ │    │ │    │ │    │
  └────┘ └────┘ └────┘ └────┘ └────┘ └────┘ └────┘ └────┘
```

```
                          ┌──────────┐
                          │ 应急反应  │
                          └──────────┘
        ┌───────────┬───────────┬───────────┐
   ┌────────┐ ┌────────┐ ┌────────┐ ┌────────┐
   │ I级响应 │ │ II级响应│ │ III级响应│ │ IV级响应│
   └────────┘ └────────┘ └────────┘ └────────┘
```

```
        ┌──────────┐          ┌──────────┐      ┌──────────┐
        │ 应急反应  │          │ 应急保障  │      │ 监督管理  │
        └──────────┘          └──────────┘      └──────────┘
      ┌──────┬──────┐      ┌──────┬──────┐           │
  ┌──────┐ ┌──────┐  ┌──────┐ ┌──────┐      ┌──────────┐
  │救援及│ │报告与│  │物质  │ │运输  │      │ 救援评价  │
  │指挥  │ │发布  │  │储备  │ │保障  │      └──────────┘
  └──────┘ └──────┘  └──────┘ └──────┘           │
                                            ┌──────────┐
             ┌──────────┐                   │ 预案演练  │
             │ 应急终止  │                   └──────────┘
             └──────────┘                        │
                                            ┌──────────┐
                                            │ 责任与奖惩│
                                            └──────────┘
```

（周红　黄桃）

第二十章　综合性中医院新发或重大传染病疫情应急处理预案 ▷▷▷▷

总　则

1. 编制目的　为确保新发或重大传染病疫情发生后，指导综合性中医院迅速、高效、有序地开展新发或重大传染病医疗救治应急工作，规范新发或重大传染病发生后的报告、诊治、调查和控制等应急处置措施，为在医疗救治过程中充分发挥中医药特色优势，最大限度地减少传染病疫情所致人员伤亡和健康危害，保障人民群众身体健康和生命安全，维护社会稳定，制定本预案。

2. 编制依据　根据《中华人民共和国突发事件应对法》《中华人民共和国传染病防治法》《中华人民共和国执业医师法》，国务院《突发公共卫生事件应急条例》《医疗机构管理条例》《国家突发公共事件总体应急预案》《国家突发公共事件医疗卫生救援应急预案》《卫生部 国家中医药管理局关于在卫生应急工作中充分发挥中医药作用的通知》（国中医药发〔2009〕11 号），《广东省突发公共事件总体应急预案》等有关法律、法规及指导性文件，以及《广东省综合性中医院应对突发公共卫生事件总体应急救援预案》而制定。

3. 适用范围　本预案适用于造成或者可能造成社会公众身心健康严重损害的突发性传染病事件的应急处置工作。本预案所指突发性传染病是指某种传染病在短时间内发生、波及范围广泛，出现大量的病人或死亡病例，发病率远远超过常年发病率水平的情况，包括以下情况：①发生霍乱、鼠疫疫情及暴发疫情。②乙类、丙类传染病暴发或多例死亡。③发生罕见或已消灭的传染病。④发生新发传染病的疑似病例。⑤可能造成严重影响公众健康和社会稳定的传染病疫情，以及上级卫生行政部门临时规定的疫情。

4. 工作原则　统一领导，分级管理。快速反应，高效运转。预防为主，群防群控。

5. 新发或重大传染病定义及事件分级

（1）新发或重大传染病定义

1）新发传染病：是指近 30 年来由新发现的新种或新型病原微生物引起的传染病。新发传染病至今达 40 余种，而且其病原微生物种类复杂，有病毒、细菌、立克次体、衣原体、螺旋体及寄生虫等。由于人类对新发传染病缺乏认识，还没有掌握其防治方法，又无天然免疫力，故其常对人身体健康造成严重危害，同时会给社会经济带来极大损失。

2）重大传染病疫情：是指某种传染病在短时间内发生，波及范围广泛，出现大量的病人或死亡病例。其发病率远远超过常年的发病水平。

（2）传染病分类：依据《中华人民共和国传染病防治法》，传染病分为甲类、乙类和丙类。

1）甲类传染病：鼠疫、霍乱。

2）乙类传染病：新型冠状病毒感染的肺炎、传染性非典型肺炎、艾滋病、病毒性肝炎、脊髓灰质炎、人感染高致病性禽流感、麻疹、流行性出血热、狂犬病、流行性乙型脑炎、登革热、炭疽、细菌性和阿米巴性痢疾、肺结核、伤寒和副伤寒、流行性脑脊髓膜炎、百日咳、白喉、新生儿破伤风、猩红热、布鲁氏菌病、淋病、梅毒、钩端螺旋体病、血吸虫病、疟疾。

3）丙类传染病：流行性感冒、流行性腮腺炎、风疹、急性出血性结膜炎、麻风病、流行性和地方性斑疹伤寒、黑热病、包虫病、丝虫病，除霍乱、细菌性和阿米巴性痢疾、伤寒和副伤寒以外的感染性腹泻病。

上述规定以外的其他传染病，根据其暴发、流行情况和危害程度，需要列入乙类、丙类传染病的，由国务院卫生行政部门决定并予以公布。

（3）传染病疫情分级：根据突发性传染病疫情的性质、危害程度、涉及范围，划分为特别重大（Ⅰ级）、重大（Ⅱ级）、较大（Ⅲ级）、一般（Ⅳ级）。

1）有下列情形之一的为特别重大突发性传染病疫情（Ⅰ级）。

①肺鼠疫、肺炭疽在大、中城市发生并有扩散趋势，或肺鼠疫、肺炭疽疫情波及2个以上的省份，并有进一步扩散趋势。

②发生传染性非典型肺炎、人感染高致病性禽流感病例，并有扩散趋势。

③发生新传染病或我国尚未发现的传染病发生或传入，并有扩散趋势，或发现我国已消灭的传染病重新流行。

④周边及与我国通航的国家和地区发生特大传染病疫情，并出现输入性病例，严重危及我国公共卫生安全的事件。

⑤发生烈性病菌株、毒株、致病因子等丢失事件。

⑥国务院卫生行政部门认定的其他特别重大突发性传染病疫情。

2）有下列情形之一的为重大突发性传染病疫情（Ⅱ级）。

①在一个县（市）行政区域内，一个平均潜伏期内（6天）发生5例以上肺鼠疫、肺炭疽病例，或者相关联的疫情波及2个以上的县（市）。

②发生传染性非典型肺炎、人感染高致病性禽流感疑似病例。

③腺鼠疫发生流行，在一个市（地）行政区域内，一个平均潜伏期内多点连续发病20例以上，或流行范围波及2个以上市（地）。

④霍乱在一个市（地）行政区域内流行，1周内发病30例以上，或波及2个以上市（地），有扩散趋势。

⑤乙类、丙类传染病波及2个以上县（市），1周内发病水平超过前5年同期平均发病水平2倍以上。

⑥我国尚未发现的传染病发生或传入，尚未造成扩散。

⑦省级以上人民政府卫生行政部门认定的其他重大突发性传染病疫情。

3）有下列情形之一的为较大突发性传染病疫情（Ⅲ级）。

①发生肺鼠疫、肺炭疽病例，一个平均潜伏期内病例数未超过5例，流行范围在一个县（市）行政区域以内。

②腺鼠疫发生流行，在一个县（市）行政区域内，一个平均潜伏期内连续发病10例以上，或波及2个以上县（市）。

③霍乱在一个县（市）行政区域内发生，1周内发病10～29例，或波及2个以上县（市），或市（地）级以上城市的市区首次发生。

④1周内在一个县（市）行政区域内，乙、丙类传染病发病水平超过前5年同期平均发病水平1倍以上。

⑤市（地）级以上人民政府卫生行政部门认定的其他较大突发性传染病疫情。

4）有下列情形之一的为一般突发性传染病疫情（Ⅳ级）。

①腺鼠疫在一个县（市）行政区域内发生，一个平均潜伏期内病例数未超过10例。

②霍乱在一个县（市）行政区域内发生，1周内发病9例以下。

③县级以上人民政府卫生行政部门认定的其他一般突发性传染病疫情。

应急救援体系

1. 领导小组

组长：医院院长、党委书记。

成员：医院各副院长、党委副书记等院级领导，各职能部门负责人。

职责：①负责对新发或重大传染病事件的统一领导、统一指挥，做出处置突发性传染病事件的重大决策。②负责统一协调医院中医药资源。③负责制定中医药救援预案，落实救援措施，保障医疗安全。④负责新发或重大传染病救援物资、药品及器械储备和供应。⑤负责维持院内秩序和保卫工作。

2. 救治专家组

组长：主管医疗院长。

成员：传染病专家、急诊科主任、重症病专家及有中医药专业背景的各专科专家。

职责：①负责全院传染病医疗救治工作的技术指导，疑似病人的诊断，疑难危重病人的会诊及中西医治疗方案的确定，中医药预防及防治工作方案的论证。②负责传染病疫情的确定、评估和审查救援方案。③负责指导新发或重大传染病病例的中医药诊治和护理。

3. 医疗救治指挥组

组长：主管医疗院长。

副组长：医务部门负责人。

成员：医务、护理、药学等部门负责人及指定人员。

职责：负责新发或重大传染病医疗救治工作的组织实施、疫情监控与报告、各项管理制度的制定和监督落实、组织疑难病例的会诊及转诊、组建新发或重大传染病医疗救治队伍、人员培训等。

4. 医疗救援队

队长：由主管医疗院长指定的有关专家担任。

成员：传染病、急诊、重症医学、内科、外科、儿科、骨伤、麻醉、感染等具有中医药相关专业临床医护人员。突发性传染病发生时原则上医院应建立不少于 2 支的医疗救治梯队。

职责：①负责传染病病员的诊断、治疗、护理及医学观察。②负责制定传染病危重病员的中西医诊疗方案，组织会诊，决定转诊等。负责传染病病员的转运工作。任何科室、医务人员不得拒绝因新发或重大传染病所致病员的救治。

5. 院感防控组

组长：主管医疗院长。

副组长：医院感染管理部门负责人。

成员：医院感染管理、护理、后勤保障等部门负责人及指定人员。

职责：负责有关疫情监控、消毒隔离技术指导及实施、配合开展流行病学调查等。

6. 后勤保障组

组长：主管后勤院长。

副组长：后勤保障部门。

成员：总务、器械、药学、保卫、财务、工会等部门负责人及指定人员。

职责：负责后勤物资（被服、防护品、设备等）、药品、医疗器械的筹措、调集、维修；隔离区域的维护、安全保卫、人员出入管理；伙食、生活用品的保障供给等；保证水、暖、电、气供应及通讯畅通。

7. 宣传信息组

组长：党委副书记。

副组长：党院部门负责人。

成员：党院办、团委、宣传、信息等部门负责人及指定人员。

职责：负责宣传动员和新闻报道、指示标牌的设立、医院情况的公示、医院信息的收集与整理等。

8. 科学研究组

组长：主管科研院长。

副组长：科研部门负责人。

成员：科研部门人员、临床专家等。

职责：负责临床研究方案的设计、论证、组织实施等。

传染病疫情的监测、预警与报告

1. 监测

（1）监测机构：监测由医教处牵头，联合院感办等其他部门。重点科室对高暴露人群、急性呼吸道感染病例，特别是住院的呼吸感染病例开展监测工作，做到早发现、早报告、早隔离、早治疗。

（2）监测内容：按照国家统一规定和要求，结合实际，建立由临床科室、门诊、后勤等组成的监测网络，积极开展新发突发传染病的监测，及时进行资料的收集汇总、科学分析和综合评估，早期发现新发突发传染病的苗头。

在现有监测的基础上，根据需要可以扩大监测的内容和方式，如缺勤报告监测、电话咨询监测、症状监测等，以互相印证，提高监测的敏感性。

医院医务人员接诊新发突发传染病患者，要询问患者流行病学史，遇到具有相似临床症状，并在发病时间、地点、人群上有关联性的要及时报告。

发生疫情时，应根据流行病学调查和日常监测资料，适当扩大监测人群范围和采集标本的数量。根据疫情实际情况，划定疫点、疫区范围，必要时报省（市）政府对疫区实施管制。

2. 预警　医院应急领导小组根据监测机构报告的新发突发传染病监测信息，按照事件分级标准和专家咨询委员会的建议，及时决定相应级别的预警，并上报卫生行政主管部门。

预警变更与解除由领导小组根据新发突发传染病事件的发展变化动态，在参考专家咨询委员会评估意见基础上执行。

3. 报告

（1）责任报告人：医疗卫生人员为群体性不明原因疾病事件的责任报告人。医务人员发现传染病疫情和确诊病例时，须按照《中华人民共和国传染病防治法》《突发公共卫生事件应急条例》和《突发公共卫生事件与传染病疫情监测信息报告管理办法》的有关规定进行报告。

（2）义务报告人：除责任报告人外的任何本单位人员均有义务向应急小组报告相关信息。

（3）报告时限和程序

1）医务人员接诊具有相似临床症状的新发或重大传染病患者时要及时报告保健办，保健办核实后向应急领导小组报告，应急领导小组应在2小时内以电话或传真等方式向属地卫生行政部门疾控中心报告，同时进行网络直报。报告的内容包括疫情发生的单位、时间、地点、受威胁人数、发病人数、死亡人数、年龄、性别和职业、发病的可能原因、采取的应急措施、现状和趋势、报告人的联系电话等。

2）疾病预防控制机构接到报告后，应进行初步调查核实，并在2小时内向卫生行政部门和上级疾病预防控制机构报告。

3）卫生行政部门接到报告后，应立即组织相应级别的专家组成员进行现场调查确认，并在2小时内向本级人民政府报告和向上级卫生行政部门报告，同时进行网络直报。

（4）报告内容：包括事件名称、事件类别、发生时间、发生地点、涉及的地域范围、人数、主要症状与体征、可能的原因、已经采取的措施、事件的发展趋势、下步工作计划等，并按事件发生、发展和控制的过程，收集相关信息，做好初次报告、进程报告、结案报告。

应急响应和终止

1. 应急响应的原则　新发或重大传染病应急处理要采取边调查、边处理、边核实的方式，有效控制疫情发展。未发生新发或重大传染病的地方，采取必要的预防控制措施。同时，服从政府行政管理部门的统一指挥，支援新发或重大传染病疫情发生地的应急处理工作。

2. 应急响应程序

（1）甲类传染病的应急响应程序：甲类传染病是指鼠疫、霍乱。对乙类传染病中传染性非典型肺炎、炭疽中的肺炭疽和人感染高致病性禽流感，采取甲类传染病的预防、控制措施，其他乙类传染病和突发原因不明的传染病需要采取甲类传染病的预防、控制措施的由国务院卫生行政部门及时报经国务院批准后予以公布、实施。

接诊甲类传染病患者后，应急领导小组统一指导，临床科室对病人、病原携带者予以隔离治疗，隔离期限根据医学检查结果确定。对疑似病人，确诊前在指定场所单独隔离治疗；对院内的病人、病原携带者、疑似病人的密切接触者，在指定场所进行医学观察和采取其他必要的预防措施。拒绝隔离治疗或者隔离期未满擅自脱离隔离治疗的，可以由公安机关协助采取强制隔离治疗措施。书写的病例记录及其他有关资料应妥善保管。按照卫生行政部门要求，不符合本院救治的患者，应当将患者及其病例记录复印件一并转至指定的具备相应救治能力的医疗机构。具体办法由国务院卫生行政部门规定。

（2）乙类或者丙类传染病的应急响应程序：应急领导小组统一指导，临床科室应当根据病情采取必要的治疗和控制传播措施。医疗救治组和院感防控组负责联络和组织相关部门对医院内被传染病病原体污染的场所、物品及医疗废物，依照法律、法规的规定实施无害化处置。书写的病例记录及其他有关资料应妥善保管。不具备相应救治能力的科室，应当将患者及其病例记录复印件一并转至具备相应救治能力的科室或其他医疗机构。具体办法由国务院卫生行政部门规定。

3. 应急处理人员的安全防护　要确保参与应急处理人员的安全。针对不同的突发性传染病，特别是一些重大突发性传染病，应急处理人员还应采取特殊的防护措施。

4. 应急响应的终止　突发性传染病疫情应急响应的终止需符合以下条件：突发性传染病时间隐患或相关危险因素消除，经过一段时间后无新的病例出现。特别重大突发性传染病事件由市（区）卫生行政部门组织有关专家进行分析讨论，向市人民政府提出预案终止建议，经市政府批准后终止预案，解除疫情，转入常规治疗。

疫情解除后，医教处负责及时总结疫情和调查处理情况，按规定进行报告。

突发性传染病疫情的综合救治措施

坚持政府领导，部门配合，积极救治病人，降低死亡率，严格控制传染源，切断传播途径，防止疫情扩散，减少发病人数的原则。

1. 医疗救治原则

（1）做好收治的准备工作，成立医疗专家救治组，负责救治工作，一旦发生疫情，服从本地区紧急疫情应急处理技术指导小组指挥，做出快速反应，携带必需的医疗器械、药品及防护用具等及时赶赴现场，有效医疗救治，并做好医护人员的防护工作。

（2）每日要及时向当地卫生行政部门报告收治病人的治疗情况。

（3）要加强医院院内感染控制工作和医护人员的个人防护，防止发生院内感染。

（4）开展传染病的中医药预防，由中医药专家制定选择适宜的中医验方及剂型（汤剂、丸剂）依次推进投服。

（5）中药汤剂发放点：中药汤剂发放点可设在临时医疗救治点、隔离区安置点、学校、车站等场所。

2. 流行病学调查与处理

（1）医院内疫情发生时，医院感染办公室要立即组织开展流行病学调查，同时做好流调人员和消杀人员的个人防护。

（2）对现场医护人员实行就地报告，就地隔离，就地治疗，对密切接触者进行预防性服药，实行医学观察 10 天，必要时予以隔离。

（3）及时做好疫点的消毒处理。

（4）在疫情可能波及的范围内，开展疑似病例的搜索，查找传染源，确定疫点范围，开展传染源、传染途径及暴露因素的调查。

3. 诊断　人类突发性传染病病例的诊断应以流行病学、临床症状、病原学和血清学进行综合诊断。

（1）流行病学：对疑似突发性传染病病例必须查清传染来源。应考虑病人感染地点是否在疫区，是否为突发性传染病流行季节，有否接触病、死动物。若非疫区发现疑似突发性传染病病例，要对病人在发病前 7～10 天是否去过突发性传染病疫区或接触过突发性传染病病人、捕食动物或接触过皮毛情况进行详细调查。

（2）临床症状：突发性传染病患者的一般症状表现为危重的全身中毒症状，发病急，恶寒战栗，体温突然上升到 39～40℃，头剧痛，全身酸痛、乏力，有时出现呕吐，头晕，呼吸紧迫，心跳快，心律不齐，脉搏每分钟 120 次以上。

4. 治疗原则　及时治疗，减少死亡；正确用药，提高疗效。

5. 中医药防治措施　中医药在临床实践中具有丰富的防治经验，治疗原则为早治疗、重祛邪、早扶正、防传变。具体治疗方法参考国家中医药管理局编写的各类传染病中医药防治指南。

6. 病人出入院的处理　突发性传染病病人入院首先做好初步消毒。确诊病人及其可疑病人，应戴口罩。途中禁止抛弃废物。途中可能发生危险的，应就地抢救。护送车辆到达目的地后，对车上所有物品彻底消毒。先将病人送入卫生处置室，脱下衣服，挂牌登记，消毒，清洗，保管，全身用 0.1% 新洁尔灭擦澡（重症者可做临床处理），皮肤破溃处粘好胶布再擦澡，然后换上病人专用服装和鞋，送入病室。

各类病种病人应分别隔离。甲类传染病病人必须单独处理，单一病房。用过的病房及一切物品必须严格消毒后再用。传染病病人治愈，经过卫生处置后，穿上自己带的经过消毒的衣服，方可出院。

7. 医护工作

（1）医师工作：认真诊查病人，研究治疗方案，防止误诊误治，及时抢救重症。轮流值班，定好医嘱及病程记录。及时取材送检。

（2）护理守则：执行医嘱，按时给药。按时检查病人的体温、脉搏、呼吸及血压变化。做好护理记录，随时向医生报告病人病情。按时备好药品、器材及病房消毒。

精心护理病人。对意识不清者，多调换体位，防止压疮发生。对神经症状严重者，要耐心周密护理，防止发生意外。

医护人员出入病房时，必须严格按医院消毒隔离管理的要求进行消毒处理。

8. 传染病工作人员着装

（1）凡进入强毒区操作，于入室前，需在更衣室脱去自己的外衣、鞋、帽，然后按下列顺序穿着防护服装：①穿内隔离衣裤。②穿防蚤袜及长筒胶靴。③戴白帽和小口罩（两鼻翼与小口罩间用适量脱脂棉填充）。④扎三角巾。⑤穿外隔离衣（偏衫）。⑥戴20～24层的纱布大口罩或滤材口罩。⑦戴医用手术手套，必要时外面套细线手套。⑧戴有机玻璃面罩或眼罩。

（2）工作结束后将手和脚（穿着胶靴和手套）在消毒液内浸1～3分钟，全身经喷雾消毒，然后在消毒间按照上述相反顺序脱下防护服装，头巾或白大衣高温灭菌，医用手术手套和纱布口罩用0.1%新洁尔灭消毒，如用滤材口罩可用环氧乙烷密闭灭菌，面罩或眼镜用酒精棉球消毒。最后洗手，用70%酒精棉球擦面部裸露部位，用3%硼酸水漱口后，方可离开。

9. 消毒

（1）用5%来苏尔或石炭酸水溶液喷雾消毒患者房间，所需消毒液为300mL/m³，每天消毒1次。肺鼠疫房间每日消毒两次。

（2）棉衣、被褥等棉织品用蒸汽消毒或0.105MPa 20分钟高压消毒。单衣、夹衣可用5%来苏尔水溶液浸泡24小时，洗净后晾干。

（3）患者的排泄物、分泌物，用5%来苏尔水溶液浸泡或漂白粉（200～400g/kg）消毒24小时后掩埋。垃圾焚烧后掩埋。

（4）运送患者的车辆用5%来苏尔水溶液喷雾消毒。

（5）患者入隔离室前用0.1%新洁尔灭擦洗全身，穿上专用服装，换下来的衣物按第2步消毒。解除隔离时，换上消毒过的服装方可出院。

（6）传染病尸体消毒用5%来苏尔水溶液浸泡的棉花堵塞尸体有孔处。

预防与健康教育

1. 开展以切断传播途径为主的综合性防治措施　卫生行政部门与爱卫会等部门密切

配合，广泛开展群众性的爱国卫生运动，清洁环境卫生，开展消毒、消蝇灭蚊工作，做好外环境的随时消毒。病人接触的废物无害化处理。

2. 中医药健康教育 广泛开展传染病的防治知识的宣传和健康教育，提高群众的自我防病意识和能力，养成良好的卫生习惯。

在门诊设立中医药防治传染病宣传栏，按照各级卫生健康委员会和中医药管理局推荐的处方及预防方案或医院应用中医药成功的经验，指导使用中成药防治各类传染病。在医院内张贴中医药防治传染病宣传画，增强群众服用中药预防的自觉性，扩大中医药预防服务人群，提高群众防病能力。

3. 加强中医药防治的研究 应当加强传染病的科学研究，对传染病防治科学研究人员进行预防医学教学和培训，为传染病防治工作提供技术支持。

充分利用和发挥中医医师资源，积极开展中医药防治传染病临床实践研究，并不断探索总结中医、中西医结合防治传染病的方法和规律，同时建立有效、稳定的中医、中西医结合运行保障机制，确保在突发传染病发生时，中医、中西医结合人员能在第一时间参与救治。

应急预案工作流程

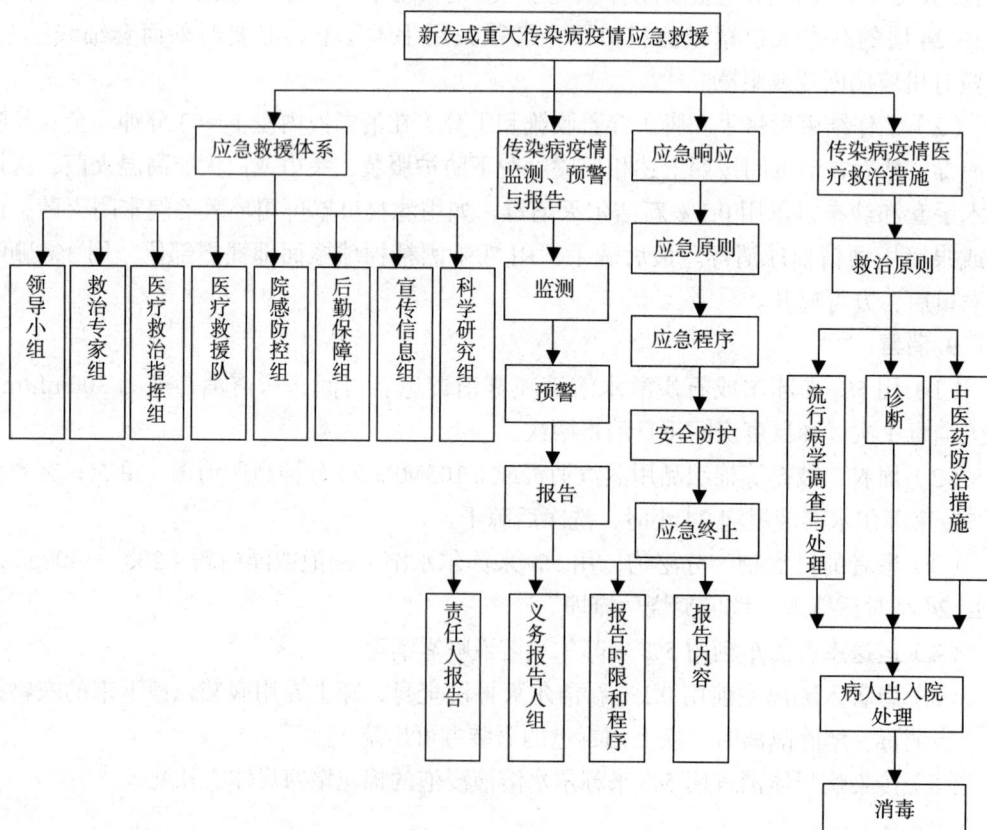

（周红　黄桃）

第二十一章 综合性中医院群体性不明原因疾病应急处理预案 ▷▷▷▷

总 则

1. 编制目的 为医院及时发现、有效控制突发群体性不明原因疾病事件，指导和规范群体性不明原因疾病突发事件的应急处置和救援工作，避免或最大限度地减轻灾害造成的损失，保障人民群众身体健康，维护社会稳定和经济发展。

2. 编制依据 根据《中华人民共和国传染病防治法》《中华人民共和国突发事件应对法》《突发公共卫生事件应急条例》《群体性不明原因疾病应急处置方案（试行）》和《广东省突发公共卫生事件应急预案》等有关规定，制定本预案。

3. 适用范围 本预案适用综合性中医院院内群体性不明原因疾病突发事件的现场应急处置和应急救援工作。

4. 工作原则 本预案遵循"预防为主，防治结合""以人为本，善待生命"的原则，以突发事件的预测、预防为重点，以对危急事件过程处理的快捷准确为目标，统一指挥、分级负责，一旦发生群体性不明原因疾病事件，能以最快的速度、最大的效能，有序地实施救援，最大限度地减少人员伤亡和财产损失，把突发事件造成的损失和影响降到最低程度。

（1）统一领导、分级响应的原则：群体性不明原因疾病事件发生后，应根据已掌握的情况，尽快判断事件性质，评估其危害度，并根据疾病控制的基本理论和已有的疾病控制实践经验，选择适宜的应急处置措施。

（2）病原学与流行病学病因调查并重原则：对群体性不明原因疾病事件，在采取适当措施的同时，应尽快查找致病原因，对有些群体性不明原因疾病，特别是新出现的传染病暴发时，很难在短时间内查明病原的，应尽快查明传播途径及主要危险因素（流行病学病因），以控制疫情蔓延。

（3）调查与控制兼顾原则：对群体性不明原因疾病事件的处置，需坚持调查和控制并举的原则，在事件的不同阶段，应根据事件的变化调整调查和控制的侧重点。若流行病学病因（主要指传染源或污染来源、传播途径或暴露方式、易感人群或高危人群）不明，应以调查为重点，尽快查清事件的原因。流行病学病因查清后，应立即采取针对性的控制措施。

（4）快速响应与规范调查相结合原则：对危害严重的群体性不明原因疾病事件应尽快做出响应，采取控制措施。同时，按现场流行病学调查方法和步骤规范地开展调查。

（5）事件信息发布与公众引导原则：调查处置群体性不明原因疾病事件，应及时利用媒体宣传注意事项，并及时与患者及家属、社区进行沟通，充分利用、发挥媒体的积极作用，特别是对媒体已介入或群众反响较大的事件，正确对待社会传言，防止事件恶化。按规定权限，及时公布事件有关信息。并利用媒体向公众宣传防病知识，传达政府对群众的关心，正确引导病患和家属积极参与疾病控制工作。

5. 群体性不明原因疾病定义及事件分级

（1）定义：群体性不明原因疾病是指一定时间内（通常是指2周内），在某个相对集中的区域（如同一个医疗机构、自然村、社区、建筑工地、学校等集体单位）内同时或者相继出现3例及以上相似临床表现，经县级及以上医院组织专家会诊，不能诊断或解释病因，有重症病例或死亡病例发生的疾病。

群体性不明原因疾病具有临床表现相似性、发病人群聚集性、流行病学关联性、健康损害严重性的特点。这类疾病可能是传染病（包括新发传染病）、中毒或其他未知因素引起的疾病。

（2）事件类型和危害程度分析

1）事故风险的来源、特性：突发群体性不明原因疾病事件具有发病快、人数多的特点。

2）事故类型、影响范围及后果：突发群体性不明原因疾病事件因为致病的原因不明，会造成社会的恐慌，影响较大。

（3）事件分级：根据群体性不明原因疾病发生的例数、流行的范围、规模和趋势，分为4级，分别为特别重大（Ⅰ级）、重大（Ⅱ级）、较大（Ⅲ级）、一般（Ⅳ级）。

Ⅰ级（特别重大群体性不明原因疾病事件）：在一定时间内，发生涉及2个及以上省份的群体性不明原因疾病，并有扩散趋势；或由国务院卫生行政部门认定的相应级别的群体性不明原因疾病事件。

Ⅱ级（重大群体性不明原因疾病事件）：一定时间内，在一个省多个县（市）发生群体性不明原因疾病；或由省级卫生行政部门认定的相应级别的群体性不明原因疾病事件。

Ⅲ级（较大群体性不明原因疾病事件）：一定时间内，在一个省的一个县（市）行政区域内发生群体性不明原因疾病；或由地市级卫生行政部门认定的相应级别的群体性不明原因疾病事件。

Ⅳ级（一般群体性不明原因疾病事件）：在一定时间内，在一个医院内发生群体性不明原因疾病；或由区级卫生行政部门认定的相应级别的群体性不明原因疾病事件。

应急救援体系

1. 领导小组

组长：医院院长、党委书记。

成员：医院各副院长、党委副书记等院级领导，各职能部门负责人。

职责：提出修订"群体性不明原因事件专项应急处置方案"，负责每两年组织群体性不明原因事件应急处置方案演练、培训，监督检查各部门应急演练。对启动应急救援应急处置方案后发生的事件进行决策，统一指挥，协调现场的应急处理工作，调动各应急救援力量和物资，及时掌握突发事件的发展态势，全面指挥应急救援工作。

2. 救治专家组

组长：主管医疗院长。

成员：各类医疗技术专家、急诊科主任、重症病专家及各专科专家。

职责：①负责医院群体性不明原因疾病医疗救治工作的技术指导，疑似病人的诊断，疑难危重病人的会诊及治疗方案的确定，中医药预防及防治工作方案的论证。②负责群体性不明原因疾病疫情的确定，评估和审查救援方案。③负责指导群体性不明原因疾病病例的诊治和护理。

3. 医疗救治指挥组

组长：主管医疗院长。

副组长：医务部门负责人。

成员：医务、护理、药学等部门负责人及指定人员。

职责：负责群体性不明原因疾病医疗救治工作的组织实施、疫情监控与报告、各项管理制度的制定和监督落实、组织疑难病例的会诊及转诊、组建群体性不明原因疾病医疗救治队伍、人员培训等。

4. 医疗救援队

队长：由主管医疗院长指定的有关专家担任。

成员：传染病、感染、急诊、重症医学、内科、外科、儿科、骨伤、麻醉、感染等相关专业临床医护人员。

职责：①负责群体性不明原因疾病病员的诊断、治疗、护理及医学观察。②负责制定群体性不明原因疾病危重病员的诊疗方案、组织会诊、决定转诊等。③负责群体性不明原因疾病病员的转运工作。任何科室、医务人员不得拒绝群体性不明原因疾病病员的救治。

5. 院感防控组

组长：主管医疗院长。

副组长：医院感染管理部门负责人。

成员：医院感染管理、护理、后勤保障等部门负责人及指定人员。

职责：负责有关疫情监控、消毒隔离技术指导及实施，配合开展流行病学调查等。

6. 后勤保障组

组长：主管后勤院长。

副组长：后勤保障部门负责人。

成员：总务、器械、药学、保卫、财务、工会等部门负责人及指定人员。

职责：负责后勤物资（被服、防护品、设备等）、药品、医疗器械的筹措、调集、维修；隔离区域的维护、安全保卫、人员出入管理；伙食、生活用品的保障供给等；保证水、暖、电、气供应及通讯畅通。

7. 宣传信息组

组长：党委副书记。

副组长：党院部门负责人。

成员：党院办、团委、宣传、信息等部门负责人及指定人员。

职责：负责宣传动员和新闻报道、指示标牌的设立、医院情况的公示、医院信息的收集与整理等。

8. 科学研究组

组长：主管科研院长。

副组长：科研部门负责人。

成员：科研部门人员、临床专家等。

职责：负责临床研究方案的设计、论证、组织实施等。

监测、预警与报告

1. 监测

（1）监测机构：监测与现场处理组由医教处牵头，联合院感办等其他部门。

（2）监测内容：按照国家统一规定和要求，结合实际，建立由临床科室、门诊、后勤等组成的监测网络，积极开展不明原因疾病的监测，及时进行资料的收集汇总、科学分析和综合评估，早期发现不明原因疾病的苗头。

在现有监测的基础上，根据需要可以扩大监测的内容和方式，如缺勤报告监测、电话咨询监测、症状监测等，以互相印证，提高监测的敏感性。

医院医务人员接诊不明原因疾病患者，要询问患者流行病学史，遇到具有相似临床症状，并在发病时间、地点、人群上有关联性的要及时报告。

2. 预警　医院应急领导小组根据监测机构报告的群体性不明原因疾病监测信息，按照事件分级标准和专家咨询委员会的建议，及时决定相应级别的预警，并上报卫生行政主管部门。

预警变更与解除由领导小组根据群体性不明原因疾病事件的发展变化动态，在参考专家咨询委员会评估意见基础上执行。

3. 报告

（1）责任报告人：医疗卫生人员为群体性不明原因疾病事件的责任报告人。

（2）义务报告人：除责任报告人外的任何本单位人员均有义务向应急小组报告相关信息。

（3）报告时限和程序

1）责任报告人发现群体性不明原因疾病病例，应立即报告应急小组，应急小组在2小时内报告县疾病预防控制机构。

2）疾病预防控制机构接到报告后，应进行初步调查核实，并在2小时内向卫生行政部门和上级疾病预防控制机构报告。

3）卫生行政部门接到报告后，应立即组织相应级别的专家组成员进行现场调查确认，并在 2 小时内向本级人民政府报告和向上级卫生行政部门报告，同时进行网络直报。

（4）报告内容：包括事件名称、事件类别、发生时间、发生地点、涉及的地域范围、人数、主要症状与体征、可能的原因、已经采取的措施、事件的发展趋势、下步工作计划等；并按事件发生、发展和控制的过程，收集相关信息，做好初次报告、进程报告、结案报告。

应急响应和终止

1. 应急响应的原则　群体性不明原因疾病应急处理要采取边调查、边处理、边核实的方式，有效控制病情发展。未发生群体性不明原因疾病的地方，采取必要的预防控制措施。同时，服从政府行政管理部门的统一指挥，支援群体性不明原因疾病发生地的应急处理工作。

2. 应急响应程序

（1）初步核实、寻找病因线索：对事件的真实性进行进一步核实，搜索所有患者并进行个案调查，了解流行病学史、临床体征和检验结果，追寻共性特征。通过现场流行病学调查和实验室检测等，初步确认判断事件的性质、波及范围和危害程度等内容，初步分析探索引起群体性不明原因疾病的病因。病因线索的调查先按感染性与非感染性两类进行查找，然后逐步细化。若判定为感染性疾病可能性大，需考虑是否具有传染性，可根据患者的症状、体征、实验室检测结果，以及试验性治疗效果，判定是细菌性、病毒性，还是其他病原微生物的感染。如考虑为非感染性疾病，需先判定是否中毒，再考虑是否为心因性、过敏性、放射性（辐射）或其他的原因引起的疾病。

（2）建立病因假设：根据已经掌握的背景资料，归纳疾病的分布特征，结合临床、实验室和流行病学调查结果，在合理的、能被调查事实所支持的、能解释大多数病例的前提下提出病因假设，包括致病因子、危险因素及其来源、传播方式（或载体）、高危人群等。提出病因假设后，在验证假设的同时，应尽快实施有针对性的预防和控制措施。

（3）验证病因假设：一方面，根据建立的病因假设，通过病例 – 对照研究、队列研究等分析性流行病学方法分析导致疾病的可疑暴露因素；同时采集样本，进行特异性的实验室检测，提供实验室支持的相关证据；另外，通过观察和评价初步干预（控制）措施的实施效果，进一步明确暴露因素和疾病之间的因果联系，验证病因假设。

（4）综合控制措施：应急处置中的预防控制措施需要根据疾病的传染源或危害源、传播或危害途径及疾病的特征来确定。

1）对于无传染性的不明原因疾病

①积极救治病人，减少死亡。

②对共同暴露者进行医学观察，一旦发现符合本次事件病例定义的病人，立即开展临床救治。

③移除可疑致病源，如怀疑为食物中毒，应立即封存可疑食物和制作原料；职业中毒应立即关闭作业场所；怀疑为过敏性、放射性的，应立即采取措施移除或隔开可疑的过敏原、放射源。

④尽快疏散可能继续受致病源威胁的医务人员。

⑤在对易感者采取有针对性保护措施时，应优先考虑高危人群。

⑥开展健康教育，提高居民自我保护意识，群策群力、群防群控。

2）对于有传染性的不明原因疾病

①现场处置人员进入疫区时，应采取保护性预防措施。

②隔离治疗患者。根据疾病的分类，按照呼吸道传染病、肠道传染病、虫媒传染病隔离病房要求，对患者进行隔离治疗。重症患者立即就地治疗，症状好转后转送隔离医院。患者在转运中要注意采取有效的防护措施。治疗前注意采集有关标本。出院标准由卫生行政部门组织流行病学、临床医学、实验室技术等多方面的专家共同制定，患者达到出院标准方可出院。

③如果有暴发或者扩散的可能，符合封锁标准的，要向当地政府提出封锁建议，封锁的范围根据流行病学调查结果来确定。

④对患者家属和密切接触者进行医学观察，观察期限根据流行病学调查的潜伏期和最后接触日期决定。

⑤严格实施消毒，按照《中华人民共和国传染病防治法》要求处理尸体，并按照《传染病病人或疑似传染病病人尸体解剖查验规定》开展尸检并采集相关样本。

⑥对可能被污染的物品、场所、环境、动植物等进行消毒、杀虫、灭鼠等卫生学处理。医院内重点部位要开展经常性消毒。

⑦开展健康教育，提高居民自我保护意识，做到群防群治。

⑧现场处理结束时要对疫源地进行终末消毒，妥善处理医疗废物和临时隔离点的物品。

根据对控制措施的效果评价，以及疾病原因的进一步调查结果，及时改进、补充和完善各项控制措施。一旦明确病因，即按照相关疾病的处置规范开展工作，暂时无规范的，应尽快组织人员制定。

3. 分级响应

（1）Ⅳ级应急响应：应急领导小组接到群体性不明原因疾病事件报告后，应立即启动本级预案，迅速组织群体性不明原因疾病专家组赴事发地现场会商。根据专家会商结果，拟定群体性不明原因疾病应急处置工作方案；根据需要，在院内调集征用各类人员、物资、交通工具和相关设施、设备，迅速组织卫生应急机动队伍进入现场开展医疗救护、疾病预防控制和卫生监督等应急处理，同时按规定报告本地政府和上级卫生行政部门。

群体性不明原因疾病发生后，要坚持调查和控制并举的原则，首先应根据已经掌握的情况，尽快组织力量开展调查、分析、查找线索，尽快查清事件的原因。在流行病学病因查清后，立即实行有针对性的控制措施，尽快控制事态的进一步扩大。必要时请上级进行技术指导及支持。

（2）Ⅲ级应急响应：在Ⅳ级应急响应的基础上增加以下措施。

1）市（区）卫生健康委员会接到较大群体性不明原因疾病事件的报告后，立即组织有关专家进行调查确认，并对事件进行综合评估。向市政府提出启动本预案，成立市群体性不明原因疾病事件应急指挥部。迅速组织卫生应急机动队伍到达事发现场，指导和参与现场调查、采样和检测工作，尽快分析事件的严重程度和发生发展趋势，提出应急处置工作建议，组织开展医疗救治、传染性患者隔离、共同暴露者的医学观察、高危人群的识别和医学保护，以及污染区域的卫生学处理等应急控制措施。根据应急处置工作的需要，及时动员社会各界共同参与应急处置工作。

2）市（区）卫生健康委员会在当地政府的领导下，按照上级卫生行政部门提出的要求，结合医院实际情况，开展群体性不明原因疾病事件的调查和控制工作。

（3）Ⅱ级应急响应：在Ⅲ级应急响应的基础上增加以下措施。

在市（区）政府、卫生健康委员会群体性不明原因疾病事件应急指挥部的统一领导和指挥下，建立卫生健康委员会群体性不明原因疾病控制各专业组，在卫生健康委员会应急领导小组的领导下，各司其职，相互配合，科学有序地开展群体性不明原因疾病的防控工作。

（4）Ⅰ级应急响应：在Ⅱ级应急响应的基础上增加以下措施。

在省、市政府的统一领导下，按照市政府群体性不明原因疾病事件应急指挥部的统一安排，调集市（区）卫生技术力量、应急物资和资金，全力开展群体性不明原因疾病的防控工作。动态收集和上报事件进展和防控工作的最新信息，及时研究制定公共卫生干预策略措施，评价实施效果，科学分析预测事件的发展趋势，当好医院群体性不明原因疾病防控工作的技术参谋。

4. 应急响应的终止 群体性不明原因疾病事件应急响应的终止需符合以下条件：群体性不明原因疾病事件隐患或相关危险因素消除，经过一段时间后无新的病例出现。

一般群体性不明原因疾病事件应急响应的终止，由医院领导小组经专家咨询委员会论证后报请卫生局批准后实施。

较大群体性不明原因疾病事件应急响应的终止，由市（区）卫生健康委员会经专家咨询委员会论证后报请县政府批准后实施。

重大群体性不明原因疾病事件应急响应的终止，需报请市政府批准后实施。

特别重大群体性不明原因疾病事件应急响应的终止，需报请省政府批准后实施。

应急处置

1. 应急处置原则 当发现群体性不明原因疾病时，发现人或患者所在科室应立即将发生的情况（包括时间、地点、症状、人员数量等）通知医教处和保健办，应急处理工作应实行边调查、边抢救、边核实，科学有序、及时有效地控制事态发展的原则，根据已掌握的情况，尽快判定事件性质，评估其危害程度，并根据疾病控制的基本理论和已有的疾病控制实践经验，选择适宜的应急处置措施。

2. 启动应急处置方案　发生群体性不明原因疾病时，应急指挥部应立即启动群体性不明原因疾病应急处理方案，根据群体性不明原因疾病的级别、处理需要，各部门及时到现场配合协调处理。

3. 应急保障　接到不明原因疾病事件报告后，应急救援指挥部应根据需要，在医院内调集征用各类人员、物资、交通工具和相关设施、设备，立即派出医疗小组赶赴现场，开展医疗救护和疾病预防控制等应急处理，同时报告上级卫生行政部门和疾控中心，提请派出专家进行指导和协助开展工作。

4. 初步核实，分析病因，调查与控制兼顾　对事件的真实性进一步核实，对所有患者进行个案调查，了解流行病学史、体征和检验结果，追寻共性特征，在采取适当措施的同时，应尽快查找致病原因。

通过现场疫情调查、环境调查和实验室检测等流行病学调查，初步分析探索引起群体性不明原因疾病的病因，对有些群体性不明原因疾病，特别是新出现的传染病暴发时，很难在短时间内查明病原的，应尽快查明传播途径及主要危险因素（流行病学病因），以控制疫情蔓延。

对群体性不明原因疾病事件的处置，需坚持调查和控制并举的原则。在事件的不同阶段，应根据事件的变化调整调查和控制的侧重点。若流行病学病因（主要指传染源或污染来源、传播途径或暴露方式、易感人群或高危人群）不明，应以调查为重点，尽快查清事件的原因。流行病学病因查清后，应立即采取针对性的控制措施。

5. 寻找病因线索　通过对患者的症状、体征、实验室检测结果、临床治疗结果及转归等资料进行分析，为判定疾病主要影响的器官、病原种类、影响流行的环节提供最基本的线索。病因线索的调查先按感染性与非感染性两类查找病因线索，然后逐步细化。

（1）根据起病方式、发热（热度、热程、热型）、病情进展、常规检验结果，判定是感染性疾病，还是非感染性疾病。

（2）考虑为感染性疾病时，根据患者的症状、体征、实验室检测结果，以及诊断性治疗反应，进一步判定是细菌性、病毒性，还是其他病原微生物的感染，再判定有无传染性，然后通过临床综合分析提出可疑的病原。

（3）考虑为非感染性疾病时，需先判定是否为中毒。各类中毒都有相应的靶器官，根据疾病发生经过、毒性特点确定中毒的可能性。同时结合进食、职业史等暴露资料，寻找可能引起中毒的毒物线索。

综合分析疾病的分布信息，以及动态变化趋势，在合理的、能被调查事实所支持的、能解释大多数病例的前提下提出病因假设，包括致病因子、危险因素及其来源、传播方式（或载体）、高危人群等。

6. 综合控制措施

（1）救治危重患者，隔离治疗患者和疑似患者。重症患者立即就地抢救，待情况好转后再转送隔离医院，其他患者和疑似患者应立即就地隔离治疗或送隔离医院治疗。治疗前必须先采集相关标本。

（2）做好医护人员的合理防护。参加突发事件现场应急处理的工作人员应按要求进行防护，每天工作结束后用水彻底清洗身体，并接受医学检诊。应急救援工作人员进入疫区时，应先喷洒消毒，开辟工作人员进入的安全通道，对工作人员采取保护性预防措施，对疫点和可能污染地区采样，进行现场检测。

（3）对密切接触者进行医学观察，寻找共同暴露者。对大、小隔离圈内的人群应进行全面的检诊、检疫，并酌情给予化学药物预防或采取其他预防措施。如发现患者和密切接触者，应立即送往隔离医院治疗或隔离场所留检、观察。全面搜索大隔离圈的患病动物和动物尸体，所有动物应一律圈养。

（4）启动预警机制，进行公众健康教育。

（5）排查可疑致病源。根据初步调查结果，确定隔离范围，提出大、小隔离面及警戒圈的设置意见，报当地政府应急指挥机构批准。

（6）严格实施消毒，谨慎处理人、畜尸体。在确保安全前提下，根据需要采集有关检验标本。患者家属和患者的密切接触者应在洗澡更衣后，送往隔离场所留验、观察，并采取预防性服药等措施。新设立的隔离场所使用前须进行消毒、杀虫、灭鼠，配置必要的隔离防护设施。

（7）对疫点、小隔离圈及现场临床隔离场所的消毒、杀虫、灭鼠效果进行检测。根据需要捕抓动物、昆虫标本送检。积极开展卫生防病宣传，加强食品、饮用水的卫生管理。对疫点的处理，对可能污染物品和环境进行消毒。

（8）当群体性不明原因疾病暴发不能有效控制时，为保证生产有序进行，应对部分健康的运行、检修和管理岗位人员进行集中居住，统一食宿，减少外界接触，以保障上述人员不被感染。

应急保障

1. 技术保障　医院按照"预案"及各部门工作职责，医教处成立相应的应急队伍，并进行专门的技能训练和演练，做好日常应急准备检查工作，确保危急事件发生后，按照突发事件具体情况和应急指挥部的指示及时到位，具体实施应急处理工作。

2. 物资、经费保障　医院后勤部门必须储备足够的治疗群体性不明原因疾病的药品和防护器械，如眼镜、隔离衣、防毒面具、防护手套、口罩等。

应急指挥部领导小组负责保障所需应急专项经费，财务处负责经费的统一管理，保障专款专用，在应急状态下确保及时到位。

后期评估

群体性不明原因疾病事件结束后，医院应组织有关人员对应急处置工作进行综合评估，总结经验，发现调查控制过程中存在的不足，以指导今后的应急处理工作。评估报告应整理归档并上报卫生行政部门。

应急预案工作流程

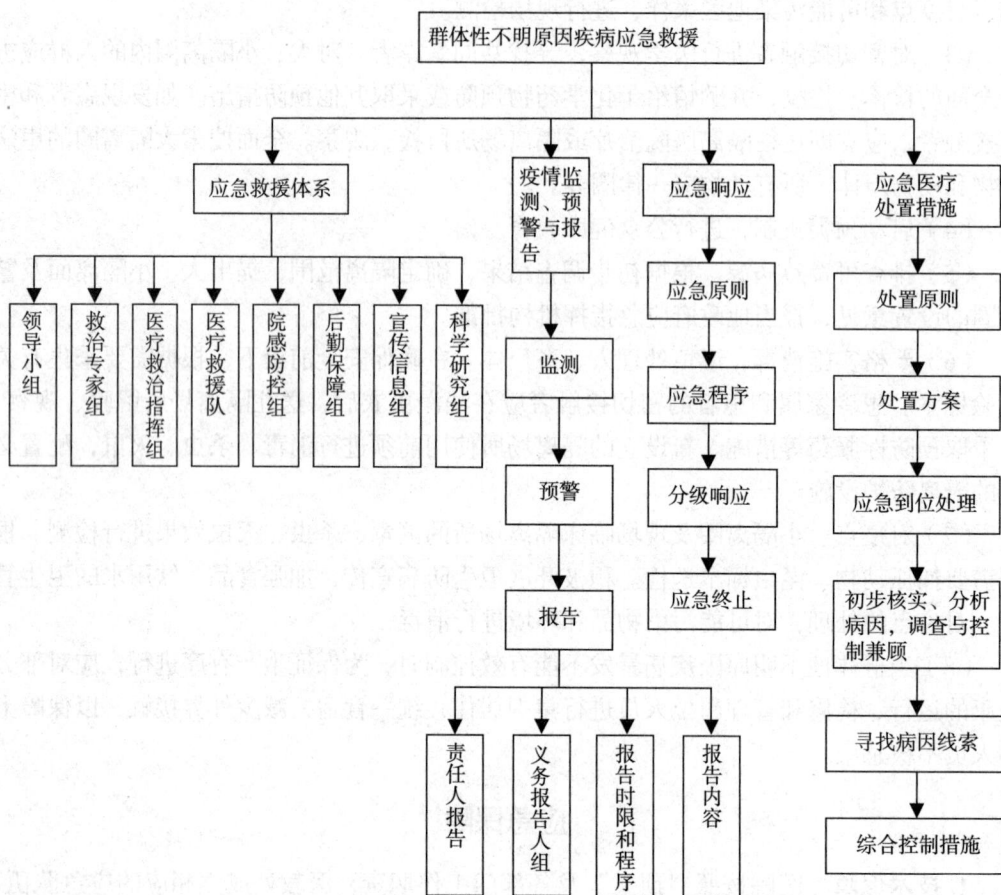

```
                        群体性不明原因疾病应急救援
                                    │
        ┌──────────────┬────────────┼──────────────┬──────────────┐
        │              │            │              │              │
    应急救援体系     疫情监测、     应急响应      应急医疗
                    预警与报告                    处置措施
        │              │            │              │
┌──┬──┬──┬──┬──┬──┬──┬──┐  监测      应急原则      处置原则
领 救 医 医 院 后 宣 科       │          │            │
导 治 疗 疗 感 勤 传 学      预警       应急程序      处置方案
小 专 救 救 防 保 信 研       │          │            │
组 家 治 援 控 障 息 究      报告       分级响应    应急到位处理
   组 指 队 组 组 组 组       │          │            │
      挥                ┌──┬──┬──┐  应急终止   初步核实、分析
      组                │  │  │  │              病因，调查与控
                      责 义 报 报              制兼顾
                      任 务 告 告                │
                      人 报 时 内             寻找病因线索
                      报 告 限 容                │
                      告 人 和               综合控制措施
                         组 程
                            序
```

（周红　黄桃）

第二十二章　综合性中医院重大食物中毒应急处理预案 ▷▷▷▷

总　则

1. 编制目的　为确保重大食物中毒突发事件发生后，中医医院及时、有效地将各项医疗卫生救援工作迅速、高效、有序地开展，在医疗救治过程中充分发挥中医药特色优势，最大限度地减少突发公共事件所致人员伤亡和健康危害，保障人民群众身体健康和生命安全，维护社会稳定，制定本预案。

2. 编制依据　根据《中华人民共和国突发事件应对法》《中华人民共和国食品卫生法》《突发公共卫生事件应急条例》和《食物中毒事故处理办法》等有关规定编制。

3. 适用范围　本预案适用于综合性中医医院一次性接诊或可能接诊的食物中毒人数超过 10 人（含 10 人）以上，并出现死亡病例的重大食物中毒突发事件的现场应急处置和应急救援工作。

4. 工作原则　以"预防为主，防治结合""以人为本，善待生命"为原则，以重大食物中毒突发事件的预测、预防为重点，以对危急重大食物中毒突发事件过程处理的快捷准确为目标，统一指挥、分级负责，一旦发生重大食物中毒突发事件，能以最快的速度、最大的效能，有序地实施救援，做到信息传递通畅，反应快速，各项准备充分，措施正确，最大限度地减少人员伤亡和财产损失，把重大食物中毒突发事件造成的损失和影响降到最低程度。

5. 事件类型和危害程度分析

（1）风险的来源、特性

1）细菌性食物中毒：是指人们摄入含有细菌或细菌毒素的食品而引起的食物中毒。我国食用畜禽肉、禽蛋类较多，多年来一直以沙门氏菌食物中毒居首位。

2）真菌毒素中毒：真菌在谷物或其他食品中生长繁殖产生有毒的代谢产物，人和动物食入这种毒性物质发生的中毒。

3）动物性食物中毒：食入动物性中毒食品引起的食物中毒即为动物性食物中毒，如河豚中毒、猪甲状腺中毒。

4）植物性食物中毒：一般因误食有毒植物或有毒的植物种子，或烹调加工方法不当，没有把植物中的有毒物质去掉。最常见的植物性食物中毒为菜豆中毒、毒蘑菇中毒；可引起死亡的有毒蘑菇、马铃薯、曼陀罗、银杏、苦杏仁、桐油等。

5）化学性食物中毒：食入化学性中毒食品引起。化学性食物中毒特点是发病与进食时间、食用量有关，一般进食后不久发病，常有群体性相同的临床表现。

（2）事件分级

1）重大食物中毒事件：一次食物中毒人数超过10人（含10人）并出现死亡病例，或出现1例以上（含1例）死亡病例。

2）较大食物中毒事件：一次食物中毒人数超过10人，或食物中毒导致死亡病例。

3）一般食物中毒事件：一次食物中毒人数3～9人，未出现死亡病例。

分级标准将根据相关的分级补充和调整规定做相应调整。

应急组织指挥体系

1. 领导小组 院长负责重大食物中毒事件应急处置的统一领导和指挥。各职能科室依照职责和本预案的规定，根据重大食物中毒事件应急处理工作的需要，成立突发公共卫生事件应急领导小组。应急领导小组下设办公室，并根据工作需要可设立综合协调组、医疗救治组。

2. 各工作小组

（1）综合协调组：由办公室牵头组成。职责是协助总指挥负责重大食物中毒事件的现场处理；协调解决应急处理工作中的困难和问题；协调做好社会稳定和安全保卫工作。

（2）医疗救治组：由医务科牵头组成。职责是组织协调医疗救治工作，提出并实施救治措施。

监测、预警与报告

1. 监测

（1）监测机构：医院医教处、院感办等。

（2）监测内容：按照国家统一规定和要求，结合实际，建立由临床科室、门诊、后勤等组成的监测网络，积极开展食物中毒事件的监测，及时进行资料的收集汇总、科学分析和综合评估，早期发现苗头。

在现有监测的基础上，根据需要可以扩大监测的内容和方式，如缺勤报告监测、电话咨询监测、症状监测等，以互相印证，提高监测的敏感性。

医院医务人员接诊食物中毒患者，要询问患者流行病学史，遇到具有相似临床症状，并在发病时间、地点、人群上有关联性的要及时报告。

2. 预警 医院应急领导小组根据监测机构报告的食物中毒事件监测信息，按照事件分级标准和专家咨询委员会的建议，及时决定相应级别的预警，并上报卫生行政主管部门。

预警变更与解除由领导小组根据食物中毒事件的发展变化动态，在参考专家咨询委员会评估意见基础上执行。

3. 报告

（1）报告时限、程序

①科室接诊或者可能接诊重大食物中毒事件患者应及时报告给医院总值班。任何科室和个人不得隐瞒、缓报、谎报或者授意他人隐瞒、缓报、谎报。

②医院总值班应当在接到食物中毒事件报告后立即报给医教处和医疗副院长。

③医教处2小时内向区卫生健康委员会报告。

（2）报告内容

①重大食物中毒事件报告分为紧急报告、进度报告和结案报告，要根据事件的严重程度、事态发展和控制情况及时报告事件进程。

②紧急报告应当包括时间、地点、暴露人数、有症状人数、主要症状及严重程度、临时控制措施、现场调查负责人的联系方式等。

③进程报告是在紧急报告要素的基础上，增加事件的发展与变化、处置进程、事件原因初步判断等。

④结案报告应包括事件经过、临床资料、流行病学调查、实验室结果、结论、控制及预防性措施的建议等。

⑤报告时间要求：紧急报告应在知悉事件后2小时内报告；进程报告应根据事件处理的进程变化或者上级要求随时报告；结案报告应在事件处理结束后10日内报告。

应急响应和终止

1. 应急响应条件　凡发生群体性食物中毒事故有以下几种情形之一的，即启动本预案：①中毒人数超过10人。②中毒事故中发生死亡事故1人以上。③中毒事故发生在医院重要活动或者节假日期间。④其他需要启动本预案的情形。

2. 应急处置流程

（1）接收3人以上食物中毒患者或病情严重有生命危险食物中毒患者时，即刻通知医教处（工作日）或总值班（夜间、节假日）。

（2）医教处或总值班接到通知后立刻向群体性食物中毒救治应急工作组汇报，群体性食物中毒救治应急工作组根据中毒患者人数、病情等情况判断是否启动应急预案，如无须启动，由科室组织力量抢救，必要时由医教处或总值班调动备班医疗急救分队参与救治。如需启动应急预案，即刻组织院内力量参与救治，必要时外请专家来院协助救治或转院治疗。

（3）当符合以下情形时，及时向县卫生监督所报告相关情况：①中毒人数超过30人的。②出现危重或死亡病例的。③新闻媒体关注、相关部门通报及其他需要实施紧急报告制度的食物中毒事故。

（4）在做好救治工作的同时协助疾病预防控制中心对食物中毒事件进行调查、现场采样及实验室检测工作。

（5）救治工作结束后总结相关情况并报县卫生监督所。

3. 应急反应措施

（1）发布信息和通报：依据法律、法规的规定，及时、准确、全面、公开、透明地向社会发布本地有关重大食物中毒事件的信息。

（2）开展事件评估：组织专家对重大食物中毒事件的处理情况进行综合评估，包括事件概况、现场调查处理概况、患者救治情况、所采取的措施和效果评价等。

（3）配合疾控部门进行样品采集和实验室检验：根据对初步调查情况的初步判断，进行采样检验。

4. 医院具体工作

（1）患者意识清楚时，可用压舌板、匙柄、筷子、硬羽毛等刺激咽弓或咽后壁，使患者呕吐。但患者发生意识不清、昏迷时，不得使用。

（2）现场人员要做好可疑有毒食品现场的保护和分析工作，争取尽快寻找到中毒原因。

（3）虽采取措施，但食物中毒人员继续增加，或中毒人员病情恶化，立即请求当地卫生行政部门和医疗机构支援。

（4）医护人员带好防护用具，做好自我保护工作，对所发现的疑似患者，按有关规定及时与上级有关部门进行联系或在专家的指导下进行诊断、治疗和转运。

应急保障

总务处提供必需的抢救物资。车队根据命令，随时派出足够车辆参加救援工作。财务处及时落实资金，满足日常预防和事故发生时的需要。信息处保障应急行动通讯畅通。

善后处置

有下列行为之一的，根据情节轻重，对直接责任人及主要负责人给予相应的行政处分，对有关科室予以通报批评；违反国家法律、法规、规定的，有关行政管理部门要依法予以处罚；构成犯罪的，要移送司法机关依法追究刑事责任。

1. 未按照预案规定履行报告职责，对重大食物中毒事件隐瞒、缓报、谎报的。

2. 未按照预案规定采取应急措施的。

3. 对事件调查不予配合，或者采取其他方式阻碍、干涉调查的。

4. 违抗医院应急处置指挥部命令，拒不承担应急任务的。

5. 工作人员在重大食物中毒事件处置期间有玩忽职守、滥用职权、徇私舞弊等行为的。

6. 重大食物中毒事件处置工作造成危害的其他行为。

应急预案工作流程

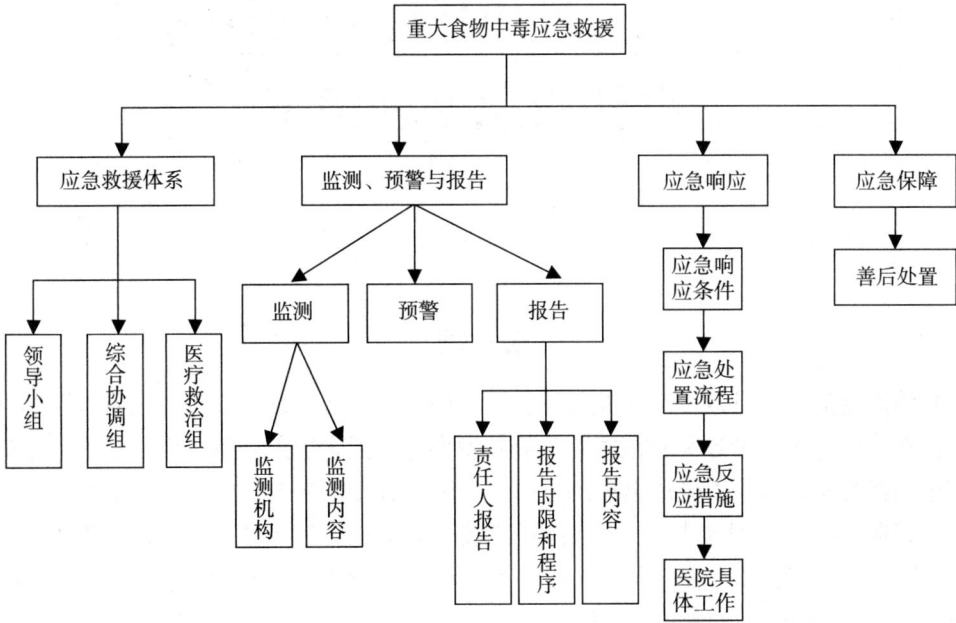

```
                          ┌──────────────────┐
                          │  重大食物中毒应急救援  │
                          └──────────────────┘
          ┌─────────────┬──────────────┬──────────────┐
   ┌──────────┐  ┌──────────┐   ┌──────────┐  ┌──────────┐
   │ 应急救援体系 │  │ 监测、预警与报告 │   │  应急响应  │  │  应急保障  │
   └──────────┘  └──────────┘   └──────────┘  └──────────┘
```

应急救援体系	监测、预警与报告	应急响应	应急保障
领导小组 / 综合协调组 / 医疗救治组	监测 / 预警 / 报告	应急响应条件	善后处置
	监测机构 / 监测内容	应急处置流程	
	责任人报告 / 报告时限和程序 / 报告内容	应急反应措施	
		医院具体工作	

（周红 黄桃）

第二十三章 综合性中医院重大医源性感染事件应急处理预案 ▷▷▷▷

总　则

1. 编制目的　为有效预防和控制综合性中医院感染暴发事件发生，消除医院感染暴发事件造成的危害，指导和规范医院感染暴发事件的卫生应急处置工作，最大程度减少医院感染暴发事件对患者健康造成的危害，保障患者和医务人员安全，制定本预案。

2. 编制依据　根据《中华人民共和国传染病防治法》《中华人民共和国职业病防治法》《突发公共卫生事件应急条例》《医疗机构管理条例》《医院感染管理办法》，以及《广东省突发公共卫生事件应急预案》制定。

3. 适用范围　本预案适用于综合性中医院发生的医院感染暴发事件的卫生应急处置工作。

4. 工作原则

（1）统一领导，分级负责：各级卫生行政部门负责医院感染暴发事件应急处理的统一领导和指挥，各有关部门按照预案的规定，在职责范围内做好相关工作。根据医院感染暴发事件的范围、性质和危害程度，实行分级管理。

（2）预防为主，常备不懈：医院应落实各项医院感染的预防与控制措施，加强医院感染控制相关法律法规、技术标准和规范的培训，加强医院感染应急处置培训与演练。对各类可能引发医院感染暴发的危险因素要及时进行监测、分析，做到早发现、早报告、早诊断、早治疗、早处理。

5. 基本概念

（1）医院感染指住院患者在医院内获得的感染，包括在住院期间发生的感染和医院内获得出院后发生的感染；但不包括入院前已开始或入院时已处于潜伏期的感染。医院工作人员在医院内获得的感染也属医院感染。

（2）医院感染暴发指在医疗机构或其科室的患者中，短时间内发生3例以上同种同源感染病例的现象。

（3）医源性感染指在医学服务中，因病原体传播引起的感染。

（4）流行病学调查指对医院感染病例在人群中的分布及其感染因素进行调查研究并提出预防控制措施对策，即通过查明感染源、感染途径、感染因素来采取相应的预防控制措施，防止疫情的进一步蔓延。

（5）感染源指病原微生物生存、繁殖并可污染环境的宿主（人或动物）或场所，包括患者、带菌（毒）者或自身感染者、动物传染源和某些带菌（毒）的场所。

（6）感染途径指病原体从感染源排出后，经过一定的方式再侵入其他易感者的途径，包括经空气传播、经水或食物传播、经接触传播、生物媒介传播、血液及血制品传播、输液制品传播、药品及药液传播、诊疗器械传播和一次性使用无菌医疗用品传播等。

（7）感染因素指容易引起感染的因素，如不合理使用抗菌药物、侵袭性操作、易感人群、住院时间长、操作及消毒隔离制度不严和医护人员医院感染意识淡薄等。

6. 医院感染暴发事件的分级

（1）特别重大医院感染暴发事件（Ⅰ级）：对影响或后果特别重大的医院感染暴发事件由国务院卫生行政部门认定为特别重大医院感染暴发事件（Ⅰ级）。

（2）重大医院感染暴发事件（Ⅱ级）：①发生甲类传染病、肺炭疽医院感染病例或传染性非典型肺炎、人感染高致病性禽流感医院感染疑似病例。②发生 20 例及以上的医院感染暴发病例。③由于医院感染暴发导致 10 人及以上人身损害后果。④由于医院感染暴发直接导致 3 例以上患者死亡。⑤省级以上卫生行政部门认定的其他重大医院感染暴发事件。

（3）较大医院感染暴发事件（Ⅲ级）：①发生 10～19 例医院感染暴发病例。②发生除甲类传染病外的法定传染病医院感染病例。③由于医院感染暴发导致 3～9 人人身损害后果。④由于医院感染暴发直接导致 3 例以下患者死亡。⑤市级以上卫生行政部门认定的其他较大医院感染暴发事件。

（4）一般医院感染暴发事件（Ⅳ级）：①发生 5～9 例医院感染暴发病例。②由于医院感染暴发导致 3 人以下人身损害后果。③县级以上卫生行政部门认定的其他一般医院感染暴发事件。

应急救援体系

1. 医院感染暴发事件卫生应急处置领导小组 根据国家、省有关法律、法规、预案等的规定和医院感染暴发事件卫生应急处置工作的需要，医院成立医院感染暴发事件卫生应急处置领导小组，协助或负责医院发生的特别重大、重大医院感染暴发事件的卫生应急处置工作的领导和指挥。领导小组办公室设在医教处，负责日常工作。

2. 医院感染暴发事件卫生应急处置专家组 医院成立医院感染暴发事件卫生应急处置专家组，负责对医院感染暴发事件级别确定及采取的防控措施提出建议；对医院感染暴发事件卫生应急处置进行技术指导；对医院感染暴发事件卫生应急响应的终止，后期评估提供咨询和提出建议等。

3. 医院感染暴发事件卫生应急处置现场指挥部 发生特别重大和重大医院感染暴发事件时，根据卫生应急处置工作的需要，成立现场指挥部，由医疗院长担任指挥。其主要职责是确定现场卫生应急处置方案，指挥协调现场卫生应急处置工作，组织卫生应急现场的各类保障工作，负责现场信息的收集、研制和上报工作，撰写医院感染暴发事件评估报告。

4. 医院感染暴发事件卫生应急处置专业技术机构

（1）医疗机构：发生医院感染暴发事件的科室负责医院感染病例的诊断、治疗、检测样本的采集、患者分流转运及转运途中的医疗监护；对相关人员采取医学隔离措施；对现场采取消毒隔离措施；组织对高危人群进行卫生应急体检，协助做好事件的流行病学调查；要依据有关规定，立即向辖区内卫生行政部门和疾控机构报告；向现场指挥部提出进一步加强卫生应急医疗救治措施建议。

（2）疾病预防控制机构：省疾病预防控制机构指导和协助市（州）、县（市、区）疾病预防控制机构对辖区特别重大、重大医院感染暴发事件的现场流行病学调查、医院感染病原体进行现场快速检测和实验室检测、分析；负责全省医院感染暴发事件的信息报告管理等工作。

市（州）、县（市、区）疾病预防控制机构分别负责辖区内较大、一般医院感染暴发事件的现场流行病学调查、医院感染病原体现场快速检测和实验室检测、分析；负责辖区内医院感染暴发事件的信息报告与管理等工作。

（3）卫生监督机构：省卫生监督机构指导市（州）、县（市、区）卫生监督机构对辖区内特别重大、重大医院感染暴发事件进行卫生监督检查。市（州）、县（市、区）卫生监督机构分别负责对辖区内较大、一般医院感染暴发事件进行卫生监督检查。检查中发现医疗机构存在医院感染隐患时，应当责令限期整改或者暂时关闭相关科室或者暂停相关诊疗科目；对检查中发现的违法行为依法予以处罚。

监测、预警和报告

1. 监测　医院各科室要加强对本科室医院感染管理，有效预防和控制医院感染，提高医疗质量，保证医疗安全；要加强医院感染监测网络的建设和管理，保证医院感染监测质量。

医院科室应按规定配合医院感染管理科和医教处，建立有效的医院感染监测制度并付诸实施；开展医院感染病例监测、消毒灭菌效果监测、医院感染病原体及其耐药性监测、环境卫生学监测，通过监测并定期分析监测资料，分析医院感染的危险因素，发现医院感染暴发倾向和隐患，并针对导致医院感染的危险因素实施预防与控制措施。

2. 预警　各级卫生行政部门应根据医疗机构、医院感染监测网络、疾病预防控制机构、卫生监督机构等提供的医院感染监测信息，并密切关注国内外传染病发生发展趋势，及时做出预警。

3. 报告

（1）报告时限和程序

1）出现医院感染流行趋势时，所在科室应立即报告医院感染管理部门，并上报分管院长和医务、护理管理等部门，医院感染管理部门应于第一时间到达现场进行调查处理，采取有效措施，控制医院感染的暴发。

2）医疗机构经调查证实发生一般医院感染事件时，应当于 12 小时内向所在地的县级地方人民政府卫生行政部门报告，并同时向所在地疾病预防控制机构报告。所在地的县级地方人民政府卫生行政部门确认后，应当于 24 小时内逐级上报至省级人民政府卫生行政部门。省级人民政府卫生行政部门审核后，应当在 24 小时内上报至卫生健康委员会。

3）医疗机构发生的医院感染属于法定传染病的，应当同时按照《中华人民共和国传染病防治法》等的规定进行报告。

4）医疗机构发生以下情形时，应当按照《医院感染管理办法》第三章第十九条、《国家突发公共卫生事件相关信息报告管理工作规范（试行）》的要求进行报告：① 10 例以上的医院感染暴发事件。②发生特殊病原体感染者新发病原体的医院感染，可能造成重大公共影响或者严重后果的医院感染。

（2）报告内容：医院感染暴发事件的报告内容包括报告时间、报告人、报告单位（联系人姓名、电话）、医院感染暴发时间、医院感染暴发病例数量及死亡人数、主要临床表现、医院感染暴发的可能原因、医院感染病例处置情况及控制措施、事件的发展趋势、下一步工作计划等。

应急响应

1. 应急响应原则　发生医院感染暴发事件时，事发科室应按照分级响应的原则，根据相应级别做出应急反应。同时，要遵照突发公共卫生事件发展的客观规律，按照不同类别事件的性质和特点，及时调整预警和反应级别，以有效控制事件，减少危害和影响。医院感染暴发事件应急处理应采取边调查、边处理、边抢救、边核实的方式，以有效措施控制事态发展。

2. 应急响应措施

（1）卫生行政部门

1）组织医疗机构、疾病预防控制机构和卫生监督机构开展现场流行病学调查，及时采取相关医院感染控制措施。

2）组织医院感染专家委员会对医院感染暴发事件进行评估，提出启动医院感染暴发事件应急处理的级别。

3）进行事件评估，组织专家对医院感染突发事件的处理情况进行综合评估，包括事件概况、现场调查处理概况、患者救治情况、所采取的措施、效果评价等。

4）发生较大或一般医院感染暴发事件后，由事件发生市、县、区卫生行政部门负责及时、果断处置，并及时向当地政府、省卫生行政部门报告调查处置情况。省卫生行政部门接到报告后，加强对事件发生地区卫生应急处置的督导，组织专家提供技术指导和支持，并及时向省政府报告医院感染暴发事件有关情况和建议，适时向省内有关地区发出通报，及时采取预防控制措施。

5）发生特别重大或重大医院感染暴发事件后，省卫生行政部门应立即组织专家进行调查、确认，并对事件进行综合评估，及时向省政府和卫生健康委员会报告医院感染暴发有关情况和卫生应急处置建议，并负责组织开展现场调查和处置，指导和协调落实医疗救治和预防控制等措施；同时，向省有关部门及各市、县、区卫生行政部门通报医院感染暴发事件的情况。事件发生地的市、县、区政府在省突发公共卫生事件卫生应急指挥中心的统一领导和指挥下，组织协调辖区内各项卫生应急处置工作。

（2）医疗机构

1）专职人员要积极开展调查，根据有关资料，分析可能的感染源和感染途径，必要时可请求当地卫生行政部门和疾病预防控制机构及其他有关部门和人员给予技术指导和支援。

2）根据确定或初步确定的感染源和感染途径，及时采取有效的处理和控制措施，并对采取的处理措施进行持续监测。当感染源和感染途径不明确时，可以针对可能的感染源和感染途径，在不停止调查的同时，采取比较广泛的控制措施，并根据调查结果不断修正评价。

3）积极救治患者，实行感染患者和普通患者分开管理，对疑似患者及时排除或确诊。

4）协助疾控机构人员开展标本的采集、流行病学调查工作。

5）落实医院感染控制措施，做好医院内病原体污染场所的消毒隔离、个人防护、医疗垃圾和污水处理工作，防止进一步交叉感染和污染。

6）及时向当地卫生行政部门和疾病预防控制机构报告事件进展情况。

7）做好病例分析与总结，积累诊断和治疗的经验。

（3）疾病预防控制机构：接到当地医疗机构发生医院感染暴发事件后，应当及时进行流行病学调查。疾控机构人员到达现场后，应尽快确定流行病学调查计划并按照计划开展调查。对医院感染在人群中的发病情况、分布特点进行调查分析，分析暴发的原因，及时采取有效的处理措施，并向当地卫生行政部门和上级疾病预防控制机构通报情况。具体步骤如下。

1）证实医院感染暴发事件的发生：对怀疑患有同类感染的病例进行确诊，建立可行的诊断标准。注意避免因诊断标准失误将会夸大疫情或遗漏病例。病例可分为"确诊""假定""可疑"等不同等级，"原发"和"二代"等不同水平。计算其罹患率，若罹患率显著高于该科室或病房历年医院感染一般发病率水平，则证实有暴发。

2）分析调查资料，计算各种罹患率，对病例的科室分布、人群分布和时间分布进行描述；通过实验室资料分析，初步确定病原类型，计算人群感染率、隐性感染和显性感染所占的比重，评价危险人群的免疫水平。

3）查找感染源：对患者、接触者、可疑传染源、环境、物品、医务人员及陪护人员等进行病原学检查。视医院感染疾病的特点，可选择患者、接触者、医务人员和陪护人员的各种分泌物、血液、体液、排泄物和组织为标本，同时还应对有关环境和物品等采样。有时病原体的分离有很大的困难，可以通过 PCR、生物芯片技术和血清学检查方法查找感染源。病原体的分离、鉴定对于确定暴发原因具有重要意义，有助于找到针对性的防治和控制措施。通过各种病原学、血清学检查仍然不能确定感染源时可以采用通过综合性分析初步确定几个可能的感染源。

4）分析引起感染的因素：对感染患者及相关人群进行详细流行病学调查。调查感染患者及周围人群发病情况、分布特点并进行分析，根据疾病的特点分析可能的感染途径，对感染患者、疑似患者、病原携带者及其密切接触者进行追踪调查，确定感染途径。

5）采取控制措施：①对患者和疑似患者应积极地进行治疗，必要时进行隔离。②控制感染途径。在确定感染暴发的感染途径如空气传播、经水或食物传播、经接触传播、生物媒介传播、血液及血制品传播、输液制品传播、药品及药液传播、诊疗器械传播和一次性使用无菌医疗用品传播后，采取相应的控制措施。对感染源污染的环境必须采取有效的措施，进行正确的消毒处理，去除和杀灭病原体。肠道传染病通过粪便等污染环境，应加强被污染物品和周围环境的消毒；呼吸道传染病通过痰和呼出的空气污染环境，通风和空气消毒至关重要；而杀虫是防止虫媒传染病传播的有效途径。③必要时对易感患者隔离治疗，甚至暂停接收新患者。有条件时可以考虑对易感患者采取必要的个人防护技术。

6）在调查处理结束后，应及时总结经验教训，制定医院今后的防范措施，必要时疾病控制机构要考虑其他医院有无类似情况，全面采取控制措施。调查结束后应尽快将调查处理过程整理成书面材料，记录暴发经过、调查步骤和所采取的控制措施及其效果，并分析此次调查的得失。

应当注意，流行病学调查和医院感染暴发的控制自始至终是同步进行的。随着调查不断获得新的发现，及时调整控制措施，最终通过管理感染源、切断感染途径、保护易感人群达到控制医院感染暴发的目的。对于一些无法及时明确感染源、感染途径和感染因素的医院感染，也应根据暴发的特征当机立断采取可靠的控制措施。

（4）卫生监督机构

1）在卫生行政部门的领导下，开展对医疗机构医院感染预防与控制各项措施落实情况的督导、检查。

2）协助卫生行政部门依据《突发公共卫生事件应急条例》《医院感染管理办法》和有关法律法规，调查处理医院感染暴发事件应急处理工作中的违法行为。

3. 应急响应终止

（1）终止条件：①医院感染暴发事件的隐患或相关危险因素被消除。②最后1例医院感染传染病例发生后，经过最长潜伏期无新的病例出现。

（2）终止程序：由负责医院感染暴发事件卫生应急处置的卫生行政部门组织专家对医院感染暴发事件进行评估，提出终止卫生应急响应的建议，报请同级医院感染暴发事件卫生应急处置领导小组批准后宣布，并报上一级卫生行政部门备案。

事件评估

医院感染暴发事件发生地卫生行政部门应在当地医院感染暴发事件卫生应急处置领导小组的领导下，组织有关专家，根据现场流行病学调查、医疗救治和其他相关资料对医院感染暴发事件处置情况进行科学、客观、全面的评估。评估内容包括引起医院感染暴发原因、造成的危害、采取的卫生应急处置措施及经验、教训，以及该事件对社会、经济的影响等。

保障措施

1. 建立卫生应急队伍 建立省、市（州）、县（区）三级医院感染暴发卫生应急处置队伍。卫生应急队伍由医疗机构、疾病预防控制、卫生监督相关专业技术人员组成。有针对性地开展医院感染暴发事件卫生应急处置的相关技能及职业防护的专业培训，并定期组织不同规模、不同类别的模拟演练，提高对医院感染暴发事件的卫生应急处置能力。

2. 卫生应急物资储备 制定医院感染暴发事件卫生应急救援工作所需物资的储备方案，并落实到位，包括医疗救护的药品及器械、消毒药械、个人防护用品等，以保障卫生应急工作的进行。

3. 建立、健全监测报告系统 医疗机构应按照医院感染诊断标准及时诊断医院感染病例，建立有效的医院感染监测系统，分析医院感染的危险因素，及时发现医院感染暴发事件，并将监测结果及时报告本地区医院感染监测网。

各级卫生行政部门应加强对本地区医院感染监测网的管理，保证医院感染监测系统的完整性、及时性和敏感性。各级疾病预防控制机构应加强对传染病监测报告的管理，收集、整理和分析医院感染暴发事件有关的信息资料，以供决策和指导医院感染暴发事件的卫生应急处置。

应急预案工作流程

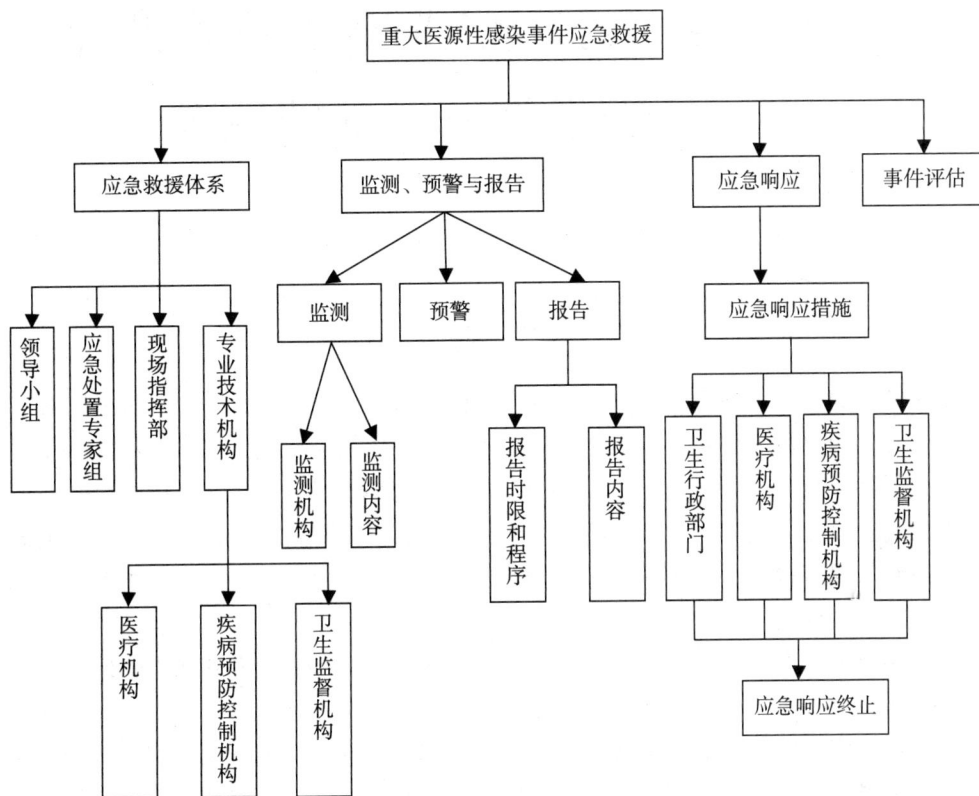

```
                    重大医源性感染事件应急救援
        ┌──────────────┬──────────────────┬──────────────┐
    应急救援体系      监测、预警与报告       应急响应          事件评估
        │         ┌──────┼──────┐             │
   ┌───┬──┬──┐   监测   预警   报告      应急响应措施
  领导 应急 现场 专业    │        ┌──┴──┐   ┌────┬───┬────┐
  小组 处置 指挥 技术  ┌─┴─┐   报告  报告  卫生 医疗 疾病 卫生
       专家 部   机构  监测 监测  时限  内容  行政 机构 预防 监督
       组         │   机构 内容  和程序      部门      控制 机构
            ┌──┼──┐                              机构
           医疗 疾病 卫生                    └───┬───┴────┘
           机构 预防 监督                     应急响应终止
                控制 机构
                机构
```

（周红　黄桃）

第二十四章 综合性中医院批量突发意外伤害事件应急处理预案 ▷▷▷▷

总 则

1. 编制目的 建立健全应对批量突发意外伤害事件（溺水、爆炸伤、烧伤、人群踩踏伤等）暴发的急救体系和运行机制，规范和指导应急处理工作，高效组织应急救援工作，最大限度地减少溺水、爆炸伤、烧伤、人群踩踏伤等暴发的危害，保障公众身体健康与生命安全，维护正常的社会秩序，将灾害造成的损失降到最低程度，制定本预案。

2. 编制依据 根据《国家突发公共卫生事件应急条例》《国家突发公共事件总体应急预案》制定本预案。

3. 适用范围 本预案适用于市（县、区）内发生的批量突发意外伤害事件的应急救援处置工作。

4. 工作原则 统一领导，分级负责。医院各分院办公室和医教处负责市（县、区）内发生的批量突发意外伤害事件应急处理的统一领导和指挥，各有关部门按照预案的规定，在职责范围内做好相关工作。根据发生的批量突发意外伤害事件的范围、性质和危害程度，实行分级管理。

应急救援体系

1. 应急处理指挥中心 医院医教处。

2. 技术指导中心 专家委员会。

职责：①制定、审核治疗及预防用药方案。②审核紧急备用药品种的剂型、数量等，审核一般性抢救用药目录，如呼吸衰竭用药、循环衰竭用药、肝肾功能不全用药。③在药物安全监测方面：制定、审核药物安全性监测方案。

3. 主管部门

（1）向主管业务院长汇报、请示。

（2）与上级及抢救现场取得联系，根据情况启动医院应急预案。

（3）根据需要选择不同专业的医务人员和医疗物品，扩大急救队伍。

（4）协调院内各方面的工作，做好接待大批伤病员的准备。

（5）根据需要安排休班的医务人员参加抢救。

（6）指挥院内现场抢救工作。

（7）根据需要通知并组织第二批相关科室医务人员到位。

4. 医护人员

（1）急诊科首诊医师必须了解患者全面状况，遇有新情况给予及时处理，并组织相关科室会诊，在未经其他科室接管之前，实行"一站式服务"，对患者负全责。

（2）急诊科主任和受伤相关专科科主任及急诊科护士长必须参加抢救。如科主任不在时由在场最高年资医师负责组织抢救工作，护士长不在时由在场护理组长负责组织抢救的护理工作。

（3）遇有涉及多科抢救的患者协调困难时，由医教处指定科室抢救并接收患者。

（4）遇有超过 20 人，由医教处决定成立临时病房。所需设备、物资由设备科、总务科负责提供。医师、护士由医教处、护理部负责在全院进行调配。

（5）夜间派遣医疗队，由各科备班或二线人员组成，院内工作由三线或科主任另行安排人员接替。

（6）被叫人员接到呼叫后，10 分钟内必须赶到指定岗位参加抢救。

（7）病（伤）员的具体救治应有中医药措施的充分参与。如夹板固定、药物外敷、手法牵引、穴位按压等简便有效的非药物治疗方法，并运用中药疗法对患者进行抢救，如生脉注射液、丹参注射液、藿香正气口服液、至宝丹等。

应急响应

1. 救治原则 充分发挥针灸、中药、理疗等传统医学优势和简、便、验、廉的特点，按照救命为先，救治为辅；保守为主，手术为辅；中医为主，西医为辅；中西医相结合，手法与手术相结合，中药内服与中药外治相结合，临床救治与心理康复相结合的原则，对伤员进行救治。对于手术伤员，采用手术治疗并中药调理的方法治疗。对四肢骨折合并软组织损伤而无手术指征的伤员，采用手法复位、小夹板或石膏外固定、牵引等方法，以及口服中药促进伤口愈合。

2. 抢救分类

（1）特重度：1 次伤病亡 50 人以上，或死亡 20 人以上。

（2）重度：1 次伤病亡 20～49 人，或死亡 10～19 人。

（3）中度：1 次伤病亡 6～19 人，或死亡 3～9 人。

（4）轻度：1 次伤病亡 5 人，或死亡 2 人以下。

3. 预案启动 应急响应及组织接"120"急救电话后，"120"在紧急出动的同时，应立即向主管部门汇报。

4. 检诊、分诊体现优先服务原则

（1）外科系统指定外科高年资医师负责。

（2）内科系统指定急诊科高年资医师负责。

（3）验伤标志要求一律系在伤病员左上肢，其受伤程度以有颜色标记牌标记：黑色→死亡；红色→危重；黄色→中度；绿色→轻度。

5. 院内接待大批伤病员场所安排

（1）急诊科各诊室、补液室和留观区。

（2）如有特殊需要，医教处指定住院部某病区作为临时收治病区。

应急保障

1. 急救用品主要负责供应单位

（1）总务科：病床、被褥等。

（2）设备科：一次性医疗用品、氧气、点滴架、仪器、治疗车等。

（3）药剂科：药品保障供应管理。①从多渠道获取药品信息，进行市场信息的追踪，并根据医院制定的治疗指南或专家组意见做基本采购计划，进行应急采购可行性分析，并形成报告，报告中应包括治疗指南或专家指定药物目录中的药品，写明药物名称、疗程、用量、金额、预计接受治疗人数、需要考虑的治疗方案之间的相互替代性，并进行资金预算。②负责医院药品及消毒剂的采购、保管和发放工作，其中包括医院制剂的配置、保管、发放工作。③及时收集整理药物信息，以适当的方式向临床传递合理用药信息。

2. 突发事件药品供应预案中的药品目录　西地兰、肾上腺素、去甲肾上腺素、氢化可的松、碳酸氢钠、葡萄糖酸钙、阿托品、右旋糖酐、哌替啶、吗啡、垂体后叶素、生理盐水、碘伏、乙醇、利多卡因、解磷定、氨甲苯酸、50% 葡萄糖、生脉注射液、丹参注射液、清开灵注射液、云南白药、藿香正气口服液、安宫牛黄丸、紫雪丹、至宝丹等。

应急预案工作流程

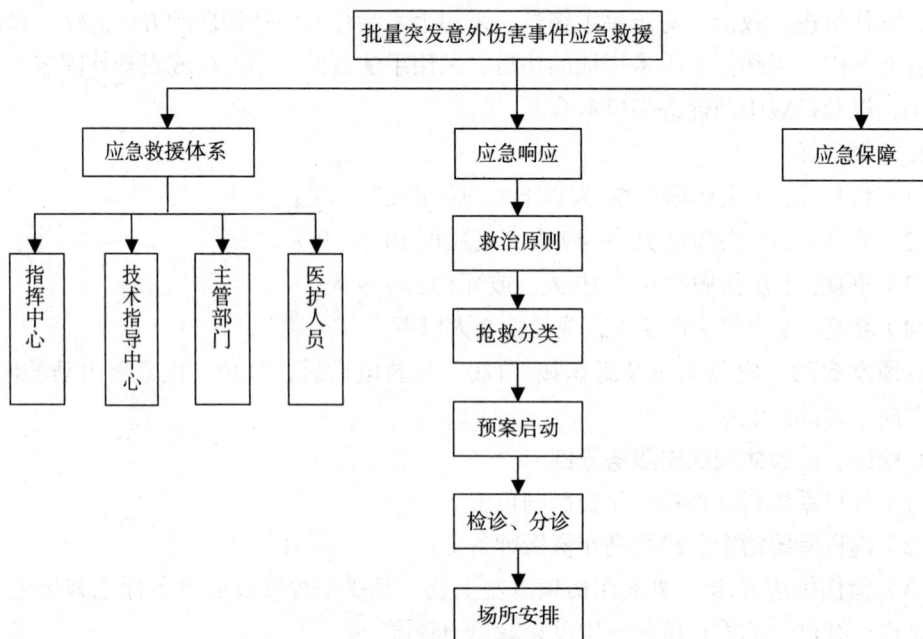

（周红　黄桃）

第二十五章 综合性中医院化学中毒事故应急预案 ▷▷▷▷

总 则

为有效处理化学中毒事故，提高应对化学中毒事故的医疗救援能力，最大限度地控制事故危害，将化学中毒事故可能造成的损害降到最低限度，以保护患者、工作人员身体健康和生命安全和减少财物损失，根据《中华人民共和国职业病防治法》《使用有毒物品作业场所劳动保护条例》《职业病危害事故调查处理办法》《突发公共卫生事件应急条例》《医疗机构管理条例》《国家突发公共卫生事件应急预案》《广东省突发公共事件总体应急预案》等，制定本预案。

应急系统

1. 应急救援领导小组 医院成立应急救援领导小组，组织、开展化学中毒的应急救援工作，其职责之一是化学中毒事故应急处理。

组长：副院长。

副组长：副院长。

秘书：检验科副主任。

应急救援办公室：设在医教处。

职责：①负责向卫生行政部门、公安机关及时报告事故情况。②负责化学中毒事故应急处理具体方案的研究确定和组织实施工作。③发现或接到突发化学中毒事故的报告后，应立即启动本预案。④事故发生后立即组织有关部门和人员进行化学中毒事故应急处理。

2. 应急处理的责任划分

（1）工会组织的负责人应全力协助安全第一责任人，在抓好化学中毒事故应急处理工作的同时，协助做好受伤害人员家属的安抚工作。

（2）化学中毒事故工作部门要认真做好事故现场的保护工作，协助上级主管部门调查事故、搜集证据、整理资料并做好记录。

（3）医院化学中毒应急救援领导小组负责化学中毒事故应急处理的组织及指挥工作。

（4）医院化学中毒应急救援领导小组负责化学中毒事故应急处理中人员、物资的调动调配工作，向医院应急救援领导小组及卫生行政部门、公安部门快速上报，最迟不得超过 2 小时。

（5）加强对发生事故现场的治安保卫工作，化学中毒事故工作部门安全责任人要密切配合、协助党政领导及上级主管部门做好事故现场的保卫工作，防止现场物资及财产被盗或丢失。

（6）参加事故应急救援人员要自觉遵守纪律，服从命令，听从指挥，为完成救援任务尽职尽责，通过积极工作最大限度地控制事故危害，为尽快恢复工作创造条件。

化学中毒事故分类与分级

根据突发化学中毒事故的性质、严重程度、可控性及造成人员伤亡和危害程度，由重到轻分为突发特别重大（Ⅰ级）、重大（Ⅱ级）、较大（Ⅲ级）和一般化学中毒事故（Ⅳ级）四个等级。

1. 突发特别重大化学中毒事故（Ⅰ级） 发生化学品泄漏事故导致 100 人以上中毒，或者 10 人以上死亡，省级人民政府或有关部门请求国家在医疗卫生救援工作上给予支持的突发化学中毒事故。

2. 突发重大化学中毒事故（Ⅱ级） 发生急性化学中毒 50 人以上 99 人以下，或者死亡 5 人以上 9 人以下。

3. 突发较大化学中毒事故（Ⅲ）级 发生急性化学中毒 10 人以上 49 人以下，或者死亡 1 人以上 4 人以下。

4. 突发一般化学中毒事故（Ⅳ级） 发生急性化学中毒 9 人以下，无死亡病例。

化学中毒事故应急救援应遵循的原则

1. 迅速报告原则。
2. 主动抢救原则。
3. 生命第一的原则。
4. 科学施救，控制危险源，防止事故扩大的原则。
5. 保护现场，收集证据的原则。

化学中毒事故应急处理程序

1. 事故发生后，当事人应立即通知同工作场所的工作人员离开，并及时上报。

2. 应急救援队队长召集专业人员，根据具体情况迅速制定事故处理方案。急性化学中毒事故发生时，救援小组抢救人员应根据化学物品种、中毒方式与当时病情进行针对性急救，一般措施如下：①尽快将中毒者救离事故地点，移至空气新鲜处并注意保暖。②清除鼻腔、口腔内分泌物，除去义齿，解开衣领，保持呼吸道通畅。③化学物污染衣服、皮肤时脱去污染衣服，用清水或温水进行反复冲洗，特别是皮肤皱褶、毛发处，冲洗 20～30 分钟。④危重的中毒者必须在现场处理后方可送上级医院，如呼吸困难或停止应立即给氧与人工呼吸，心跳停止立即进行胸外心脏按压，并及时通知医院做好抢救准备工作，送医院途中需有经验医护人员陪同。⑤如明确是什么化合物中毒时，立即用特殊的排毒剂与特效解毒剂。⑥抢救人员必须同时迅速控制中毒化学物的来源，防止再中毒。⑦在急救的同时加强护理与卫生宣传，防止医源性疾病。⑧救护者做好自身防护，如佩戴有效的过滤式防毒面具与供氧面具，系好安全带。

3.事故处理必须在单位负责人的领导下，在有经验的工作人员和卫生防护人员的参与下进行。

4.除上述工作外，应急处理人员还应进行以下几项工作：①现场救援、调查和采样人员在开展工作时首先要确保个人安全，切忌在毫无防护措施的情况下进入现场，以免发生中毒。进入现场前应该先进行有效的通风换气。②医疗救护人员在现场救护和转运急性化学中毒患者时，可穿C级或D级防护服、佩戴正压式或携氧式呼吸器、防护手套（一次性橡胶手套）。医疗救护人员数宜2人以上。③调查和采样人员进入有毒化学品储存泄漏现场调查或采样时，必须穿戴A级防护服，佩戴防毒面具、防护手套（一次性橡胶手套）、眼罩、鞋靴。调查和采样人员数宜2人以上。

化学中毒事故的调查

1.本单位发生重大化学中毒事故后，应立即成立由检验科第一责任人为组长的，由工会负责人或总务科负责人参加的事故调查组、善后处理组和恢复工作组。

2.调查组要遵循实事求是的原则对事故的发生时间、地点、起因、过程和人员伤害情况及财产损失情况进行细致的调查分析，并认真做好调查记录，记录要妥善保管。

3.配合医院应急救援领导小组编写、上报事故报告书方面的工作，同时协助卫生行政部门、公安部门进行事故调查、处理等各方面的相关事宜。

应急预案工作流程

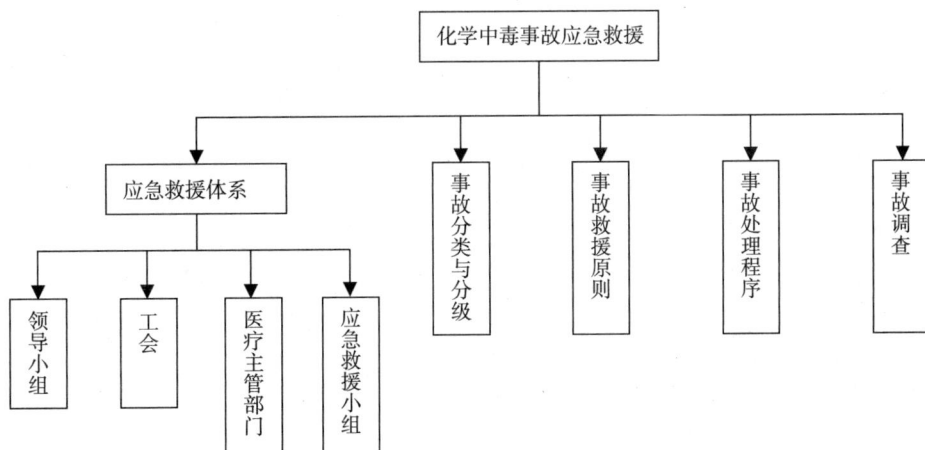

（周红　黄桃）